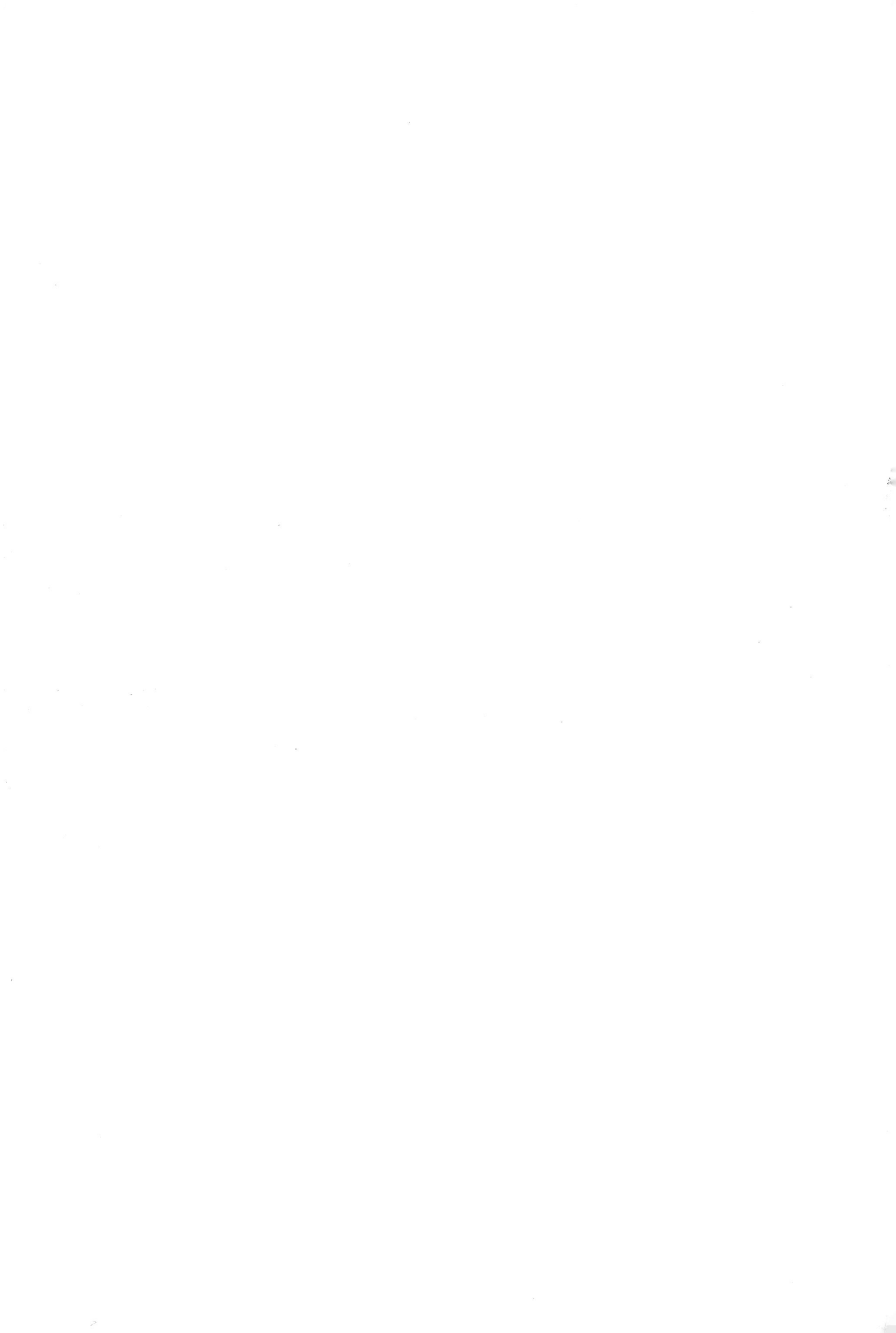

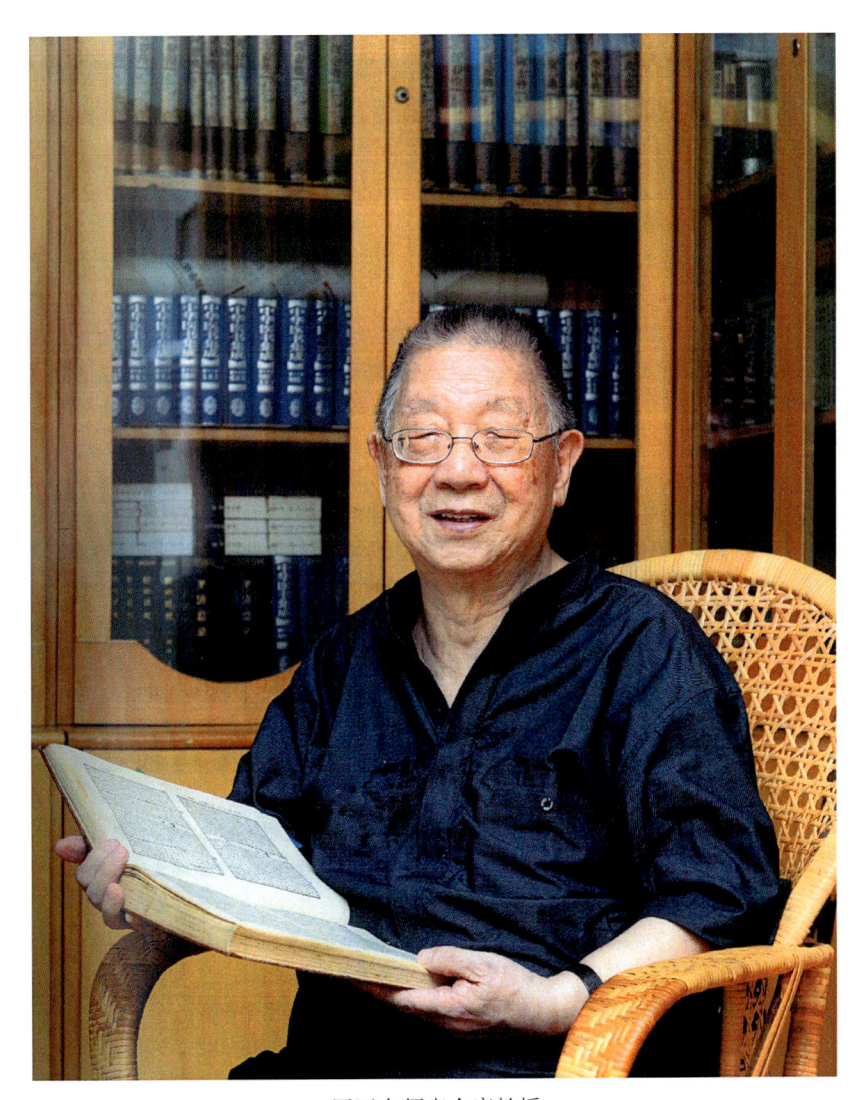

国医大师李今庸教授

书，善读之，可以医愚。

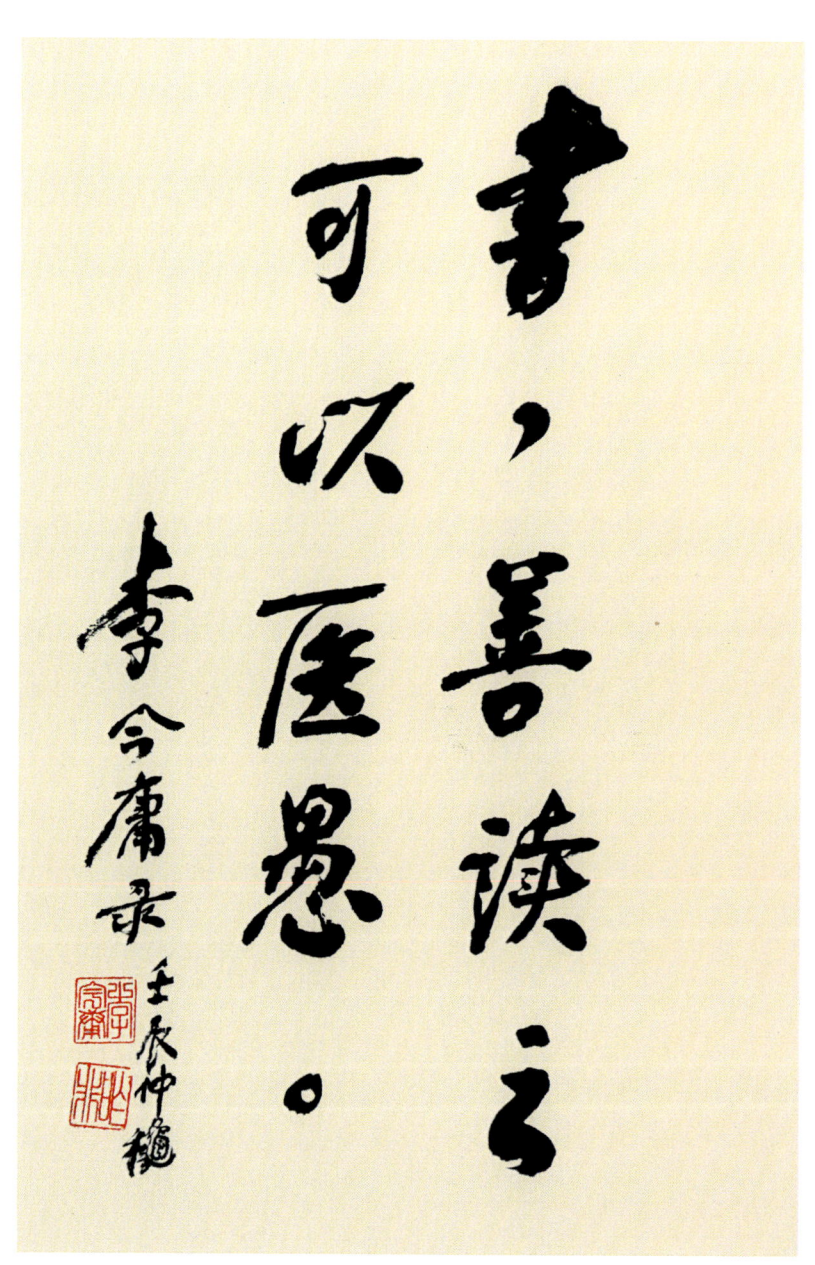

李今庸录 壬辰仲秋

李今庸教授题字

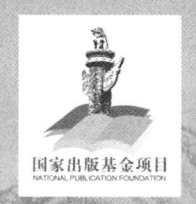

"十二五"国家重点图书出版规划项目

国医大师临床研究

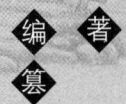

李今庸医学选要

李今庸 著
李琳 编纂

科学出版社
北京

内 容 简 介

本书是"十二五"国家重点图书出版规划项目《国医大师临床研究》分册之一，获得国家出版基金项目资助。全书内容为国医大师李今庸教授医学选要，汇编了李今庸教授从医执教几十年来发表的部分学术论文和出版的部分医著，尤其是在经典医籍的校勘、训诂等方面，体现了李老深厚的医学造诣。书末还附录了李老对中医药事业发展的提案倡议及李今庸教授年谱大事记。全书内容丰富，基本涵括了李老的学术思想和成就。

本书可供广大中医院校师生、临床及科研人员阅读参考。

图书在版编目（CIP）数据

李今庸医学选要/李今庸著；李琳编纂．—北京：科学出版社，2015.12
（国医大师临床研究）

国家出版基金项目·"十二五"国家重点图书出版规划项目
ISBN 978-7-03-046509-2

Ⅰ.①李… Ⅱ.①李…②李 Ⅲ.①中医学–临床医学–经验–中国–现代
Ⅳ.①R249.7

中国版本图书馆 CIP 数据核字（2015）第 286056 号

责任编辑：郭海燕／责任校对：张凤琴
责任印制：赵　博／封面设计：黄华斌　陈　敬

版权所有，违者必究。未经本社许可，数字图书馆不得使用

科学出版社 出版
北京东黄城根北街16号
邮政编码：100717
http://www.sciencep.com

三河市春园印刷有限公司印刷
科学出版社发行　各地新华书店经销

*

2016年1月第 一 版　开本：787×1092　1/16
2025年1月第二次印刷　印张：20 1/2　插页：1
字数：551 000
定价：108.00元
（如有印装质量问题，我社负责调换）

李今庸教授的学术成就与贡献

李今庸教授，男，1925年生，湖北枣阳市人。曾任《中国大百科全书》传统医学卷编辑委员会委员、《中华本草》编辑委员会委员、国家中医药管理局重大中医药科学技术成果评审委员会委员；中华中医药学会第一届理事、第二届常务理事、第三届顾问、终身理事；全国李时珍学术研究会名誉会长；湖北省政治协商会议第四届委员，第五、第六、第七届常务委员暨教科文卫体委员会副主任；湖北省科学技术协会第二届委员，第三、第四届常务委员，湖北省老科技工作者协会第二、第三届副理事长等职务。现任湖北中医药大学资深教授，并兼任中国中医科学院研究生部客籍教授、长春中医学院客座教授、《新中医》顾问、《中医药学刊》顾问、中华中医药学会终身理事、全国李时珍学术研究会名誉主委、全国类风湿关节炎医疗中心网络及协作委员会高级顾问、卫生部、国家中医药管理局《中华医藏》专家委员会委员等职。1978年作为湖北省唯一的中医代表，出席了首届"全国科学大会"，受到党中央首长接见。1991年获国务院政府特殊津贴，1999年获中华中医药学会颁发的"国医楷模"奖，2002年获"中医药学术最高成就奖"，2006年获中华中医药学会"中医药传承特别贡献奖"。2014年由人力资源社会保障部、国家卫生和计划生育委员会、国家中医药管理局评为"国医大师"。

他先后撰写和发表的学术论文上百篇，出版和刊印的学术专著数十部。尤其是他在75岁之后，仍然耕读不辍，近年来新版的独撰专著有：《百年百名中医临床家李今庸》（2002年）、《古医书研究》（2003年）、《舌耕馀话》（2004年）、《李今庸医案医论精华》（2008年）、《中医科学理论研究》（2014年2月）、《黄帝内经考义》（2014年2月）等。这在我国老一辈中医药专家里，是极其少有的。

一、关于《金匮要略》学科建设的贡献

李今庸教授是全国中医本科教育中，最早开设《金匮》课程和自编《金匮》教材的专家，1963年，他主持编写了全国中医院校第二版教材《金匮要略讲义》，属我国中医界早期《金匮》学科的主要带头人。他在《金匮要略》上的诸多研究成果，亦为以后的《金匮》教材所引用。

（一）主编《金匮》教材

1958年湖北中医学院成立之初，李今庸教授主持筹建了金匮教研组并任组长。随即编写《金匮讲义》（内部油印），在我院（原湖北中医学院，后同。）1958、1959级及第二届西学中班上使用。1962年卫生部中医司特邀李今庸教授参加了"全国中医学院第二版试用教材会议"，主持编写了全国中医学院第二版教材《金匮要略讲义》，于1963年出版。至今50多年过去了，该讲义仍然是以后多次《金匮》教材修订版的基本蓝本。1973年，应出版社之邀，李今庸教授为《金匮要略讲义》进行基础修订增补，出版了《金匮要略释义》一书。1987年，又在该释义的基础上，编写了全国光明中医函授大学使用的《金匮要略讲解》。2000年以后，他还关注了高等中医药类规划教材教与学参考丛书《金匮要略选读》以及全国中医药大学七年制使用的首版《金匮要略讲义》教材的编写工作。

（二）讲授《金匮》课程

1959年，李今庸教授为全国第二届西医离职学习中医班讲授了《金匮》；1960年为我院首届大学本科主讲了《金匮》课程；1979年，为中国中医研究院首届研究生班讲授《金匮》。以后，1980年、1981年、1984年中国中医研究院、北京中医学院多次邀请他为两院的研究生班，

开设《金匮》专题讲座。

（三）考证、完善《金匮》教材

几十年来，李今庸教授对《金匮》教材与论著中有争议的条文，从症状、病名、脉象、病机、病位、方剂等方面进行了大量的考证。他所引用的汉、唐时期为主的工具书、名著多达 70 余种 360 余次，以翔实可靠的证据，析疑解惑，澄清了 100 多处历代留下的疑团。如"其脉如蛇"、"一物瓜蒂汤"、"身体魁羸"、"酸削不能行"、"桂枝加龙骨牡蛎汤"、"天雄散"、"弦则为减，减则为寒"、"肺痈"、"胸痹缓急"、"两胠疼痛"、"若发则白汗出"、"邪哭，阴气衰者为癫，阳气衰者为狂"、"三焦竭部，上焦竭，下焦竭"、"淋秘不通"、"消渴小便利淋病脉症并治"、"寸口脉浮而迟，趺阳脉浮而数"、"阳前通，阴前通"、"汗出必额上陷脉紧急"、"气利"、"甘草粉蜜汤"等。这些考证主要收录在李今庸教授所发表的多篇《金匮》研究论文，和他所著《古医书研究》一书中。21 世纪七年制首版《金匮要略》教材的编委会上其主编即强调，把《古医书研究》作为重要参考书目。

他还洞察了《金匮》教材建设上的四个严重弊病，即望文生义、随文敷衍、牵强附会、妄改原文，受到学术界的广泛认同。从某种意义上说，李今庸教授堪称为我国当代"金匮研究第一人"。

二、关于《黄帝内经》的发掘与研究

李今庸教授是当代《黄帝内经》学科研究的著名专家。他以辩证历史唯物主义思想方法，运用考据学原理，对《黄帝内经》的医理进行了系统而全面的考证，解决了历来存在的大量疑难问题；对《黄帝内经》中医基本理论和学术思想，给予了正确阐明，并提出了许多的见解。其研究成果已被多版《内经》教材引用，并为古籍研究所采纳。

（一）对《黄帝内经》考校、训释

20 世纪 60 年代初，李今庸教授在从事《金匮要略》、《黄帝内经》、《八十一难经》等中医经典教学的同时，就开始了对《黄帝内经》的专门研究工作。从那时至今，他始终站在历史的高度，以辩证思维方式，根据《黄帝内经》的学术思想、语言特点、时代背景，对其成书年代、成书地点等，进行了反复而翔实的考证研究，得出了令人信服的科学结论。比如，他关于《素问》"运气七篇"产生于东汉初期光武帝以后，东汉末期的灵、献时代的东汉之季的结论，填补了《黄帝内经》专题研究的空白。

李今庸教授从《黄帝内经》的实际内容出发，运用考据学原理并结合医理，以大量资料为佐证，对其历来存在的疑点、难点，从字、词、句以及病证、病机、治法等方面，进行了系统的考据研究。比如对《素问》考据的内容有："天师"、"歧伯"、"天癸"、"女子七七，男子八八"、"因于气，四维相代"、"精则养神，柔则养筋"、"精乃亡，邪伤肝也"、"阳密乃固"、"阴平阳秘"、"骩骳"、"此平人脉法也"、"十二藏、十二官"、"中正之官"、"罢极之本"、"凡十一藏取决于胆也"、"祝由"、"五藏阳以竭也"、"去宛陈莝"、"夫五藏者，身之强也"、"面肿曰风"、"乳子"、"七节之傍，中有小心"、"少腹冤热而痛"、"木敷者其叶发"、"壅害于言"、"食亦"、"人身非常温也，非常热也"、"所谓甚则跃者"、"合篡间绕篡后下至篡"、"在尻骨下空"、"退行一步"，以及《五藏生成篇》、《举痛论篇》、《奇病论篇》、《大奇论篇》等。再如，对《灵枢经》考据研究的内容有："神乎神客在门"、"少阳属肾，肾上连肺，故将两藏"、"命门"、"肠胃偞辟"、"狂忘不精"、"可将以甘药，不可饮以至剂"、"阳重脱者易狂"、"腘然未偻"、"寒热淋露"、"中其眸子"、"乃下留于睾"、"六府不和则留为痈"、"人之所受气者，谷也"等。

这些考据研究，得到了中医界《内经》学科领域的广泛认同，有力地推动了中医药学术的进步与发展。他对《黄帝内经》的考据，已被全国高等中医药院校多版《内经》教材引用，也被国家组织编写的中医古籍校释本所采用。

（二）对《黄帝内经》中医基本理论的研究

李今庸教授利用归类整理的方法，发掘出了《黄帝内经》中大量有关中医基本理论的资料，对这些资料他进行了专门研究，并形成各类学术专题，其内容涉及了阴阳学说、五行学说、脏象学说、经络学说、营卫气血、精神津液、六淫学说、七情学说、升降学说、运气学说、补法和泻法等中医理论体系、病因病机、治则治法以及心与神的关系、脑病的认识、胆腑的临床意义、疫病的防治等。

李今庸教授之于《黄帝内经》中医基本理论的各类学术专题，在他的《读医心得》中都给予了详细的阐明。

（三）对《黄帝内经》学术思想的研究

李今庸教授认为，《黄帝内经》是一部划时代的经典理论著作，其中含有大量的学术性思想。"他以阴阳五行、脏腑经络、精神津液、五官九窍、皮肉筋骨等，奠定了具有辨证思维的中医药学理论体系，体现了我国古代'天人合一'的'整体论'思想"，体现了"'无病先防，有病防变'的预防医学思想"，以及医学世界是一个'变动不居'的过程。

李今庸教授对《黄帝内经》的创新性观点，不仅得到中医学界公认，研究成果被采纳和引用，而且也受到了国际同行们的极大重视。1992年德国慕尼黑大学东方医学研究所专门来函索要《黄帝内经》（包括《八十一难经》）研究目录入库。他对《黄帝内经》系列研究性文章和其代表著作《读古医书随笔》、《古医书研究》影响着全国同道，并早已被《内经》同行作为重要参考资料和学习用书。李今庸教授对中医经典的贡献，确切地讲，可谓我国当代"内经研究领军人"。

三、关于古典医籍研究和中医文献学上的建树

李今庸教授是我国当代著名的中医古籍研究专家。从20世纪50年代开始，他就步入了一条漫长、崎岖而又艰辛的治学之路，成就斐然，而且还总结创造出了一套系统而又行之有效的研究整理古典医籍的新方法。其代表著作《古医书研究》已被学术界预视为传世之作。

（一）阅读校勘、训诂法

李今庸教授通过大量阅读分析，并综合运用校勘学、训诂学、音韵学、古文字学的基本原理，结合方言学、历史学、文献学和历代避讳知识，对古典医籍中大量的疑难问题进行了深入的研究。正如李今庸教授所言："多年来，我在阅读中医古典著作时，每遇疑难处，则记录之，进而研究之考证之，心中晰然，则笔之以为文而系统阐述之。"他对古医书中的有问题的文字、内容，采取多者刘之，脱者补之，隐者彰之，错者正之，难者考之，疑者存之的方法，细心疏爬研究。其研究所涉及的范围相当广泛，在重点研究《黄帝内经》、《八十一难经》、《金匮要略》、《伤寒论》的基础上，还研究了《太素》、《甲乙经》、《神农本草经》、《肘后方》、《新修本草》、《千金要方》、《千金翼方》、《马王堆汉墓帛书》、《五十二病方》，以及包括《庄子》、《淮南子》、《史记》、《尔雅》在内的周秦两汉典籍中的有关医药学资料等，共计24余种古书。其考证所反复引用过的先秦两汉、唐宋时期的书籍多达257种，篇数近500篇。内容涉及了医学类、经类、史类、子类、小学类、典籍、杂证等。

从20世纪60年代至今，李今庸教授研究发表的诸如"析疑"、"揭疑"、"考释"、"考义"之文献研究范围内的文章200多篇，大部分收录在他出版的《古医书研究》中。

李今庸教授创立的以治经法研究整理古典医籍,为中医药文献学提供了一套极具价值的实用研究方法,特别是通过这种方法研究的中医药学成果,在临床实践中在对疾病的治疗上具有现实的指导意义。如一位年资较高的《伤寒》学科专家撰文赞誉:"此书(《古医书研究》)对临床工作,尤有指导意义,有时虽一字之考证,而临床之际,判若霄壤。"并举二例病患治验的亲身体会,以说明其学术价值。

(二) 归类研究整理法

李今庸教授在研究整理古医籍时,首先将重要内容一一摘录,勿使遗漏。然后将相关内容收集荟萃,分门别类,最后根据中医药学基本理论原理,运用辩证唯物主义和历史唯物主义的思想方法,对每一专题内容进行认真的比较分析,谨慎取舍,去粗取精,去伪存真,晦者明之,伪者辨之,思之考之,引出新义新理,并笔之以为文,形成首尾相联系,前后相呼应的系列中医药理论学术专题。其内容几乎涉及中医药学理论的各个方面。这些专题既有发陈,更有创新,使人们读后对中医药学中的一些理论有了一个系统而清晰的认识。且李今庸教授运用的这一辩证历史唯物主义思想指导下进行的文献学上的补苴罅漏,发掘整理,研究提高,实往往事半功倍,解决了许多千百年来聚讼不已的中医基本理论学术问题。同时,它也彰显了中医药学真正的科学价值。这不仅有益于当代,也实有功于后世。

四、关于中医经典教育的思想和方法

李今庸教授是现代中医经典教育的先行者之一。他注重中医经典著作的教学,强调经典对临床实践的重要指导作用。并且率先提出了教育对象,必须择人而教等中医药学教育思想,并以之形成了自己一整套适合中医药学特点的教育学方法。1962年他辅导写作的"从脏腑学说看祖国医学的理论体系"一文,在《光明日报》、《人民日报》、《中医杂志》等先后刊登,引起了巨大反响。

(一) 中医教育学思想和方法

李今庸教授在半个多世纪的中医学教育生涯中,形成了一整套适合中医药学特点的教育学思想和教育学方法。他首先除要求青年教师和学生读好《矛盾论》、《实践论》、《自然辩证法》、《反杜林论》等哲学著作外,还亲自主编有《中医学辩证法简论》刊行于世,以供学习。

李今庸教授认为中医药学是一门特殊学科,在教育对象上要有所选择,即"先应爬罗剔抉,而后再刮垢磨光,注意择人而教,因材施教。"在这种思想指导下,培养出众多的合格的中医药人才,成为了中医药队伍的生力军。

在具体的教育学方法上,李今庸教授注重师承教育和师资队伍的培养,注重学科教材的建设,注重经典著作的教学,注重经典指导下的临床实践。

1. 注重师承教育 1991年李今庸教授由卫生部、人事部、国家中医药管理局确定为首批全国老中医药专家经验继承工作指导老师,带有两名徒弟。经过三年的严格带教和悉心传授,圆满完成了师带徒任务,师徒并获传承大奖。

2. 注重学科建设 在学科教材建设上,他亲自编写或参与编写中医药教材。前已提及,20世纪50年代,独立编写了《金匮讲义》。1963年主编了全国高等中医院校第二版试用教材《金匮要略讲义》,作为全国中医学院统一教材。此外,1974年协编全国教材《中医学基础》。1978年主编教材《内经选读》,编著高等中医院校教学参考丛书《内经》。1994年编写光明函大教材《金匮要略讲解》。除亲自编写教材外,还多次进行教材审稿定稿工作。

3. 注重师资队伍培养 在师资队伍培养上,他提出了"知识非博不能反约,非深不能至精"的思想,他要求教师养成"读书习惯和写作习惯",他为教师创造必要的学习、工作条件,建立图书资料库，选派教师赴外地参观考察，通过编辑书籍及教学参考资料提高专业水平，对教师做到人尽其才，材尽其用，培养出一批较高素质的中医教师队伍。

4. 注重中医经典教学 从20世纪50年代起，李今庸教授首先在湖北中医学院教育中，积极开展和推动中医经典课程的教学工作。他给各种层次的班级讲授《金匮要略》、《黄帝内经》（包括"运气学说"）、《八十一难经》。这极大地奠定和提高了学生们的中医专业水平，取得了极为可喜的成绩。

1978年李今庸教授又领衔恢复和发展了《黄帝内经》课程的教学。并于全国率先连续招收三届《内经》硕士研究生。90年代初，他指导的《内经》专业及《内经》教研室建设成为了专业重点学科和全国3个《内经》博士学位授权点之一。使专业课讲授在层次上得以提高。

李今庸教授不仅在本学院开展和推动中医经典课程的教学工作，而且还不辞劳苦赴外省市区进行经典课程的讲授，他除每年定期到北京为两院研究（生）班讲授经典课程外，从20世纪70年代起，他还先后应邀到上海、吉林、辽宁、山东、山西、陕西、河北、河南、安徽、湖南、福建、香港、澳门等全国各地中医药机构讲授《金匮要略》、《黄帝内经》、《八十一难经》等专题，深受好评。

5. 重视临床实践 20世纪50年代至今，历经半个多世纪，他不断地讲经典谈临床，手把手地教经典，教导青年教师和学生如何在临床实践中用好经典，又如何正确运用经典指导临床医疗活动。为此他也专门撰写有《中医经典语言指导下的临床实践》等文，著作有《李今庸教授临床经验辑要》、《李今庸教授医案精华》。

（二）辅导西学中班写作中医理论大篇

20世纪60年代初，李今庸教授专门为第二届高级西医离职学习中医班辅导，集体写作《从脏腑学说看祖国医学的理论体系》一文。经过两年的努力，文章不断修改升华，使之成为一篇高质量的中医理论学术大篇。文章从"脏腑学说是祖国医学理论体系的核心"、"脏腑学说在临床辨证施治上的重要意义"和"脏腑学说给医学科学提供新的研究内容"等方面，系统而全面地阐明了中医脏腑学说在祖国医学中的重要地位和作用，对现代医学科学发展上所具有的意义。全文共4万多字。文章以湖北中医学院第二届西医离职学习中医班名义，于1962年5月29~30日在《光明日报》全文刊登，尔后《人民日报》摘要登载，《中医杂志》全文转载。文章发表后，当年在全国范围内即引起了巨大的轰动和反响，是新中国成立初期以来在中医药界从未有过的盛事。

五、关于中医药临床医疗工作

李今庸教授是我国当代中医药临床大家之一。在60多年的中医临床医疗工作中，李今庸教授形成了他独特的医疗风格、完整的临床医学思想，积累了大量临床经验。在临床医疗上，他坚持中医药理论指导下的临床实践，坚持理论对实践的依赖关系，坚持理论与实践的辩证统一。治疗疾病，以人为本，尤其善治疑难、危重病证。其用药特点方小量轻，以简制胜。提出了"方不在大，对症则效；药不在贵，中病则良"等经典性语言。

1. 强调临床对理论的依赖关系 李今庸教授非常强调临床实践对理论的依赖性。如一壮年男子，突发前阴上缩，疼痛难忍，呼叫不已，李今庸教授据《素问·厥论》"前阴者，宗筋之所聚"，《素问·痿论》"阳明者，五脏六腑之海，主润宗筋"的理论，为之针刺足阳明经之归来穴，留针10分钟，病愈，后数十年未再发。又一男婴，病发热十余天，诊见其苔薄，指纹青紫，先以麦冬、知母、花粉、甘草等生津清热，热稍退而增泻利失气症。李今庸教授本《金匮要略·呕吐哕下利病脉证并治第十七》"下利气者，当利其小便"之法，治以五苓散。服药一剂，小便利而热退，病遂告愈。

2. 重视辨证施治 李今庸教授尤其重视辨证施治。李今庸教授临证时总是细心诊察、精心辨证，故而疗效卓著。如有几例经西医检查均诊断为血小板减少的病人就诊，李今庸教授诊断辨证认为：一人为心脾两虚，治以归脾汤；一人为冲任不固，治以胶艾汤；一人为肺虚气躁，治以麦门冬汤；一人为阴虚血少，治以地骨皮汤；一人为瘀血阻滞，治以桃红四物汤；而另一人则为湿浊阻滞下焦，治以萆薢分清饮加味。病同而治不同皆愈，何也？辨证所由然也。又如一老妇患糖尿病，前医依消渴拟滋阴清热方为治而病证不退，后转治于李今庸教授，经辨证为脾虚而改投六君子汤加山药，服十数剂而痊愈，足见其辨证之精且细也。

3. 善治疑难、危重病证 李今庸教授之术在于善治疑难重证。1976年9月23日在某大医院会诊一晚期肺癌患者，昨日其舌忽缩至舌根，几阻塞呼吸，家属求医院想办法使舌伸出，医院医生说这是肺癌发展的必然结果，无办法可施，并断言病人寿命不会超过10月1日。后经李今庸教授给予猪苓汤加味，一剂其舌即伸，并以中药延长了患者寿命，大大超过了医院所判死之日。一血友病者，左膝关节肿大疼痛，步履艰难，西医以为必须作关节融合术，后经李今庸教授诊治而愈。一痰饮患者求治，李今庸教授给服苓桂术甘汤加味而病症消退，唯脉结仍在，时李今庸教授谓左右曰：其人痰饮窠囊未除，必当复发，后果如其所言。

4. 方小量轻，不尚贵药 李今庸教授常言"方不在大，对证则效；药不在贵，中病则良"。所以他在临证处方时，常遵循其自己治疗疾病的基本原则，即"选方用药，既达到治疗目的，又不浪费药材"。处方用药一般为8~9味，每味药量多在10g左右。组方法度严谨，因而虽用小方常药，却往往可以起沉疴而愈痼疾。如某七岁男孩患尿血，前医处方，每方药味数量多达20上下，每味药轻则14g，重则30g，治疗2个月余，无效，却耗费药资上千元元，后改治于李今庸教授。他处以六君子汤加味，药共9味，每剂药总重78g，服七剂后，尿血即止。李今庸教授开药不仅方小量轻，而对贵重药物也不随意选用。在60多年的行医生涯中，可以说基本上未用过名贵中药。

5. 选方遣药，不囿于西说 李今庸教授在临床处方上从不受西医学说的影响。在中医诊断处方时，完全依据患者的临床表现进行辨证遣方用药，往往获得理想效果。如一男性患者，45岁，发病4天，病初左大腿内侧生一小疖，红肿疼痛，断而面部浮肿，化验检查，诊断为急性肾炎。依据患者面部浮肿、恶风、发热、无汗、口不渴、小便短少而舌青、苔白、脉浮等症，辨证为风寒袭表，风水相激，肺失宣降所致，治以辛温发表。服药三剂，症除肿消，小便化验尿蛋白消失。叮嘱其避风寒。

著作《李今庸临床经验辑要》、《百年百名中医临床家李今庸》、《李今庸医案医论精华》，皆为其临床经验之结晶。

六、关于中医药学术发展研究

李今庸教授为我国当代中医药学思想家和研究家。在中医药学术发展研究上，李今庸教授诠释了中医药学"辨证论治"之临床核心，强调了"辨证论治"在中医药学临床治疗上具有的重要地位和作用。他第一个提出研究中医药学要遵循其内部规律，中医药学应以东方文化的面貌走向世界、走向现代化等具有开拓性的学术观点。

1. 坚持辩证唯物论思想指导下的中医学术研究 内容略。

2. 诠释"辨证论治"真谛 李今庸教授认为，中医药学术"具有浓郁的东方特色，含有精深博大的辩证法科学。中医学的基本理论，就是在对各种疾病的普遍规律的总结中形成的。中医药基本特色，是把医学世界看作一个整体和一门不断发展变化的学科，其医疗活动，则是以中医基本理论为指导的辨证论治过程。所谓辨证论治，就是在中医学基本理论的指导下，根据病人的临床表现辨别其病症的性质（病机），并依据辨别出来的病机，确立治疗方法"。他指出："这既是中医学的特点，也是其精髓，是其灵魂"。

李今庸教授从辨证论治的内涵出发，通过"'辨证论治'要善于抓住主要矛盾"、"'辨证论治'要关注疾病的变化"、"'辨证论治'要抓住疾病的本质"、"'辨证论治'要活用医学理论"、"'辨证论治'是病万变药亦万变"等几个方面，详细阐明了辨证论治在中医药学医疗活动中的重要作用和所占据的重要地位。

3. 中医药学具有的东方文化价值 李今庸教授认为："任何一个民族，如果没有自己的民族文化，是不能立足于世界民族之林的。"中华民族传统文化，主要表现出人与自然环境和社会环境的和谐共处和整体相关，并在不断变化中得到发展，凸显了东方文化的特征。而"中医药学是我国优秀文化的重要组成部分，它来源于我国民族生活生产实践的直接经验，深深植根于中华文化之中。"中医药学以它悠久的历史根源，独特的理论体系，辨证的思维方式和丰富多彩的治疗方法屹立在世界东方，它具有与西方文化背景下产生的西医药学绝不相同的基本观点。李今庸教授集多年的考证与思索，科学地归纳为：①人本思想；②整体观；③变动观；④疾病观；⑤治疗观；⑥教育观。李今庸教授全面具体概括了中医药学思想文化的基本特征，阐明了中医药学是"我国医学科学的特色"的基本内涵，并首先提出了"中医药学应以东方文化的面貌，走向世界，走向现代化。"其文于2003年公开发表在《中国中医药报》上，在中医药学术界产生了很大的震动。之后又被转载到香港《中华临床医药杂志》上。

4. 中医药学发展方向研究 作为一代中医药学思想家和研究者，数十年来，李今庸教授对中医药学理论、中医药学临床、中医药学教育等进行了反复深入地思考和研究，对中医药学发展方向的反复深入地思考与研究。

李今庸教授多次论述：中西医学产生和发展的条件不同，是两种完全不同的医学理论体系，也有各自的哲学基础，两者不能互相取代，只能在发展的基础上互相取长补短。"中医、西医两种医学具有质的差别性，两者产生的条件不同，历史背景不同，理论体系不同，哲学基础不同，医学模式不同……，要使中西医结合，必待两种医学各按其内部规律发展到医学模式的转变。西医学由'单纯生物-医学模式，转变为'生物-心理-社会'医学模式；中医学由'古代生物-心理-社会'医学模式，转变为'现代生物-生理-社会'医学模式"。"届时中西医两种医学始有结合成为一个具有辨证思维形式的新的医药理论体系"。至于如何才能完成这两种转变，那就必须努力促使"西医中国化"、"中医现代化"。

多年来，李今庸教授先后撰写和发表了大量的颇具有影响力的文章。其代表著作有《论中医药学发展方向》、《李今庸医论精华》。

七、关于中医药事业的发展

李今庸教授是当代中医药发展史上著名的"十老上书"者之一，他支持和敦促国家中医药管理局组建中国中医药出版社。在全国中医药界，他是为数不多的领军人物之一，湖北中医药界的一面旗帜。为事业，他奔走呐喊，振臂呼吁。

（一）积极参与国家中医药工作

从20世纪60年代至今，李今庸教授无数次参与了卫生部、国家中医药管理局之系列重大中医药工作，并担纲重任。包括学科建设与规划、全国中医药院校教材编定、研究生学位评定、中医古籍整理出版规划、重点古医籍整理之审稿定稿工作、中医药师带徒工作、优秀中医临床人才培养计划，中医药传承博士后教育指导等。

1978年参加了卫生部在北京召开的"《医学百科全书》会议",担任特邀编委。1980年参加了卫生部在泰安召开的"中医古籍整理出版会议",商讨议题。1978~1980年先后在济南、南京、泰安、福州等地参加了卫生部重点科研项目"七部古医书校释"的有关工作会议,并担任了《黄帝内经素问校释》等七部古医书的集体审稿定稿工作。作为国家中医药管理局重大中医药科学技术成果评审委员会委员,参加了1986年国家中医药管理局"重大中医药科学技术评审委员会会议",同时兼任"理论文献"组第一组组长,负责主持了中医药理论、编著、医史、医话等方面的评审工作。1989年、1997年、1998年先后参加了国家中医药管理局大型中医图书《中华本草》、《明清名医全书大成》、《中华医书集成》等指导、审定工作。1991年担任人事部、卫生部、国家中医药管理局确定的全国首批老中医药学家学术经验继承指导老师。2004年担任国家优秀中医临床人才研修项目专家指导委员会委员,并为国家优秀中医人才培养授课主要专家之一。2013年担任中医药传承博士后合作导师。作为全国中医药教材专家委员会委员,在历年的全国中医院校教材编审中多次参加编写并主持审稿定稿工作。

(二) 联名上书国务院,要求成立国家中医药管理总局

1982年与全国9位名老中医药专家一道共同签名,向党中央国务院反映全国中医药事业情况,并提出成立"国家中医药管理总局",以加强党对中医药工作的有效领导。1984年再次同全国11位中医专家一起签名,给国务院总理写了建议信,要求加强党对中医药事业的领导,建立独立的中医药管理系统,给中医药事业以支持。1986年中央政府正式成立了卫生部国家中医药管理局。不久,李今庸教授又同另一位老中医药专家一起,共同敦促和支持国家中医药管理局组建中国中医药出版社。

(三) 为发展湖北中医药事业,竭精殚力,呼吁呐喊

几十年来,李今庸教授为中医药事业呕心沥血,四处奔走,呼吁呐喊。除向中央政府及卫生部、国家中医药管理局写信提建议,要求其对中医药发展提供保障支持和领导外,他对湖北省中医药事业发展更是倾其毕生精力。

(1) 振兴中医药事业,必须加强党对中医药工作的领导。李今庸教授采取各种形式,不断地呼吁,请求党和政府加强对中医工作的领导和支持。如"加强党对中医工作的领导,解决后继乏人问题";如"发展中医药事业必须加强领导,端正方向"。李今庸教授的发言、提案、建议、信函,受到了省政府及相关部门的高度重视。2002年,省政府颁布了《湖北省发展中医条例》,使湖北省中医药事业的发展有了地方法规。

(2) 中医药事业必须要由中医药人员来领导,以利于全省中医药工作协调发展。1983年8月李今庸教授以学会名义写信:"建议省委在配备省卫生厅新的领导班子时,希望能配备一名符合四化要求懂中医的干部参加领导班子"。受到省委的重视,并很快得到落实。从此之后,一批中医药人员先后走上了领导岗位,为中医事业发展起到了积极作用。

(3) 中医药事业的发展必须要有一定数量的资金作基础。"请增拨中医事业专项经费,以扶持中医医院事业正常发展和优势充分发挥,更好地为全省人民健康服务","湖北省各县中医院,多数是在78—56号文件以后恢复和筹建的,起步晚,底子薄,条件差,管理经验不足,希望政府增加经费投入"。数十年来,李今庸教授利用一切机会,为中医药事业的发展,争权、争财、争发展空间。如今虽已年迈声嘶,仍然呼吁不已。

(4) 中医药事业发展,必须依靠中医药科技工作者的共同努力。李今庸教授在任湖北省中医药学会理事长期间,做了大量有利于和维护中医药科技工作者合法权益的工作,使许多中医药科技工作者深得其利。对于科技成果的鉴定,李今庸教授专门建议并要求将中西医科研成果分开评定后,中医药才有了自己的科研成果评定机构和科研评定成果。这极大地鼓舞了广大中医药科技工作者的工作积极性,也有利于中医药事业的发展。

(四) 竭诚斯任，主持中医药学术工作 27 年

从 1982 年开始任中华中医药学会湖北分会副理事长，1986 年至 2008 年出任理事长，李今庸教授主持湖北省中医药学术工作历经数年，先后建立有 17 个中医药学术专业委员会，充分发挥发扬了中医药学术作用。

（1）组织、健全和完善学会工作与机制。李今庸教授任职学会理事长期间，他事必躬亲，竭尽心力。在全省范围内，他组织和开展了大量而广泛的中医药工作：加强中医药组织建设、培养中医药人才、实施中医药科技评审、促进中医药科技进步、普及和推广中医药知识、实施中医药专家咨询、义诊而服务社会等。

（2）积极活跃学术空气，推动中医药学术发展和中外学术交流。李今庸教授亲自主持学会日常工作，常年举办各种类型的学术研讨会和经常开展国际性学术交流会议。他最早提出了湖北省中医药界要拿出专门力量来研究湖北明代医圣李时珍及其《本草纲目》。他号召广大中医药工作者不仅自身要提高学术水平，还要多与外界进行学术交流、宣传学术成就。李今庸教授定期亲自主持编辑《湖北中医药信息》，向广大会员传递中医药学术动态，增强中医药工作者对中医药学术工作的信心。

（3）保护发扬中医药文化，传播中医药文化知识。李今庸教授为保护和传播中医药学文化竭精殚力。他写了大量有关中医药学文化的文章，作公开发表。其中"中医药学应以东方文化面貌走向现代化"一文公开发表后，在中医药学术界产生了很大的震动。他主持编辑了五集《中医药文化有关资料选编》，不仅散发给全省会员，而且还寄发到全国中医药界，以期提高中医药人员对中医药文化重要性的认识，增强对保护中医药文化的紧迫感和责任心。他多次组织有关中医药专家座谈中医药文化，并欲建立专门班子研究保护发展中医药学文化。近期，他又收集整理了相关资料，编辑成《文字教育中医药文化有关资料选编》一书。

可以说，在全国老一辈中医药专家队伍里，长期亲自主持中医药学会及中医药学术工作，并写下近 200 篇有关中医药事业发展的建议文、信函类，李今庸教授一直坚持不缀。

湖北中医药大学文献研究室　李　琳
2015 年 3 月

目　录

李今庸教授的学术成就与贡献

理 论 研 究

祖国医学理论体系的形成 …………… 3
祖国医学的阴阳学说 ………………… 5
祖国医学的五行学说 ………………… 7
藏象学说及其产生的客观基础 ……… 10
藏象学说是辨证论治的理论基础 …… 14
心与神的关系 ………………………… 17
祖国医学对脑的认识 ………………… 19
浅谈胆腑 ……………………………… 21
精、神、气、血、津液的内在联系 …… 23
祖国医学的六淫学说 ………………… 29
祖国医学的七情学说 ………………… 31
祖国医学的升降学说 ………………… 33
祖国医学的运气学说 ………………… 35
营气的生成、运行和作用 …………… 39
阴阳经脉各有气血多少 ……………… 41
补法和泻法的辨证关系 ……………… 43

临 床 辑 要

伤暑 …………………………………… 49
中风 …………………………………… 50
痹证 …………………………………… 52
痢疾 …………………………………… 55
腹泻 …………………………………… 59
浮肿 …………………………………… 62
风肿 …………………………………… 68
狂证 …………………………………… 69
癫证 …………………………………… 73
眩晕 …………………………………… 73
头痛 …………………………………… 76
肩臂痛 ………………………………… 78
胁痛 …………………………………… 79
胃痛 …………………………………… 82
腹胀腹痛 ……………………………… 86
便血 …………………………………… 89
尿血 …………………………………… 91
紫斑 …………………………………… 92
月经先后无定期 ……………………… 96
痛经 …………………………………… 98
白带 …………………………………… 99
癥瘕 …………………………………… 100
脏躁 …………………………………… 103
难产 …………………………………… 104
胞衣不下 ……………………………… 104
产后恶露不绝 ………………………… 105

经 典 解 诂

《黄帝内经》考义 …………………… 109
　天师 ………………………………… 109
　岐伯 ………………………………… 110
　天癸 ………………………………… 111
　女子七七，男子八八 ……………… 112
　因于气　四维相代 ………………… 113
　精则养神，柔则养筋 ……………… 114
　精乃亡，邪伤肝也 ………………… 115
　阳密乃固 …………………………… 115
　阴平阳秘 …………………………… 116

鼽衄	117		癀癃，癃癀	155
此平人脉法也	117		命门	156
十二藏，十二官	119		肠胃㑊辟	157
中正之官	120		狂忘不精	157
罢极之本	121		可将以甘药，不可饮以至剂	158
凡十一藏取决于胆也	122		六府不和则留为癰	159
五藏生成篇	123		淖泽注于骨	160
祝由	124		其脉空虚	161
五藏阳以竭也	124		手之三阴，从藏走手	162
去宛陈莝	125		人之所受气者，谷也	165
夫五藏者，身之强也	126		膀胱之胞薄以懦	166
面肿曰风	127		变呕	167
太过则令人善忘	128		忧恚无言	168
病名曰疝瘕 一名曰蛊	129		阳重脱者易狂	168
少腹冤热而痛	130		胭然未偻	169
尻阴股膝髀腨胻足皆痛	131		寒热淋露	170
木敷者其叶发	132		中其眸子	171
乳子	133		乃下留于睪	171
壅害于言	134		《金匮要略》考义	173
人身非常温也，非常热也	135		其脉如蛇	173
柔痓	136		一物瓜蒂汤	175
食亦	138		身体魁羸	176
举痛论篇	139		酸削不能行	177
瘅热焦渴	139		桂枝加龙骨牡蛎汤	178
身有病而无邪脉	140		天雄散	180
则皮毛虚弱急薄著	142		弦则为减 减则为寒	181
奇病论篇	143		肺癰	182
大奇论篇	143		胸痹缓急	183
所谓甚则跃者	144		两胠疼痛	184
七节之傍，中有小心	145		若发则白汗出	185
合篡间绕篡后下至篡	146		邪哭，阴气衰者为癫，阳气衰者为狂	186
在尻骨下空	147			
数刺其俞而药之	148		三焦竭部 上焦竭 下焦竭	188
皮肤不收	149		淋秘不通	189
饮以美酒一杯	149		消渴小便利淋病脉证并治	190
退行一步	150		寸口脉浮而迟 趺阳脉浮而数	191
太阳所至为寝汗	152		阳前通 阴前通	192
脉经上下篇	153		汗出必额上陷脉紧急	193
神乎神客在门	154		气利	194
少阳属肾，肾上连肺，故将两藏	154		甘草粉蜜汤	195

医药论述

- 我国古代对疫病的认识与防治 …… 203
- 论中医的科学性 …… 214
- 我们要以正确态度做好整理中医药学遗产工作 …… 215
- 学习毛泽东同志"中国医药学是一个伟大的宝库，应当努力发掘，加以提高"的几点初步体会 …… 216
- 辨证施治是医疗工作的思想方法 …… 218
- 论"毒药" …… 221
- 略论中医学的历史发展 …… 223
- 论我国"崇洋媚外"思想的产生及其对我国民族传统医药学的危害 …… 230
- 转变观念、提高认识、正确对待民族传统医药学 …… 232
- 熨斗疗法发明在中国 …… 233
- 论我国文字学知识之意义 …… 235
- 人体心脑皆慧知所藏 …… 236

学术思考

- 对发展中医学的一点看法 …… 241
- 论中医学的多学科思想及其研究设想 …… 242
- 保持中医药学的特色在实践中发展 …… 244
- 正确利用现代科学技术促进中医药学辨证施治的发展 …… 246
- 切实把握真正中医药学及其正确发展 …… 247
- 中医药学发展必须解决的几个问题 …… 249
- 中医药学是中华民族的瑰宝 …… 254
- 中医药学应以东方文化的面貌走向现代化 …… 257
- 从文化的角度论中医药学的发展方向 …… 258
- 灵魂不能丢，优势要发扬——论中医学辨证论治体系 …… 260
- 关于中西医结合与中医药现代化的思考 …… 263
- 从实践的观点看我国中西医结合的成败 …… 265
- 再论我国中西医结合的成败 …… 268
- 三论我国中西医结合工作的成败 …… 270

提案倡议

- 中药应归中医一起，以利于中医药之发展 …… 275
- 对开发鄂西"天然药库"的几点看法 …… 275
- 省政协医药卫生组赴郧阳地区中医药情况的调查报告 …… 277
- 关于发挥我省中药材优势，帮助贫困地区脱贫致富的建议 …… 278
- 建议筹备召开纪念李时珍逝世四百周年国际学术研讨会 …… 279
- 中国医药学对人类的伟大贡献 …… 280
- 中医药学的特色和优势亟待发扬 …… 284
- 发扬中医药学特色和优势，提高民族自信心和自豪感 …… 286
- 转变观念、提高认识、正确对待民族传统医药学 …… 288
- 正确认识中药，理顺中医药管理体制 …… 290
- 开发我省中草药资源必将有助于社会发展 …… 291
- 关于加强党的领导，进一步贯彻党的中医政策的建议 …… 292
- 中医中药事业正处在萎缩、削弱以至被取代的危险过程中 …… 293
- 给国务院赵总理的建议信 …… 295

附 李今庸教授年谱大事记 …… 297

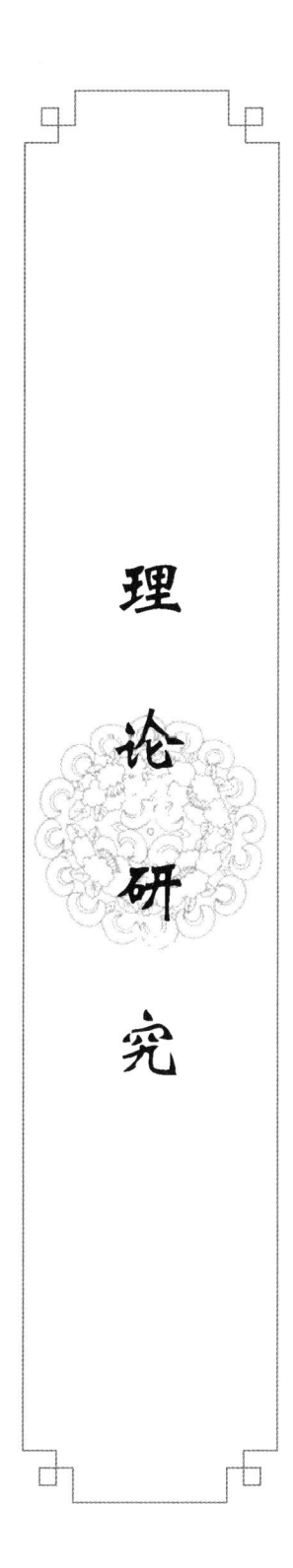

理论研究

祖国医学理论体系的形成

《黄帝内经》一书，是我国现存的一部较早的医学古典著作。它详细地论述了祖国医学有关人体生理、解剖、病因、病机、发病、诊断、治法和预防等方面的知识，集中体现了祖国医学独特、系统而完整的理论体系。

一、医药起源于劳动

在人类社会的太古时期里，由于生产工具的原始，能获得的食物是很少的，经常受到饥饿的威胁，往往见到什么吃什么，偶然吃到大黄而泻下，吃到麻黄而汗出，吃到藜芦而呕吐，吃到车前而尿多。并且吃到大黄泻下而腹胀减轻，吃到藜芦呕吐而胸闷消失，这样无意识地经过了若干万年无数次的实践经验的积累，逐渐地并有意识地把它用于医疗来消除人体的不适，于是产生了原始的古代医药。

人们在运用石器工具进行物质生活资料的生产活动中，常无意中被石器撞击到身体的某些部位而消失了某些疾病，如撞击到合谷部而齿痛告愈，撞击到列缺部而头痛遂已，在长期生活实践中，积累了一些运用工具治病的经验，创造了我国古代的"针砭疗法"。《说文解字·石部》说："砭，以石刺病也"。古人在利用火热取暖和烧烤食物以及保存火种的过程中，被火烧伤的事情是会常有的。由于人体某一部位的偶然烧伤，竟消除了人体的某一疾病，如烧伤了足三里的部位而腹泻停止，它和"针砭疗法"一样，在经过了若干万次以后，被人们加以利用，这就发明了"温灸疗法"。

另外，人们在与毒蛇、猛兽的斗争和部落之间的战争中，常常会发生外伤，因此，用泥土、树叶、口涎等掩敷伤口的外治方法就这样产生了。以上就是人类最早的医疗活动。

二、巫的产生及其和医疗的关系

在太古时期里，由于生产力的低下，人们的知识贫乏，因而对人的分娩、疾病、梦呓、死亡和其他的一些自然现象如风、雷、雨、冻、旱等，都无法解释，于是就认为世界之外另有一种"神灵"在发生作用。有了疾病就认为是鬼神在作怪，遂用祈祷的办法企图请求"神灵"保佑和帮助，来解除疾病。随着生产力的提高，便逐渐地产生了专门从事祷祝一类的"巫师"。到殷商之时，更是被巫教的神学所笼罩。但是，经验医学的本身仍然保留着，并且在和巫祝的激烈斗争中向前发展。

三、我国古代唯物主义哲学思想的产生

周秦时代，由于社会生产力的不断发展，各种自然科学如天文、历法、数学、医学等都取得了相当的成就，这时期产生了朴素的唯物主义哲学，祖国医学就是在这种哲学思想指导下发展起来的。这一时期我国一些古代唯物主义哲学家，提出了很多唯物主义的解说。有的用阴阳来解

释自然现象的生成和变化;有的认为世界万物是水、火、木、金、土等5种原素所构成;有的提出精气是构成世界万物的基本物质。

1. 阴阳说 认为自然界也与人和动物一样,是由两性阴阳产生的。它以"近取诸身,远取诸物"的比类方法,从男女两性的差别,论及到人类以外的昼夜、寒暑、牝牡、生死等自然现象和社会现象,并从中抽出阴阳两个基本概念。所谓"阳",是指积极、进取、刚强、阳性等特性和具有这些特性的事物;所谓"阴",是指消极、退守、柔弱、阴性等特性和具有这些特性的事物。世界万物就是在阴阳的运动推移之下发生和发展的,所以说:"男女构精、万物化生"(《周易·系辞下》),"凡人物者,阴阳之化也"(《吕氏春秋·恃君览·知分》),"阴阳者,天地之大理也"(《管子·四时》)。

阴阳说首先肯定了世界是物质的,"盈天地之间者,唯万物"(《周易·序卦》)。继而把千变万化复杂纷纭的事物抽象概括为阴阳两方面。探索了事物发展的内在原因,阐明世界万物都在对立统一的矛盾之中,受着阴阳总规律的制约并由于对立统一的矛盾运动的推动,一切事物都在不断地发生变化、向前发展,而且发展到一定程度的时候,即向自己的对立方面进行转化。这种对世界万物生长变化过程的认识,反映了我国古代的唯物论观点和辩证法思想。

2. 五行说 木、火、土、金、水,是人们日常生活中常见的和不可缺少的5种物质形态。人们从生活生产的实践中认识到,世界上凡是单一的东西都是不能发展变化的,世界万物都是由不同性质和作用的木、火、土、金、水5种物质所构成的,这5种物质的不同性质和作用的相互影响是促成世界万物变化发展的动力,事物的变化发展,就是按着这5种物质的不同性质和作用的相互关系的规律进行的。这种五行说,和上述的阴阳说一样,既反映了我国古代唯物主义的世界观,也反映了我国古代朴素的辩证法思想。

3. 精气说 认为世界上一切物质都是"精气"所产生,提出"精气"是万物生成之本源的观点。他们说:"精气之集也,必有入也,集于羽鸟与,为飞扬。集于走兽与,为流行。集于珠玉与,为精朗(当作'良')。集于树木与,为茂长。集于圣人与,为胫明"(《吕氏春秋·季春化·尽数》)。比较正确地说明了万物的物质性及其统一性。后来的许多唯物主义哲学家都继承了这一说法。

四、我国古代哲学和祖国医学的关系

如上所述,我国古代的阴阳学说和五行学说等哲学思想,影响着我国古代自然科学的发展,祖国医学理论体系就是在这种哲学思想影响下形成的。我国古代医学家,在这种哲学思想的指导下,用这种朴素的唯物论的认识论和辩证法的方法论,把我国古代散在的、零碎的医疗经验加以总结,使之上升为理论,建立了祖国医学的理论体系,写出了一部伟大的医学巨著——《黄帝内经》,给祖国医学的发展奠定了基础。

在《黄帝内经》这部著作中,广泛地存在着这种哲学思想的反映。例如,它提出了"精"是构成人体的基本物质,说:"夫精者,身之本也"(《素问·金匮真言论》)。这种"精",也是生成人体各部组织的本源,而普遍存在于人体的各部组织之中。这种"精"不断地被消耗,同时也在不断地从饮食水谷之精微中摄取。因为"人之生",没有精气的存在是不能设想的,而人体各部组织进行活动促成人体生长发育的过程中,又必须有赖于对精气的"用其新,弃其陈",使其"日新"(《吕氏春秋·季春纪·先己》)。这个精气的"用新弃陈"的过程,就是人体各部组织新陈代谢的过程,而阴阳五行的运动则贯穿于这个过程的始终。但是,祖国医学由于受当时历史条件的限制,它的唯物论观点和辩证法思想只是朴素的、原始的、不完全的和不彻底的,甚至还杂有一些不纯的东西,因此必须用辩证唯物主义的观点来对待它、研究它。

祖国医学的阴阳学说

一、阴阳是事物存在的普遍规律

祖国医学的阴阳学说，"有名而无形"（《灵枢·阴阳系日月》），是事物抽象出来的一对基本概念，是事物普遍存在的对立统一规律。它阐明一切事物都存在着互相对立的两个方面，这两个方面又互相联系，并通过这两个方面的互相斗争促进事物的发展。《素问·阴阳应象大论》说："阴阳者，天地之道也，万物之纲纪，变化之父母，生杀之本始，神明之府也。"正表达了这种辩证法的思想观点。

《素问·六节藏象论》说："天为阳，地为阴；日为阳，月为阴"，《素问·金匮真言论》说："外为阳，内为阴"，《素问·阴阳应象大论》说："水为阴，火为阳"，《素问·阴阳别论》说："去者为阴，至者为阳；静者为阴，动者为阳；迟者为阴，数者为阳"。表明了阴阳是事物对立的两个方面。这阴阳对立的两个方面，普遍存在于一切事物中，没有任何一个事物是不存在阴阳对立的两个方面的。《素问·阴阳离合论》说："阴阳者，数之可十，推之可百，数之可千，推之可万，万之大不可胜数，然其要一也"。由于事物范围的极其广大和事物发展的无限性，而每一具体事物及其发展的每一具体过程又都有自己特殊的运动形式，其每一具体事物及其发展的每一具体过程的各个特殊运动形式，又都是采取对立的矛盾运动，所以事物对立两个方面的"阴阳"可以多到"不可胜数"的程度，如事物对立的两个方面还有升降、上下、出入、先后、左右、幽明、昼夜、刚柔、寒热、清浊、成败、生死、开闭、表里、奇偶、终始、虚实、盛衰、补泻、标本、消长、大小、方圆、有无、形神、正邪、顺逆、往来、缓急、弛张、远近、泽夭、治乱、祸福、善恶、吉凶、胜负、强弱、滑涩、浮沉、短长、雌雄、主客、气血等。这些事物对立的两个方面，都可以用"阴阳"二字概括。

《素问·天元纪大论》说："阳中有阴，阴中有阳"。事物的阴阳两个方面，在一定条件下，共处于一个统一体中。而事物阴阳对立的两个方面，不是互不相干、各自孤立，而是互相联系、互相依赖，古人叫做"阴阳互根"。阴阳双方都以一方作为另一方的生存条件，没有对方，自方也就不能存在，如：没有生，死就不见；没有死，生也不见。没有上，无所谓下；没有下，也无所谓上。没有邪，无所谓正；没有正，也无所谓邪。没有升，无所谓降；没有降，也无所谓升。没有寒，无所谓热；没有热，也无所谓寒。没有虚，无所谓实；没有实，也无所谓虚。没有缓，无所谓急；没有急，也无所谓缓……。所以古人说："孤阴不生，独阳不长"。一切对立的双方都是这样，因一定的条件，一面互相对立，一面又互相联结，互相贯通，互相渗透，互相依赖，互相为用。《素问·阴阳应象大论》所说："阴在内，阳之守也；阳在外，阴之使也。"就是说明这种情况。

二、阴阳是事物发展的动力

《素问·天元纪大论》说："阴阳不测谓之神"。所谓"神"，是存在于事物内部保证事物发展变化而为事物本身所具有的生机；所谓"神"，是事物发展的内部力量，是促进事物发展变化的动力。而"神"又是事物对立统一的阴阳运动产生的。阴阳无极，"神"普遍存在于一切事物过程中，并存在于一切事物发展过程的始终。"神也者，妙万物而为言者也"（《周易·系辞上》）。《素问·天元纪大论》说："曰阴曰阳，曰柔曰刚，幽显既位，寒暑弛张，生生化化，品物咸章"。

三、阴阳的相互消长和相互转化

祖国医学阴阳学说认为，一切事物都是不断运动、不断发展、不断变化的，而任何事物的运动都采取相对的、静止的状态和显著的变动的状态，即"渐变"和"突变"两种运动形式。事物在渐变过程中，阴阳对立的两个方面，或此消彼长，或此长彼消，一方面减少；另一方面即增加，它只有数量的变化，没有质量的变化，这在阴阳学说里，叫做"阴阳相互消长"；当事物处在突变过程中，则阴阳对立的双方，各依一定的条件，向自己对立的方面进行转化，事物量变达到某一点，发生质的变化。《素问·阴阳应象大论》所谓"重阴必阳，重阳必阴"，就是说明阴阳对立双方在一定条件下的相互转化。

四、阴阳的斗争和平衡

《素问·阴阳应象大论》说："阴阳者，天地之道也，万物之纲纪……"。阴阳存在于一切事物中。事物阴阳对立的两个方面，既是互相联系，互相依赖，又是互相排斥，互相斗争着的。阴阳的斗争，贯串于一切事物过程中，贯串于一切事物发展过程的始终。《灵枢·根结》说："阴道偶，阳道奇"。张介宾注："奇者，数之单，如一、三、五、七、九是也；偶者，数之拆，如二、四、六、八、十是也。"阴阳的奇偶，表示了阴阳的基本形态的不平衡性，表示了阴阳对立双方的完全不等同。一、三、五、七、九的基数和二、四、六、八、十，具有强烈的差异性；《素问·太阴阳明论》说："阳道实，阴道虚"，虚者不足，实者有余，不足和有余，也表示了阴阳对立双方的强烈差异性。阴阳学说基本规律的虚实奇偶，正表明了阴阳对立双方斗争的无处不有和不断存在。而且还明确提出了"阴胜则阳病，阳胜则阴病"（《素问·阴阳应象大论》）的阴阳斗争的观点。但事物的运动处在第一种状态即渐变过程的时候，因为它只有数量的变化，没有性质的变化，所以显出好似静止的面貌，这就是祖国医学所说"阴阳调和"、"阴平阳秘"这一阴阳动态平衡的实质。阴阳动态平衡的观点是祖国医学中的一个极为重要的观点，只有在阴阳取得相对平衡的状态下，机体才得以维持健康，一旦阴阳失去平衡，疾病随之产生。

祖国医学的五行学说

一、五行学说的形成和演变

五行学说,是我国古代的一种哲学思想。它存在于我国古代天文、历法、医学、农业、历史、军事、星相等各个方面。它的形成,是有着一个发生发展的过程的。我们弄清楚五行学说的产生过程和形成时代以及其演变情况,对于正确理解它的作用,是极为重要的。

五行学说产生在春秋战国时代,它是在"万物本原唯水说"的基础上发展而来的。根据马克思主义的观点,人类对客观世界的认识,总是由低级到高级,由简单到复杂,由片面到更多的方面。这是人类认识史发展的不可逾越的规律。在原始社会里,由于生产水平十分低下,人们对于一些自然变化无法理解,就误以为有一种超自然的力量在起作用,产生了"神"的观念,出现了巫祝;到了殷商时代,人们逐渐意识到男女两性交合就发生变化产生下一代,没有神的作用。于是"近取诸身,远取诸物"(《周易·系辞下》),"引而伸之,触类而长之"(《周易·系辞上》),由人身推及到世界万物的产生。以后,人们在生活生产实践中,发现了天地物体都有水,因而认为世界万物的生长发展都离不开水,提出了水是生成万物之本源,《管子·水地》说:"……是以水者,万物之准也,诸生之淡也,违非得失之质也,是以无不满无不居也,集于天地而藏于万物,产于金石,集于诸生,故曰水神。集于草木,根得其度,草得其数,实得其量;鸟兽得之,形体肥大,羽毛丰茂,文理明著。万物莫不尽其几……故曰水者何也,万物之本原也,诸生之宗室也,美恶贤不肖愚俊之所产也"。水既是没有生命的东西的基础,又是一切生物发生和成长的泉源,这就给万物起源作了唯物主义的解释,体现了"万物本原唯水说"。

这里只是提出了"水"这个单一物质作为世界万物生成的本原。由于冶炼术的改进和发展,在春秋时代,铸铁发明了,铁的质量提高了,铁被广泛应用于农业生产和其他许多方面,促进了我国古代手工业和农业的巨大发展。随着生活生产的实践,人们逐渐认识到一切孤立的单一东西都是不能变化发展的,因而他们在水的基础上,又提出了日常生活中不可缺少的"水"、"火"、"木"、"金"、"土"这5种不同性能的物质形态为生成世界万物的本原,《国语·郑语》所载"以土与金、木、水、火杂,以成百物"之文,正说明了这一点。古人在探讨万物起源的过程中,根据人们认识发展史的规律来说,从单一的"水"进而发展到"水"、"火"、"木"、"金"、"土"五者的杂合是很自然的。《尚书·洪范》所列五行的次序:"一曰水,二曰火,三曰木,四曰金,五曰土",这种"水"、"火"、"木"、"金"、"土"五者杂合产生万物的观点是从单一的"水"产生万物的观点发展而来的。

万物本原五行说认为,世界一切事物都是由水、火、木、金、土等5种不同性能的物质杂合组成的,因而事物都具有与水、火、木、金、土等相类似的5种特性,于是就用取象比类的方法,把各种事物从属于水、火、木、金、土等物质之下,而用五行学说给以阐明。

春秋时代及其以前的一些哲学家把某一种或某几种特殊的物质作为世界的本原,这是唯物主义的。它的意义在于解决了世界的物质性问题,有力地打击了殷周以来奴隶主阶级所鼓吹的反动的"天命观"。使人们的思想从宗教迷信的束缚下解放出来了,促进了我国古代生产的发展。他们的缺点就是把物质和物质的个别形态混为一谈，用某些特殊性质的物质来说明所有的东西，特别是说明与其性质相反的东西，是有困难的。这是古代的朴素唯物主义的共同特点。

在"以土与金、木、水、火杂，以成百物"的"万物本原五行说"的认识论产生以后，人们在社会实践中，进一步观察了客观世界，认识了有水湿的地方可以生出草木，草木燃烧即有火，火后剩余的为灰土。金是在土中生成的，而金熔化后又为水液；还认识了金属物质可以砍杀草木，草木钻出而土裂，土可遏止水流，水可灭火，火可熔金。他们认为前者是"相生"，后者是"相胜"亦即后世所谓"相克"。同时，他们也发现了客观世界的每一事物都是在不断运动，都是在不断发生、发展和变化着，而每一事物的运动变化都和它周围的事物相关联，于是就用五行相生相克来阐明世界运动变化的规律，产生了"五行生克说"，这就使解释万物本原的五行说演变为解释事物运动变化的五行说，使五行学说从古代朴素唯物论的认识论演变为古代朴素辩证法的方法论。这个演变完成时代，大约在战国早期。解释万物本原的五行学说这时已被更能说明世界物质性和统一性的精气学说所代替。

五行学说的出现，严重地打击了静止不变的形而上学观点，促进了我国古代思想的发展，促进了我国古代生产和科学的发展，所以在战国时期，五行学说得到了广泛的流行。但是五行学说的辩证法思想，带有朴素的自发的性质，由于时代的局限还不可能有完备的理论，不可能完全合乎客观世界的规律，因而不能完全解释宇宙，它虽然阐明了世界是一个统一的整体，但它解释具体事物不清楚，因而对总的解释也是笼统的；它用"取象比类"的方法，把世界万事万物的相互关系，都用这5种不同性能的水、火、木、金、土的相生相克的公式去硬套，使世界上复杂事物都局限于水、火、木、金、土五者之中，这就抹杀了客观事物的质的多样性及其复杂联系。正是这些缺陷的存在，就使它不可能真正揭示出世界事物的本质，因而它就容易被唯心主义者所歪曲、所利用。

二、五行学说在祖国医学中的价值

五行学说是祖国医学理论体系的组成部分。几千年来，它与阴阳、脏象等学说一直指导着祖国医学的临床医疗实践。现在就来谈一谈它是怎么样进入到祖国医学里来的，在祖国医学里究竟有多大价值。

在古代，我国劳动人民在长期的生活生产实践中，创造了许多医疗方法，并在长期的医疗活动中，在不断与疾病作斗争的过程中，在人体解剖实验中，通过无数次的经验积累，逐渐地认识了人体的脏腑组织的功能活动和病理变化，逐渐地认识了人体脏腑组织之间的相互关系，逐渐地认识了导致人体发病的致病因素，逐渐地认识了人和外界环境的相互关系，逐渐地认识了药物和其他疗法的治疗作用。人们通过对医疗实践经验的总结，使这些认识深化初步形成了理论，又放到了医疗实践中检验。春秋战国时期，我国古代农业、手工业得到了较大的发展，推动了医学前进，也产生了先进思想，从而促进了我国古代社会的变革。

医学家们为了适应当时社会生产发展的需要，把医学向前推进一步，以"阴阳五行学说"为指导，对战国时代及其以前的医疗经验和医学理论进行了一次全面总结，把人们对医学世界的认识引向深入，例如古人在医疗实践中看到腹满喜按、口淡无味、不欲饮食、疲乏无力等，认为是脾的病变，于此推论出脾的生理功能是运化水谷精微以生气血，为了说明为什么独有脾能运化水谷精微以生气血而他脏不能，就根据"土爱稼穑"的理论，用取象比类的方法，认定"脾属土"；再例如古人在医疗实践中看到脾病腹满喜按、不欲饮食等导致了肺司呼吸的功能失常而病少气不足以息，于此推论出脾有促进肺脏功能活动的作用，为了说明脾和肺的关系不同于和他脏关系的所以然，就根据五行生克学说，认定这属"土生金"；又例如古人在医疗实践中看到肝病胁肋胀痛、急躁易怒等导致了脾的运化功能失常而病腹满不食，于是推论出肝有抑制脾脏功能活动的作用，为了说明肝和脾的关系不同于和他脏关系的所以然，就根据五行生克学说，认定这属"木克土"，等等，以后医学家在五行学说的思想指导下，在医疗实践中，紧密联系临床实际，创造了"虚则补其母"、"实则泻其子"的治疗原则和"滋水涵木"、"培土生金"、"左金平木"、"扶土抑木"、"壮水制火"以及"执中央以运四旁"等治疗方法，指导着祖国医学的临床实践。但是，五行学说的辩证法思想，是不彻底的，它解释事物较笼统，没有也不可能提出要"继续向着尚未研究过的或者尚未深入研究过的各种具体的事物进行研究，找出其特殊的本质"，因而使祖国医学没有能够随着医疗实践的发展而对医学上的发展了的东西进一步地深入的研究，五行学说代替了具体医学理论的创造，束缚了祖国医学的发展。因此，对于五行学说中具有医学实践内容的部分，应该给以继承、研究、发扬；对于脱离医疗实际的唯心部分，应该给以扬弃和否定。五行学说指导医疗实践，也只是在一定场合中适用，不能把它当作疾病发展的普遍规律到处搬用，到处硬套。它必须以临床现象为基础才是有用的，如果把它在医学中的作用稍一夸大，就要陷入唯心主义。

藏象学说及其产生的客观基础

藏象学说，是祖国医学理论体系中的一个重要组成部分，它在祖国医学理论中占有极为重要的地位，是祖国医学其他理论部分的基础。它在我国民族的绵延和发展上，曾经起过重大的保证作用，它以临床实践为基础，几千年来又指导了祖国医学的临床实践。

藏象学说广泛地应用于祖国医学的解剖、生理、病理、诊断、治疗、方药、预防等方面，是祖国医学基础理论之一，对临床各科的医疗实践都起着重要作用。

一、藏象学说的基本概念

"藏象"一词，首先见于《素问·六节藏象论》。所谓"藏象"，张介宾谓是"藏居于内，形见于外"。藏象学说，是研究人体各脏腑组织器官的生理功能、病理变化和相互联系以及与外界环境相互关系的学说。它以我国古代朴素辩证法思想——"阴阳五行学说"为指导，论述人体是一个以五脏六腑为中心、以"心"为主导，通过经络运行气血到各部，不断产生神的活动，并按"以类相从"的规律，把人体各部分组织联结成一个既分工、又合作、与外界环境息息相通，从而维持人体生命活动的有机整体。

二、藏象学说的内容及其主要功能

藏象学说主要有下列两个部分，这两个部分又互相联系、互相依赖而不可分割。

脏腑，包括五藏、六腑和奇恒之腑。在祖国医学里，心（包括心包络）、肝、脾、肺、肾称为五脏（附命门）；胆、胃、小肠、大肠、膀胱、三焦称为六腑；脑、髓、骨、脉、胆、女子胞称为奇恒之腑。由于奇恒之腑的各腑分别从属在其他脏腑，故一般只称"五脏六腑"。五脏的共同功能，是"藏精气而不泻"；六腑的共同功能，是"传化物而不藏"。《素问·调经论》："血之与气，并走于上，则为大厥，厥则暴死，气复反则生，不反则死"。血气相并即为邪，邪入脏腑，气机阻塞致人暴死，然身温和而汗自出则为入腑；腑气"传而不藏"，邪气传出，正气复反，人即苏醒而生；如唇口青而身逆冷则为入脏；脏气"藏而不泻"，邪气不出，正气不得复反，人不苏醒，唯死而已，故《金匮要略·脏腑经络先后病篇》说："问曰：寸口脉沉大而滑，沉则为血实，滑则为气实，血气相搏，入脏即死，入腑即愈，此为卒厥，何谓也？师曰：唇口青，身冷，为入脏，即死；如身和，汗自出，为入腑，即愈"。（此文原有错简，今据《千金要方·平脉·三关主对法》文改正）至于各脏腑的具体功能，列述如下：

（一）五脏

1. 心 居膈上。将进入经脉内的津液化赤生血，主一身之血脉而推动血液在经脉内运行不息，藏神而主导全身，其华在面，开窍于舌，在液为汗，在志为喜。其经手少阴。

【按】心主血脉，《素问·八正神明论》说："血气者，人之神"，《灵枢·营卫生会》说："血者，神气也"。血是神的物质基础，血气流行到哪里，哪里组织得到营养，就产生神的活动，发挥其正常功能。神在不同的部位，发生不同的作用，我们叫它不同的名称，如在心为神，在肝为魂，在肺为魄，在脾为意，在肾为志。

附：心包，附有络脉，是通行气血的径路。为心之屏障；又引心火下入肾中。其经为手厥阴。

2. 肝 居右胁，气行于左。随人体动静调节血液流量（藏血）而藏魂，性喜条达，有疏泄之用，主一身之筋而司肢体运动，其华在爪，开窍于目，在液为泪，在志为怒。其经足厥阴。

【按】《素问·阴阳应象大论》说："左右者，阴阳之道路也。"肝属木，为阴中之少阳，主人身生发之气，旺于东方，东方在左，故其气从左上升，《素问·刺禁论》所谓"肝生于左"是也。唯其气从左上升，故为病亦有见于左者，如《难经·五十六难》说："肝之积，名曰肥气，在左胁下，如覆杯，有头足，久不愈，令人发咳逆痎疟，连岁不已"，《金匮要略·疟病脉证并治篇》所载"鳖甲煎丸"之治"内有癥瘕，外有寒热"的"疟母"，其癥瘕就正在左胁下。至于肝体居右而脉行两胁以及其他功能失常而导致的病证，一般中医书均已论述，故这里从略。

3. 脾 居于大腹，在胃的下方，其形扁长。主消磨水谷，运化水谷精微，统摄血液沿一定的道路朝一定的方向运行，藏意，主肌肉四肢，其华在唇，开窍于口，在液为涎，在志为思。其经足太阴。

【按】脾属土，位居中焦，水谷在中焦消化后，化生出水谷精微，通过脾的运化功能，将其输送到人体的不同部位，产生出不同的营养物质，即将其中的"精专"部分输送到肺脉，变为红色而成血；循十四经脉运行，将其中的"慓悍"部分输送到上焦化为气；将其中的另一部分输送到肾藏化为精；将其中的还有一部分通过三焦输送到皮毛肌腠关节孔窍以及脑髓之中化为津液。

4. 肺 居胸中，行气于右。主一身之气，司呼吸、声音，藏魄，性喜肃降，能通调水道下输膀胱，主宣发而外合皮毛，开窍于鼻，在液为涕，在志为悲。其经手太阴。

【按】肺属金，为阳中之少阴，主人身收杀之气，旺于西方，西方在右，故其气从右下降，《素问·刺禁论》所谓"肺藏于右"是也。唯其气从右下降，故为病亦有见于右者，如《难经·五十六难》说："肺之积，名曰息贲，在右胁下，覆大如杯，久不已，令人洒淅寒热，喘咳，发肺痈"。临床上，亦每见急性病咳嗽时牵引右胁疼痛者。

5. 肾 居腰里，左右各一。主水，藏精，为生殖之本，生髓充骨通脑，其华在发，为作强之官而出伎巧，藏志，主纳气，开窍于耳及前后二阴，在液为唾，在志为恐。其经足少阴。

【按】肾藏精，为先天之本，一以其精繁衍后代，一以其精营养本人脏腑经络、肢体百骸。

附：命门，为肾中真阳，原气之所系，男子以藏精，女子以系胞。

（二）六腑

1. 胆 附于肝，气通于心。贮存精汁，主决断，有疏泄之用。其经足少阳。（又为奇恒之腑）

【按】胆藏精汁，故于六腑内独主情志活动《灵枢·九针论》说："胆为怒"。胆气通于心，心藏神，胆气上扰心神则病哭笑无常，今人每用温胆汤加味治疗惊悸失眠，收到较好效果。

2. 胃 居上腹部，上于贲门处接食道，下于幽门处交小肠。主受纳和腐熟水谷，与脾为后天之本，气血生化之源。其经足阳明。

【按】《灵枢·玉版》说："人之所受气者，谷也。谷之所注者，胃也。胃者，水谷气血之海也……"。饮食水谷入胃，通过胃脘的阳气熟腐和脾的消磨进行消化。胃阳不足，失其熟腐之用，则水谷不化而大便带完谷，治则暖中温胃以助熟腐，如用所谓"助消化"的消积导滞之山楂、麦芽等剋伐人的生气则谬矣！

3. 小肠 居小腹内，上于幽门处接胃的下端，下于阑门处交大肠。主对胃腑移下来的已经消化过的食糜作进一步消化，然后通过济泌别汁的作用，在阑门将其中清的部分（水液）挤而滤入下焦渗进膀胱，将其中浊的部分（糟粕）送入大肠。其经手太阳。

4. 大肠 上于阑门处接小肠下端，下即肛门。主对小肠送下来的糟粕部分进行燥化形成粪便，然后通过传导作用将粪便从肛门排出体外。其经手阳明。

5. 膀胱 居小腹内。贮存津液，化气布津，排泄小便。其经足太阳。

【按】《素问·灵兰秘典论》说："膀胱者，州都之官，津液藏焉，气化则能出矣"。膀胱贮存津液，通过少阳三焦的决渎作用，得到气化，一部分上升为气，敷布脏腑空窍；一部分下出为尿，排出体外。《伤寒论·辨太阳病脉证并治中》。说："若脉浮，小便不利，微热消渴者，五苓散主之"，正是膀胱蓄水，气化失常，无以上升为气而渴欲饮水，无以下出为尿而小便不利，故治用五苓散化气利水，气化则津布而口渴自止。

6. 三焦 居脏腑之外，为五脏六腑之外郭。根于肾系，为原气之别使，主持诸气，司决渎，通行水道。其经手少阳。

上焦如雾，中焦如沤，下焦如渎。三焦者，水谷之道路，气之所终始也；上焦主纳，中焦主化，下焦主出。

（三）奇恒之腑

1. 脑 居颅骨腔内，为髓之海，通于眼、耳、鼻、口，为"元神之府"，肾精所养，心神所居。

2. 髓 居于骨腔，会聚于脑，为精液所化成，充养全身骨骼。

3. 骨 分布全身，赖筋联缀，为髓之府，支架人体。

4. 脉 分经脉和络脉两类。网布周身，联结人体内外上下，壅遏营气，令无所避，为"血之府"，运行血气周流全身，营养五脏六腑、四肢百骸和五官九窍。

5. 胆 已见上述"六腑"之中。

6. 女子胞 居于小腹内，在膀胱之后方，为冲、任、督三脉的发源地。主通行月经，孕育胎儿。男子精室则贮精液。

藏象学说从整体观念出发，认为脏腑的生理功能以及脏腑之间、脏腑和其他组织器官之间的相对平衡协调（通过经络气血的联系和调节），维持着人体的正常生命活动；机体和外界环境保持对立统一关系，是通过脏腑和所属组织器官的机能活动来实现；致病因素作用于机体后，疾病的发生、发展和转归，也主要是取决于脏腑和所属组织器官的机能状态。

三、藏象的实质

祖国医学所说的脏腑，不仅仅是指解剖学上的实质脏器，更主要的是指功能单位，即人体生理功能和病理变化复杂反映的概括。祖国医学所谓脏腑和精、神、气、血、津液等的机能活动，实质上就是整体的活动。因此，决不能单纯以现代医学的解剖学、生理学以及病理学的观点去理解，而应把它看成是历代医学家认识和研究机体生理功能及病理变化的理论概括。

祖国医学的藏象学说，其产生和发展是有着客观基础的。

（一）解剖实验

这在我国古代文献中，记载是很多的，现在择其要者抄录几段在下面：

（1）《灵枢·经水》说："若夫八尺之士，皮肉在此，外可度量切循而得之，其死可解剖而视之……"。

（2）《吕氏春秋·贵直论·过理》说："截涉者胫而视其髓……剖孕妇而观其化，杀比干而视其心"。

(3)《战国策·宋策》说:"剖伛之背,锲朝涉之胫"。

(4)《汉书·王莽传》说:"翟义党王孙庆捕得……太医尚方与巧屠共刳剥之,量度五脏,以竹筵导其脉,知所终始,云可以治病"。

(5) 郭璞注《山海经·海内经》引《开筮》说:"鲧死三年不腐,剖之以吴刀"。

(6)《内经》、《难经》所载人体脏腑的位置、形状、大小、长短、轻重、坚脆以及盛谷之多少等,正是我国古代医学对人体解剖的观察和记录。它所得的许多数据,和现代解剖学知识相近。

(7) 还有宋代欧希范《五脏图》和杨介《存真图》以及清代王清任《医林改错》等,也表明了我国古代进行人体解剖的活动。

(二) 长期的生活观察

(1) 人体穿着同一衣服,瘖则不病,寐则易病。因而认识到卫气"温分肉,充皮肤,肥腠理,司开阖"而"日行于阳,夜行于阴"。

(2) 小孩子哭泣则涕泗交流而时现咳嗽。因而认识到肺主悲,在液为涕,在变动为咳。

(3) 饱甚则腹部胀痛。因而认识到胃居腹里而主纳谷、熟腐。

(4) 欲食太甚(包括饥甚)则口流清涎。因而认识到脾主消磨水谷,在液为涎。

(5) 忍尿劳作则牙齿松动疼痛。因而认识到肾合膀胱,主骨,为作强之官,齿为骨之余,劳则伤肾。

(6) 忍尿吹"号"则尿胀消失。因而认识到膀胱藏津液,气化则出;上升为气,下出为尿。

(7) 天热则汗出,汗出过多则心慌。因而认识到热气通于心,心在液为汗。

(8) 天寒则尿多。因而认识到寒气通于肾。

(三) 大量的临床实践

从病理现象推论出生理功能,《素问·玉机真藏论》有"善者不可得见,恶者可见"之语。例如:

(1) 受凉感寒则病恶寒,发热,咳嗽,鼻塞,流清涕——风寒伤肺。因而推论出肺合皮毛,开窍于鼻,在变动为咳。

(2) 胸满,咳喘,浮肿,小便不利——肺气壅塞,水液以从其合。因而推论出肺居胸中,外合皮毛,其气清肃下行,通调水道。

(3) 鼻孔时时衄血,心慌,心烦,面色㿠白——血不养心。因而推论出心主血,藏神,其华在面。

(4) 腹时膨满,肠鸣,大便稀溏,食欲不振,四肢不温——脾虚湿困。因而推论出脾居腹里,主四肢,能消磨水谷,运化津液而性恶湿。

(5) 头昏,腿酸,腰痛,滑精,头发枯槁脱落——肾不藏精,精亏无以生髓荣发。因而推论出肾居腰里,藏精,生髓充骨,脑为髓之府,其华在发。

(6) 小腹胀满,小便不利,口渴欲饮水,发热恶寒——水热互结,津不化气。因而推论出膀胱居小腹,主藏津液,外应腠理毫毛。

总之,藏象学说是古人从长期生活、临床实践,以及对人体解剖粗浅的认识基础上,通过综合、分析、比拟、推演而概括出来的对人体的生理、病理、诊断、治疗等的理论总结。深入开展藏象学说的研究,对继承发扬祖国医学遗产,促进中医现代化具有重要意义。因此,我们必须在辩证唯物主义指导下,贯彻"实践第一"的原则,在医疗实践中,用现代科学的知识和方法,对祖国医学的藏象学说给以认真而切实的研究,探讨出它的实质,把它提高到现代科学水平上来。

藏象学说是辨证论治的理论基础

所谓"辨证论治",就是在祖国医学的理论指导下,根据病人的临床表现辨别其病的性质,确立治疗的方法。这是祖国医学的特点,也是祖国医学的精髓。祖国医学认为,人体发病,都有其一定的内在因素和外在因素;而其发病后人体所表现出来的每一临床现象都不是各自孤立的,而是与其他各个临床现象有着密切的内在联系,并且各个临床现象的出现,也不是杂乱无章的,而是有其规律性。因此,临床上对疾病的"施治"必须"辨证",而"辨证"则又必须"在祖国医学的理论指导下"进行。这是祖国医学的整体观念。它里面涵有非常宝贵的辩证法内容。

祖国医学在临床活动中,运用望、闻、问、切"四诊"方法,全面收集其疾病资料,然后在祖国医学的理论指导下,对占有资料进行细致的研究和分析,找出疾病的本质,并依此而确立其战胜疾病的方针。例如:我们收集到头痛、项强、发热、恶风、汗出、脉浮缓等证象的时候,并不能理解它是一个什么病证,也不能理解它的发生原因,只有当我们用祖国医学的基本理论为指导进行分析之后,用祖国医学的观点把它加以整理、加以组织、加以研究之后,我们对它具有了理性认识,才会懂得它是"中风病",它是风邪中于人体太阳经的所谓"表虚证",才能判别它和伤寒病的头痛、项强、发热、恶寒、无汗而喘、脉浮紧等所谓"表实证"的麻黄汤方的证治不同。又如,《伤寒论·辨太阳病脉证并治》:"伤寒,脉结代,心动悸,炙甘草汤主之"。在临床上疾病所表现出来的证象除"脉结代,心动悸"而外,可能还会有"头昏"、"目眩"、"失眠"、"多梦"以及"面色㿠白"、"肢体无力"等证象出现,但这些都是次要的,只有心脏真气虚的"脉结代,心动悸"是其主症,是其主要矛盾,所以用炙甘草汤方补中焦之汁以资益真气。

正虚容易受邪,邪伤必定害正。一个人体的患病,是既有邪气的存在,同时也是正气的衰弱。在治疗工作中,必须依据疾病的临床表现进行分析,辨别出其病是偏于邪气之盛抑是偏于正气之衰,从而确定其攻邪抑是补正的治疗方法。《伤寒论·辨霍乱病脉证并治》:"霍乱,头痛、发热、身疼痛,热多欲饮水者,五苓散主之;寒多不用水者,理中丸主之"。二者都是湿邪扰于中焦,中焦之气挥霍缭乱使然。但前者"欲饮水。"标志着其主要的矛盾方面在外邪偏盛,用五苓散宣阳化气、驱除外邪;后者"不用水",标志着其主要的矛盾方面在正阳偏虚,用理中丸温阳助正、调理中气。

表证可以入里,里证可以出表。疾病在其发展过程中,总是依赖自己的内部规律在不断地传变或转化。而疾病在其传变或转化的时候,由这方面飞跃到另一方面,就具有了另一方面的特点,具有了不同质的内容。因此,在临床工作中,要不断地根据疾病新的情况,采取相应的新的治疗方法。《伤寒论·辨太阳病脉证并治》:"脉浮者,病在表,可发汗,宜麻黄汤"(按《伤寒论》的一般读法,本节当寓有头疼、体痛、发热、恶寒、无汗、脉紧等证象在内),同篇:"病发热头痛,脉反沉,若不差,身体疼痛,当救其里,宜四逆汤"。前者"脉浮"是伤寒病的太阳表证,用麻黄汤发表泄卫以散寒,后者"脉反沉",是其病已伏少阴之机,是伤寒病的太阳表证正向少阴里证转化,用四逆汤温里助阳以驱寒。

疾病的发展和变化,既然都不是以人们的意志为转移,而是以它自己的规律在发展,我们就绝对不可用一个方套定一个病、一个病固定一个方,而应该认识并掌握住它的规律。祖国医学的基本理论，就是对各种疾病的普遍规律的总结。掌握了它，就能很好地在临床上辨证施治，就能正确地认识疾病，从而战胜疾病。

我们知道，每一疾病在其发展过程的每一阶段，都有其自己的一定的特点；而许多互不相同的疾病在其发展的过程中，时常又可有相同的病理机制。因此，在临床工作中，往往一个治疗方法，不能适用于一个疾病发展的全部过程，如麻黄汤方只能适用于伤寒病的太阳表证，不能适用于伤寒病的少阴里证；而一个治疗方法，却又可能适用于许多疾病发展过程中的在病理机制上相同的某一过程，例如真武汤方既能适用于伤寒病中的肾阳虚弱不能制水，又能适用于水气病中的肾阳虚弱不能制水。这就是祖国医学"同病异治"、"异病同治"的客观基础。

《金匮要略·血痹虚劳病脉证治》说："虚劳腰痛，少腹拘急，小便不利者，八味肾气丸主之"，同书《消渴小便不利淋病脉证治》说："男子消渴，小便反多，以饮一斗，小便一斗，肾气丸主之"。这二者虽是两种疾病，且小便症状一是"不利"、一是"反多"，但它们的本质却是一个，在发病原因上都是房劳伤肾，在病理机制上都是肾气虚弱，所以都可以用肾气丸滋阴补阳以蒸化肾气。应该指出，病人的临床症状，只是疾病的现象，而非疾病的本质，一个医学临床工作者，在医疗活动中，只触及到疾病的外部现象，不深入到疾病内部，不抓住疾病的本质，是不能认识疾病、战胜疾病的。但是，另一方面，研究疾病的本质，又得从疾病的现象入手，现象也是本质的反映。

祖国医学在长期的医疗实践中，根据各种疾病发展的规律，创立了各种不同的辨证方法，如"八纲辨证"、"脏腑辨证"、"六经辨证"、"卫气营血辨证"和"三焦辨证"等，分别适用于治疗各类不同的疾病。

八纲辨证是概括性的辨证纲领，用以说明疾病的大体性质和总趋向，而脏腑辨证、六经辨证、卫气营血辨证和三焦辨证，是杂病、伤寒和温病的具体辨证方法，各有其特点和应用范围。它们都是以藏象学说为其理论基础的，并在医疗实践中充实和发展了藏象学说。

一、脏腑辨证

一般用于杂病。它是以疾病过程中正、邪斗争和脏腑机能失常所反映出的证候作为辨证依据，来判断疾病的病因、病位和性质。它是直接受脏象学说指导的一种辨证方法。例如肾阴虚、肾阳虚，就是研究肾机能失调的一系列表现而得出的结论。

二、六经辨证

它是《伤寒论》所用的辨证方法。《伤寒论》是一部阐述由六淫之邪引起的外感疾病的书籍。《伤寒论》中以"太阳"、"阳明"、"少阳"、"太阴"、"少阴"、"厥阴"等六经的名称分别概括各种不同类型的病证，反映脏腑及其所属经络在受病邪侵袭时所出现不同类型的病理变化和临床征象。太阴病主要反映脾的病变，少阴病主要反映心或肾的病变，厥阴病主要反映肝或心包的病变，少阳病主要反映胆或三焦的病变，阳明病主要反映胃或大肠的病变，太阳病主要反映膀胱或小肠的病变，但也有部分太阳表证是反映肺的病变的。由于六经辨证紧密联系脏腑，所以它也可应用于杂病。

三、卫气营血辨证和三焦辨证

二者同是温病的辨证方法。温病学主要是研究温热之邪侵犯人体后引起的疾病的科学。卫气营血辨证，根据温病过程中病变深浅及其传变情况而分"卫分"、"气分"、"营分"、"血分"。三焦辨证，是根据温病的不同阶段脏腑病变的重心所在及其传变关系而划为"上焦"、"中焦"、"下焦"。二者是温病过程中脏腑机能失常及正、邪斗争情况的概括。如叶香岩《外感温热篇》中就指出："温邪上受，首先犯肺，逆传心包，肺主气属卫，心主血属营"，"若斑出热不解者，胃津亡也"，"热邪不燥胃津，必耗肾液"等。卫分病，一般指肺及所主皮毛的病变；气分病，主要指胃腑的病变，但也包括其他五腑和肺、脾两脏的病变；营分病，主要指心与心包络的病变；血分病，主要指心及所主血脉的病变。叶氏察舌、验齿方法也是以齿龈、舌与脏腑之关系为其理论根据的。吴瑭在《温病条辨·中焦篇》第一节自注说："温病由口鼻而入，鼻气通于肺，口气通于胃，肺病逆传则为心包，上焦病不治则传中焦，胃与脾也，中焦病不治即传下焦，肝与肾也。始上焦，终下焦。"明确地指出上、中、下三焦证候与心肺脾胃肝肾的关系及传变过程。总体说来，卫气营血辨证详于从病变深浅、病情轻重来论述脏腑机能变化的总的情况，而三焦辨证则详于各阶段脏腑病变的重心所在，它在一定程度上补充了卫气营血辨证的不足。因此，二者纵横联系，相辅相成，相得益彰。

四、八纲辨证

八纲即阴、阳、表、里、寒、热、虚、实。其中阴、阳二纲为总纲。八纲是概括性的辨证纲领，用以概括疾病的大体性质和发展的总趋向，它是应用"四诊"和各个具体辨证方法对病情进行调查研究之后得出的，适用于分析归纳一切病证。八纲辨证概括了六经辨证、脏腑辨证、卫气营血辨证和三焦辨证等具体辨证方法所反映的疾病的基本性质。但临床应用八纲辨证，又不能代替各种具体辨证方法。八纲辨证必须与这些具体辨证方法中任何一个相结合，才有实际意义。例如：八纲辨证属里、热、实（阳证），可以在六经辨证中的阳明腑实证出现，可以在卫气营血辨证中的逆传心包（营分）和三焦辨证中的上焦病出现，也可以在脏腑辨证中的膀胱湿热证出现。所以说，光凭八纲辨证，尚不能确定疾病的具体部位和具体性质，当然也就不能拟定出具体的治疗方法。八纲与这些辨证中的任何一种结合，就能更深入地认识疾病的性质、部位、正邪斗争情况与疾病发展趋势，从而指导治则的确立和方药的选择。这说明八纲辨证和各种具体辨证方法的关系是共性和个性的关系，且这种关系是建立在藏象学说的基础上的。

综上所述，我们可以看出，藏象学说是辨证施治的理论基础，而辨证施治则是祖国医学基本理论在临床工作中的具体运用，是辩证法"具体问题具体分析"的原则在医学领域中的体现。我们必须在祖国医学的基本理论指导下，利用现代科学的方法，积累新的资料，找出新的规律，为发展祖国医学的辨证施治而努力。

心与神的关系

一、心 藏 神

《素问·灵兰秘典论》说："心者，君主之官，神明出焉"。任何一个脏腑的活动变化，都有心的活动参加，并且起着主导作用。心的功能正常，则五脏六腑各司其职，胥以相安，维持着人体生理活动有条不紊；反之，心如发生变动，则出现如《灵枢·口问》中所说的"五脏六腑皆摇"百病乃生，所以《素问·灵兰秘典论》说："主明则下安……主不明则十二官危"。

我们知道，心之名脏，固然是说明着这个脏器在形态上居在人体的中心，但同时也说明心脏通过它所主的血脉在人体的生理病理活动中起着促进、推动和支配的作用，具有接受五脏六腑反应和决定五脏六腑活动的中枢作用，所以《灵枢·本神》中说："所以任物者谓之心"，正指出了心的这种意义。

二、什么叫"神"

从上面所述可以清楚地看到，心之所以能够统率五脏六腑而主导人体全身的活动，就在于它"藏神"而"出神明"，所以《淮南子·精神训》说："心者形之主也，而神者心之室也"。然而，什么是神和什么是神明呢？《素问·天元纪大论》说："阴阳不测谓之神"，说明了神是阴阳不测所产生的。所谓"阴阳不测"，就是事物发展变化的对立统一规律的矛盾运动，因此，所谓"神"，就是事物内部对立统一的矛盾运动从而产生出来的促成事物发展变化的一种内部力量；这种内部力量，通过事物的发展变化表现出来而被人们所发现，这就叫"神明"，所以《荀子·天论篇》说："列星随旋，日月递炤，四时代御，阴阳大化，风雨博施，万物各得其和以生，各得其养以成，不见其事而见其功，夫是之谓神"。《淮南子·泰族训》也说："天设日月，列星辰，调阴阳，张四时，日以暴之，夜以息之，风以乾之，雨露以濡之，其生物也，莫见其所养而物长，其杀物也，莫见其所丧而物亡，此之谓神明"。这说明了神是事物内部力量的表现，是事物内部矛盾运动的反映。

神用无方，而是存在于一切事物发展变化的过程之中。一切事物的"变化之道"，皆是"神之所为"。没有任何一个事物的发展变化能够离开神的活动而进行，也没有任何一个发展变化的过程能够离开神的活动而存在。《素问·六微旨大论》说："非出入则无以生长壮老已，非升降则无以生长化收藏，是以升降出入，无器不有"。所谓"升降出入"，就是阴阳的运动方式，就是事物内部的矛盾运动。这种运动，必然产生促成事物发展变化的力量，产生神的作用。一切事物，都有这种运动的存在，也都有神的产生，因而也都在不断地变化和发展。神之为用大矣哉！神普遍存在于人体各部组织之中，任何一个组织没有神的存在就没有生机，所以《灵枢·天年》说："失神者死，得神者生"。

祖国医学经过长期的医疗实践，观察到神在人体内是无处不到的，它普遍存在于人体各部组织之中。古人根据神在不同部位发挥的不同作用给它定下了不同的名称。例如《素问·六节藏象论》提出了"神藏五"，正是说明神在人体内的普遍性。王冰注曰："神藏五者，一肝、二心、三脾、四肺、五肾也。神藏于内，故以名焉。所谓神藏者，肝藏魂、心藏神、脾藏意、肺藏魄、肾藏志也"。然而在祖国医学里，人体四肢百骸五官九窍，均内属于五脏六腑，而六腑又为五脏之用，故言五脏，则六腑和四肢百骸、五官九窍亦含在其中。

三、神的产生

从上所说，神是"阴阳不测"所产生，是人体（包括胚胎时期）组织活动变化的内部力量。由父母"两精相搏"（《灵枢·本神》）所产生的称为先天之神，由这种先天之神推动血气运动所产生的称为后天之神。这种后天之神推动着人体各部组织的生理活动。《素问·阴阳应象大论》说："阴阳者，血气之男女也"。血为阴，气为阳。血为气之府，阳气的集聚依靠于阴血的内守；气为血之帅，阴血的运行依靠于阳气的推动，二者相互依赖，相互为用。然在某种意义上，气只是血的功能活动，而血则是气的物质基础，所以《灵枢·营卫生会》中说："故血之与气，异名同类焉"。

人体有十二经脉、三百六十五络和很多很多细小的孙络之脉。这些经脉（包括络脉和孙脉。下同），"内属于腑藏，外络于肢节"（《灵枢·海论》），贯通于人体内外上下，网布周身，"为血气之府"（《甲乙经·经脉第一中》），"受血而营之"（《灵枢·经水》），血气聚集在经脉之中，则从经脉流行于各部，"以荣四末，内注五脏六腑"（《灵枢·邪客》），给人体各部以营养，使其"神乃自生"（《素问·六节藏象论》），而成为维持人体各部的、也包括血气本身在内的功能活动的动力。

"气阳血阴，人身之神"（朱震亨《格致余论·色欲箴》）其血气和调，则阴阳孕育出新生之机，于是神因之而产生。是神为血气运动的最高形式，而血气则是产生神的物质基础，血气的运动则是产生神的根本源泉。《素问·八正神明论》说："血气者，人之神"。《灵枢·营卫生会》说："肝受血而能视，足受血而能步，掌受血而能握，指受血而能摄"。正是说明了这一点。人体各部功能正常，人才可以健壮地生长发展，所以《灵枢·九针论》说："人之所以成生者，血脉也"。

四、神的作用

神是血气运动所产生，而气只是血的功能活动，唯有血才是神气的根本物质基础。

心脏在人体中，通过其所主的血脉中的血气运动而产生的神，主导着人体五脏六腑，不仅表现在生理方面，而且也表现在病理方面和治疗上。如《素问·调经论》说："血气不和，百病乃变化而生"，《素问·四时刺逆从论》说："是故邪气者，常随四时之气血而入客也"。在治疗上也是"凡刺之法，必先本于神"（《灵枢·本神》），"守人之血气有余不足可补泻也"（《灵枢·小针解》），以纠正其血气不和的偏盛偏衰之过，而达到人体各部平衡协调，恢复健康的状态。

祖国医学对脑的认识

脑，在我国古代，人们早就对它有一定的认识。不过，由于祖国医学是以五脏六腑为中心，常是把五脏六腑以外的人体各个部分都从属于五脏六腑之下，虽然脑是一个"奇恒之腑"，但对五脏六腑来说，仍然居于从属的地位。所以历代医家对于脑的研究是比较少的。

一、脑 的 生 成

祖国医学认为，脑的生成是基于一种最精微的物质——"精"。《灵枢·经脉》说："人始生，先成精，精成而脑髓生"。在人出生以后，脑又赖于人体脏腑之精的不断奉养以维持其继续发育和活动的需要。《灵枢·本神》说："肾藏精"，《素问·上古天真论》说："肾者，主水，受五脏六腑之精而藏之"，《素问·阴阳应象大论》说："肾生骨髓"，《素问·五脏生成论》说："诸髓者，皆属于脑"，《灵枢·海论》说："脑为髓之海"，是肾中所藏之精，通过经络进入脊内，再沿脊胎上行至丁头部而聚于脑中，以充养这个"奇恒之腑"。由于肾精的不断生髓充脑，这就使脑的功能活动保持着正常的生理状态，正因为脑的活动依赖于肾精的充养，所以祖国医学在讨论脑的时候，常是把脑从属于肾脏之中的。

二、脑为元神之腑

《素问·解精微论》中曾说过："水之精为志，火之精为神"，据此，则木之精为魂，金之精为魄，土之精为意，而神、魂、魄、意、志五者在古人则并称之曰"五神"。这就说明了神在古人的笔下，有时候是被称作"精"的。

《素问·脉要精微》中说："夫精明者，所以视万物，别黑白，审短长"。因此人能够别黑白、审短长的过程，就是神的活动过程，是脑中之神在两目视物的基础上进行活动的反映，是脑中之神在两目发现事物的基础上分辨事物的结果。这里所谓"精明"，虽是指的眼睛，但也包括主导眼睛视物的脑中元神在内，所以"脑"在《本草纲目》里就称之为"元神之府"了。

三、脑 的 功 用

人耳之听，目之视，鼻之嗅，口之味，都是脑之灌精而濡空窍、脑中元神活动的结果。《医林改错·脑髓说》说："灵机记性在脑者，因饮食生气血，长肌肉；精汁之清者，化而为髓，由脊骨上行入脑，名曰脑髓；盛脑髓者，名曰髓海；其上入骨，名曰天灵盖。两耳通脑，所听之声归于脑……。两目即脑汁所生，两目系如线，长于脑，所见之物归于脑……。鼻通于脑，所闻香臭归于脑……"。人体头部的耳目鼻口就是这样担任着对外界物质的声色形臭味的接触，并将接触所得的材料立刻传达给脑中元神，以便产生出应有的反应。

《金匮玉函经·证治总则》说："头者，身之元首，人神之所注，气血精明三百六十五络皆归于头"。故脑为元神之府，在人体中担当着对事物的认识、思考和记忆的重要任务。《本草备要》说得更清楚："人之记性，皆在脑中。小儿善忘者，脑未满也；老人健忘者，脑渐空也"，"今人每记忆往事，必闭目上瞪而思索之，此即凝神于脑之意也"。

四、脑的病变

在脑的疾病变化过程中，精气不足则表现为头倾、胫酸、懈怠安卧、脑转耳鸣，目眩视深；邪气侵犯则表现为头痛、浊涕；元神受伤则立即死亡。所以《灵枢·口问》说："上气不足，脑为之不满，耳为之苦鸣，头为之苦倾，目为之眩"，《灵枢·海论》说："髓海不足，则脑转耳鸣，胫酸眩冒，目无所见，懈怠安卧"，《素问·气厥论》说："胆移热于脑，则辛頞鼻渊，鼻渊者，浊涕下不止也"，《灵枢·厥论》说，"真头痛，头痛甚，脑尽痛，手足寒至节，死不治"，《素问·刺禁论》说："刺头中脑户，入脑，立死"。

五、脑为心使

根据唯物主义的观点，人的思想意识等精神世界的产生，都是物质世界刺激人体头脑的结果。因而，人的思想意识，也都是客观物质在人们头脑中的反映，都是客观物质派生出来的东西。物质是第一性的，人的思想意识是第二性的，没有物质世界的存在，也就根本没有精神世界。然就人体组织器官对于接受物质反映、产生思想意识来说，在祖国医学里，脑是受着心脏支配的，是为心脏所使的，因为人体中脑之所以能够进行各种思维活动，就在于脑是一个元神之府，而这个脑中的元神，却又是来源于心脏。杨上善注《太素·厥头痛》说："头是心神所居"，说明了这一点。《素问·调经论》说："心藏神"，《灵枢·大惑论》说："心者，神之舍也"，只有心神进入脑中，脑才有可能发生思维活动，思字的构成，既从"囟"，又从"心"，就说明这个问题。

脑为心之使，心为脑之主。因而，在许多古代文献里，都是把耳目鼻口的视、听、嗅、味、言和意志、思虑等精神活动撇开脑髓而直接归述于心脏的。

浅谈胆腑

胆，原作"膽"，《说文·肉部》说："膽，连肝之府，从肉詹声"。胆腑居于肝之短叶间，其形如悬瓠，有经脉起于目外眥、绕耳前后、行身之侧而与肝相连，构成肝胆的脏腑表里关系，同主疏泄而筋为其应，咽为其使，而成为"化水谷而行津液"（《灵枢·本藏》语）的"六腑"之一。

《灵枢·本输》说："胆者，中精之腑"。胆内"盛精汁三合"，因其精汁藏于胆腑之内，又叫"胆汁"，其味至苦，此"地气之所生也，皆藏于阴而象于地，故藏而不泻"（《素问·五脏别论》），从而使胆有别于"传化物而不藏"的其他五腑。所以又被称为"奇恒之腑"。

《素问·金匮真言论》说："夫精者，身之本也"，《灵枢·经脉》说："人始生，先成精"。精为有形之本，是构成人体的基本物质，也是促进人体生命活动的物质基础。精之为用大矣哉！

物至精粹必有神。精气充而神自生。五脏是"藏精气而不泻"的，内舍神、魂、魄、意、志五神，故称为"五神脏"。六腑之中，唯胆存精汁，藏而不泻，亦主"神志"，为"中正之官"而出"决断"，胆气顺，则五脏六腑之气皆顺，胆气逆，则五脏六腑之气皆逆，故《素问·六节藏象论》说："凡十一脏，皆取决于胆也"。

胆为肝之合，属木而为少阳，生于水而胎有火，其气后通于肾而主骨髓，前通于心而司神志，所以《灵枢·经脉》谓胆"主骨所生病"，而《备急千金要方》卷十二把髓脑附于胆腑之后，《医学入门·脏腑总论》注引《五脏穿凿论》谓"心与胆相通"而强调"胆病战慄癫狂，宜补心为主"。

正因为如此，所以在临床上胆腑有病，除可表现出口苦、呕吐、目眩、咽干、耳聋、胁痛等经、气为病之证外，还常出现神魂不安和情志失常如失眠、多睡、善恐、易怒、惊悸、太息以及善欠等证，所以《华氏中藏经·论胆虚实寒热生死逆顺脉证之法》说："胆热则多睡，胆冷则无眠"，《素问·宣明五气》说："胆为怒"，《灵枢·邪气脏腑病形》说："胆病者，善太息，口苦，呕宿汁，心下澹澹，恐人将捕之"。

祖国医学里的这个"胆腑理论"，长期指导着祖国医学的医疗实践，证明它是符合临床实际的。例如：

（一）胆实善怒

某男，20岁，农民，湖北人。数年前曾发癫狂一次，1968年11月其病复发，失眠、多梦、狂走妄行、善怒、甚则欲持刀杀人、哭笑无常、时发呆痴、头昏、耳鸣、两鬓有掣动感、心下悸动、两手震颤、四肢发冷、身体淅然畏寒、面部发热、口渴喜饮、大便秘结、唇红、舌淡、苔白、脉弦细数。至12月来汉就医，治以柴胡加龙骨牡蛎汤去铅丹四剂而狂止证退，又以温胆汤加龙骨、牡蛎、炒枣仁、石菖蒲、龟板等数剂而病愈，至今未复发。

（二）胆怯善恐

某女，40岁，职工，住重庆市。原有胃下垂之病。1976年4月24日突然发病，头顶昏闷而掣痛、且目痛欲脱、失眠、易惊、心慌、心悸、惕惕善恐、性急躁而易悲哭、善太息、小便黄、月经量少而色黑、苔薄、脉弦而重按少力。曾在重庆某医院住院治疗数月而无效，至1977年6月18日在汉就医，治以温胆汤加党参、石菖蒲为主，其他则据证候变化以炒枣仁、龙齿、当归、白术、胆南星、远志、合欢皮、夜交藤、白芍、朱砂、防风等药加减出入，服40余剂而病基本告愈回重庆。

（三）胆寒不眠

《备急千金要方·胆腑·胆虚实》说："治大病后，虚烦不得眠，此胆寒故也，宜服温胆汤"。《张氏医通·不得卧附多卧》载张石顽曰："一少年因恐虑两月不卧，服安神补心药无算，余用温胆汤倍半夏（加）柴胡一剂，顿卧两昼夜，竟尔霍然"。临床上，每用温胆汤加炒枣仁治疗失眠证而收到较好效果者。

（四）胆热多睡

《太平圣惠方·治胆热多睡诸方》载有"治胆热，神思不爽，昏闷如睡（醉），多睡少起，宜服茯神散方……"，《张氏医通·不得卧附多卧》说："胆实多卧，热也，酸枣仁一两，生为末，茶清调服"。

（五）胆寒骨节疼痛

《备急千金要方·胆腑·髓虚实》载有"治髓虚，脑痛不安，胆腑中寒，羌活补髓丸方……"。

（六）胆寒齿痛

某女，约45岁，住武汉市。1975年4月发病，右侧牙齿上连头角下及右颈剧痛不可忍、身体渐然畏寒、面黄而无华、苔白、脉弦，以针刺止痛1天而复发，服二乌豆腐方无效，用温胆汤加白术服之痛减而右半身微麻如虫行，遂于原方再加党参、防风服之痛止而病愈，至今未复发。

（七）胆郁善欠

某女，50岁，湖北省人。1951年春，大病后形容消瘦，频频呵欠，苔薄而前部偏左后方有一蚕豆大斜方形正红色苔，脉弦细数。乃邪热内蕴，胆气被遏，甲木郁陷于阴分，少阳生气欲升而不能，治以小柴胡汤加黄连，一剂而病已。

从上所述可以看出，祖国医学的"胆腑理论"是我国古代长期医疗实践经验的总结，是祖国医学理论体系的一个组成部分，同祖国医学里的其他脏腑一样，是对人体生理功能和病理变化的概括和现代医学解剖学上的实质脏器的胆囊是不一样的。不能用现代医学里的胆汁注入肠中，帮助消化的理论，来解释和取代祖国医学里的"胆主疏泄，帮助消化"，因为祖国医学里的胆腑尚有"内存精汁，藏而不泻，气与心通，出决断，主骨所生病"的理论，所以临床上的"胆实善怒"、"胆虚善恐"、"胆寒不眠"、"胆热多睡"、"胆寒骨、齿疼痛"以及"胆郁善欠"等是有其理论基础的。

精、神、气、血、津液的内在联系

脏腑的功能活动，体现了整个人体的生命活动，而"神"则是这种生命活动的概括。脏腑的功能活动，依赖于精、气、血、津液等作为物质基础，精、气、血、津液等在营养脏腑、保证脏腑功能活动的过程中不断地被消耗，又在脏腑功能活动过程中从饮食物里不断地得到滋养和补充。神是在这些活动过程中产生的，又主导着这些活动的全过程。

一、精、神、气、血、津液等的主要功能活动

精、神、气、血、津液等都有自己的功能和特点，在人体生命活动过程中，发挥着各自的作用。

（一）精

精是一种液体物质，是构成人体和维持人体生命活动的基本物质。精源于先天，依赖后天水谷之精的滋养和补充，藏于肾中，为先天之本，主生殖，温润五脏六腑、十二经脉及五官九窍、四肢百骸。

（二）气

气是一种微小物质，又是物质运动和功能的反映。气充满全身，主司呼吸，帅血运行，化行津液，温养皮肤肌腠、五脏六腑。气有以下几种：

1. 真气 充满全身，人体正气皆是真气。《灵枢·刺节真邪》："真气者，所受于天，与谷气并而充身者也"。《素问·离合真邪论》："真气者，经气也"。

2. 大气 即真气。《素问·气穴论》："肉之大会为谷，肉之小会为谿，肉分之间，谿谷之会，以行荣卫，以会大气"。《素问·五运行大论》："帝曰：地之为下否乎？岐伯曰：地为人之下，太虚之中者也。帝曰：冯乎？岐伯曰：大气举之也"。

3. 宗气 积于胸中，以司呼吸、声音，推行营卫。《灵枢·五味》："其大气之搏而不行者，积于胸中，命曰气海，故呼则出，吸则入"。《灵枢·刺节真邪》："宗气留于海，其下者，注于气街；其上者，走于息道"。

4. 营气 水谷精微的"精专"部分在经脉中运行如雾露灌溉营养人体全身。《灵枢·营卫生会》："中焦亦并胃中，出上焦之后，此所受气者，泌糟粕，蒸津液，化其精微，上注于肺脉，乃化而为血，以奉生身，莫贵于此。故独得行于经隧，命曰营气"。杨上善《太素·十二水》注："营气行经如雾者也；经中血者，如渠中水也。故十二经受血各营也"。

5. 卫气 水谷精微的"慓悍"部分在经脉外循行，昼日行于阳，夜则行于阴，外实皮肤肌腠以抵御外邪，内温五脏六腑。《灵枢·邪客》："卫气者，出其悍气之慓疾，而先行于四末分肉皮肤之间而不休者也，昼日行于阳，夜行于阴，常从足少阴之分间行于五脏六腑"。《灵枢·本藏》："卫气者，所以温分肉，充皮肤，肥腠理，司开阖者也"。

6. 元气 又叫"原气"，为肾精所化，藏于肾中，别出一支为三焦后天之运用，促进脏腑经

络的功能活动。《难经·六十六难》："脐下肾间动气者，人之生命也，十二经之根本也，故名曰'原'。三焦者，原气之别使也，主通行三气，经历于五脏六腑"。

（三）血

血是一种赤色液体物质，为气之府。按一定规律，沿一定方向，循环流动于经脉之中，营养人体内外上下各部组织。

（四）津液

津液是人体内除血液、精液而外的一切正常液体物质。变血，补精，化气，濡养脏腑经脉和皮肤肌腠，滑利关节，濡润空窍。

（五）神

神是人体和人体组织的生命活动，以精血为物质基础，是血气阴阳对立的两个方面共同作用的产物，调节人体各部组织的正常功能活动，维持人体与外界环境的统一。

二、精、神、气、血、津液等的相互关系

人体的精、神、气、血、津液等都各有自己的功能和特点，但不是各自孤立、互不相干，而是有着内在的联系。在人体生命活动过程中所消耗的精、气、血、津液等，其补充来源都在于中焦脾胃化生的水谷精微，都是中焦水谷化生的精微物质，通过不同道路，分布到不同部位，而变化为具有不同形态和不同功能的、营养人体组织、维持人体生命活动的基本物质。神，则贯串于这种变化的各个过程之中。在脏腑组织的功能活动和神的主导下，精、气、血、津液之间，互相渗透，互相促进，互相转化。

（一）血与气的相互关系

1. 血对气的关系　《血证论·阴阳水火血气论》："守气者即是血"。血为气之府，血盛则气旺，血病亦可导致气病。临床上，血虚常见少气，失血过多则每见气脱。血液瘀滞又易导致气机阻塞，如跌打损伤则每见胸闷便结，故《金匮要略·惊悸吐衄下血胸满瘀血病脉并治第十六》说："病人胸满，唇痿舌青，口燥，但欲漱水不欲咽，无寒热，脉微大来迟，腹不满，其人言我满，为有瘀血"。

2. 气对血的关系　《血证论·阴阳水火血气论》："运血者即是气"，王冰《素问·五藏生成》注："气行则血流"。气生成于血中而固护于血外。气为血之帅，血在脉中流行，实赖于气之率领和推动，故气之正常运动，对保证血液的产生、运行和功能都有着重要的意义。气旺则血充，气虚则血少，气行则血流，气滞则血瘀。临床上，常见气虚不能摄血则血溢而崩漏，不能行血则血不华色而面色㿠白，治用补气以摄血则血止，以运血则色泽；气滞则失去行血之用而腹胀经闭，治用行气以活血则经通。

《灵枢·营卫生会》："血之与气，异名同类焉"。血与气的关系非常密切，临床上每见血液外失无以守气则气脱，气脱又无以摄血则血更外失，治疗用"血脱者固气"，以大剂"独参汤"补气摄血而气充血止，气充又有助于新血的产生而病愈，故《十药神书》治血证，于甲字十灰散止血、乙字花蕊石散破瘀之后，用丙字独参汤补气以生血。

（二）血与精的相互关系

1. 血对精的关系　《诸病源候论·虚劳诸候·虚劳精血出候》："精者，血之所成也"。血

液流行入肾中，与肾精化合而变为精，《血证论·男女异同论》："男子以气为主，故血入丹田亦从水化而变为水，以其内为血所化，故非清水，而极浓极稠，是谓之肾精。"由于血能化精，故《血证论·男女异同论》谓"男子精薄，则为血虚"，是以治肾虚精少者，每于填精药中兼以养血药。

2. 精对血的关系 《素问·上古天真论》："肾者主水，受五脏六腑之精而藏之"。冲脉与少阴之大络起于肾下，为十二经脉之海，乃"精血所聚之经"，肾精进入冲脉，与血海之血化合而变为血，毛发为血之余，故《类经·藏象类·藏象》张介宾注谓"精足则血足而发盛"。是以肾精衰少者，每见毛发枯槁甚至脱落，如《金匮·血痹虚劳病脉证并治第十六》："夫失精家，少腹弦急，阴头寒，目眩，发落……"。

（三）血与津液的相互关系

1. 血对津液的关系 《灵枢·邪气藏府病形》："十二经脉三百六十五络，其血气皆上于面而走空窍……其气之津液皆上熏于面"。血液在经络之中运行而从脉中渗出于脉外，与脉外的津液化合以濡润皮肤肌腠为津液。《灵枢·营卫生会》："夺血者无汗"，治疗上，"衄家，不可发汗，汗出必额上陷，脉急紧，直视不能眴，不得眠"，"亡血家，不可发汗，汗出则寒慄而振"（《伤寒论·辨太阳病脉证并治》）。血液瘀结不能渗于脉外为津液以养皮肤肌腠，则肌肤干燥粗糙甚至甲错。

2. 津液对血的关系 《灵枢·决气》："中焦受气，取汁，变化而赤，是谓血"。中焦水谷化生的津液，从中焦进入肺脉，与经脉中运行的血液化合即通过心脏变化而为血；《灵枢·痈疽》："肠胃受谷……中焦出气如露，上注溪谷而渗孙脉，津液和调，变化而赤为血"。《灵枢·营卫生会》："夺汗者无血"。汗乃津液之所化，汗出过多则津少血伤，血伤则无以养心而心慌，故《伤寒论·辨太阳病脉证并治》说："汗家，重发汗，必恍惚心乱，……"临床上亦见吐泻过甚则津液衰少，无以充实血脉而脉微欲绝者，故《伤寒论·辨霍乱病脉证并治》谓"恶寒脉微而复利，利止，亡血也，四逆加人参汤主之"，成无己注说："《金匮玉函经》曰：'水竭则无血'，与四逆汤温经助阳，加人参生津液益血"。

（四）血和神的相互关系

1. 血对神的关系 杨上善《太素·营卫气》注"血者，神明之气，而神非血也"。血气在经脉中运行不止，环流周身，滋养五脏六腑、四肢百骸、五官九窍，产生神的活动，保证人体组织器官的正常功能，"目受血而能视，足受血而能步，掌受血而能握，指受血而能摄"。血盛则神旺。故血虚则神怯，血尽则神亡。

2. 神对血的关系 《灵枢·经水》："经脉者，受血而营之"，王冰《素问·诊要经终论》注："脉者，神之用"。经脉营运血气流行周身，实赖神明之运为，神主导经脉运动和血液流行，故神正则血流和畅，神恐则血气不升而面色㿠白，神怒则血气逆上而面色红赤，甚至血溢络伤而吐血。临床常见有女子月经不调而神躁易怒，且又悲哭；亦见有女子郁怒久久未解而月经失调，且又头偏痛而眼睛失明。

（五）精和气的相互关系

1. 精对气的关系 《素问·阴阳应象大论》："精化为气"，张介宾注说："精化为气，谓元气由精而化也"。精藏于肾，为阴，在肾阳的蒸动下，化为元气，通过三焦，升腾于上，布达周身，以养人体的脏腑组织，促进脏腑组织的功能活动。精盈则气盛，精少则气衰。故失精家每见少气不足以息，而行则气喘，口咽干燥，懒于言语，所谓"元精失则元气不生，元阳不见"，即是此义。

2. 气对精的关系 张介宾引张紫阳："精依气生……元气生则精产"。元气充塞于周身，流布不已，入肾中与肾精化合变为白色浓稠的膏状之精，其精在化成之后而不漏泄走失，实又赖元阳之气固护于外。气聚则精盈，气弱则精走。故元气亏损每见失精，"精升则化为气"，"气降则化为精"，"精之与气，本自互生，精、气既足，神自旺矣"。

（六）精和津液的相互关系

1. 精对津液的关系 《素问·逆调论》："肾者水脏，主津液……"。肾精通过肾阳的蒸动化为元气，别出一支为三焦之运用，以保证三焦通行津液之能。故肾精虚则三焦失职而津液不布，时见尿短黄，咽喉干，皮肤燥，或为水渍皮肤而浮肿；肾精伤耗，肾阳不用，无以化气布津，则口咽干于上而渴欲饮水，水液溜于下而小便常多，如《金匮·消渴小便利淋病脉证并治第十三》所谓"男子消渴，小便反多，以饮一斗，小便亦一斗，肾气丸主之"是其例。

《灵枢·口问》："液者，所以灌精濡空窍者也"。液能灌精以濡空窍，是津液之中本自有精，津液的精华部分即是精，此殆即所谓"广义之精"也。《灵枢·平人绝谷》中所谓"水谷之精气"、《灵枢·五味》中所谓"天地之精气"，皆是广义之精。

2. 津液对精的关系 《灵枢·五癃津液别》："五谷之津液，和合而为膏者，内渗入于骨空，补益脑髓，而下流于阴股"。水谷在中焦化生的津液，通过三焦元气的作用，输布人体全身，濡养脏腑及其所属各部组织器官，其滑利关节的津液，一部分渗入骨空，与髓液化合，入于肾中，为肾精的组成部分。故补精药多能生津，如肉苁蓉、菟丝子、枸杞、黄精、熟地、山药等，《素问·阴阳应象大论》所谓"精不足者，补之以味"即是。且时见补肾兼补脾之法，以脾健则化谷，谷化则津液生，津液生则精之化源始充，近人所谓"后天滋先天"者是也。

（七）精和神的相互关系

1. 精对神的关系 《灵枢·本神》："肾藏精，精舍志。"肾精进入冲脉而化血，血气随经脉运行于肾中而产生肾志，志者肾之神。志舍于精中而赖精以滋养，精盛则志强。肾精不足，无以养志，则每病善忘之证。《灵枢·本神》所谓"志伤则喜忘其前言"、《类证治裁·健忘》谓"唯因病善忘者，或精血亏损，务培肝肾，六味丸加远志、五味"是其例。肾中之精气，上交于心中，化为心中真液，以养心神，则心神得以守舍而藏于心。精可养神，神赖精养，精盛则神旺，精衰则神扰。故肾精衰少不能上交于心而每见心烦失眠。且肾中之精滋养于髓，髓液充满养于骨而会聚于脑。精髓所聚，于脑为最多，故脑有"髓海"之称。唯其聚精最多，则为心神之所居，是之谓"元神之府"也。精盛脑盈，神安其居，则耳目聪明；精衰脑空，神失其正，则脑转耳鸣，目眩昏冒而无见，故失精家耳目多不精爽，肾精虚少亦可病眩晕之证，即所谓"下虚则高摇"。

《灵枢·本神》："两精相搏谓之神"，杨上善《太素·藏府之一》注："两精相搏，共成一形，一形之中，灵者谓之神者也，即乃身之微也"。此当指精、血、津液等广义之精所生之神。

2. 神对精的关系 张介宾《类经·摄生类·古有真人至人圣人贤人》注："神由精、气而生，然所以统驭精、气而为运用之主者，则又在吾心之神"。心藏脉，脉舍神，人体在心神的主导下，血气循经脉流行，进入肾中，遂化生肾脏之神，是名曰"志"。肾志统于心神，而居于肾精之中，以为肾精之主宰。神守则志安而精固，神散乱则精失。《灵枢·本神》："恐惧而不解，则伤精，精伤则骨酸痿厥，精时自下"。

（八）气和津液的关系

1. 气对津液的关系 《血证论·阴阳水火气血论》："水化于气"。津液在人体内升降循环，输布排泄，实赖三焦元气之统帅、推动和蒸化，张介宾《类经·藏象类·十二官》注："元气足则运化有常，水道自利"，故三焦元气失职，则津液停聚转化为水湿之病，内而为水饮，外而为水肿。《杏轩医案续录·答鲍北山翁》："气可化水"。正气流行，触物即还原而为水液。故水热互结于膀胱，气化不行，津液不布，则小便不利而口渴欲饮，治以五苓散助气化以行水散邪，膀胱津液得以化气，升腾于上，敷布于脏腑口舌而还原为津液，不生津而渴自止，《伤寒论·辨太阳病脉证并治》："若脉浮，小便不利，微热消渴者，五苓散主之"即是其义。

2. 津液对气的关系　《杏轩医案续录·答鲍北山翁》："水可化气"，《血证论·阴阳水火气血论》："气生于水"。水谷化生的津液，通过三焦元阳的作用，并在各脏腑功能活动的配合下，使其精专部分从中焦进入肺脉化为营气，剽悍部分从上焦布于皮肤肌腠化为卫气；水液中上升部分从肺脏经由三焦下入膀胱，下降部分在小肠济泌别汁从下焦渗入膀胱，《素问·灵兰秘典论》："膀胱者，州都之官，津液藏焉，气化则能出矣"。津液藏于膀胱，通过三焦元阳的蒸动，化而为气，升腾敷布于脏腑组织，发挥温养作用，以保证脏腑组织的正常功能活动。故《素问·经脉别论》："水精四布，五经并行"。临床上，暑病伤耗津液，不仅口渴喜饮，且津液虚少无以化气而见少气懒言，肢体乏力，治以白虎加人参汤之加人参即为生津而益气。

（九）气和神的相互关系

1. 气对神的关系　《脾胃论·省言箴》："气乃神之祖……气者，精神之根蒂也"。气帅血液在经脉中运行以濡养脏腑组织而生神。气血流行，神即应之而生，气至神亦至，故《灵枢·小针解》谓"神者，正气也"。神寓于气，气以化神，气盛则神旺，气衰则神病，气绝则神亡。故张介宾谓"人之生死由乎气"。临床上，正气不足，常见心慌而视昏，《灵枢·决气》："气脱者，目不明"，故治暴盲证，《张氏医通》主以人参、白术；《素问·逆调论》："荣气虚则不仁，卫气虚则不用，荣卫俱虚则不仁且不用"，荣卫气少，神不能周，故肢体不知痛痒且不为我所使；《伤寒论·辨阳明病脉证并治》："虚则郑声"，即《素问·脉要精微论》所谓"言而微，终乃复言者，此夺气也"之义，是气衰则神乱而妄为言语；还有气衰神乱而为狂者。

2. 神对气的关系　杨上善《太素·痈疽》注："神之动也，故出入息动"。神是气之主而御气之动，气之流行为神所主宰，神住气亦住，神往气亦往，神安则气正，神惊则气乱，神内守则气流布于周身而不已。观日常生活中，导引家运神以御气，呼吸达于丹田，甚至流通任督；武术家运神以御气，气聚于臂则臂能劈石。神悲则气消，恸哭之后，语声低微；神思则气结，忧思不解，时发太息，故《灵枢·口问》："忧思则心系急，心系急则气道约，约则不利，故太息以伸之"。

（十）津液和神的相互关系

1. 津液对神的关系　《灵枢·本神》："脾藏营，营舍意"，《素问·六节藏象论》："……津液相成，神乃自生"。意亦是神，神在脾为意，意乃脾之神。中焦脾胃化生的水谷津液，入脉中以助血气之营运，流行周身，以濡养脏腑组织，化生神气。津液充盛则血旺而神全，津液丧失则血少而神乱。临床上，误用汗、吐、下等法过伤津液则每见神乱惊悸或神昏妄语，故《伤寒论·辨少阳病脉证并治》："少阳中风，两耳无所闻，目赤，胸中满而烦者，不可吐下，吐下则悸而惊"，"伤寒，脉弦细，头痛发热者，属少阳。少阳不可发汗，发汗则谵语"；还有泪出过多，失去神明之照而目盲无见，《灵枢·口问》所谓"泣不止则液竭，液竭则精不灌，精不灌则目无所见矣"之文，说明了这一点。

2. 神对津液的关系　《素问·解精微论》："宗精之水，所以不出者，是精持之也"（这里所谓之"精"，是指"神"，观下文"水之精为志，火之精为神"可证）。津液在体内不妄溢于体外，是赖神的主持。其津液在体内流布不已，也有赖于神的主持。神内守，持之有权，则津液安流于体内，化精、化气、化血、化神、温肌肉、充皮肤、滑利关节、濡润空窍；神失守，无以主液则津液妄溢，如神遇猝恐则可见汗出、尿遗，神悲则泣涕交流，《灵枢·口问》："悲哀愁忧则心动（神动），心动则五脏六腑皆摇，摇则宗脉感，宗脉感则液道开，液道开，故泣涕出焉"。

总之，饮食水谷在脏腑功能活动下化生的津液，流行濡布于全身，一部分进入脉中化为血，一部分进入骨中与髓液化合入肾为精；血聚脉中，随经脉流行，进入肾中与肾精化合变为精，渗于脉外为津液；精藏于肾，进入冲脉化为血，化气触物为津液，津液和血中的精华部分也叫精，故精、血、津液可统称为精，殆即所谓"广义之精"是也。精、血、津液在全身输布流行，若雾露之溉一样，叫做气。气充满周身，帅精、血、津液正常运行，以滋养脏腑组织器官，使其产生生命活动，是谓之神。神藏于心，随血脉以达于全身各部，反转来主导脏腑活动化生精、气、血、津液和主导精、气、血、津液的正常流行以及滋养脏腑组织。

祖国医学的六淫学说

祖国医学认为，导致人体发生疾病的因素，一般有三类：一，风、寒、暑、湿、燥、火等邪气，叫做"六淫"，自人体外而入，为"外因"；二，喜、怒、忧、思、悲、恐、惊等邪气，叫做"七情"，自人体内而生，为"内因"；三，房室、金刃、虫兽、饮食、劳倦所伤，既不属于六淫，又不类于七情，为"不内外因"。这里简单地探讨一下"六淫学说"的形成过程，这对于整理祖国医学的基本理论，是有益处的。

根据现有文献记载，在春秋时代，出现了"六气病因说"。《左昭元年传》说："天有六气，降生五味，发为五色，徵为五声，淫生六疾。六气，曰'阴阳风雨晦明'也，分为四时，序为五节，过则为菑，阴淫寒疾，阳淫热疾，风淫末疾，雨淫腹疾，晦淫惑疾，明淫心疾"。所谓"阴淫寒疾"，乃"寒邪"为病；所谓"阳淫热疾"，乃"热邪"为病；所谓"风淫末疾"，乃"风邪"为病；所谓"雨淫腹疾"，乃"湿邪"为病。其"风"、"雨"、"寒"、"热"四者自外伤人，为引起疾病发生的外来邪气，属"外因范畴"，所谓"明淫心疾"，是体内产生的情志为病，邪自内生，属"内因范畴"；所谓"晦淫惑疾"，是房劳为病，属"不内外因范畴"。这就说明了"六气病因说"，并不是前人一般所说的"六淫学说"。之后，《管子·度地》说："大寒，大暑，大风，大雨，其至不时者，此谓'四刑'，或遇以死，或遇以生（眚），君子避之，是亦伤人"，也只提出了"风"、"雨"、"寒"、"暑"4种外邪。在战国后半期，吕不韦的门客写成的《吕氏春秋·季春纪·尽数》说："大寒，大热，大燥，大湿，大风，大霖，大雾，七者动精则生害矣"，提出了"寒"、"热"、"燥"、"湿"、"风"、"霖"、"雾"7种外邪。在医学领域里，这时出现了伟大的医学著作《黄帝内经》一书，形成了比较完整的祖国医学理论体系。《灵枢·口问》说："夫百病之始生也，皆生于风雨寒暑，阴阳喜怒，饮食居处，大惊卒恐"，《灵枢·顺气一日分为四时》说："夫百病之所始生者，必起于燥湿寒暑风雨，阴阳喜怒，饮食居处"，《灵枢·五变》说："余闻百病之始期也，必生于风雨寒暑，循毫毛而入腠理"，《灵枢·百病始生》说："夫百病之始生也，皆生于风雨寒暑清湿喜怒"，"风雨寒热，不得虚，邪不能独伤人"。这里谓自外伤人的邪气，或曰"风雨寒暑"，或曰"燥湿寒暑风雨"，或曰"风雨寒暑清湿"，并没有成为"风"、"寒"、"暑"、"湿"、"燥"、"火"的所谓"六淫学说"。在《素问·阴阳应象大论》里，提出了"天有四时五行，以生长收藏，以生寒暑燥湿风"，而且原则地论述了"寒"、"暑"、"燥"、"湿"、"风"这五者为病的临床表现："风胜则动，热胜则肿，燥胜则干，寒胜则浮，湿胜则濡写（泻）"。这里虽然形成了较成熟的外邪病因理论，但它仍然没有成为"风"、"寒"、"暑"、"湿"、"燥"、"火"的所谓"六淫学说"。事实上，六淫学说只是到了东汉年间写成的《阴阳大论》之书，即现在《素问》所载的《天元纪大论》、《五运行大论》、《六微旨大论》、《气交变大论》、《五常政大论》、《六元正纪大论》、《至真要大论》等所谓"运气七篇"中才出现的。《素问·至真要大论》说："夫百病之生也，皆生于风、寒、暑、湿、燥、火以之化之变也"。这里才具有了"风"、"寒"、"暑"、"湿"、"燥"、"火"6种外邪的病因理论，也只有在这个"运气七篇"里才具有"风"、"寒"、"暑"、"湿"、"燥"、"火"6种外邪。根据我近年来的考证，《素问》中的"运气七篇"，是在东汉殇帝刘隆的延平前后成书的。详见本书《祖国医学的运气学说》一文。

本来，《素问·阴阳应象大论》提出的"寒、暑、燥、湿、风"，已完备了祖国医学理论中从肤表侵害人体的外邪病因，《素问》"运气七篇"也完全继承了这个病因理论，如《素问·天元纪大论》中所载"天有五行御五位，以生寒暑燥湿风"之文就是明证。但《素问》"运气七篇"是专论"运气学说"的。它为了符合天道"六六之节"的"六数"需要，把"寒"、"暑"、"燥"、"湿"、"风"五者之中又加了一个"火"成为"六气"而配"三阴三阳"，以应一岁之中"初之气"到"终之气"的所谓"六节之气"。它对"寒"、"暑"、"燥"、"湿"、"风"、"火"这六者的各个特性和作用也均作了原则性的阐述："燥以干之，暑以蒸之，风以动之，湿以润之，寒以坚之，火以温之"（《素问·五运行大论》），它还在《素问·至真要大论》中历述了"寒"、"暑"、"燥"、"湿"、"风"、"火"六气淫所胜发生的各种变化。于是，六淫之说，即从此产生了。其实，这"寒"、"暑"、"燥"、"湿"、"风"、"火"六者之中，"暑"与"火"是同一性质的，属同一类的东西，只是"暑无形"而"火可见"而已，所以，《素问·天元纪大论》说："在天为热（暑），在地为火"，《素问·五运行大论》说："其在天为热，在地为火……其性为暑"。暑、热、火三者的概念，在祖国医学病因理论里，从其实质来说，基本上是一个东西，其为病则均用寒凉之药以治疗。《说文·日部》说："暑，热也"，《玉篇·日部》说："暑，热也"，《广韵·上声·八语》说："暑，舒吕切，热也"，《素问·五运行大论》说："其性为暑"，王冰注："暑，热也"，《难经·四十九难》说："有伤暑"，虞庶注："暑，热也"，《诸病源候论·妇人妊娠病诸候下·妊娠热病候》说："暑病即热病也"。是暑邪何必挟湿？热入心包则神昏谵语，心火上炎只口糜舌烂，何必热为渐而火为极？

《素问·天元纪大论》说"寒暑燥湿风火，天之阴阳也，三阴三阳上奉之；木火土金水火，地之阴阳也，生长化收藏下应之"。说明了运气学说为了配合阴阳，配合六节，不仅把"寒"、"暑"、"燥"、"湿"、"风"五气之中加上一个"火"而成"六"数，而且还把"木"、"火"、"土"、"金"、"水"五行之中的"火"分之为二，分为"君火"和"相火"而成"六"数。从病因学上讲，这明明是"寒"、"暑"、"燥"、"湿"、"风"的"五淫"，被运气学说加上一个"火"变成了"六淫"而已。

祖国医学的七情学说

喜、怒、忧、思、悲、恐、惊称为"七情"。《黄帝内经》详细地论述了有关情志的产生及其与疾病的关系。它说:"人有五藏化五气,以生喜、怒、悲、忧、恐"(《素问·阴阳应象大论》)。心志喜,肾志恐,肺志悲,肝志怒、惊,脾志忧、思,而五脏又都统主于心。因此一切情志表现都是五脏活动的反映。

人的情志,是思想活动方面的东西,是客观事物作用于人体,通过人体正气发生作用而产生的,即"人心之动,物使之然也"(《史记·乐书》语)。在不同情志的产生过程中,人体的正气总有不同情况的改变,所以《素问·举痛论》里说:"怒则气上,喜则气缓,悲则气消,恐则气下……惊则气乱……思则气结"。

古人说过:"喜怒哀乐……发而皆中节,谓之和"(《礼记·中庸》)。所谓"和",言其于人无害,是谓"正气"。本来,在一般情况下,人体七情的产生,不足以引起人体发生疾病的变化,是无害于人体的,而且还有助于人体对外界事物变化的适应,在某种情况下,还有助人体战胜疾病、成为治愈疾病的条件。只有七情的急剧发生和持久存在,只有"喜怒不节"(《素问·阴阳应象大论》),超过了人体五神脏所能控制的程度,超过了人体适应客观事物变化需要的范围,它才转化为邪气,成为致病因素而导致人体发病。所以《黄帝内经》说:"暴怒伤阴,暴喜伤阳"(《素问·阴阳应象大论》),又说:"心怵惕思虑则伤神,神伤则恐惧自失,破䐃脱肉";"脾忧愁而不解则伤意,意伤则悗乱,四肢不举";"肝悲哀动中则伤魂,魂伤则狂妄不精,不精则不正当人阴缩而挛筋,两肋骨不举";"肺喜乐无极则伤魄,魄伤则狂,狂者意不存,其人皮革焦";"肾盛怒而不止则伤志,志伤则喜忘其前言,腰脊不可以俛仰屈伸";"恐惧而不解则伤精,精伤则骨酸痿厥,精时自下"(均见《灵枢·本神》)。七情中的任何一种情志,都可以在一定的条件下转化为邪气而致人于病,不过七情中的各个情志为病是不等同的,有的情志为病于人的机会较多,有的情志为病于人的机会较少罢了。至于说七情活动到什么程度叫做过节,这是不能以升斗或尺寸斤两来计量的,而是根据每个人的具体情况决定的。

客观外界的不同事物作用于人体内部的不同脏腑,使正气发生不同的改变产生出不同的情志。因而,七情中每一情志都和一定的脏腑有着密切的联系,换句话说,五脏的每一脏象都主司着一定的情志。当七情过节转化为邪气伤人的时候,它多"反伤本脏"而出现该脏的病证。心主喜,暴喜过度则伤心;肝主怒、惊,大怒不止、暴惊不已则伤肝;脾主忧思,忧思过度则伤脾;肺主悲,悲哀太甚则伤肺;肾主恐,恐惧不解则伤肾。然而,病邪伤人的规律总是"虚者受邪",因而亦有本脏不虚,而七情的邪气不伤本脏而伤及他脏的。另外,还有两种或两种以上的情志交互伤人,导致人体发病;也有七情的邪气与其他邪气一起共同致人于病的。

七情为病,可以出现神志方面的病证,如癫狂、善怒、骂詈、喜笑不休、喜怒无常、多疑善畏、悲伤欲哭、言语不清、惊悸、健忘、失眠、多梦、呓语、夜游、太息、欠伸、颤慄、昏厥、眩晕、烦躁不安以及百合病等;也可以出现非神志方面的病证,如头痛、耳聋、目疾、吐血、噎食、喘气、尿频、阳痿、滑精、月经不调、胸肋胀满、脘腹疼痛、食欲减退、肌肉消瘦、少气懒言、大便溏泄、腰痛胫酸、头发脱落、皮毛枯槁、痈疽、疝瘕、白淫以及奔豚病等,而这两方面的病证又可以交互并见。

在祖国医学里，七情为病，可以概括为以下三个方面：

（1）七情过节导致人体的发病；

（2）发病后七情促进人体的疾病恶化；

（3）在疾病发展过程中，气血失常，产生七情疾病的临床证候。

这三个方面，有病因，有病证，古人把它们当做同一的东西看待的，因为：首先，病因的七情和病证的七情在性质上是有内在联系的。如：怒则气上，喜则气缓，悲则气消，恐则气下，惊则气乱，思则气结。其次，在疾病的发生发展过程中，病因的七情和病证的七情又常是相互联系，相互影响、不可截然分开的，就是病因的七情在导致人体疾病发生发展后常可产生出七情证候，而证候的七情又可转过来成为病邪促进病情的发展。

由于七情为病，是七情的邪气通过人体正气发生作用引起脏腑功能活动发生紊乱的结果，所以也可以运用七情并采用必要的其他治疗方法如药物、针灸等以调整脏腑的功能活动，来消除七情的邪气，达到治愈人体疾病的目的。所以杨上善注《太素·如蛊如妲》说："喜怒忧思伤神为病者，先须以理清神明性，去喜怒忧思，然后以针药裨而助之"。当然，在具体临床医疗工作中，有的病人要以情志疗法为主，有的病人则要以药物、针灸等其他疗法为主。

祖国医学认为，七情中的各个情志的性质不同，作用于人体后引起人体气血的变化不同，因而导致人体发生的疾病也不同，治疗时必须根据不同的情志为病采取不同的治疗方法。在药物、针灸等疗法方面，必须是"盛者写（同'泻'）之，虚者补之"（《灵枢·经脉》），"寒者热之，热者寒之"（《素问·至真要大论》），"高者抑之，下者举之"（《素问·至真要大论》），"坚者削之，客者除之，劳者温之，结者散之，留者攻之，燥者濡之，急者缓之，散者收之，损者温之，逸者行之，惊者平之"（《素问·至真要大论》）。

祖国医学的七情学说，把人和社会联结成一个统一的整体，在阐述七情为病的时候，又对具体的情况作具体的分析。这种在长期的医疗实践中产生，后又在几千年的医疗实践中证明行之有效的辩证法思想，在祖国医学领域里，有力地排斥着形而上学的错误观点，表现出祖国医学的特色。七情是在客观物质的基础上产生的，它又可以转过来作用于客观物质，引起客观物质发生变化，它在一定条件下可以造成人体发生病变，在另外的一定条件下又可以成为治疗方法，帮助人体战胜疾病，恢复健康。这就是祖国医学七情说的主要内容。

祖国医学的升降学说

升降学说，是祖国医学理论体系的一个组成部分，是祖国医学中阴阳学说的一个方面的具体运用。

升，谓上升，是升其清阳。降，谓下降，是降其浊阴。升和降，是对立的两个方面。《素问·六微旨大论》说："气之升降，天地之更用也"。这两个方面，既互相对立，又互相联结；既互相制约，又互相依赖。"升已而降，降者谓天；降已而升，升者谓地。天气下降，气流于地；地气上升，气腾于天"（《素问·六微旨大论》）。气之上升，上升到一定程度，因"降"的作用，使之转化为下降；气之下降，下降到一定程度，因"升"的作用，又使之转化为上升。气之一升一降，一降一升，相互为用，相反相成。正是这一矛盾运动，维持着事物的生命，促成着事物不断的变化和发展。《素问·六微旨大论》说："高下相召，升降相因，而变作矣"。

依据辩证唯物论的观点，任何运动形式都依赖于物质而存在，升降这一运动形式自然也不例外。

《周易·系辞》说："形乃谓之器"。器是指有形的物质。《素问·六微旨大论》说："器者，生化之宇。器散则分之，生化息矣"。物质是升降运动的基础，是事物生长发展的根本，没有物质就没有升降运动的存在，也就没有事物的生长和发展。如果一种物质遭到了根本的破坏，升降势必熄灭，生化就要宣告停顿，生命也就终止了。

升降运动，存在于一切有生命活动中。"升降出入，无器不有"（《素问·六微旨大论》），它在一切有生命活动中是普遍存在的，任何生命活动都依赖于升降运动，都是"非出入则无以生长壮老已，非升降则无以生长化收藏"（《素问·六微旨大论》），都具有升降出入的运动形式，所以《素问·气交变大论》说："用之升降，不能相无也"。

根据祖国医学的观点，人体每一内脏都发出一条经脉，肺脏发出手太阴经，心脏发出手少阴经，心包络发出手厥阴经，脾脏发出足太阴经，肾脏发出足少阴经，肝脏发出足厥阴经，大肠腑发出手阳明经，小肠腑发出手太阳经，三焦腑发出手少阳经，胃腑发出足阳明经，膀胱腑发出足太阳经，胆腑发出足少阳经。十二脏腑共发出十二经脉，而这十二经脉中的每一条经脉，都按其所属本脏腑的特性在一定部位分布、向一定方向伸延，并又在一定部位和另一条经脉相交接，构成一个经脉循环系统，营运血气，把人体各部组织联结成一个以脏腑为中心的统一的整体。

孤阴不生，独阳不长，事物的对立统一，促成事物的矛盾运动。祖国医学脏腑经络的升降运动，是在一定范围内按照阴阳对立统一规律运动的，凡是脏气下降的，它相表里的腑气则上升；凡是脏气上升的，它相表里的腑气则下降，肺气下降，则大肠气上升；心气下降，则小肠气上升；心包气下降，则三焦气上升；脾气上升，则胃气下降；肾气上升，则膀胱气下降；肝气上升，则胆气下降。这是一方面。

另一方面，凡是手阴阳经脉之气上升的，它同名的足阴阳经脉之气则下降；凡是手阴阳经脉之气下降的，它同名的足阴阳经脉之气则上升。肺手太阴经气下降，则脾足太阴经气上升；心手少阴经气下降，则肾足少阴经气上升；心包手厥阴经气下降，则肝足厥阴经气上升；大肠手阳明经气上升，则胃足阳明经气下降；小肠手太阳经气上升，则膀胱足太阳经气下降；三焦手少阳经气上升，则胆足少阳经气下降。

总之，祖国医学脏腑经络的升降运动，是事物对立的两个方面规定的，这一方面上升；另一方面则下降；这一方面下降；另一方面则上升，这就是升降运动在脏腑经络中的总规律。

《灵枢·逆顺肥瘦》说："手之三阴，从脏走手（降）；手之三阳，从手走头（升）；足之三阳，从头走足（降）；足之三阴，从足走腹（升）"。这是说明营气在经脉内运行并荣养周身的规律，也是说明脏腑经络升降运动的，是对脏腑经络的阴阳升降运动规律的总概括。

人体脏腑的升降运动，在正常情况下，在对立统一规律支配下，进行着正常的升者自升，降者自降，从一定程度上保证着脏腑功能活动的正常进行，促进着人体的正常发展，保持着人体的健康。十二脏腑的升降机能，也是"恶者可见，善者不可得见"的，在正常生理情况下，看不见，摸不着；只有在病变情况下，才能见到它的反常现象。升降运动减弱了，脏腑功能即减退而人体发生着虚弱或衰老。如果升降机能失调，脏腑就要发生病变。各个不同脏腑的升降机能反常所导致的病变，则随各个不同脏腑的功能特点而出现各个不同的病证：肺气下降，其气不降而上逆则病喘咳；心气下降，其气不降而上逆则病舌赤舌烂；心包无独立功用，其病与心脏同；大肠气上升，其气不升而下陷则病脱肛；小肠气上升，其气不升而下陷则病阴疝；三焦气上升，其气不升而下陷则病遗尿，脾气上升，其气不升而下陷则病濡泻；肾气上升，其气不升而下陷则病滑精；肝气上升，其气不升而下陷则病少腹急痛，胃气下降，其气不降而上逆则病恶心呕吐；膀胱气下降，其气不降而上逆则病小便癃闭；胆气下降，其气不降而上逆则病呕出苦汁。在临床实践中，对于这些脏腑升降失调病证的治疗，则是根据各个不同病因导致各个不同脏腑发生的各个不同病变，给以不同的治疗方法，例如胃气上逆而呕吐，有因热邪犯胃者，有因痰饮停胃者，有因食滞上脘者，有因胃虚气逆者，还有肝气犯胃者等，必须分别以"清热和胃"、"化饮降逆"、"吐越积滞"、"补中和胃"以及"平肝和胃"等法来治疗；又例如肾气下陷而失精，有因肾虚不固者，有因神虚不摄者，有因肝经湿热者等，必须分别以"补肾固精"、"补心宁神"、"清泻肝经湿热"等法来治疗，以恢复其脏腑升降的正常运动，消除其各个不同的病证。

《素问·六微旨大论》说："出入废则神机化灭，升降息则气立孤危。"人体脏腑升降机能失常，犹可以法调治而使其恢复正常，如果脏腑升降机能完全反常，逆而不已，导致了阴阳离决，精气澌绝，则虽卢扁在世，亦莫如之何也已矣，所以《素问·气交变大论》说："用之升降，不能相无也"。

祖国医学的运气学说

《黄帝内经素问》中所载《天元纪大论》、《五运行大论》、《六微旨大论》、《气交变大论》、《五常政大论》、《六元正纪大论》、《至真要大论》等七篇，是专门论述古代运气学说的，一般叫做"运气七篇"，它有着丰富的医学内容和宝贵的辩证法思想。汉末张仲景在它和其他古典著作的指导下，总结了当时的医学知识和自己的医疗实践经验，写出了理、法、方、药完备，系统论述辨证施治的《伤寒杂病论》一书，促进了我国医学的发展；宋代刘完素攻治了它的一端，结合自己的医疗实践，写出了《素问玄机原病式》一书，提出了"六气皆可化火"的论点，卓然成为我国医学史上的一大学派，就是突出的两个例子。

一、"运气七篇"的成书年代

宋代林亿等说过："《素问》第七卷亡已久矣。……观《天元纪论》、《五运行论》、《六微旨论》、《气交变论》、《五常政论》、《六元正纪论》、《至真要论》七篇，居今《素问》四卷，篇卷浩大，不与《素问》前后篇卷等，又且所载之事与《素问》余篇略不相通，窃疑此七篇乃《阴阳大论》之文，王氏取以补所亡之卷，犹《周官》（当作《周礼》）亡《冬官》以《考工记》补之之类也"。又说："汉·张仲景《伤寒论·序》云：'撰用《素问》、《九卷》、《八十一难经》、《阴阳大论》……'。是《素问》与《阴阳大论》两书甚明，乃王氏并《阴阳大论》于《素问》中也。要之《阴阳大论》亦古医经，终非《素问》第七矣"（《黄帝内经素问序》新校正注）。据此，则"运气七篇"乃《阴阳大论》一书，而非《黄帝内经素问》之文。然《阴阳大论》之书，现在已别无传本，独《针灸甲乙经》中，有题《阴阳大论》的一篇，但其所载内容，全是《素问·阴阳应象大论》之文，而皇甫谧又明谓他的《针灸甲乙经》一书，是根据《素问》、《针经》、《明堂孔穴针灸治要》等三书编撰而成，没有采用过《阴阳大论》一书。这说明了《针灸甲乙经》中的《阴阳大论》这一篇，不是古代的《阴阳大论》，而是"阴阳应象大论"脱落了"应象"二字，或者是皇甫谧写这一篇题时略去了"应象"二字，成为"阴阳大论"。如果不是这里少了"应象"二字，而"阴阳应象大论"就是古代《阴阳大论》之书，张仲景就不会在《伤寒论·伤寒杂病论集》中说他既撰用《素问》又撰用《阴阳大论》的。因此，林亿等所谓"运气七篇"即古代《阴阳大论》之说，是可以采取的。

《阴阳大论》一书，东汉初年班固撰写的《汉书·艺文志》不载，表明它不是东汉建武以前的作品；而且它用了干支纪年，如它说："天气始于甲，地气始于子，子甲相合，命曰岁立"和"甲子之岁"，"乙丑岁"，"丙寅岁"，"丁卯岁"，"戊辰岁"（《六微旨大论》）以及"甲子之岁"，"乙庚之岁"，"丙辛之岁"，"丁壬之岁"，"戊癸之岁"，"子午之岁"，"丑未之岁"，"寅申之岁""卯酉之岁"，"辰戌之岁"，"己亥之岁"（《天元纪大论》）等等，更表明了它不是西汉以前的作品。我们知道，在古代，干支只用于纪日，西汉以前，是不以干支纪年的。用干支来纪年，只是从东汉初期光武帝刘秀建武年间才开始的。因此，《阴阳大论》成书年代的上限，不会早于东汉初期刘秀建武以前，而只能在此以后。

《阴阳大论》这一书名，首先是见于《伤寒论·伤寒杂病论集》。它说："撰用《素问》、

《九卷》、《八十一难》、《阴阳大论》、《胎胪》、《药录》，并平脉辨证，为《伤寒杂病论》合十六卷"。张仲景写《伤寒杂病论》的时候，就已经把《阴阳大论》一书作为他的重要参考书籍，表明《阴阳大论》一书早于张仲景的《伤寒杂病论》而存在。张仲景为东汉末年灵、献时代人，因而，《阴阳大论》成书年代的下限，不会晚于东汉末年灵、献时代以后，而只能在这以前。

综上所述，我们可以看出，《阴阳大论》即《素问》"运气七篇"的成书年代，是在东汉初期刘秀建武以后和东汉末期灵、献时代以前的东汉时代。

二、《素问》中运气学说的辩证法思想

《素问》"运气七篇"中的运气学说（以下简称"《素问》中运气学说"），总结了我国古代劳动人民在长期生产实践中逐渐产生和发展起来的辩证法思想，论述了辩证法则在祖国医学中的应用，指导着祖国医学的实践活动。

祖国医学早在《黄帝内经》成书的战国时代，就已经认识到自然界一切事物都不是孤立的，人体各部组织是相互联系相互制约的，自然界各种事物也是相互影响的，人体各部组织是一个统一的整体，而人与自然界也是息息相关的。在当时阴阳五行学说的思想指导下，用取象比类的方法，阐明了世界的统一性；并且还指出了自然界一切事物内部都有阴阳对立的两个方面，这两个方面是相互联系、相互为用的，"阴在内，阳之守也；阳在外，阴之使也"（《素问·阴阳应象大论》）；又是相互斗争的，"阴胜则阳病，阳胜则阴病"（同上），它们总是在"阴阳交争"；同时还在一定条件下向它们自己的对立方面发生转化，所谓"重阴必阳，重阳必阴"，"寒甚则热，热甚则寒"（《灵枢·论疾诊尺》）。事物阴阳对立统一的矛盾运动，推动着事物的不断变化和发展，促成着事物进行"生长壮老已"的过程。"阴阳者，万物之能（能，即'台'字，读为'胎'）始也"（《素问·阴阳应象大论》），阴阳对立统一运动，普遍存在于世界万物之中，是世界万物生长发展进行"生长壮老已"的根本动力，所以《素问·阴阳应象大论》说："阴阳者，天地之道也，万物之纲纪，变化之父母，生杀之本始，神明之府也。"

《素问》中的运气学说，继承了这份宝贵的思想遗产，并在医学的具体应用上发展了这份宝贵的思想遗产。它提出了"阴阳"、"刚柔"、"天地"、"升降"、"出入"、"上下"、"内外"、"左右"、"先后"、"久新"、"小大"、"多少"、"寒暑"、"幽显"、"化变"、"生杀"、"成败"、"终始"、"盛衰"、"盈虚"、"损益"、"气形"、"邪正（真）"、"寿夭"、"吉凶"、"贵贱"、"善恶"、"本标"、"逆顺"、"往复"、"离附（合）"、"远近"、"迟速"、"动静"、"胜负"、"卷舒"、"缓急"、"奇偶"、"同异"、"浅深"、"厚薄"、"补泻"、"有无"、"微甚"、"散收"等等相对概念。这些相对概念，以阴阳学说为总纲，受阴阳学说所统辖，是阴阳学说的具体应用。

《素问》中运气学说在论述这些相对概念的同时，明确指出了事物对立的两个方面，不是绝对分离、互不相干的，而是"阳中有阴，阴中有阳"（《素问·天元纪大论》），"上下交互"在一起，并且还"上胜则天气降而下"，天气转化为地气，"下胜则地气迁而上"，地气转化为天气（同上），阴阳对立的双方在一定条件下是要向自己对立的方面进行转化的，所以《素问·六元正纪大论》说："动复则静，阳极反阴"。

《素问·天元纪大论》说："动静相召，上下相临，阴阳相错，而变由生也"。指明了事物双方的斗争促进着事物的变化。

"君火之右，退行一步，相火治之；复行一步，土气治之；复行一步，金气治之；复行一步，水气治之；复行一步，木气治之；复行一步，君火治之"（《素问·六微旨大论》）。自然界一切事物都是"变动不居"的，从而《素问》中运气学说明确地提出了一个"动而不已"（同上）的辩证新观点，论述了世界万物都是处在不断运动、不断变化过程中。事物内部阴阳的不

断运动，使事物得到不断的发展和变化，"曰阴曰阳，曰柔曰刚，幽显既位，寒暑弛张，生生化化，品物咸彰"（《素问·天元纪大论》)，事物都进行着正常的"生长壮老已"或"生长化收藏"的发展过程，自然界呈现出一片蓬蓬勃勃的繁荣景象。阴阳的对立统一如被破坏，发生"阴阳离决"，失去运动，"出入废则神机化灭，升降息则气立孤危"，事物也就完结，生命也就终止了，所以世界上一切事物，都是"非出入则无以生长壮老已，非升降则无以生长化收藏"（《素问·六微旨大论》）的。

任何运动规律都是依赖于物质的存在而存在，阴阳运动也不例外。没有物质就没有运动。《素问》中运气学说根据《周易·系辞上》所谓"形乃谓之器"，提出了"器"这个有形质的物质作为阴阳运动、万物生化的物质基础，它说："器者，生化之宇，器散则分之，生化息矣"（《素问·六微旨大论》）。这就表明《素问》中运气学说认为有形质的物质，是阴阳运动的基础，是事物生长发展的根本，没有物质就没有阴阳运动的存在，也就没有事物的生长和发展。从而又表明了运气学说的古代朴素的唯物论观点。

阴阳对立统一的矛盾运动，普遍存在于一切事物中，"是以升降出入，无器不有"（《素问·六微旨大论》），因而任何物质的运动，都是"无不出入，无不升降"（同上）。

《素问》中运气学说还认为一切事物的发展都不是绝对平衡的，世界上等同的事物是不存在的，它说"气用有多少，化治有盛衰"，"病形有微甚，生死有早晏"（《素问·六元正纪大论》），"气味有厚薄，性用有躁静"以及"治有缓急，方有大小"，"证有中外，治有轻重"（《素问·至真要大论》）等等，就是表达了这种观点。

在《素问》运气学说里，自然界以及包括医学领域在内的一切事物，无不处在五运回薄六气往复的运动过程中，均受阴阳的对立统一规律所支配。掌握阴阳运动的规律，就有利于认识自然和改造自然，解决医学领域里的一些问题，所以《素问》中运气学说指出："夫五运阴阳者，天地之道也，万物之纲纪，变化之父母，生杀之本始，神明之府也，可不通乎"（《素问·天元纪大论》）。强调要通晓阴阳对立统一的规律，掌握阴阳对立统一的规律，运用阴阳对立统一规律的思想方法去观察医学世界，改造医学世界。

三、《素问》中运气学说对祖国医学的贡献

运气学说在古代朴素的辩证法思想指导下，以干支立年为工具，论述着"肝"、"心"、"脾"、"肺"、"肾"等五脏和"风"、"寒"、"暑"、"湿"、"燥"、"火"等六气错综复杂变化为病的规律以及其相应的治疗原则，系统地总结了我国东汉以前的医疗经验，发展了《黄帝内经》的医学思想，为祖国医学的进一步发展作出了贡献。

运气学说把"在天为气"的自然界风、寒、暑、湿、燥、火等所谓"六气"与人体三阴三阳经脉紧密联结在一起，把"在地成形"的自然界木、火、土、金、水等所谓"五行"与人体五脏紧密联结在一起，运用司天在泉、客主加临、淫郁胜复、太过不及等理论，论述了风、寒、暑、湿、燥、火等六气伤人及其风、寒、暑、湿、燥、火相兼为患而导致的人体脏腑和经脉的病变规律，论述了人体脏腑和经脉的复杂病证，这就发展了《黄帝内经》在这方面的医学理论，更为有效地指导了祖国医学的医疗实践。它记述了内科方面的疟病，温疟，温病，黄瘅（当作"疸"），风病，寒中，热中，寒厥，痿，痹，善眠，巅疾，癃闭，溺赤甚则血便，溺白，阴痿，浮肿，首面胕肿，足胫肘肿，疠（癞），昏惑，目不识人，善惊，谵妄，狂越，忽忽善怒，悲妄，语笑，意不乐，善伸，善欠，烦躁，善太息，瞀闷懊憹，心悸，烦心，心痛，头痛，肩胛痛，缺盆痛，腋冲（肿），臂臑痛，颈项强，背痛，胁痛，胁支满，两胁里急，胸满，腰椎痛，腰重，两胁下少腹痛，少腹绞痛，胃脘痛，腹满，腹大，善饥，饥不欲食，食已而瞀，鬲咽不

通，中满食饮不化，肠鸣，呕吐，食则吐，愦愦欲吐，呕苦，呕酸，善噫，唾吐清液，积饮，霍乱吐下，便溲不时，大便难，注下赤白，下白，血泄，濡泄，飧泄，泄注，鹜溏，冷泄，溏泄瘕（泄、瘕二字疑误倒），衄衊，唾血，欬血，呕血，痓，惊瘛，瘛疭，肉瞤瘈，筋挛，筋肉拘苛，行（胻）善瘛，瘈戾，关节不利，郁冒，振掉，憎风，恶寒，战栗，鼓颔，骨痛阴痹，骨节变、皮肤痛，肌肉萎，寝汗出，体重，发热，寒热更作，咳嗽，呼吸气喘，息鸣，少气，面赤、面白、面尘色恶，头眩，目转，癫疾，暴瘖，哕，暴僵仆，衄嚏，出清涕，善渴，否坚，支废，肌腠疮疡（赤斑），皮坼，皱揭，目视𥇀𥇀等；外科方面的浸淫疮，丹胗，丹熛，痈疽，疿，痤，痔，阴中疡，疡疰，疡胗，口疮，脓疮，疮疡血流，寒疡流水等；妇科方面的胎孕不育，妇人少腹肿，血崩等；眼科方面的目赤，目痛，目昧，泣出等；口齿方面的口糜，舌本强，齿痛颔肿等；耳鼻咽喉方面的耳痛，耳聋，耳鸣眩转，鼻渊，嗌干，嗌痛颔肿，嗌肿喉痹等，共400多个病证，丰富和发展了《黄帝内经》所载病证的内容，显示了对医学世界认识的进一步深化。它还由博返约，把这些病证作了归纳，找出了六气为患导致人体发生病变的基本规律，提出了厥阴所至"为里急"，"为支痛"，"为瘈戾"，"为胁痛呕泄"；少阴所至"为疡胗身热"，"为惊惑、恶寒、战栗、谵妄"，"为悲妄、衄衊"，"为语笑"；太阴所至"为积饮否隔"，"为稸满"，"为中满霍乱吐下"，"为重、胕肿"；少阳所至"为嚏呕"，"为疮疡"，"为惊躁瞀昧暴病"，"为喉痹、耳鸣、呕涌"，"为暴注、瞤瘈暴死"；阳明所至"为浮虚"，"为鼽尻阴股膝髀腨䯒足病"（疑此句文字有误），"为皱揭"，"为衄嚏"；太阳所至"为屈伸不利"，"为腰痛"，"为寝汗、痓"，"为流泄禁止"（《素问·六元正纪大论》），特别是提出了"诸风掉眩，皆属于肝；诸寒收引，皆属于肾；诸气膹郁，皆属于肺；诸湿肿满，皆属于脾；诸热瞀瘈，皆属于火；诸痛痒疮，皆属于心；诸厥固泄，皆属于下；诸痿喘呕，皆属于上；诸禁鼓栗，如丧神守，皆属于火；诸痉项强，皆属于湿；诸逆冲上，皆属于火；诸胀腹大，皆属于热；诸躁狂越，皆属于火；诸暴强直，皆属于风；诸病有声，鼓之如鼓，皆属于热；诸病胕肿，疼酸惊骇，皆属于火；诸转反戾，水液浑浊，皆属于热；诸病水液，澄澈清冷，皆属于寒；诸呕吐酸，暴注下迫，皆属于热"（《素问·至真要大论》），所谓"病机十九条"（实际上，当还有燥邪为病之文，今脱落），约2000年来一直脍炙人口，指导着祖国医学的临床实践，促进着我国古代医学的发展。

《素问》中运气学说根据运用司天在泉、客主加临、淫郁胜复、太过不及等理论所阐明的疾病规律，还相应地规定了治疗这些疾病的原则，例如《素问·至真要大论》中所谓"风淫于内，治以辛凉，佐以苦，以甘缓之，以辛散之"，"木位之主，其写（泻）以酸，其补以辛"等，并根据疾病的一般规律，提出了"寒者热之，热者寒之，微者逆之，甚者从之，坚者削之，客者除之，劳者温之，结者散之，留者攻之，燥者濡之，急者缓之，散者收之，损者温之，逸者行之，惊者平之"等治疗法则和"大毒治病，十去其六；常毒治病，十去其七；小毒治病，十去其八；无毒治病，十去其九，谷肉果菜，食尽养之，无使过之"以及"大积大聚，衰其大半乃止"的给药原则，丰富了祖国医学宝库的内容，推动了我国古代医学的前进！

营气的生成、运行和作用

营气是祖国医学理论体系的一部分,是脏腑组织功能活动的物质基础之一。

《韩非子·五蠹》说:"自环者谓之私",《说文·厶部》引《韩非子》此文说:"自营谓厶";《素问·举痛论》说:"环周不休",《灵枢·营卫生会》说:"营周不休"。是"营"、"环"二字在古代可以通用。营气者,环气也,环流之气也。营气在人体内循着经脉"常营不已",环流周身,日夜不休,发挥着滋养人体脏腑组织的作用,所以叫它做"营气"。《灵枢·经脉》说:"脉为营",《灵枢·经水》说:"经脉者,受血而营之",正说明了这一点。

《灵枢·营卫生会》说:"中焦亦并胃中,出上焦之后,此所受气者,泌糟粕,蒸津液,化其精微,上注于肺脉,乃化而为血,以奉生身,莫贵于此,故独得行于经隧,命曰营气"。人在生成以后,由于胃的受纳,接受饮食水谷,通过中焦脾胃的熟腐、消磨和肝胆的疏泄作用等,使其饮食水谷得以消化,化生出水谷精微,其中"精专"部分从中焦进入肺脉,在经脉中运行不已,环周不休。在环周运行过程中,一部分化为"气态"而如"雾"一样溉诸脏腑组织发挥濡养作用,这就是"营气",所以《难经·三十一难》说:"血为荣(荣、营字同)",《太素·十二经水》杨注说:"营气行经,如雾者也;经中血者,如渠中水也,故十二经受血各营也"。营气以血为基础。没有血,就没有营气存在的可能。但是,血液并不等于就是营气。只是血液运行和化为气态而溉诸脏腑经络、四肢百骸、五官九窍,这才叫做"营气";如血液不行,积而为瘀,失去了运行和濡养作用,是不可能叫做营气的。

《灵枢·营卫生会》说:"营在脉中"。营气在经脉中,是沿着一定的道路、向一定的方向运行的。《灵枢·营气》中较全面地概述了营气在十四经脉中循行的次序。它说:"营气……从手太阴出注手阳明,上行注足阳明,下行至跗上,注大指间,与太阴合,上行抵髀(脾),从脾注心中,循手少阴出腋,下臂,注小指,合手太阳,上行乘腋,出䪼内,注目内眦,上巅,下项,合足太阳,循脊下尻,下行注小指之端,循足心注足少阴,上行注肾,从肾注心,外散于胸中,循心主脉出腋,下臂,出两筋之间,入掌中,出中指之端,还注小指次指之端,合手少阳,上行注膻中,散于三焦,从三焦注胆,出胁,注足少阳,下行至跗上,复从跗注大指间,合足厥阴,上行至肝,从肝上注肺,上行喉咙,入颃颡之窍,究于畜门。其支别者,上额,循巅,下项中,循脊,入骶,是督脉也,络阴器,上过毛中,入脐中,上循腹里,入缺盆,下注肺中,复出太阴。此营气之所行也,逆顺之常也"。而《灵枢·经脉》记述的十二经脉循行的道路实际就是营气运行的方向和次序,更为详细具体。营气沿着这个经脉次序不断运行,终而复始,通行经络,营周内外,与行于脉外的卫气紧密联系着。营气在营周不休的过程中,它"和调于五脏,洒陈于六腑",不断滋养脏腑组织,不断受到消耗,这就又有赖于不断从中焦饮食化生的水谷精微中得到补充。只有不断地受纳水谷,才能不断地在中焦化生出水谷精微,并将其"精专"部分输入经脉,变为血液,在经脉内不断运行,化生营气,溉诸人体,所以《灵枢·营气》说:"营气之道,纳谷为宝"。

血液在经脉中环流运行,化出营气而如"雾"一样溉诸人体脏腑组织,使其产生"神"的作用,殆即《灵枢·本神》所谓"营舍意"者是也,以保持其脏腑组织的正常功能活动,否则,就会失去其各组织的应有功能,如皮肤得不到营血的滋养,就将发生肌肤不仁而不知其寒热痛痒，所以《素问·痹论》说："皮肤不营，则为不仁"。

营气运行的理论，说明人体各个脏腑升降机能的特征，是针刺疗法"迎随补泻"的理论基础。

我们知道，《灵枢·逆顺肥瘦》中所载"手之三阴，从脏走手；手之三阳，从手走头；足之三阳，从头走足；足之三阴，从足走腹"之文，是十二经脉循行规律的概括，实即营气运行规律的概括，它概括了十二脏腑的升降规律。所谓"手之三阴，从脏走手"者，是表明手太阴所属之肺，手少阴所属之心，手厥阴所属之心包络，三脏之气均是下降的；所谓"手之三阳，从手走头"者，是表明手阳明所属之大肠，手太阳所属之小肠，手少阳所属之三焦，三腑之气都是上升的；所谓"足之三阳，从头走足"者，是表明足阳明所属之胃，足太阳所属之膀胱，足少阳所属之胆，三腑之气都是下降的；所谓"足之三阴，从足走腹"者，是表明足太阴所属之脾，足少阴所属之肾，足厥阴所属之肝，三脏之气都是上升的。

针刺的"迎随补泻"，就是根据营气运行方向即一般所说的经脉走向，采取逆刺方式进针，叫做"逆而夺之"或"迎而夺之"，是泻法；采取顺刺方式进针，叫做"追而济之"或"随而济之"，是补法。《灵枢·九针十二原》说："迎而夺之，恶得无虚；追而济之，恶得无实"；《灵枢·小针解》说："迎而夺之者，写也；追而济之者，补也"；《灵枢·寒热病》说："刺虚者，刺其去也；刺实者，刺其来也"，都是讨论针刺疗法中的迎随补泻的。

综上所述，我们可以看到，营气是以血为基础的，是血在十四经脉中沿着一定方向运行而化出"气态"如"雾"样溉诸脏腑组织，以维持十二脏腑的升降机能，是针刺疗法"迎随补泻"的理论基础。

阴阳经脉各有气血多少

阴阳经脉各有气血多少的理论，是祖国医学经络学说的重要组成部分之一，是我国古代医学家长期医疗实践的经验总结。阴阳经脉各有气血多少以及与其有关的理论散见于《黄帝内经》、《针灸甲乙经》等著作中，见下表。

书别	篇别	太阳		少阳		阳明		少阴		厥阴		太阴	
		血	气	血	气	血	气	血	气	血	气	血	气
黄帝内经素问	血气形志篇	+	−	−	+	+	+	−	+	+	−	−	+
灵枢经	五音五叶	+	−	−	+	+	+	+	−	−	+	+	−
	九针论	+	−	−	+	+	+	−	+	+	−	+	−
甲乙经	十二经水	+	+	−	−	+	+	−	+	+	+	+	−
	阴阳二十五人形性血气不同	+	−	−	+	+	+	+	−	−	+	+	−
黄帝内经太素	任脉	+	−	−	+	+	+	−	+	+	−	+	+
	知形志所宜	+	−	−	+	+	+	−	+	+	−	+	+

注：①表中"+"号代表"多"字，"−"号代表"少"字。
②各经下面的第一项为"血"，第二项为"气"。

尽管这四书七篇中所载有关阴阳经脉各有气血多少的文字不同，但是，可以清楚地看出：①阴阳经脉所具有的气血不是等量的，而是各有多少的不同；②古人是非常重视阴阳经脉各有气血多少的这个学说的。

古人之所以重视阴阳经脉各有气血多少的学说，是在于这个学说有着客观的物质基础，能够指导实践。在这四书七篇的各个不同的记述里，根据各古典医籍所载有关阴阳经脉的刺治情况，和《素问》、《灵枢经》注家的意见，以及历代医家运用这个学说指导临床活动的治疗经验，当以《素问·血气形志》所载之文为是，其余各篇之文则因脱简错落而有误。

在《素问·血气形志》里记载了阴阳经脉各有气血多少之后，紧接着即论述阴阳经脉的表里关系，它说："足太阳与少阴为表里，少阳与厥阴为表里，阳明与太阴为表里，是为足之阴阳也；手太阳与少阴为表里，少阳与心主为表里，阳明与太阴为表里，是为手之阴阳也"，这说明十二经脉是一表一里，阴阳相配的六合。《素问·阴阳应象大论》说："阴阳者，血气之男女也"，血为阴，气为阳，在阴阳经脉的六合中，太阳常多血少气，少阳常少血多气，阳明常多气多血，少阴常少血多气，厥阴常多血少气，太阴常多气少血，正是阳有余则阴不足，阴有余则阳不足，阴阳相反，盈虚相对，唯阳明为水谷气血之海而气血皆多耳。

关于各个经脉气血多少的解释，杨上善说："手足少阴、太阳多血少气，以阴多阳少也；手足厥阴、少阳多气少血，以阳多阴少也；手足太阴、阳明多血气，以阴阳俱多谷气故也。此又授人血气多少之常数也。"高士宗说："太阳常多血少气者，阳至于太，阳气已极，阳极阴生，血，阴也，阴生，故常多血；气，阳也，阳极，故常少气。少阳常少血多气者，阳始于少，阳气方

41

生、阴气未盛，故常少血；阳气方生莫可限量，故常多气。阳明常多气多血者，有少阳之多气，有太阳之多血，以徵太少相合而成阳明也。……少阴阴未盛，故常少血；少阴为生气之原，故常多气。厥阴肝脉下合冲任，故常多血；厥阴为一阴而生微阳，故常少气。太阴为三阴，阴极则阳生，故常多气；阴极当衰，故常少血"。二人虽然所据经文不同，注释有异，但均以阴阳微盛为说则是一致的。是古人通过长期医疗实践的认识，对人体生理活动、病理变化以及治疗机制所作出的理论概括。

《灵枢·经水》说："……十二经之多血少气，与其少血多气，与其皆多血气，与其皆少血气，皆有大数，其治以针艾，各调其经气"。阴阳经脉各有气血多少的理论，是辨证施治的重要依据之一，病在不同的经脉，施以不同的治疗方法。因此，我们在治病过程中，认真考虑各经气血多少的特点以决定治法是非常有益的。《素问·血气形志》指出"刺阳明出血气，刺太阳出血恶气，刺少阳出气恶血，刺太阴出气恶血，刺少阴出气恶血，刺厥阴出血恶气"，《灵枢·经水》也指出："足阳明，五脏六腑之海也，其脉大，血多气盛，热壮，刺此者，不深弗散，不留不写也，足阳明刺深六分，留十呼；足太阳深五分，留七呼；足少阳深四分，留五呼；足太阴深三分，留四呼；足少阴深二分，留三呼；足厥阴深一分，留二呼。手之阴阳，其受气之道近，其气之来疾，其刺深者皆无过二分，其留皆无过一呼。其少长大小肥瘦，以心撩之，命曰法天之常，灸之亦然。灸而过此者，得恶火则骨枯脉涩；刺而过此者，则脱气"。这虽讲的是针刺方法，但已充分说明了在治疗上各个气血多少不同的经脉须用各个不同的治法，而一定的治法只适用于一定的气血的经脉，不能千篇一律。这个学说，在外科治疗上，也有非常重大的指导价值，历代外科医家都以自己的实际经验证实了这个学说的正确性，他们的经验都证明：疮痈生在少气经脉上的难以起发，生在少血经脉上的难以收敛，生在气血两充经脉上的易于起发易于收敛，因此，他们在外科治疗的原则上提出：疮痈生在多气经脉上的，治当用行气法；疮痈生在多血经脉上的，治当用破血法；疮痈生在少气经脉上的，治当用补托法；疮痈生在少血经脉上的，治当用滋养法；疮痈生在气血两多经脉上的，治疗初宜内消法，终则容易收功。他们认为人之十二经脉有气血多少之分，多则易愈，少则难痊，外科医生懂得这一点，临证可以预知痈疽疮疡的始终难易、善恶吉凶，而用药的消、补之法始可得当，不致有犯禁颓败坏逆之失。《外科理例·痈疽当分经络二十六》中说："一人年三十，左腿外廉红肿，一人年四十，肋下红肿，二人皆不预防本经少阳血少，孟浪用大黄攻里而死；一人年六十，左膊外侧一核，一女髀骨中痛，二人皆不预防本经血少，孟浪用五香十宣散表而死。"由此可以看出阴阳经脉各有气血多少的这个学说指导临床的重要性了。

补法和泻法的辨证关系

在祖国医学里，古人认为：物得一气之偏，人得天地之全，药物治病，就是利用"物之偏"，以"矫正人体"因某种原因所造成的疾病的"一气之偏"。古人在长期医疗实践的活动中，创造了各种不同的治疗方法，运用各种不同性质的药物，以治疗各种不同原因的疾病。这些方法总起来讲，不外乎"补"和"泻"两大方法。

一、什么是"补"、"泻"

"补"和"泻"，是祖国医学治疗方法的两个方面。这两个方面是相反的，是互相对立的。它们各自的具体含义是：补法，是对正气而言，有增益、扶植、匡助的意义，是运用补养药物或一定针刺手法，以增强和补益人体气血阴阳，从而达到恢复正气、战胜疾病的目的，用于治疗虚证。泻法，是对邪气而言，有倾泄、消除、削损的意义，是运用攻邪药物或一定针刺手法以排除邪气，从而达到驱逐病邪、维持正气的目的，用于治疗实证。所以《灵枢·终始》说："补则实、写（同'泻'，下同）则虚"，《灵枢·背腧》说："气盛则写之，虚则补之。"

所谓"正气"，《灵枢·九宫八风》说："风从其所居之乡来为实风，主生长，养万物"，《诸病源候论·风病诸侯下·风邪候》说："人以身内血气为正"，说明正气是促进人体生长发育，维护人体生命活动的东西；所谓"邪气"，王冰注《素问·脏气法时论》说："邪者，不正之目。风寒暑湿，饥饱劳逸，皆是邪气，非唯鬼毒疫疠也"，说明一切不正之气都是邪气，诸如"六淫"的"风"、"寒"、"湿"、"热"、"燥"、"火"，"七情"的"喜"、"怒"、"忧"、"思"、"悲"、"恐"、"惊"，以及"饥"、"饱"、"劳"、"逸"、"瘀血"、"滞气"、"戾气疫毒"等有害于人体的东西，均是邪气。然而，什么是"虚"、"实"呢？《素问·通评虚实论》说："邪气盛则实，精气夺则虚"，《灵枢·刺节真邪》说："虚者不足，实者有余"，阐明了这个问题。

根据祖国医学发病学的观点，任何疾病的过程，都是正、邪斗争的过程，没有正、邪的任何一方，都不可能构成人体的疾病。因此，治疗疾病就是扶植正气，消除邪气，恢复人体的健康。为了达到这一目的，在医疗实践的活动中，必须了解和根据正邪虚实的不同情况，采用或"补"或"泻"的不同方法。

二、补泻法的运用

人体的疾病，是一个正邪斗争的过程，在这个过程中，其正邪矛盾有一个方面是主要的；另一方面是次要的。换句话说，在任何疾病发展的任何过程中，疾病的性质不是偏重于正气虚，就是偏重于邪气实。治疗时，偏重于正虚的就用补法扶正以驱邪，即寓泻法于补法之中；偏重于邪实的就用泻法攻邪以安正，即寓补法于泻法之中。由于疾病的性质不同，采取的治疗方法虽然也有不同，但达到治愈疾病，恢复健康这一结果则是相同的。清代陈念祖在《伤寒论·少阴病篇》注中说："邪去则正自复，正复则邪自去，攻也，补也，一而二，二而一也"。

三、补泻法的相互关系

祖国医学中治疗方法的补泻两个方面，虽然是互相对立的，但并不是绝对分离互不相关，而是有着一定的联系，互相依赖着、联结着，即泻中有补，补中有泻。张仲景治"心气不足，吐血衄血"，用"泻心汤"泻火止血以益心气之不足（《金匮要略·惊悸吐衄下血胸满瘀血病篇》），是"泻中有补"；治"妇人年五十所，病下利，数十日不止，暮即发热，少腹里急，腹满，手掌烦热，唇口干燥……此病属带下……曾经半产，瘀血在少腹不去"，用温经汤温经补虚以行少腹之瘀血，是"补中有泻"。所以《神农本草经》对蒲黄"治心腹膀胱寒热，利小便，止血，消瘀血"的作用，不说是泻病邪，而说是"益气力"；对人参"补五脏，安精神，定魂魄，止惊悸"的作用，不说是补虚羸而说是"除邪气"，《金匮要略》用攻血破瘀的大黄䗪虫丸治疗"五劳虚极羸瘦，腹满不欲饮食……内有干血，肌肤甲错，两目黯黑"的淤血病证，不说是泻而说是"缓中补虚"；用"益气生津"的麦门冬汤方治疗"大气上逆，咽喉不利"的肺痿病证，不说是补而说是"止逆下气"，都是有深刻道理的。《寓意草·袁聚东痞块危证治验》载喻昌用"理中汤少加附子"以散袁聚东之"痞块拒按"（以补为泻），《名医类案·痰》载陈医用"导痰汤加入硝、黄"以愈己身之"暮热形瘦"（以泻为补），都说明了补泻二法的内在联系。

在祖国医学里，治疗方法中的补泻双方的作用，在一定的条件下，可以向自己的对立方面转化。补法，本来是补益正气的，但在某种情况下用之不当就会助长邪气损伤正气；泻法，本来是消除邪气的，但在某种情况下用之不当就会耗伤正气而带来不良后果。它们对于人体正气的损益都是相对的，不是绝对的，所以祖国医学特别强调：在治疗中只能"补不足，损有余"（《金匮要略·脏腑经络先后病篇》），而不能"实实虚虚，损不足而益有余"（《难经·八十一难》），并且指出，治疗疾病要做到"大毒治病，十去其六，常毒治病，十去其七，小毒治病，十去其八，无毒治病，十去其九，谷肉果菜，食尽养之，无使过去，伤其正也"（《素问·五常政大论》），治疗疾病必须按照"毒药攻邪，五谷为养"（《素问·脏气法时论》）的原则进行。

祖国医学在长期医疗实践的活动中，通过长期观察和反复实践，还认定一切药物（包括食物，下同）的性质，不仅在一定条件下，在补正、助邪或驱邪、耗正的作用方面可以相互转化，而且在一定条件下，在补、泻方面也会相互转化，即某些药物对这一脏器是补，对另一脏器则是泻；某些药物对这一脏器是泻，对另一脏器则是补。所以《素问·脏气法时论》说："肝欲散，急食辛以散之，用辛补之，酸泻之"；"心欲软，急食咸以软之，用咸补之，甘泻之"；"脾欲缓，急食甘以缓之，用苦泻之，甘补之"；"肺欲收，急食酸以收之，用酸补之，辛泻之"；"肾欲坚，急食苦以坚之，用苦补之，咸泻之"。这说明了酸味对肺是补，对肝则是泻；苦味对肾是补，对脾则是泻；甘味对脾是补，对心则是泻；辛味对肝是补，对肺则是泻；咸味对心是补，对肾则是泻。同时，五味对本脏——即酸对肝、苦对心、甘对脾、辛对肺、咸对肾的补泻，在一定的条件下也是可以发生转化的，如上面说"肝欲散，急食辛以散之，用辛补之，酸泻之"，而《金匮要略·脏腑经络先后病篇》则说："夫肝之病，补用酸"，就是一例。从这里可以看出，如孤立地把一切药物绝对地分为补药和泻药，并从而推论出所谓补药只有益于人体而对所谓泻药畏如蛇蝎，是不正确的，是一种形而上学的非科学观点。

四、怎样认识和对待补药

补药，在祖国医学里，对人体正气有补益和扶助的作用，用于治疗各种虚怠羸极的病证，可以收到治疗疾病、恢复正气、保障健康的效果。但是，任何一种补药都不是包治百病的万能药。

它们对人体正气的匡辅是有条件的，没有一定的条件，都不能有益于人体，甚至在一定条件下会转化为对人体有害的东西。葛稚川说："五味入口，不欲偏多，故酸多伤脾，苦多伤肺，辛多伤肝，咸多则伤心，甘多则伤肾，此五行自然之理也。凡言伤者，亦不便觉也，谓久则损寿耳"（《抱朴子·内篇·极言》），张仲景说："人体平和，唯须好将养，勿妄服药，药势偏有所助，令人藏气不平，易受外患"（见《备急千金要方·食治·序论第一》引），孙思邈更叙述他自己亲身遭遇说："余生平数病痈疽，得效者，皆即记之，考其病源，多是药气所作"（《备急千金要方·痈疽》）。由此可见，用药贵在得当。所以《素问·至真要大论》说："夫五味入胃，各归所喜，故酸先入肝，苦先入心，甘先入脾，辛先入肺，咸先入肾。久而增气，物化之常也，气增而久，夭之由也"。

在我国古代，曾经有人千方百计地寻觅过"长生不死"的"仙药"，但是，客观事物发展的结果，却与他们的主观愿望完全相反，他们的寿命不是延长了而是缩短了。历史上有无数的事例证明，不当服用补药而服用补药，常使扶助正气的补药变为戕伐正气而危害健康。由此可见，我们必须正确使用补药。

临床辑要

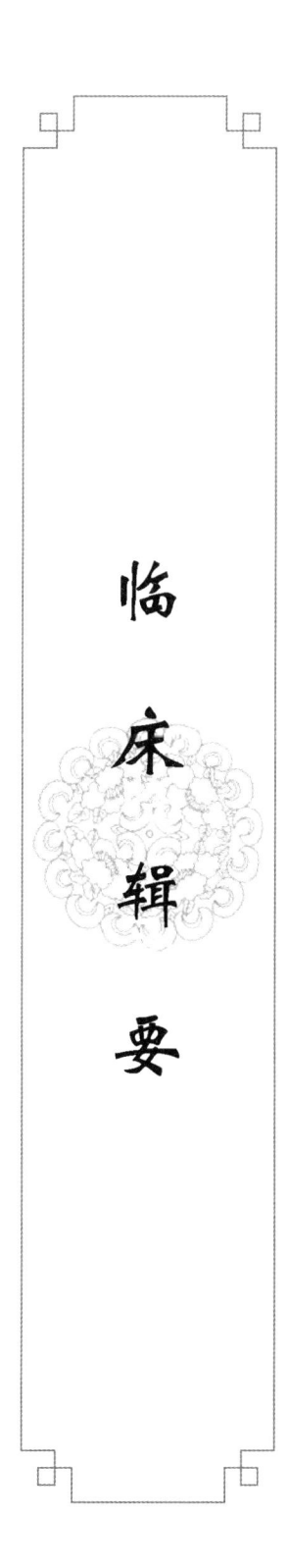

伤　　暑

伤暑，又称"中暑"，是夏季感受暑热邪气所发生的一种外感热性病。其感受病邪的轻重不同，病理变化也不完全一样。前人认为暑病多发生于长夏，而长夏又为湿土当令，因而"暑必夹湿"，余以为不然，夹湿与否，当视其临床表现而定。

1. 伤暑轻证　症见：身热，口渴，心烦，尿赤，脉数等。

暑为阳邪，故见身热，尿赤；暑性疾速，故见脉数；暑伤津液，津液不能上承于口，故见口渴；暑邪内扰，心神不宁，故见心烦。此为外感暑邪而然；法当清解暑邪；治宜六一散方：

滑石 18g　甘草 3g

上 2 味，共研为极细末，加蜂蜜少许，拌和均匀，以冷开水调服，日 2 次。若兼见心慌，加朱砂 1g。

方中取滑石甘寒清热；取甘草清热和中兼缓滑石之寒滑。若兼见心慌，为暑伤心气，故加朱砂重镇安神。

2. 伤暑重证　症见：身热，口渴，汗出，心慌，少气乏力，或微恶寒，脉大而虚。

暑为阳邪，迫液外泄，故见身热汗出；暑伤津液，津液不能上承于口，故见口渴；暑热伤气，故脉大而虚则症见少气乏力，或微恶寒；心神失养，故见心慌。此乃暑热过甚，损伤元气所致；法当退热清暑兼以益气，治宜白虎加人参汤方：

知母 10g　生石膏 30g　炙甘草 10g　党参 10g　炒粳米 10g

上 5 味，以适量水煎药，煮米熟汤成去渣取汁温服，日 2 次。

方中取生石膏、知母清解暑热邪气，甘草、粳米补中养液，是谓白虎汤方。方名"白虎"者，白虎为西方星宿，应于秋令，取其秋金当令则炎暑自除之意；方加党参者，以其补元气而生津止渴。

3. 暑热夹湿

（1）香薷饮证。症见：身热畏寒，身重头痛，无汗，腹痛，腹泻等。

夏日炎热，汗出，复乘凉饮冷，汗不外泄，留于肌腠，化为湿邪，故见身重头痛，无汗；暑邪留内，故见身热；暑热伤气，故见畏寒；湿邪内合于脾，脾运失常，故见腹痛，腹泻。此乃湿邪困阻肌肤腠理，暑邪内留而然；法当解表祛湿；治宜香薷饮方：

香薷 15g　厚朴 10g　炒白扁豆 10g

上 3 味，加白酒 1 盅，以适量水煎药，汤成去渣取汁，不拘时服。若兼见口渴，尿黄赤，脉数，加黄连 10g，为黄连香薷饮；若兼见身重，小便不利，则不用黄连而加茯苓 10g、甘草 8g，名五物香薷饮；若兼见少气无力，出汗多，五物香薷饮加党参 10g、黄芪 10g、炒白术 10g、陈皮 10g、木瓜 10g，名十味香薷饮。

方中取香薷解表发汗，使湿从表去；取白扁豆健脾利小便，使湿热由小便而出；厚朴化湿导滞，三味相协，合奏解表祛湿之功，使湿去则热无所恋。若兼见口渴，尿黄赤，脉数，为热重，故加黄连苦寒清热；若兼见身重，小便不利，为里湿重，故不用黄连，而加茯苓淡渗利湿，通利小便；加甘草配茯苓调理中焦而助脾运；若兼见少气无力，出汗多，为暑热伤气，故于五物香薷饮中，加党参、黄芪、白术益气健脾，加木瓜和胃化湿，加陈皮辛香行气，以防补而致滞。

（2）一物瓜蒂汤证。症见：身热，口渴，肢体疼痛困重，小便不利，一身浮肿，脉象濡数而微弱。

病由暑热之邪引起，故见身热口渴；热伤气，故脉见微弱，热渴不已，则饮冷不止，饮冷太过，则阳气郁而不伸，失其正常主持水道之用，致水液不能流行于正常水道而浸渍于肌肤之中，故见皮肤浮肿而小便不利；水在皮中，营卫失常，故身体疼痛而困重；暑伤元气，故脉微弱，且其有热则脉数，湿则脉濡。是乃夏月伤冷水，水行皮中所致，为暑中夹湿；治宜祛湿泄热，用一物瓜蒂汤方：

甜瓜蒂10个

上1味，以适量水煎药，汤成去渣取汁顿服。如无甜瓜蒂，可用丝瓜蒂代之。

方中瓜蒂一物，《神农本草经》谓其"味苦寒，主大水身面四肢浮肿"，故用之一以主利小便以逐皮中之水，一以其苦寒以泄热。

瓜蒂一药，研末为散服则涌吐，以水煎汁服则利小便，逐皮中之水。给药方式不同，功效亦异，当注意之。

中　风

中风，古人有外风、内风之说，有真中、类中之辨。然要以卒然昏倒、不省人事、舌强不语、半身不遂、口眼㖞斜为其主要临床特征，即《黄帝内经》中之所谓"击仆偏枯"之病，与《伤寒论》中颈项强痛、发热、汗出、恶风、脉浮缓之桂枝汤证"中风"是不同的疾病。

（一）外风卒中

卒然昏倒，语言不利，或左或右手足不遂，口目㖞僻，恶寒发热，脉浮或微。人体血气不和，外风卒中，或左或右客于身半之血脉，身半肢体失养，则其手足不遂。风伤面颊经脉，故口目㖞僻而向一侧歪斜。《灵枢·经脉》说："手少阴之别，名曰通里，去腕一寸半（'半'字为衍），别而上行，循经入于心中，系舌本……虚则不能言"，风伤手少阴心之别络，风邪盛而络脉阻塞，则心气不能上通于舌，舌失所养，故其语言謇涩而不利。病由外风所中，故见恶寒发热。《金匮要略·脏腑经络先后病脉证篇》说："风令脉浮"，同书《肺痿肺痈咳嗽上气病脉证篇》说："微则为风"，风性向上故脉浮，或风入营分则脉微也。治宜助正和营、外散风邪，方用小续命汤：

麻黄8g　桂枝8g　炙甘草8g　防风10g　黄芩8g　制附片8g　防己8g　党参8g　生姜10g　杏仁8g（去皮尖炒打）　川芎8g　白芍8g

上12味，以适量水煎药，汤成去渣取汁温服，日2次。如神志恍惚，加茯神8g、远志8g；如骨节烦疼有热，去附片加白芍1倍。

方中用麻黄、桂枝、杏仁、防风、生姜等表散风寒，附片助正阳以鼓之；虑其温散升火，故用黄芩之苦寒以制之。古语云："治风先治血，血行风自灭"，故用川芎、白芍以行血和营，防己有升清循环之能，用之以通大经小络。风动则易于耗液伤正，故用党参补气生液以护正。甘草调和诸药。共奏散邪固正之效果。如神志恍惚，为心气衰弱，神明失聪，故加远志、茯神以补心安神。如骨节烦疼有热，为血气痹塞而生郁热，故去大热之附片，而加苦平之白芍1倍，除血痹烦疼也。

（二）风痰阻窍

卒然昏倒，不省人事，喉中痰鸣如曳锯，目闭，口噤，一侧肢体缓弱，口眼歪斜，脉绝。

人体气血不和，风痰内生，阻遏窍道，阳气闭塞不通，神志昏朦，故卒然昏倒，不省人事，喉中痰鸣如曳锯。痰浊偏客于身半，致血气运行不周，身半失养，故一侧肢体缓弱。一侧面颊受邪而筋肉缓弱，另一侧面颊未受邪则其筋肉即急引口眼而为之歪斜。痰实阻窍，故口噤、目闭而脉绝。此乃所谓"痰中"之"闭证"，治宜祛痰通窍，急以稀涎散微吐痰涎，先开其闭塞：

明矾30g　牙皂4枚（去皮弦炙）

上2味共研细末，过筛，瓷瓶盛贮，封口备用。用时每次3g，加生姜汁少许，撬开口齿，以温开水灌之。药入得吐，咽喉疏通，能进汤药则停服此药，再以他药缓缓图治。

《素问·标本病传论》说："病发而不足，标而本之，先治其标，后治其本"。方中明矾酸涩而寒，燥湿化痰，能涌吐，以吐出顽痰黏涎，故以之为君；皂角辛能开窍，咸能软化顽痰，故以之助明矾涌吐痰涎，疏通咽喉，以祛危急之势，然后用他药缓缓图治，绝其病之根本。

（三）气虚痰阻

痰中醒后，半身不遂有重著感，口眼歪斜，语言不利，头昏，肢体乏力，唾痰，脉虚。

中气虚弱，气不能周，身体偏有所虚。风痰乘之，偏客于身半，经络阻塞，无以为养，故半身不遂有重著感，而口眼歪斜。《灵枢·经脉》说："手少阴之别，名曰通里，去腕一寸半（'半'字衍），别而上行，循经入于心中，系舌本"，痰浊阻络，心气不得上通于舌，故语言不利。气虚不能充养形体，故脉虚、头昏、肢体乏力。气虚运行不畅，郁而生痰，故见唾痰。乃气虚不运，风痰内阻，治宜开窍化痰、健脾益气，方用涤痰汤加味：

竹茹12g　制南星10g　制半夏10g　陈皮10g　炒枳实10g　白僵蚕10g　甘草8g　石菖蒲10g　远志8g　茯苓10g　党参10g

上11味，以适量水煎药，汤成去渣取汁温服，日2次。

方中用南星、半夏、陈皮燥湿化痰；竹茹、僵蚕通经络，祛风痰；菖蒲、远志开窍利痰；枳实行气，以助诸药之祛痰；茯苓渗湿，以除生痰之源；党参补脾益气，甘草调和诸药，共奏益气祛痰、开窍通经之效。

（四）血瘀卒中

卒然昏倒，不省人事，半身手足缓弱，口角微斜，口唇乌红，脉涩。

肝藏血，而为风木之脏。肝血瘀滞，则肝风内动，偶遇外风则引动内风暴发，上扰心神，神明失守，则卒然昏倒，不省人事。风邪偏客于身半，半身经脉失养，故其一侧手足缓弱。风初入面颊之络，故口角略向一侧歪斜。瘀血内阻，血行不畅，故唇色乌红而脉象见涩。乃血瘀生风，上扰心神，神明失守，发为卒倒；宜活血祛瘀、通经息风；借用桃红四物汤加减：

当归12g　川芎10g　白芍10g　红花10g　香附10g　血竭3g（冲服）　竹沥20g　生姜汁15g　白僵蚕10g　桃仁10g（去皮尖炒打）　羚羊角3g（镑末）

上11味，以适量水先煎10味，汤成去渣取汁，入血竭于药汁中冲服，半日服完1剂。

古人云："治风先治血，血行风自灭"，方中用当归、川芎、白芍、红花、桃仁、血竭等行血活血，除血瘀、逐积瘀；气为血之帅，气行则血行，用香附行血分之气，以为消除瘀血之助；竹沥、生姜汁、白僵蚕疏通经络；羚羊角息风，共奏逐瘀通经息风之效。

（五）卒中阳脱

卒然昏倒，不省人事，四肢厥冷，手撒，目不合，口开，鼻息鼾，遗尿，汗出如油，脉绝。

人体气血不足，风邪内动，偶有外风，则引动内风暴发，上扰心神，神明失守，故卒然昏倒，不省人事。风邪戕害脏气，其阳将竭，不达于四肢，则四肢厥冷。脏气被戕，行将消亡绝竭，心气将绝则脉绝、口开；脾气将绝则手撒，肺气将绝则鼻鼾，肝气将绝则目合；肾气将绝则遗尿；元气将绝则汗出如油，立刻即将气脱身死。是所谓"中风"之"脱证"，急宜回阳救脱、大补元气，借用四逆加人参汤方：

熟附片 30g　干姜 15g　炙甘草 12g　高丽参 10g

上 4 味，以适量水煎药，汤成去渣取汁温服，半日服 3 剂。

方中附片、干姜、炙甘草为四逆汤回阳固脱；高丽参大补元气，以补益五脏。旨在固脱救死，故于半日内连服 3 剂，以期欲绝之脏气来复，稍缓则气已脱而救之不及矣。

（六）肝风内动

中风舌强不语，半身手足不遂，脉浮缓，或见恶寒、头痛等症。

《素问·阴阳应象大论》说："东方生风，风生木，木生酸，酸生肝"，又说："风气通于肝"。肝为风木之脏。人体血气不和，肝风内动，招致外风侵袭，外内合邪，风气偏盛，风盛而未上扰心神，故不见卒倒、昏迷诸证。风盛则肝木失和而乘凌脾土，土受木侮，则脾气缓纵，《灵枢·经脉》说："脾足太阴之脉……连舌本，散舌下"，脾缓则其不能上至于舌部，舌失其养，故舌强不语；脾缓则转输津液不周，半身气血虚少，风邪乘虚偏客于身半，则半身肢体失养，故半身手足不遂。脾缓则脉缓，风袭则脉浮，故其脉见浮缓，风邪侵袭，卫气失职，故或见恶寒、头痛。病乃风木偏胜，脾土受侮；治宜祛风和肝，以护脾气；用资寿解语汤：

防风 8g　熟附片 8g　天麻 8g　肉桂 6g　羌活 6g　甘草 5g　羚羊角 3g（镑末）　酸枣仁 8g（炒打）　竹茹 20g　生姜 5g

上 10 味，以适量水先煎 8 味，汤成去渣取汁，加入竹沥、生姜汁，内服。

《灵枢·阴阳系日月》说："肝者，足厥阴也"，《素问·六微旨大论》说："厥阴之上，风气治之，中见少阳"。肝脉为足厥阴经，其气则本风而标阴，中见少阳相火，病则寒热错杂，退则为阴寒，进则为阳热。方中用防风、羌活表散外来之风；肝属木，为肾水之子，喜春温之气，故用附片、肉桂之大热，以温肾暖肝而遂其肝阳之欲散；酸枣仁酸敛肝阴；天麻柔润以熄肝风，妙在羚羊角清肝热，宁肝风，以防厥阴中见少阳相火之太过；竹沥、生姜汁疏通经络；甘草调和诸药。共奏祛风、和肝、救脾之效。外风去，肝风息，脾气复，气血周，则舌强不语、半身不遂等症自愈。

痹　　证

痹证是人体遭受外邪侵袭后，邪气客于肌表经络，使气血流行不畅，引起肢体、关节等处疼痛、酸楚、重着、麻木等症的一种疾病。其发病与气候变化及居处环境有密切关系。

人体与自然环境息息相关，《灵枢·岁露》说："人与天地相参也，与日月相应也"。若受外界风、寒、湿、热等邪气的侵犯，人体正气又不足与之抗争时即会发病。当风、寒、热邪与湿邪相结合时，最易稽留于关节，阻塞经络，致气血郁滞，引起肢体关节的疼痛、酸楚、重着、麻木等。故《素问·痹论》说："风寒湿三气杂至，合而为痹也"。《圣济总录·诸痹门》说："皆因体虚腠理空疏，受风寒湿气而成痹也"。

由于感受邪气的性质不同，人的体质又各有差异，所以痹证的表观亦各不相同，一般可分为风寒湿痹与热痹两种类型，其治法在祛湿的基础上各有侧重。

（一）风寒湿痹

肢体关节酸痛，关节屈伸不利，尤以气候变化时加重，反复发作，病程缠绵。有风邪偏盛者，见关节疼痛游走不定，称为行痹；有湿邪偏盛者，见关节酸痛沉重，称为着痹；有寒邪偏盛者，见关节疼痛剧烈，遇热则减，称为痛痹，治法各有不同。

1. 行痹 肢体关节烦痛，且游走不定，时而在上肢，时而在下肢，舌苔薄，脉浮虚而涩。

风湿之邪搏结于体表，风重于湿，而正阳虚弱。风湿留于关节，阻塞经络，气血流通不畅，故关节疼痛。风性善行数变，故疼痛游走不定。治宜散风祛湿止痛，用桂枝附子汤加味：

桂枝12g　制附子10g　生姜10g　甘草8g　防风10g　羌活10g　威灵仙10g　大枣4枚（擘）

上8味，加水适量，煎汤，取汁，去渣，温服。日1剂，分2次温服。

方中用桂枝解表散风，附子温阳止痛，生姜、甘草、大枣健脾和胃，运化水湿。加防风、羌活、威灵仙增强散风除湿之力，尤其威灵仙可祛除十二经之风邪。全方功能助阳祛风，适用于风盛之行痹。

2. 着痹 关节酸痛沉重，屈伸不利，舌苔白，脉濡缓。

湿邪侵犯体表，留于关节，阻塞经络，气血流行不畅，故关节疼痛。湿性重着，故关节酸楚沉重，屈伸不利。舌苔白脉濡缓，均为湿邪留滞之象。治宜祛湿疏风止痛，用白术附子汤加减：

苍术10g　制乌头10g（先煎）　木瓜15g　羌活10g　炙甘草10g　生姜8g　大枣4枚（擘）

上7味，加水适量，先煎乌头，待水减去1/3时，加入其他药再煎，汤成去渣，温服。日1剂，分2次温服。

方中用苍术代替原方中的白术，乌头代替原方中的附子，以增强燥湿止痛的力量，木瓜、羌活均可胜湿，羌活还能散风，甘草、生姜、大枣健脾，使脾能更好地转输水湿。

3. 痛痹 关节剧烈疼痛，痛有定处，得热则减。舌苔白，脉弦紧。

寒湿侵犯体表，留于关节，阻塞经络，使气血流行不畅，故关节疼痛。血遇寒则凝，故疼痛剧烈，且痛有定处，寒为阴邪，故得热则减。治宜温经散寒止痛，用乌头汤加味：

制乌头10g（蜜炒先煎）　麻黄10g　白芍10g　黄芪10g　炙甘草10g　细辛6g　海桐皮10g

上7味，先煎乌头，待水减少1/3后，加入其他药，再煎，汤成去渣，取汁，温服。日1剂，分2次温服。

方以乌头逐寒止痛。麻黄、细辛祛表里之寒湿，通阳行痹。黄芪实卫固表，益气躅痹。白芍、甘草和阴缓急利关节。海桐皮祛寒湿，止痹痛。

如果痹痛日久，出现麻木不仁、手足困重等症，是气血瘀阻，宜于上方中加活血祛瘀药如：当归10g、赤芍10g、桃仁10g、红花10g，以通络化瘀。除痛痹外，行痹、着痹亦然。

4. 久痹 肢体关节疼痛，反复发作，缠绵不愈，肌肉消瘦，身体乏力。

痹证日久不愈，气血不足，邪客经络，气血流通不畅，故肢体疼痛，正气不足，偶感外邪，即引动内邪发病，故反复发作，缠绵难愈。痹痛日久，气血虚弱，肢体关节缺乏气血濡养则肌肉消瘦，身体乏力。治宜补益气血，祛风除湿止痛，用独活寄生汤：

独活10g　桑寄生10g　秦艽10g　防风10g　细辛6g　当归10g　白芍10g　川芎10g　生地10g　杜仲10g　牛膝10g　党参10g　茯苓10g　桂枝10g　甘草8g

上15味，加水适量，煎汤，取汁，去渣温服。日1剂，分2次温服。

方中用当归、白芍、川芎、生地养血和营；党参、茯苓、甘草益气扶脾；寄生、杜仲、牛膝补肝肾，强筋骨；独活、秦艽、防风散风祛湿；桂枝、细辛祛寒通经止痛。全方扶正祛邪，表里兼治，适用于痹病日久，气血不足，肌肉消瘦者。

若痹证日久不愈，出现四肢关节疼痛，软弱无力，或四肢拘急挛缩，手指屈曲，肌肉萎缩不用，麻木不仁等，是风寒湿邪客留日久，经络受阻，气血流通不畅，关节肌肉失却营养，故从疼痛发展为软弱无力，拘急挛缩，手指屈曲，萎缩不用，麻木不仁。治宜散风祛寒除湿，舒筋活络，可服秦艽酒：

秦艽30g　牛膝30g　炮附子30g　桂枝30g　五加皮30g　天门冬30g　巴戟20g　炒杜仲20g　石楠叶20g　细辛20g　独活30g　薏苡仁20g

上12味，共捣粗末，用酒适量（以浸没药末为度）浸渍。夏季泡3天，冬季泡10天，春秋两季泡7天。得气味后，每日饮1小酒盅。病证严重或平素酒量大者可酌量增加。

方中用秦艽、独活、五加皮、石楠叶祛风除湿；附子、细辛温阳祛寒；苡仁利湿；桂枝通经；秦艽、五加皮还可舒筋活络；五加皮、石楠叶、巴戟、杜仲、牛膝补肝肾，强筋骨；天门冬《千金方》谓可治"偏枯不随，风湿不仁，冷痹"。

（二）热痹

关节疼痛，局部红肿灼热，痛不可近，或兼有口渴，小便黄，舌苔黄，脉濡数等症。

《金匮要略·脏腑经络先后病篇》说："湿流关节"。湿热搏结，阻于经络，气血流通不畅，故关节疼痛。热为阳邪，故疼痛之关节又见红肿灼热，热灼津液，故口渴、小便黄。舌苔黄、脉濡数为湿热侵犯人体之征。治宜清热利湿，佐以疏风解毒；借用三妙散加味：

苍术10g　黄柏10g　川牛膝10g　薏苡仁15g　桑枝15g　老鹳草10g　升麻10g　射干10g　木瓜15g　威灵仙10g

上10味，加水适量，煎汤，取汁，去渣，日1剂，分2次，温服。

方中以苍术、木瓜、苡仁燥湿除湿；黄柏、牛膝、桑枝清热祛风；升麻、射干解毒；威灵仙、老鹳草通经络祛风湿。且桑枝引药行上肢，牛膝、木瓜引药行下肢，威灵仙疏通十二经，搜尽四肢病邪，更利于治疗湿热之痹。

【案例】患者某，女，23岁，湖北武昌某工厂工人。1977年9月某日就诊。发病1年余，肢体大小关节疼痛肿大，每于天气变化时发作，小便色黄而有灼热感，口渴，脉濡数。病为热痹，治宜燥湿清热，祛风解毒；借用三妙散加味：

苍术10g　黄柏10g　川牛膝10g　薏苡仁15g　老鹳草10g　桑枝15g　木瓜15g　升麻10g　射干10g　威灵仙10g

以水煎服，日2次。药服20余剂，病愈。

按　《金匮要略·脏腑经络先后病脉证治篇》说："湿流关节"。风寒湿邪杂至，随湿流于关节，阻塞经络，气血郁滞，则肢体关节出现疼痛肿大。人体与自然环境息息相关，天气变化，则人体关节疼痛即应之而发作。素禀阳脏，经络阻塞不通，阳气郁遏，风寒化热，症见口渴，而小便黄，且感灼热。脉濡为湿，数为热，病乃今之"热痹"，唐以前之所谓"风毒"也。借用三妙散加味治之，祛风除湿，清热解毒，通络止痛。药服20余剂病愈。

（三）历节痛

历节痛指周身大小关节剧烈疼痛。与气候变化有关，并多伴有关节屈伸不利，或肿大变形。因其疼痛较甚，也称白虎历节风，或痛风。

本病多由肝肾先虚，又感受外邪而成，故治疗以扶正祛邪为大法。

1. 寒湿凝滞历节痛　肢体关节寒冷，疼痛剧烈，痛有定处，得热则减，身体困重，关节不可屈伸，舌苔薄白，脉弦细。

病因肝肾阳气虚弱，气血不足，又感受寒湿之邪，使经脉阻塞，经气不通，故关节寒冷疼痛，不可屈伸。寒湿为阴邪，故身体困重，疼痛得热则减。治宜祛逐寒湿，通阳止痛；用乌头汤加味：

炮川乌 10g（先煎）　　炙麻黄 10g　　白芍 10g　　炙黄芪 10g　　党参 10g　　白术 10g　　炙甘草 10g

上 7 味，加水适量，先煎乌头，待水减去 1/3，加入余药再煎，汤成去渣，温服。日 1 剂。

本方中乌头大热，长于逐寒止痛；麻黄辛温，可表散寒湿，通阳行痹；党参、白术、黄芪益气扶正，健脾化湿；白芍除血痹，利小便，助乌头通阳散寒行痹，并可使其毒从小便而去；甘草调和诸药，共奏温阳逐寒、益气固表、行痹止痛之功。

2. 湿热郁结历节痛　关节红肿发热，痛如锥刺，常涉及肢体大小关节，或伴有口渴、小便灼热等症，舌苔薄，脉数。

感受风湿等外邪，阳郁于内，郁而化热，侵犯关节，故关节红肿发热疼痛，并出现口渴，小便灼热，脉数等症。治宜清热解毒，祛湿止痛；借用三妙散加味：

苍术 10g　　黄柏 10g　　川牛膝 10g　　桑枝 15g　　老鹳草 10g　　木瓜 15g　　薏苡仁 15g　　升麻 10g　　射干 10g　　威灵仙 10g　　水牛角片 30g

上 11 味，加水适量，先煎水牛角片 1 小时，然后加入前 10 味药再煎，汤成去渣，温服，日 1 剂，分 2 次服。

方以苍术、黄柏、牛膝三妙散清热燥湿祛邪；加木瓜、薏苡仁除湿；桑枝清热祛风；威灵仙、老鹳章通经络，祛风湿，止疼痛；升麻、射干解毒。尤其加水牛角药，更增强清热解毒之力。全方有桑枝引药上行，牛膝、木瓜引药下行，威灵仙通行十二经，故全身上下各处肢体疼痛均可治。

痢　疾

痢疾，是以腹痛，里急后重，下痢脓血为其主要临床特点的一种肠道疾病，初期多为湿热之邪壅滞肠道。肝欲疏泄而不能，肺欲收敛而不得，致使气机不畅，传导失常，进而湿热灼伤肠道络脉，气血郁滞，腐败气血。

（一）痢疾初起

痢疾初起的前 3 天，如果没有明显的热象，病人仅表现为腹部疼痛，里急后重，下痢赤白脓血等。

湿热郁积，气机阻滞不通，故见腹痛，里急后重；湿热积滞，腐败气血，故见下痢脓血。此乃湿热郁结，气机阻滞；法当清利湿热，行气活血；治宜芍药汤方：

白芍 10g　　黄芩 10g　　甘草 8g　　黄连 10g　　大黄 10g　　槟榔 10g　　当归 10g　　肉桂 3g　　广木香 8g　　干姜 10g

上 10 味，以适量水煎药，汤成去渣取汁温服，日 2 次。如果里急后重太甚，可加枳壳 10g，桔梗 10g。

《素问·至真要大论》说："湿淫于内……，以苦燥之"。方中取黄芩、黄连、大黄苦寒清热、燥湿，通利肠胃积滞；取当归、白芍走血分养血活血；取广木香、槟榔行气导滞；少佐肉桂、干姜辛以散之，以助行气之力，合《素问·脏器法时论》、"肝欲散，急食辛以散之"旨意；以甘草甘缓和中，以缓急迫。如果里急后重太甚，则加枳壳、桔梗疏利气机，以加强行气之力。此所谓"行血则便脓自愈，调气则后重自除"。

(二) 热痢

痢疾以热为主，热重于湿，症见腹部疼痛剧烈，下痢脓血，里急后重，身热，烦躁，口渴，尿黄赤而热，舌质红绛，舌苔黄燥，脉滑数等。

湿热郁滞，熏蒸肠胃，腐败气血，下趋肠道，故见下痢脓血；气机阻滞，故见腹部疼痛剧烈，里急后重；里有郁热，故身热，脉滑数；热扰心神，故烦躁；热邪灼伤津液，故口渴，尿黄赤而热，舌质红绛，舌苔黄燥。此乃湿热蕴结肠胃，热重于湿；法当清热燥湿，养血活血；治宜白头翁汤方加味：

黄柏 10g　黄连 8g　白头翁 15g　秦皮 10g　当归 10g　赤芍 10g

上 6 味，以适量水煎药，汤成去渣取汁温服，日 2 次。若里急后重较甚，加枳壳 10g、桔梗 10g。

方中重用白头翁苦寒清热，凉血止痢；取秦皮、黄连、黄柏清热燥湿，是谓白头翁汤，清热燥湿止痢；加当归、赤芍入血分养血活血。若里急后重较甚，表明气滞尤重，故加枳壳、桔梗以疏利气机。

(三) 冷痢

症见下痢白色冻子，里急后重，腹痛，肠鸣，四肢不温，小便清长，苔白，脉沉紧。

寒湿内停，脾阳被困，运化失职，故下痢白色黏冻；寒湿阻遏，气机郁滞，阳气不通，故见里急后重，腹痛，四肢不温，小便清长；气行击水，故肠鸣；苔白，脉沉紧亦为寒湿内滞所致。此为寒湿内积所使然；法当温中散寒，涩肠止痢；治宜大桃花汤：

赤石脂 10g　干姜 10g　当归 10g　炒白术 10g　龙骨 10g　牡蛎 10g　制附片 10g　甘草 8g　白芍 10g

上 9 味，以适量水煎药，汤成去渣取汁温服，日 2 次。

方中取干姜、附片温中祛寒，散郁行滞；取白术、甘草燥湿健脾；取赤石脂、龙骨、牡蛎收涩止痢；取当归、白芍养血活血以和肝。共奏温中补虚，散寒止痢之功。

(四) 虚极下痢

素体虚弱之人，复感湿热之邪，而成下痢。症见下痢脓血，里急后重，小腹疼痛，身热；或兼见口渴，精神疲惫，头晕眼花，苔白，脉虚弱而数等。

湿热郁滞，熏蒸肠胃，腐败气血，故见下痢脓血；湿热郁滞，气机不畅，故见里急后重，小腹疼痛；热郁于里，故见身热；热伤津液，故口渴；血虚清窍失养，故头晕眼花；气血不足，故见精神疲惫，苔白，脉虚弱而数。此乃气血虚弱，湿热内郁使然；法当清热燥湿，益气补血；治宜白头翁加甘草阿胶汤方：

白头翁 12g　黄连 10g　黄柏 10g　秦皮 10g　甘草 10g　阿胶 10g（烊化）

上 6 味，以水适量先煎前 5 物，去渣取汁，纳阿胶于药汁中烊化，温服，日 2 次。

《金匮要略·妇人产后病篇》说："产后下痢虚极，白头翁加甘草阿胶汤主之"，这里借用其治疗血虚下痢颇为对证。方中重用白头翁苦寒清热，凉血止痢；取黄连、黄柏、秦皮苦寒清热燥湿；取阿胶滋养阴血；取甘草缓中补虚，调和诸药，取"热淫于内……，佐以甘苦"之义。

【案例】 患者某，女，35岁。1969年8月9日就诊。1969年8月5日发病，发热，下痢红白黏冻，且时伴以鲜血，1日达二三十次，里急后重，痛苦不堪，口渴欲饮水，恶心欲吐，食欲不振。经他医治疗未效而于8月9日就诊于余。诊见形体消瘦，精神困惫，舌苔黄，脉细数。此乃湿热郁遏肠道，气血郁滞，拟白头翁汤加味：

白头翁12g　黄连10g　黄柏10g　广木香6g　秦皮10g　当归12g　炒枳壳10g　桔梗10g

上8味，以适量水煎药，汤成去渣取汁温服，日2次。服2剂未效，此乃气滞不重，而热甚血伤尤深，故于上方中去疏利气机之桔梗、枳壳；加槐花12克、地榆15g凉血止血。

白头翁12g　黄连10g　黄柏10g　广木香6g　秦皮10g　当归10g　槐花12g　地榆15g

上8味，以适量水煎药，汤成去渣取汁温服，日2次。服药1剂，发热，口渴，恶心等症消失，食欲好转，表明热邪稍退，胃气渐顺。然仍下痢红白黏冻，1日夜二、三十次，里急后重，困惫异常。仍以原方加减。

白头翁12g　黄连10g　黄柏10g　广木香6g　秦皮10g　当归12g　炙甘草10g　地榆30g　阿胶12g（烊化）

上9味，以适量水先煎前8物，去渣取汁，纳阿胶于药汁中烊化，温服。药服1剂，大便转为正常，红白黏冻全无，里急后重消失，痢疾已愈。再以其方1剂巩固疗效。

按　湿热郁遏，熏蒸于肠胃，腐败气血，奔迫于后阴，而为下痢红白黏冻，且时伴以鲜血。血气瘀滞，气机不畅，故里急后重，下痢1日夜达数十次。胃气失降，故恶心欲呕，且食欲不振。热盛于身则发热，口渴欲饮水，舌苔黄，脉细数，其病为湿热痢而热重于湿，治本《伤寒论·厥阴病篇》"热痢下重者，白头翁汤主之"，"下痢欲饮水者，以有热故也，白头翁汤主之"之法，以白头翁汤泄热燥湿、凉血解毒为主，加当归行血以愈便脓，加广木香调气，枳壳、桔梗疏利气机以除后重。服药2剂未见稍效，遂以其邪热过甚而减去疏利气机之桔梗、枳壳，加入槐花、地榆以增强凉血泄热之力。服药后，发热、口渴、恶心等症消失，食欲亦好转；但下痢红白黏冻伴鲜血之证不减轻，1日夜仍为数十次，里急后重，困惫不堪；舌苔黄、脉细数。此乃劳累体弱之故，遂本《金匮要略·妇人产后病篇》"产后下痢虚极白头翁加甘草阿胶汤主之"之法，于上方减凉血之槐花，加入阿胶以养阴止血，炙甘草资汁补中，助正气以除湿热。患者虽非产后，但其痢前身体衰弱，与"下痢虚极"实为相似，故服药1剂，即正复邪退大便转为正常，红白黏冻全无，里急后重消失，痢疾告愈。

（五）阳虚久痢

阳气虚弱，下痢日久，症见下痢脓血，轻微里急后重，或无里急后重；同时兼见神疲气弱，腹痛喜温，按之痛止，舌淡白，脉迟弱或细微等。

脾阳虚弱，温煦无力，故见神疲气弱，腹痛喜温，按之痛止，舌淡白，脉迟弱或细微；脾失统御，故见下痢日久，泻下脓血；气滞未甚，故见里急后重轻微，或无里急后重。此乃脾阳虚弱，固摄无力，法当温中涩肠，治宜桃花汤方：

干姜8g　炒粳米10g　赤石脂20g（一半研为细末另包）

上3味，除一半赤石脂研末外，其余各药以适量水煎，汤成去渣取汁，纳赤石脂末于药汁中搅匀温服，日2次。如果兼见泻下脓血黑粪，加当归10g、川芎10g、红花10g、蒲黄10g；如果兼见少气无力，可于方中加党参10g、炒白术10g。

方中取干姜温中散寒；取粳米健脾益气，以助固摄之力；取赤石脂涩肠而止泻痢。3味相合，从而达到温中散寒，涩肠止痢之目的。如果出现脓血黑粪，表明瘀血阻滞，所以加当归、川芎、红花、蒲黄养血活血；如果见少气无力，表明脾气虚弱，故加白术、党参健脾益气。

【案例】 患者某，女，48岁，1954年8月患痢疾，时缓时剧，绵延20年。经武汉、北京等地医院治疗未效，后剖腹探查诊断为结肠溃疡。1974年6月就诊于余。诊见患者形体消瘦，食欲不振，面色少华，常畏寒；大便时下脓血，便色乌黑，下血前常有多汗、小腹急痛，但无后重感，大便无血时则稀溏而色如果酱，或带白色黏液。近来发生上腹部满胀，每于饥饿时刺痛；得食则减，遇寒则剧，口泛酸水。月经时断时潮；经前小腹刺痛，经色乌黑，脉沉迟细弱。治以桃花汤加味：

赤石脂30g　干姜6g　党参12g　炒粳米15g　当归24g　川芎9g　炒白术12g　炙甘草9g　白芍15g　延胡索12g　红花9g　桂枝6g　蒲黄炭9g

上13味，以适量水煎药，汤成去渣取汁温服，日2次。服药5剂，大便基本成形，下血停止，便色转正常，汗出之症消失，畏寒减轻，精神、食欲、面色均好转，唯稍劳则小便遗出。仍拟原方去红花加炙黄芪12g。服6剂，诸症悉退，仅大便稍稀，仍以原方去桂枝、蒲黄炭，加山药12g，广木香4g以善其后。

又服药11剂，大便完全恢复正常，食欲转佳，体重增加，形体渐盛，诸症减退，其病告愈。

按 患者脾肾虚寒，肠滑不固，故久久下痢以至20余年不愈，虽病痢而无后重感。气虚阳弱，则精神疲乏，食欲不振，面色少华，畏寒，痢前多汗或大便带白色黏液以及腹部饥饿则痛，遇寒则剧，口泛酸水，脉沉迟细弱。络伤血瘀，则大便色黑或如果酱，上腹部刺痛。月经前小腹刺痛，经色乌黑，亦为血瘀之征。病久则经血亏损，故形容消瘦。遂本《金匮要略·呕吐哕下利病篇》"下利便脓血者，桃花汤主之"之法，以桃花肠涩肠固滑以止下痢，加党参、白术、炙甘草补脾益气，加当归、川芎、白芍、红花、延胡索、蒲黄炭养血活血、止痛止血，加桂枝通阳温经，以助血行。服后精神、食欲、畏寒、大便均好转，下血及汗出亦止，唯劳则小便遗出，故于方中减破血之红花，加炙黄芪益气补虚以固摄，继之再去温通止血之桂枝、蒲黄炭，加山药以益脾固涩，广木香利气以防补药之壅。

（六）下痢脾陷

下痢日久，症见泻痢滑脱不禁，脱肛，腹痛食少，苔白，脉迟细。

脾气下陷，失于固摄，故见下痢滑脱不禁、脱肛；脾气虚弱，温煦无力，失于健运，故见腹痛，苔白，脉迟细，食少。此乃久痢脾虚下陷，固摄无权，法当温补脾肾，升阳举陷，治宜真人养脏汤方：

党参10g　炒白术10g　炙甘草10g　肉桂10g　广木香6g　当归10g　白芍10g　肉豆蔻10g（面裹煨）　炙罂粟壳10g　诃子皮10g（面裹煨）

上10味，以适量水煎药，汤成去渣取汁温服，日2次。

方中取党参、白术、炙甘草健脾益气，升阳举陷；取肉桂、肉豆蔻温阳止泻；取炙罂粟壳、诃子皮固肠止滑；取当归、白芍养血活血止痛；取广木香疏利气机。10味相合，共收益气举陷、固肠止痢之效。

（七）久痢

下痢日久，时轻时重，痢下赤白脓血，腹痛，里急后重。

下痢日久，正气受伤，热邪未尽，故见下痢赤白脓血，腹痛，里急后重。此乃病入厥阴，其经寒热错杂所使然，法当寒热并投，治宜乌梅丸加味，改丸为汤：

乌梅10g 干姜10g 黄连10g 当归10g 蜀椒10g 细辛6g 制附片10g 桂枝10g 黄柏10g 广木香6g 党参10g

上11味，以适量水煎药，汤成去渣取汁温服，日2次。

方中取乌梅酸收止痢；取干姜、附片、蜀椒、桂枝、细辛温里通阳；取黄连、黄柏苦寒清热，以厚肠胃；取当归养血活血；取党参益气补虚；取广木香行气通滞。

(八) 噤口痢

下痢赤白脓血，腹痛，里急后重，恶心呕吐，不能食，精神疲乏，舌苔黄腻等。

湿热疫毒蕴结肠胃，腐败气血，故见下痢脓血；湿热阻滞，气机不利，故见腹痛，里急后重；胃失和降，故见不能食，恶心呕吐；湿热上泛于口，故见舌苔黄腻；下痢伤损脾胃，故见精神疲乏。此乃湿热疫毒熏灼肠胃，正气受伤所致，法当败毒祛湿、疏利气机、培中固本，治宜仓廪散：

党参10g 茯苓10g 甘草8g 前胡10g 川芎10g 羌活10g 独活10g 桔梗10g 柴胡10g 炒枳壳10g 陈仓米20g

上11味，研为细末备用。每用时取药末20g，以生姜10g、薄荷10g煎水送服。

方中取羌活、独活燥湿；取党参、茯苓、甘草、陈仓米、生姜健脾和胃降逆；取柴胡、前胡一升一降通达上下；取桔梗、枳壳疏利气机；取川芎行血中之气；取薄荷以升清阳。

腹　泻

腹泻，又称"泄泻"。以排便次数增多，大便稀薄，甚至泻出如水为其主要临床特点。《素问·至真要大论》曰："诸厥固泄，皆属于下"。文中"泄"，即今之所谓"腹泻"，表明腹泻与脾、胃、大肠、小肠、肾等脏腑关系较密切。就其性质而言，有属寒、属热、属虚、属实之不同，临床当依其具体症状辨证而治。

(一) 湿热下注腹泻

湿热下迫肠道，症见腹痛，腹泻，泻下急迫，势如水注，色黄而臭，肛门灼热，心烦，口渴，小便黄赤，舌苔黄腻，脉濡数。

湿热滞于肠胃，气机阻滞，故见腹痛；湿热下趋肠道，燥化不行，故见腹泻，肛门灼热；热性急迫，故见泻下急迫，势如水注；热邪郁遏，故见大便泄水，色黄而臭；热伤津液，津液不能上承于口，故见口渴，小便黄赤；热邪内扰，心神不宁，故见心烦；舌苔黄腻，脉濡数，亦为湿热之征，此乃湿热郁滞，下迫肠道所致，法当清热燥湿，治宜葛根芩连汤：

葛根10g 黄连10g 炙甘草10g 黄芩10g

上4味，以适量水煎药，汤成去渣取汁温服，日2次。

方中取大苦大寒之黄连、黄芩寒以清热，苦以燥湿，且借其苦味以厚肠胃；取葛根生津止渴；取甘草益气培土，以防苦寒太过伤损胃气，且可调和诸药。

(二) 气化不利腹泻

膀胱气化不利，症见腹泻，呕吐，烦渴欲饮，小便不利，苔白脉浮；或见寒热等。

膀胱不能化气行水，故见小便不利；水液内停，下趋肠道，故见腹泻；水邪犯胃，胃气上逆，故见呕吐；气化不行，津液不能上承于口，故见烦渴欲饮；膀胱外应皮毛，故或见寒热。此乃膀胱气化失职，水湿下趋肠道而然，法当化气行水，淡渗利湿，治宜五苓散：

猪苓 10g　茯苓 10g　炒白术 10g　泽泻 10g　桂枝 10g

上 5 味以适量水煎药，汤成去渣取汁温服，日 2 次。多饮温水。

方中取桂枝辛温化膀胱之气，"气化则能出焉"；取茯苓、猪苓、泽泻淡渗利尿，使水湿之气由小便而去，此所谓利小便而实大便；取白术培土以燥湿；若兼见寒热，则膀胱之邪外应皮毛，五苓散化气利水，多饮温水以助汗出，膀胱邪去则寒热自退。

（三）水热互结腹泻

水与热结，症见腹泻，小便不利，口渴欲饮，心烦不眠，苔黄脉数。

水热互结，水不化气，故见小便不利；津液不能上承于口，故见口渴欲饮；水湿内停，直趋肠道，故见腹泻；热邪伤阴，心神失养，故见心烦不眠；热邪内结，故见苔黄脉数。此乃热与水结，阴液受伤所致，法当滋阴利水，治宜猪苓汤：

猪苓 10g　茯苓 10g　泽泻 10g　滑石 10g　阿胶 10g（烊化）

上 5 味，以适量水先煎前四物，待水减半，去渣取汁，纳阿胶于药汁中烊化，搅令均匀温服，日 2 次。

方中取阿胶养血滋阴；取滑石清热利水；取猪苓、茯苓、泽泻淡渗利尿，使水得归故道则泻痢自止，此即利小便则实大便。

（四）肝气乘脾腹泻

肝木克脾，症见腹痛，痛则欲泻，泻而不爽，且有下坠感，泻后痛止；兼见嗳气食少，苔薄，脉弦等。

肝主疏泄，脾主运化；肝气不调，脾失健运，水湿内停，阻遏气机，故见腹痛；水湿下趋肠道，故见腹泻；肝木乘脾而疏泄失权，故见腹痛欲泻，泻而不爽；脾气郁滞，故见嗳气食少；内无食滞，故苔薄；弦为肝脉，此乃肝脾不和，肝气横逆乘脾，法当扶脾抑肝，治宜痛泻要方：

炒白术 10g　炒白芍 10g　防风 10g　炒陈皮 10g

上 4 味，以适量水煎药，汤成去渣取汁，温服，日 2 次。

方中取白芍、防风以抑肝散邪；取白术、陈皮健脾行气，合奏抑肝扶脾之功效。

（五）水停气滞腹泻

水停气滞，症见腹泻，小便短少，脘腹胀满，舌苔白腻等。

脾失健运，水湿内停，下趋肠道，故见腹泻；水湿阻遏，膀胱气化失常，故见小便短少；湿邪壅遏，气机阻滞，故见脘腹胀满，舌苔白腻。此乃脾胃不和，水湿内停，气机阻滞所致，法当宽中行气，健脾利尿，治宜胃苓汤：

桂枝 10g　茯苓 10g　炒白术 10g　泽泻 10g　猪苓 10g　苍术 10g　厚朴 10g　陈皮 10g　甘草 6g

上 9 味，以适量水煎药，汤成去渣取汁温服，日 2 次，泻久肢冷者，加附片 8g，干姜 10g。

方中取厚朴、陈皮宽中行气；取白术、苍术、甘草健脾燥湿；取桂枝通阳化气；取茯苓、猪苓、泽泻淡渗利湿；使水湿之气由小便而去，水湿去则腹泻自止。泻久肢冷，为阳衰寒盛，加附片干姜以温阳祛寒。

（六）脾胃虚寒腹泻

脾胃虚寒，症见腹泻，肠鸣，泻下清稀，四肢不温，食欲不振，食后脘腹胀满，面色萎黄，精神倦怠，舌淡苔白，脉缓弱等。

《金匮要略·痰饮咳嗽病脉证并治第十二》说："水走肠间，沥沥有声"，脾虚失运，水湿内停，气行击水，故见肠鸣；水湿下趋肠道，故见腹泻；脾阳不足，温煦无力，故见泻下清稀，四肢不温；胃纳失常，脾亦失其运化之能，故食欲不振，食后脘腹胀满；脾胃虚弱，故见面色萎黄，精神倦怠，舌淡苔白，脉缓弱。此乃脾胃虚寒而然，法当温补脾胃，治宜理中汤：

党参10g　干姜10g　炒白术10g　炙甘草10g

上4味，以适量水煎药，汤成去渣取汁温服，日2次。寒甚而四肢厥冷者，可加熟附子10g，为附子理中汤。

方中取党参、白术、甘草健脾益气；取干姜温中散寒，4味相合，共奏温补脾胃之效。如见寒邪盛而四肢厥冷者，加熟附片以温阳散寒。

（七）肾阳衰弱腹泻

肾阳虚弱，症见天明之前，脐周即痛，肠鸣即泻，泻后痛减，腹部畏寒，形寒肢冷，舌淡白，脉沉细等。此即所谓"五更泄"。

《灵枢·顺气一日分为四时》说："以一日分为四时，朝则为春，日中为夏，日入为秋，夜半为冬"，《金匮要略·脏腑经络先后病脉证第一》说："冬至之后，甲子夜半少阳起，少阳之时，阳始生，天得温和"。肾阳虚弱，阳气不振，夜半之后，阳气始生，人身阳气得自然界阳气之助，故见天明之前，脐周即痛，腹痛即泻，泻后邪除，故见泻后痛减；阳失于温煦，故见腹部畏寒，形寒肢冷，舌淡苔白，脉沉细。此乃肾阳衰虚，阳气不振所致，法当温脾补肾，治宜四神丸，改丸为汤：

补骨脂10g　肉豆蔻10g（面裹煨）　吴茱萸10g　五味子8g　生姜5g　大枣2枚（擘）

上6味，以适量水煎药，汤成去渣取汁温服，日2次。

方中取补骨脂温补肾阳；取吴茱萸燥湿散寒；取五味子、肉豆蔻涩肠止泻；取生姜和胃，大枣培土。

（八）沉寒痼冷腹泻

1. 温脾汤证　症见腹泻日久，泻下稀水，腹胀，腹痛，手足厥冷，苔白，脉沉紧等。

阴寒内积，脾阳被遏，运化失职，水湿停蓄，下趋肠道，故见腹泻，泻下稀水；阴寒内盛，阳气不通，气机阻滞，故见腹胀，腹痛；《灵枢·终始》说："阳受气于四末"，脾主四肢，脾阳受阻，阳气不能达于四末，故见手足厥冷；苔白，脉沉紧则为阴寒痼结之象。此乃阴寒内盛，阻遏脾阳所致，法当温中散寒，攻逐冷积，治宜温脾汤：

党参10g　干姜10g　制附片10g　大黄8g　炙甘草8g

上5味，以适量水煎药，汤成去渣取汁温服，日2次。

方中取干姜温中散寒，以复脾阳；取大辛大热之附片攻逐陈寒痼冷；取党参、甘草益气健脾；陈寒内结，非大黄不能去其结，故取大黄以荡涤之，其性味虽苦寒，然与附子、干姜之品同用，则附片、干姜逐寒，大黄去结，各收其功，共奏攻逐阴寒痼结之效。

2. 三物备急丸证　寒实积滞，症见腹泻，每年按时而发，腹部胀痛，四肢不温，脉沉结等。

陈寒内积，下之未尽，阻遏阳气，脾不转运水湿，水湿下趋肠道，故见腹泻；脾属土主信，故其泄泻至其年月日时复发；阳气受阻，不能达于四末，故见四肢不温；气机阻滞不通，故见腹部胀痛；寒积于内，脉道不利，故见脉沉结。此乃陈寒积滞于内所使然，法当峻下寒积，治可借用三物备急丸：

大黄30g　巴豆30g（去皮心炒，研如脂）　干姜30g

上3味,先将大黄、干姜共捣细,加入巴豆研匀,炼蜜为丸如黄豆大,密贮备用。每用时取3~4丸,温开水送下,须臾当泻。若不泻吃热粥1碗,若泻而不止,吃冷粥1碗。若证无四肢不温,脉沉结,而兼见口渴、尿黄,此为热邪积滞未尽,当用大承气汤峻下热积。此皆为"通因通用"法也。

方中取干姜温中散寒,振奋脾阳;取辛热之巴豆,峻逐寒积;取大黄伍干姜、巴豆攻逐冷积。

浮 肿

浮肿病既是一种常见病多发病,也是一种大病难病。以病人肌肤浮肿,按之没指为其主要临床特点。《内经》将其发病原因和临床证候叙述颇为清楚,并提出了"平治于权衡"的治疗原则,及"开鬼门,洁净府"、"针刺"、"放血"等具体治疗方法。后汉张仲景在其所著的《伤寒杂病论》中,对本病作了进一步阐述,将其分为风水、皮水、正水、石水等类型,并结合所在的脏腑进行辨证,且提出了很多有效的治疗方法,从而使《内经》的理论更加具体化。后世又将其分为阴水、阳水两大类。然余在临床工作中,治疗浮肿之病,根据前人的经验,结合自己的临床体会,每采用下列数种治疗方法。

(一) 发汗消肿法

发汗消肿法,即《内经》所谓之"开鬼门"法。《素问·阴阳应象大论篇》说:"其在皮者,汗而发之"。《金匮要略·水气病脉证并治第十四》说:"腰以上肿,当发汗乃愈"。所以,这种治疗方法主要用于病邪偏表、偏上的水肿病。在临床上,又当根据不同病人的具体情况,选用恰当的发汗方法。

1. 辛凉发汗 宜于症见肢体浮肿,按之没指,微热,恶风,身痛,自汗出,口渴欲饮,小便黄赤,脉浮大或数等。

风邪外伤皮毛,水邪阻滞肌肤腠理,故见肢体浮肿;风热郁于表,故见微热,身痛,脉浮等表证;风性疏泄,故见自汗出;汗出则腠理疏松,故恶风;风为阳邪,郁滞化热,热灼津液,故见口渴欲饮,小便黄赤而脉亦见数象。此乃风伤肌腠,郁滞化热所致;法当辛凉解表,兼清郁热;治宜越婢加术汤:

麻黄10g 石膏20g 炒白术10g 生姜10g 甘草10g 大枣3枚(擘)

上6味,以适量水煎药,汤成去渣取汁温服,日2次。

方中取麻黄辛散,疏通肌表郁滞之邪;取石膏甘寒,清除郁热;麻黄与石膏相伍,麻黄之辛味留而温性去,故成辛凉疏风清热消散水肿之剂;取生姜、甘草、大枣补中益气,调和营卫;取白术培土以制水。

【案例】 患者某,女,57岁,1971年12月初就诊。发病10余日,面部浮肿,目下微肿如卧蚕,小便黄赤,微恶风寒,发热,头痛,腰疼,鼻塞,流清涕,口渴欲饮冷,心下硬满,按之不舒,然不碍饮食,心悸,微咳,脉浮。

拟越婢加半夏汤主之。

麻黄10g 炙甘草10g 生姜10g 石膏20g 法半夏10g 大枣3枚(擘)

上6味,以适量水煎药,汤成去渣取汁温服,日2次。

服药2剂后,恶寒、鼻塞、流清涕及咳嗽等症均消失,浮肿、小便黄赤开始好转,唯昨天出现大便带黄色黏液。守原方加减继进。

麻黄10g　石膏20g　炙甘草10g　生姜10g　黄芩10g　炒白术6g　大枣3枚（擘）　炒枳实10g

上8味，以适量水煎药，汤成去渣取汁温服，日2次。服上药3剂后，诸症悉退，其病即愈。

按　风寒侵袭于肌肤，则症见微恶风寒，发热，头痛，腰疼，鼻塞，流清涕，脉呈浮象。风邪扰动内水而上泛于头面，故面目浮肿。水邪滞结心下且上犯于心、肺，故心下痞硬而按之不舒，并伴见心悸、微咳等症。阳气受阻，内郁化热，则小便黄赤而口渴欲饮冷。其病外有表邪，内有郁热，属风水为患。《金匮要略·水气病脉证治篇》说："腰以上肿，当发汗乃愈"。用发汗清热之越婢加半夏汤，麻黄发汗散邪，生姜、红枣、甘草和胃补中以助之，石膏清里热，加半夏蠲饮降逆。服药2剂后，恶寒、鼻塞、清涕、咳嗽等症悉退，口渴、尿赤亦减轻，然面目浮肿未去而大便忽带黄色黏液，是内结之湿热欲去而不能。遂于原方中去半夏而合枳术汤为方，发汗清热，燥湿磨痞，服药后肿消而病愈。

2. 辛温发汗

(1) 香苏饮证：症见肢体浮肿，按之没指，恶寒，无汗，脉浮等。

肺外合皮毛，风寒束表，肺失宣发，水液停滞于肌肤，故见肢体浮肿；风寒束表，肌腠闭密，阳气不通，寒留于外，故见恶寒无汗；脉浮，为病邪在表。此乃风寒束表，风水相激，郁于肌腠所致；法当辛温发表；治宜香苏散加味：

制香附10g　紫苏10g　陈皮10g　甘草6g　葱白6g　生姜6g　杏仁10g（去皮尖炒打）　防风10g

上8味，以适量水煎药，汤成去渣取汁，不拘时服。

方中取紫苏、防风、杏仁、葱白、生姜辛温发表，宣肺消肿；取香附、陈皮行气，以助发表之力；取甘草调和诸药。

【案例】　患者某，男，35岁，武汉地区某大学教工。1976年5月就诊。3日前右下肢髀部生一小疖，前天忽然发生恶寒，头面四肢微浮肿，小便黄，舌苔白，脉浮。某医院检查尿中有蛋白，诊断为"急性肾炎"。乃风寒侵袭，风激水上；治宜辛温散邪；拟香苏饮加减：

紫苏叶10g　防风10g　荆芥10g　陈皮10g　桔梗10g　生姜8g　葱白2茎　杏仁10g（去皮尖炒打）

上8味，以适量水煎药，汤成去渣取汁温服，日2次。

按　下肢生一小疖，乃血气郁滞所致。血气不和，易为外邪侵袭。风寒侵袭于表，故恶寒而苔白脉浮。风激水上，壅逆于头面四肢及皮肤，故头面四肢微肿。《灵枢·本藏篇》说："三焦膀胱者，腠理毫毛其应"。邪在腠理毫毛之皮肤，内应于三焦膀胱，三焦主水道，膀胱为水府，故其小便为之黄。香苏饮方加减，用紫苏叶、防风、荆芥、生姜、葱白等通阳发表以散风寒，杏仁宣肺，桔梗开提，陈皮行气利气机，以助紫苏叶、防风、荆芥等药之表散。风邪去，水无所激，则自不逆壅于上，而复其下行之性矣。药服3剂，肿消寒已而尿中蛋白亦失。

(2) 大青龙汤证：症见四肢浮肿，按之没指，发热，恶寒，周身疼痛，无汗，烦躁，脉浮等。

肺外合皮毛，风寒袭表，肺失宣发，水液内停，故见四肢浮肿；风寒束表，肌腠闭密，阳气不通，故见恶寒、发汗、周身疼痛；阳气内郁化热，故见发热、烦躁；脉浮表明病邪在表。此乃风寒束表，内生郁热所致；法当外散风寒，内清郁热；治宜大青龙汤：

麻黄10g　桂枝6g　炙甘草6g　生姜10g　石膏20g　大枣3枚（擘）　杏仁10g（去皮尖炒打）

上7味，以适量水煎药，汤成去渣取汁温服，日2次。

本方即辛温发表的麻黄汤加味而成。方中取麻黄、桂枝、杏仁、生姜辛温发表，宣肺消肿；取石膏清郁热以除烦躁；取甘草、大枣培土以制水。

（3）助阳发汗：适宜于症见肢体浮肿，按之没指，骨节疼痛，汗出恶风，脉沉等。

风寒外束，津液运行失常，水邪内停，故见肢体浮肿；风寒束表，阳气不通，故见骨节疼痛；正阳不足，故见汗出、恶风、脉沉。此乃正气不足，风寒外束所致；法当温阳发表；治宜麻黄附子汤：

麻黄10g　制附片10g　炙甘草8g

上3味，以适量水煎药，汤成去渣取汁温服，日2次。

方中取麻黄、附子辛温以温经助阳，发散表寒而消水肿；取甘草益气健中，培土制水。

（二）利尿消肿法

利尿消肿法，即《内经》所谓之"洁净府"。《金匮要略·水气病脉证并治第十四》说："腰以下肿，当利其小便"。所以，这种治疗方法主要用于水肿偏重于身体下半部而后肿及全身的水肿病。在临床上，又当根据不同病人的具体情况，采用适当的利尿方法。

1. 化气利尿　适用于症见肢体浮肿，按之没指，小便不利，汗出而渴，或恶寒发热，脉浮等。

《素问·灵兰秘典论》说："膀胱者，州都之官，津液藏焉，气化则能出矣"，膀胱藏津液而主气化，表邪循经内传膀胱腑，膀胱气化失职，故见小便不利而水无下出之路，遂向外浸渍肌肤，于是出现肢体浮肿；津液不能上布于口舌，故见口渴；表邪未尽，故见恶寒发热，汗出，脉浮等表证。此乃表邪未尽，膀胱气化不利所致；法当化气利水，兼散表邪；治宜五苓散：

桂枝10g　茯苓10g　炒白术10g　泽泻10g　猪苓10g

上5味，以适量水煎药，汤成去渣取汁温服，日2次。

方中取桂枝辛温化气，兼散未尽之表邪；取茯苓、猪苓、泽泻淡渗利水，以消水肿；取白术健脾祛湿。

【案例】患者某，男，63岁，住湖北省荆州城某工地，工人。1972年1月15日就诊。发病月余，全身浮肿，以下肢为甚，阴囊亦肿，微咳，腹部胀满，饭后加重，拒按，肠鸣，小便短少色黄，苔白，脉弦。乃气滞水停，阳郁不化；治宜宽中利气，通阳行水；拟五苓散加味：

桂枝10g　茯苓12g　炒白术10g　猪苓12g　陈皮12g　苍术6g（漂）　槟榔12g　干姜6g　厚朴12g　泽泻12g

上10味，以适量水煎药，汤成去渣取汁温服，日2次。

26日复诊：上方服11剂，浮肿消失，诸症亦退，唯感下肢酸软无力，微咳有痰，食欲甚差，改用六君子汤健脾益气化痰为治。

党参10g　茯苓10g　炒白术10g　陈皮12g　生姜9g　制半夏10g　炙甘草9g

上7味，以适量水煎药，汤成去渣取汁温服，日2次。

28 日三诊：服药 3 剂，复发胀满，下肢浮肿，小便不利等证，仍拟五苓散加味。

桂枝 10g　茯苓 10g　炒白术 10g　猪苓 12g　泽泻 12g　苍术 6g（漂）　厚朴 12g　陈皮 12g　制半夏 10g　槟榔 12g　干姜 6g　莱菔子 12g

上 12 味，以适量水煎药，汤成去渣取汁温服，日 2 次。

按　水为阴，赖阳气以运化，故气滞则水停。气滞于中，则腹部胀满而按之不舒，且饭后加重。气机壅遏，膀胱气化不行，故小便不利，量少而色黄。水湿无下出之路而停滞于中，则为肠鸣，逆射于上，则为咳嗽，浸渍于外，则为全身浮肿。水性就下，无风以激上，故其浮肿以下肢为甚。阴囊皆属肾，肾主水，水湿犯肾，故阴囊亦见肿。水为阴邪，其病无热，故舌苔白而脉弦。五苓散方加味，用厚朴、陈皮、槟榔宽中行气，白术、苍术健脾燥湿，茯苓、猪苓、泽泻利水祛湿，桂枝通阳化气，以复膀胱之气化而行水。服后胀消肿退，正气一时未复而腿软食少，因用六君子汤党参、甘草误补，气机壅滞，以至浮肿、腹胀等症复起，再用上加味五苓散方宽中消胀，利气行水，并加莱菔子增强导滞消胀之效，法半夏降逆蠲饮以止咳嗽。药又服 6 剂，肿消症退而病渐愈。

2. 温阳利尿　适用于症见肢体浮肿，按之没指，四肢厥冷，小便不利，小腹胀满，脉沉等。

《素问·水热穴论》说："肾者，胃之关也，关门不利，故聚水而从其类也。上下溢于皮肤，故为胕肿，胕肿者，聚水而生病也"。肾阳郁阻，关门不利，水液内停，故见肢体浮肿；肾开窍于前后二阴，肾阳郁阻，故见小便不利；阳气郁而不伸，故见四肢厥冷，脉沉；水邪内聚，气机不利，故见小腹胀满。此乃阳气失常，关门不利所致；法当温阳利尿；治宜真武汤：

制附片 10g　茯苓 10g　生姜 10g　炒白术 10g　白芍 10g

上 5 味，以适量水煎药，汤成去渣取汁温服，日 2 次。

方中取大辛大热之附片温通阳气，阳气通则水液化；取茯苓、白术、生姜健脾祛湿和胃；取白芍利小便，使附片发挥药效后其毒性由小便排出。

【案例】　患者某，女，7 岁，1970 年 11 月 10 日初诊。发病 1 个月余，近日加剧。诊见全身浮肿，腹满按之软，大便时溏，小便短少色黄；手足冷，不渴，偶欲热饮，食欲差。舌苔白润，脉沉小迟，昨晚微咳，流清涕。

拟以真武汤加减。

制附片 6g　茯苓 8g　生姜 6g　炒白术 8g　炙甘草 6g

上 5 味，以适量水煎药，汤成去渣取汁温服，日 2 服。

服药 2 剂后，病好转；服药 4 剂，病即痊愈。

按　患儿水湿内阻，阳气抑遏而不得伸。水湿浸于外而全身浮肿，水湿渍于内而大便时溏。阳气郁遏而不化膀胱之气，则小便短少色黄；不能达于四肢，则手足为之冷；不能正常运行血气，则脉沉小迟；不能温暖于脾胃，则食欲较差。舌苔白润，亦为湿盛阳郁之象。其湿邪内盛于中焦，故症见腹部膨满；然腹满究以湿邪内滞所致，终非燥热实邪，故腹部虽满而按之仍软。阳气被抑，失其主外之能，稍遇风寒即感而加病；后增微咳且流清涕者，乃微感外寒使然。治用真武汤以温阳化气，利水祛湿。因其病中虚便溏，故去动胃之芍药而加补中之甘草。服后水利湿去，阳通正复，而肿病旋愈，其外感之微寒亦自散。

3. 甘寒利尿　适用于症见肢体浮肿，按之没指，小便不利，或滴沥涩痛，口干渴，脉数等。

水热壅结，气化不行，故见小便不利，或滴沥涩痛；水液停蓄，溢于肌肤，故见肢体浮肿；内有郁热，故见脉数；热伤津液，津液不能上承于口，故见口干渴。此乃水热结滞，壅遏膀胱，尿道阻滞所致；法当甘寒利尿；拟方：

芦根15g　茅根15g　冬瓜皮20g　石韦10g　苡仁15g　西瓜翠衣10g　滑石15g　灯心草10g（若无可以通草代）　杏仁10g（去皮尖炒打）

上9味，以适量水煎药，汤成去渣取汁温服，日2次。

方中取冬瓜皮、芦根、茅根、滑石、西瓜翠衣甘寒清热利尿；取灯心草、苡米甘淡寒清热利尿渗湿；取石韦甘苦寒清热燥湿利小便；取苦温之杏仁利肺气，以清水之上源。

【案例】　患者某，男，19岁，住湖北省枣阳市农村，农民。1972年10月某日就诊。发病10余天。全身浮肿，以下肢为甚，小便短少色黄，有灼热感，口渴，苔薄黄，脉细数。乃阳热内郁，不能化气行水，水窜皮肤，发为浮肿。治宜清热利水。拟方：

冬瓜皮20g　茯苓皮10g　芦根20g　白茅根15g　薏苡仁15g　石韦10g　车前仁10g　灯心草10g　滑石10g　泽泻10g　西瓜翠衣20g

上11味，以适量水煎药，汤成去渣取汁温服，日2次。

按　《素问·灵兰秘典论》说："三焦者，决渎之官，水道出焉；膀胱者，州都之官，津液藏焉，气化则能出矣"。三焦阳气郁结，失其决渎之职，则膀胱气化不利，而小便为之不利，症见尿少色黄。小便不行，水无下出之路，则必横溢于皮肤之中，发为浮肿之病。阳郁则生热，热生于上则口渴苔黄，热生于下则尿黄而感灼热。水邪阻滞则脉细，阳热内郁则脉数。自拟清热利水汤，用冬瓜皮、茯苓皮、西瓜翠衣行皮肤之水以消浮肿，芦根、滑石、灯心草利水以清上焦，石韦、泽泻、车前仁利水以清下热，白茅根凉血利水而清血分之热，薏苡仁祛水湿而顾脾胃。药服7剂而热除肿消，其病遂愈。

（三）逐水消肿法

水邪内结，症见肢体浮肿，按之没指，腹部肿大如鼓，小便不利，脉沉实等。

《素问·灵兰秘典论》说："三焦者，决渎之官，水道出焉"。三焦不通，水道受阻，水液内停，故见肢体浮肿，按之没指，腹部肿大如鼓；膀胱气化受阻，故小便不利；《伤寒论·平脉法》说："沉潜水蓄"，水邪壅盛，脉道被阻，故见脉沉。此乃水邪壅盛，凝聚于内，三焦不通，气化受阻所致；法当峻下逐水；治宜十枣汤：

芫花（炒）、甘遂、大戟各等份肥大枣适量

上4味，除大枣外，其余3味共研为极细末，收贮备用。每用时取肥大枣10枚，擘开，煎水去渣取汁，加药末2g调服。本药只宜早晨服，不宜晚上服。服药后1时许当利，若利不止，可饮冷米汤1碗；若不利，可饮热米汤1碗；仍不利，待第2天早晨再如法服用。本方药味峻猛，非病实体壮者，不可服用。若为安全起见，可将药末同枣肉捣和为丸服用；或将药末用食醋调成糊状，敷于小腹部，则为更妥当。

方中取芫花、甘遂、大戟峻下逐水；取肥大枣健脾益气，培土固中，以防峻下过伤正气。

（四）泻肺消肿法

邪壅于肺，症见肢体浮肿，按之没指，小便不利，胸部胀满，咳嗽，喘息等。

肺外合皮毛，为水之上源，主肃降而通调水道，上源受阻，肃降失职，水道不通，水液随其所合而渗溢于皮肤，故见肢体浮肿，按之没指；上源塞则下窍不通，故见小便不利；肺气壅塞，气机阻滞，故见胸部胀满；气壅滞于肺，肃降失常，肺气上逆，故咳嗽，喘息等。此乃肺气壅塞，肃降失职所致；法当泻肺行水；治宜葶苈大枣泻肺汤：

葶苈子 15g（炒捣碎） 肥大枣 4 枚（擘）

上 2 味，以适量水先煎大枣，汤成去渣加葶苈子煎，去渣取汁顿服。

方中取葶苈子启水之上源，泻肺行水；取大枣健脾益气，培土固中。

（五）散结消肿

大气不转，症见水肿，腹胀，心下坚，大如盘，边如旋杯，手足厥冷，肠鸣；或兼见身冷，恶寒，骨痛，麻痹不仁等。

阴气内盛，阳气虚弱，气化不行，水湿内停，浸于肌肤，故见水肿；下焦阴寒之气上逆填于心下，浊气痞塞，饮邪凝结，故见心下坚，大如盘，边如旋杯；升降失常，气机阻塞不通，故见腹胀；水走肠间，气行击水，故见肠鸣；阴寒内盛，阳气不能达于四末，故见手足逆冷，阳气虚于外，故身冷恶寒；阴邪盛于内，故见骨痛，麻痹不仁。此乃阳虚阴盛，升降失常所致；法当通达阴阳，转运大气；治宜桂枝去芍药加麻黄细辛附子汤：

桂枝 10g　生姜 10g　制附片 10g　麻黄 8g　细辛 6g　大枣 3 枚（擘）　炙甘草 8g

上 7 味，以适量水煎药，汤成去渣取汁温服，日 2 次。

方中取麻黄、桂枝、生姜攻其上以祛其邪；取附子、细辛温其下以助其阳；取甘草、大枣补其中以运其气。上下之气交通，中焦之气运转，其病即愈。此即所谓大气一转，其气乃散。

（六）健脾消肿

脾虚而肿，症见浮肿，早起两眼胞肿，两腿肿消；而下午则双下肢肿，面目肿消，或兼见大便稀薄，倦怠乏力。

脾虚气滞，失其正常运行之能。夜间平卧，则气滞于眼胞，故早起见两眼胞浮肿而下肢肿消；白天行走坐立，两腿下竖，则气滞于胫足，故下午见两足浮肿而两眼肿消。脾虚气少，阳气失职，故或兼见大便稀溏；气虚无以充养于肢体，故其倦怠乏力。此乃脾虚气滞，阳化不及所致；法当健脾益气；治宜六君子汤：

党参 10g　茯苓 10g　炒白术 10g　陈皮 10g　制半夏 10g　炙甘草 10g

上 6 味，以适量水煎药，汤成去渣取汁温服，日 2 次。

方中取党参、甘草补中益气；取白术、半夏健脾燥湿；取茯苓淡渗利湿；取陈皮行气和中，使脾气复而肿自消。

（七）补肾消肿

肾虚而肿，症见浮肿，按之没指，腰膝酸软无力，小便黄而不利。

肾为胃之关，主管水液代谢，肾虚失其主水之职，水液内停，渍于肌肤，故见浮肿，按之没指；肾阴亏虚，虚火内扰，故尿黄；肾开窍于前后二阴，肾虚失用，故见小便不利；腰为肾府，肾主腰膝，肾虚失其充养，故见腰膝酸软无力。此乃肾阴亏虚，失其主水之职所致；法当滋阴补肾；治宜六味地黄汤：

熟地 24g　山药 12g　山茱萸 12g　茯苓 10g　泽泻 10g　丹皮 10g

上 6 味，以适量水煎药，汤成去渣取汁温服，日 2 次。

方中取熟地、山药、山茱萸滋补肾阴；取茯苓、泽泻淡渗利水；取丹皮以清虚热。

【案例】 患者某，男，22 岁，住湖北省枣阳市某乡镇，农民。1950 年 10 月某日就诊。久疟后发生两脚浮肿，腰酸脚软，小便黄少，大便干燥，口干不欲饮，面色无华，脉细而无力。乃疟后伤肾，阴虚热郁，治宜滋补肾阴，利水渗湿，拟方六味地黄汤加味。

熟地20g　山药12g　山茱萸12g　茯苓10g　丹皮10g　肉苁蓉10g　泽泻10g

上7味，以适量水煎药，汤成去渣取汁温服，日2次。

按　《素问·逆调论篇》说："肾者水脏，主津液"，疟后伤肾，肾伤不能主宰水液正常流行，则两脚浮肿。《诸病源候论·腰背病诸候·腰痛候》说："肾主腰脚"，肾病则阴精不足，无以濡养腰脚，故腰酸脚软。肾开窍于二阴，肾阴不足，虚热郁结，则小便黄少而大便干燥。肾足少阴之脉，入肺中，循喉咙，夹舌本，阴液不能循经上布于口舌，故口舌干燥。病无实热，故虽口舌干燥而仍不欲饮水。阴精亏少，无以华色充脉，故其面色无华，脉细而无力。六味地黄汤方加味，用熟地、山药、山茱萸、肉苁蓉填补肾之阴精，丹皮清解虚热，茯苓、泽泻利水渗湿。共奏滋补肾阴，主宰水液之效。药服3剂，尿利肿消，逐渐康复。

（八）化痰消肿

痰肿，多见于身体某一局部浮肿，如腿肿，且两腿肿势大小不一，外表皮肤颜色不变等。

痰浊阻滞于下肢，阻塞经络，水湿运行不畅，停留于局部，故见浮肿；肿势随阻滞轻重而表现为程度不一；病不及皮肤，故皮肤颜色不变。此乃痰浊阻滞所致，法当温化痰湿，治宜导痰汤：

制半夏10g　茯苓10g　陈皮10g　炒枳实10g　胆南星10g　甘草8g

上6味，以适量水煎药，汤成去渣取汁温服，日2次。

方中取半夏、南星化痰；取茯苓淡渗利湿；取陈皮、枳实行气，以助其化痰祛湿之力；取甘草调和诸药。

单方

（1）陈葫芦壳不拘多少：上1味，放于白酒中浸泡，越久越好，每用时取葫芦壳10g，以水酒各半煎药，汤成去渣取汁顿服。

（2）巴豆10枚：上1味，以适量水煎药，汤成去渣取汁，以旧布蘸药汁拭肿上，注意不得近目及阴部。

风　　肿

风肿，是指感受外界风邪所引起的一种肿病。《素问·生气通天论》说："因于气为肿"，缓者为气，急者为风，风、气相同，只是急、缓之别。所以"因于气"即是指"因于风"。风肿与水肿的病因、病机、症状特点、治疗原则以及治疗方法是完全不同的，因此临证之时，应当认真地加以区别。

感受风邪致肿，症见肌肤浮肿，其肿势多数先从头面部开始肿起，尔后蔓延及全身，皮肤颜色一般不改变，并兼见皮肤瘙痒，或见恶寒发热，脉浮等。

风邪袭表，滞于皮里，阻于肌肤，致使营卫之气运行不畅，故见肌肤浮肿；"高巅之上唯风可到"，因而其肿势总是先从头面部开始，尔后延及周身；风为无形之邪，与水气不同，故其为病皮肤颜色不变；《伤寒论·平脉法》说："风强则……身体为痒"，且风性善动，故见皮肤瘙痒；风伤肌表，故见恶寒发热，脉浮等。此乃风伤肌腠所致；法当疏风解表；治宜荆防败毒散：

荆芥10g　防风10g　羌活10g　独活10g　柴胡10g　前胡10g　炒枳壳10g　茯苓10g　桔梗

10g　川芎10g　生姜6g　炙甘草8g

上12味，以适量水煎药，汤成去渣取汁温服，日2次。

方中取荆芥、防风、羌活、独活、川芎祛风；《素问·阴阳应象大论》说："风气通于肝"，故取柴胡、前胡入肝胆药，一升一降，以疏散全身上下之风邪；取枳壳、桔梗疏利气机，以助诸药宣散风邪之功；取茯苓、生姜、甘草健脾和中，且甘草调和诸药，使之发挥整体综合之效用，散其全身壅遏肌肤之风邪而又不伤损中气。

【案例】　患者某，男，42岁，湖北省来凤县农民，1967年夏月某日就诊。发病已3天，初起头面部浮肿，延及四肢，继而全身肿胀，皮肤颜色无异常，肿胀之处皆发痒，搔之则皮肤出现红痕，苔薄，脉浮。乃风邪壅遏于肌肤使然；治以疏风散邪；拟荆防败毒散方：

荆芥10g　防风10g　茯苓10g　川芎8g　羌活10g　独活10g　柴胡10g　前胡10g　炒枳壳10g　桔梗10g　炙甘草8g

上11味，以适量水煎药，汤成去渣取汁温服，日2次。

按　《素问·平人气象论》说："面肿曰风"，风邪壅于肌肤，肌肤气机不利，故身体为之肿胀。《伤寒论·平脉法》说："风强则……身体为痒"，故其肌肤肿胀而瘙痒。治用荆防败毒散方，以荆芥、防风、羌活、独活、川芎祛风，取柴胡、前胡入肝胆，一升一降以散周身之邪，枳壳、桔梗疏利气机，以助宣散风邪，茯苓、甘草健脾和中，且甘草调和诸药。患者服药1剂，其病告愈。

狂　　证

《韩非子·解老篇》说："心不能审得失之地，则谓之狂"。人失去正常理智，不能正确审视得失而神志恍惚者，皆谓之狂。所见者有下列数种。

（一）胆热内扰发狂

胆热内盛，症见神志狂乱，狂言乱语，奔走不息，失眠，大便秘结等。

胆气通于心，胆热内扰，则心神失宁，故见神志狂乱，狂言妄语，失眠；热邪并于四肢，故见奔走不息；热邪灼伤大肠津液，传导失职，故见大便秘结。此乃胆热内扰心神所致，法当镇惊除烦安神，治宜柴胡加龙骨牡蛎汤。

柴胡10g　黄芩10g　法半夏10g　党参10g　茯苓10g　大枣3枚（擘）　铅丹10g　龙骨10g　牡蛎10g　大黄10g　生姜6g　桂枝5g

上12味，以适量水先煎11物，然后下大黄微煎，汤成去渣取汁温服，日2次。

本方即小柴胡汤去甘草加龙骨、牡蛎、茯苓、铅丹、桂枝、大黄而成。方取小柴胡汤转少阳之枢机，清热而除烦；取大黄苦寒下降，导邪热由大便而去；取龙骨、牡蛎、铅丹、茯苓收敛神气以镇惊狂；《素问·病能论》说："阳气者，因暴折而难决，故善怒也，病名曰阳厥"，故方中少佐辛温之桂枝以发散郁遏之阳气。

【案例】　患者某，男，20岁。数年前曾发狂证多日，1966年11月其病复发，狂走妄行，善怒，甚至欲持刀行凶。同年12月5日就诊于余。见其哭笑无常，时发痴呆，伴头昏、耳鸣、失眠、多梦、心悸、两鬓有掣动感、两手震颤，淅然畏寒，四肢冷，面部热，口渴喜饮，大便秘结。唇红，苔白，脉弦细数。治以柴胡加龙骨牡蛎汤去铅丹：

柴胡12g　黄芩10g　法半夏10g　党参10g　生姜10g　大枣3枚（擘）　桂枝10g　茯苓10g　龙骨12g　牡蛎12g　大黄8g

上11味，以适量水煎药，汤成去渣取汁温服，日2次。服药4剂，狂止症退，改以温胆汤加味：

竹茹15g　茯苓10g　炒枳实10g　陈皮10g　龙骨12g　法半夏10g（打）　牡蛎12g　炒枣仁10g　石菖蒲8g　龟板10g　炙甘草8g

上11味，以适量水煎药，汤成去渣取汁温服，日2次。服药数剂，其病痊愈，至今未复发。

按　《素问·灵兰秘典论》说："胆者，中正之官，决断出焉"。《灵枢·九针论》说："胆为怒"。胆实痰郁，失其中正之用，无以正常决断，则善怒，甚则欲持刀行凶。胆主筋，司运动，其脉行于头面两侧，绕耳前后，故其狂走妄行，两手震颤，两鬓有掣动感而头昏、耳鸣。肝藏魂，胆为肝之府而为肝用，故失眠多梦。胆气通于心，心神失宁，故其哭笑无常，时发呆痴而心悸。胆气郁而不伸，其阳郁结于内，则面部热、口渴、大便结、唇红、脉弦细数。其阳不达于外，则四肢冷而渐然畏寒。柴胡加龙骨牡蛎汤升发胆气、化痰定神明。服药后怒止症退，再以温胆汤加龙骨、牡蛎、石菖蒲利窍化痰安神而收功。

（二）痰浊内扰发狂

痰浊扰心，症见神志狂乱，狂言妄语，虚烦不眠，胸膈胀满，脉滑数等。

胆气通于心，胆气不足，痰热内扰心神，心神不宁，神失其舍，故见神志狂乱，狂言妄语，虚烦不眠；痰浊郁遏，气机阻滞，故见胸膈胀满；滑数之脉亦乃痰热之象。此乃胆虚痰热内扰心神所致；法当清热化痰；治宜温胆汤加味：

法半夏10g　陈皮10g　茯苓10g　炙甘草8g　竹茹15g　远志10g　炒枳实10g　石菖蒲10g

上8味，以适量水煎药，汤成去渣取汁温服，日2次。若兼见大便干结，加胆南星10g。

方中取半夏、竹茹化痰降逆；取远志、菖蒲豁痰通窍；取陈皮、枳实行气，以助化痰之力；取茯苓、甘草培土利湿，以制生痰之源；若兼见大便干结，表明热邪较甚，故加胆南星以清化热痰。

单方：郁金140g　明矾60g

上2味，共研为细末，以薄荷水泛为丸如赤豆大。每次服10丸，每日2次，开水送下。

【案例】　患者某，女，55岁，住湖北省襄樊市，家庭妇女。1972年5月某日就诊。儿子溺死，又家中失火被焚，3天前发病，神识不聪，烦躁欲走，多言语，善悲哭，舌苔白，脉虚。某医院诊断为"精神分裂症"，乃心神虚馁，痰浊扰心；治宜补心神而化痰浊；拟涤痰汤：

法半夏10g　炒枳实12g　竹茹15g　胆南星10g　石菖蒲10g　陈皮10g　远志肉10g　炙甘草8g　党参10g　茯苓10g

上10味，以适量水煎药，汤成去渣取汁温服，日2次。

按　忧思过甚则气结聚液为痰，痰浊上扰，则心神虚馁而失守。《素问·调经论篇》说："神不足则悲"，故其发病则善悲哭而脉见虚象。《难经·三十四难》说："心色赤……其声言"，神明失聪，则精神恍惚而烦躁欲走，且多言语。涤痰汤方，用半夏、南星、竹茹、陈皮燥湿化痰，且陈皮同枳实行气以佐之，茯苓、甘草渗湿和中，以绝其生痰之源，党参、远志、石菖蒲补心安神，通窍益智。药服6剂，家中亦得到适当安慰而病遂愈。

（三）痰火扰心发狂

痰火扰心，症见狂言乱语，或喜笑无常，胸闷头昏，口渴，尿黄，舌苔黄腻等。

心藏神，痰火内扰，神失潜藏，故见狂言乱语，《素问·阴阳应象大论》说："心在志为喜"，《灵枢·本神》说；"心藏脉，脉舍神，心气虚则悲，实则笑不休"，病为痰火扰心。故见喜笑无常；痰浊阻滞胸中，故见胸闷；痰浊停滞，清阳不升，故见头昏；热伤津液，津液不能上承于口，故见口渴；热邪下扰则尿黄，黄腻苔亦为痰热之象，此乃痰火扰心，法当清痰泻火；治宜导痰汤加味。

法半夏10g　茯苓10g　陈皮10g　炒枳实10g　甘草10g　黄连10g　胆南星10g

上7味，以适量水煎药，汤成去渣取汁温服，日2次。

方中取胆南星、法半夏以化痰浊；取枳实、陈皮行气以助化痰之力；取茯苓、甘草渗湿健脾以绝生痰之源；取黄连苦寒以泻心火。

【案例】 患者某，男，40岁，住湖北省枣阳市某区镇，干部。1975年4月某日就诊。患高血压病已多年，忽于2周前发生时而无故微笑，自己明白而不能控制，形体胖，头部昏闷，口干，舌苔厚腻而黑，脉象弦数。乃痰涎扰心，神明失守；治宜化痰涎，泻心火；拟导痰汤加味：

胆南星10g　炒枳实10g　茯苓10g　法半夏10g　炙甘草6g　陈皮10g　大贝母10g　石菖蒲10g　黄芩10g　黄连10g　玄参10g

上11味，以适量水煎药，汤成去渣取汁温服，日2次。

按　《灵枢·九针论》说："心藏神"，《素问·调经论》说，"神有余则笑不休"。心邪盛，则见时而无故发笑而不能自控。形体肥胖多属痰盛体质。痰浊郁结，清阳不升，津液不布，则头部昏闷，舌苔厚腻而口干，脉弦。痰郁化火，火极似水，故脉兼数象而舌苔兼黑色。《灵枢·癫狂》说："狂者多食，善见鬼神，善笑而不发于外者，得之有所大喜"。喜则气缓，津聚为痰，痰涎沃心，发为狂证善笑。导痰汤方加味，用导痰汤化痰行气。加大贝母、石菖蒲开郁通窍，黄连、黄芩泻心火，以平心神之有余。《素问·藏气法时论》说："心欲软，急食咸以软之"，加玄参咸软，以遂心欲而滋水以制火。药服7剂，痰消火退，善笑遂已。

（四）肝郁化火发狂

1. 生铁落饮证　症见始则性情急躁易怒，面红赤，继而两目怒视，神志狂乱，叫骂不避亲疏，打人毁物，脉疾数。

《素问·病能论》说："帝曰：有病怒狂者，此病安生。岐伯曰：生于阳也。帝曰：阳何以使人狂？岐伯曰：阳气者，因暴折而难决，故善怒也，病名曰阳厥"。情志暴抑，郁怒伤肝，肝气暴溢，故见面红目赤，两目怒视；肝火内扰心神，神明失用，故见神志狂乱，叫骂不避亲疏，打人毁物；火性急迫，故脉疾数，此乃肝火暴发，内扰心神所致；法当清泻肝火，降逆下气；治宜生铁落饮：

生铁落50g

上1味，研为极细末，以温开水冲服，日2次。

《素问·病能论》说:"……使之服以生铁落为饮,夫生铁落者下气疾也";《本草纲目》说:"'铁落'平肝去怯,治善怒发狂"。《素问·脏气法时论》说:"肝欲散,急食辛以散之"。生铁落性味辛平无毒质重,取其"辛"以散肝之郁;取其重以降气之逆,则怒狂自可平复。

2. 风引汤证 症见狂言乱语或默默不语,善太息,欲奔走,目赤等。

肝性喜条达而恶抑郁,肝郁化火,内扰心神,神明失守,故见狂言乱语或默默不语;太息则肝郁暂舒,故见善太息;火热并于四肢,故见欲奔走;肝开窍于目,火热上犯,故见目赤。此乃肝郁化热生风所致;法当清热泻火,安神定志;治宜风引汤:

大黄10g 干姜8g 寒水石10g 龙骨10g 桂枝10g 赤石脂10g 甘草8g 牡蛎10g 白石脂10g 滑石10g 石膏15g 紫石英15g

上12味,以适量水煎药,汤成去渣取汁温服,日2次。

方中取桂枝、干姜辛以散之,以散肝郁,取石膏、滑石、寒水石清肺热以制肝;取大黄苦寒导热邪由大便而去;取赤石脂、白石脂、紫石英、龙骨、牡蛎重镇安神;取甘草调和诸药。

【案例】 患者某,女,25岁,住湖北省随州市某镇,家庭妇女。1953年2月某日就诊。1周前因夫妻一次口角而发病。卧床不语,不食不饮,时而两目发赤则起身欲奔,亲人将其按倒在床即又卧下,旋而又如是。乃肝胆气郁,风火上扰,神明失聪;治宜去热泻火,重镇安神;借用风引汤以治之。拟方:

大黄10g 干姜6g 桂枝6g 炙甘草10g 龙骨10g 牡蛎10g 赤石脂15g 白石脂15g 石膏15g 寒水石15g 紫石英15g 滑石15g

上12味,以适量水煎药,汤成去渣取汁温服,日2次。

按 肝胆郁结,则卧床不语,且不食不饮。肝开窍于目,胆气通于心。郁而化火生风,风有作止,火性急数,其风火上扰心神,故时而两目发赤则起身欲奔。《素问·脏气法时论》说:"肝欲散,急食辛以散之"。风引汤方,用桂枝、干姜之辛以散郁开结,大黄、石膏、滑石、寒水石除热泻火,且石膏、滑石、寒水石与紫石英、赤石脂、白石脂、龙骨、牡蛎等重镇以安神,甘草和中。药服2剂而神清,饮食起居如常,唯心脉尚未通于舌则哑而不能说话,余嘱以"勿治之,待其心脉通则当自愈"。后果然。

(五) 阳明腑实发狂

症见神志狂乱,骂詈不避亲疏,登高而歌,弃衣而走,逾垣越屋,不食,大便秘结。

阳热炽盛,内扰神明,心神失守,故见神志狂乱,骂詈不避亲疏;四肢为诸阳之本,阳热亢盛,神明失聪,故见弃衣而走;胃失受纳,故不食,腑气不通,传导失职,故见大便秘结。此乃阳明胃府邪热炽盛,神明失守所致;法当峻下热结;治宜大承气汤;

大黄12g 芒硝15g 炒枳实10g 厚朴10g

上4味,以水先煎枳实、厚朴,汤将成加大黄微煎,汤成去渣取汁,加芒硝于药汁中烊化,搅匀温服,日2次。

方中取大黄苦寒泄热,荡涤肠胃;取芒硝咸寒软坚散结;取枳实、厚朴宽中行气,以助大黄、芒硝攻下之力。

癫　证

癫证是与狂证不完全相同的另一类心神功能障碍性疾病。《难经·二十难》说："重阴者癫，重阳者狂"。因而就"癫"、"狂"而论，癫为阴证，而狂为阳证。《灵枢》有"癫狂"一篇，而彼所论之"癫"，实为痫证，因而有癫痫并称之文，然后世所谓之"癫"与"痫"为二病。痫证以间断突然发作性昏厥、抽搐为其主要临床特点；而癫证则常表现为，精神痴呆，神情恍惚，喃喃自语，语言错乱，有头无尾，秽洁不辨，常持续数月，甚至数年不愈。

本病的形成多由情怀不畅，或所愿不得，肝气被郁，脾气不升，气机阻滞，聚津为痰，痰浊蒙蔽心窍所致。《素问·灵兰秘典论》说："心者，君主之官也，神明出焉"，心窍为痰浊所蒙蔽，则失其神明之用，因而遂出现精神痴呆，神情恍惚，喃喃自语，秽洁不辨诸症。法当涤痰开窍；若身体不虚者，治可用导痰汤加味；身体壮实者，则可用控涎丹涌吐痰涎。

导痰汤加味方：

制半夏 10g　茯苓 10g　陈皮 10g　胆南星 10g　郁金 10g　明矾 3g　炒枳实 10g　甘草 8g

上 8 味，以适量水煎药，汤成去渣取汁温服，日 2 次。

方中取半夏、南星、明矾化痰；取茯苓安神宁志；取陈皮、枳实、郁金行气解郁以助化痰之力；取甘草调和诸药。

控涎丹方：甘遂去心、紫大戟（去皮）、白芥子各等份

上 3 味，研为极细末，水泛为丸如梧桐子大收贮备用。每用时取 10 丸，食后睡前以淡姜汤送下。

方中甘遂、大戟均为逐水峻药；白芥子善驱皮里膜外之痰水。痰涎除，则癫证自平。

单方：桐油适量。上 1 味，灌服，服后当涌吐痰涎。

眩　晕

眩，是指两眼昏黑发花；晕，是指头晕，旋转如坐舟车之中。临床上眩和晕常并见，即所谓头晕目眩，简称"眩晕"。轻者闭目少时即止；重者则常伴有恶心、呕吐，甚至昏倒等。眩晕多属风邪为患，或曰"无虚不能作眩"，或曰"无痰不作眩"等等，从不同的侧面阐述了眩晕的病因、病机。

（一）肾虚眩晕

1. 左归饮证　症见眩晕，腰膝酸软，耳鸣，口干舌燥，脉细弱等。

《素问·至真要大论》说："诸风掉眩，皆属于肝"，肝为肾之子，肾水不足，不能涵养肝木，则虚风上扰，故见眩晕；肾水不能上承于口，口舌失去津液濡润，故见口干舌燥；腰为肾之府，肾主腰脚，肾阴亏虚，其府失去濡养，故见腰膝酸软；肾开窍于耳，今肾精不足，不能濡养其窍，故见耳鸣；脉细而弱，亦乃肾精亏虚之征。此乃肝肾阴虚，水不涵木，虚风上扰而然；法当滋水涵木；治宜左归饮加减：

熟地 10g　山药 10g　山茱萸 10g　茯苓 10g　枸杞子 10g　车前子 10g　五味子 10g　炙甘草 8g

上 8 味，以适量水煎药，汤成去渣取汁温服，日 2 次。

方中取熟地、山茱萸、枸杞子、车前子、五味子滋补肝肾之阴；取山药、炙甘草、茯苓益气补中，以助精血生化之源。

【案例】 患者某，女，40岁，住湖北省随州市某镇，家庭妇女。1953年秋末某日就诊。3日前，在月经期间入河水中洗衣被，从而发病，开始恶寒发热，月经亦止而停潮。经治疗未效，3日后其寒热自罢，旋即转为头目眩晕，不能起床，目合不语，时而睁眼暂视周围而遂闭合，目光如常，脉细沉涩。乃正虚血瘀，风木上扰；治宜滋水涵木，祛瘀息风；方拟左归饮加味：

熟地15g 山药12g 山茱萸12g 茯苓12g 炙甘草9g 枸杞子12g 车前子9g 五味子6g

以水煎服，日2次。

第2天复诊。服上方1剂，即大便下血而诸症遂失，神清人慧。仍拟上方1剂续服，以巩固疗效。

按 《素问·至真要大论》说："诸风掉眩，皆属于肝"。肝在五行属木而主风，有疏泄之用，藏血而司月经。经为血，喜温而恶寒。患者月经期间，于秋凉时入河水中洗衣被，水寒外浸，《素问·离合真邪论》说："寒则血凝泣"，血气因寒而凝泣不流，则月经停止；寒邪外伤而营卫不和，则恶寒发热。患者正气素虚，3日后邪气乘虚入深，外则营卫自调而寒热退，内则血气凝瘀而肝不疏泄，且失其藏血之用，遂致木郁生风，风邪上扰清窍而头目眩晕。晕甚则不能起床，目瞑不欲语。肝肾虚弱，则脉见沉细；血气凝瘀，故沉细脉中又兼涩象。其血瘀未久，尚未坚结，且正气衰弱，不耐攻破，故治宜扶正以祛邪，助肝气以复其疏泄之用，则血活瘀行，风歇止而眩晕自愈。然肝木乃生于肾水，肝气盛常有赖于肾气旺，故治本于"虚则补其母"之法，用左归饮方加五味子、车前仁滋水涵木，补肾以养肝。服药后，肝旺而疏泄之权复，瘀不能留，故从大便下出而诸症咸退，病遂告愈。

2. 六味地黄汤证 症见头晕目眩，腰膝酸软，耳鸣耳聋，自汗盗汗，咽喉干燥等。

《素问·调经论》说："阴虚则内热"，肾阴不足，虚热内生，热甚动风，风邪上扰清窍，故见头目眩晕；虚热内扰，津液外泄，故见自汗盗汗；腰为肾府，肾主腰脚，开窍于耳，肾精失于充养，故见腰膝酸软，耳鸣耳聋；《灵枢·经脉》说："肾足少阴之脉……，其直者，从肾上贯肝膈，入肺中，循喉咙夹舌本……"，肾阴不能上承，失于濡润，故见咽喉干燥。此乃肾阴亏虚，虚热动风所致；法当滋阴清热；治宜六味地黄汤加味：

熟地24g 山药12g 山茱萸12g 茯苓10g 泽泻10g 五味子10g 丹皮10g 车前子10g

上8味，以水适量煎药，汤成去渣取汁温服，日2次。

方中取熟地、山茱萸、五味子、车前子、泽泻补肾益精；取茯苓、山药培土补中，以助精血生化之源；取丹皮以清虚热。

3. 肾气丸证 症见头目眩晕，腰膝酸软，少腹拘急，小便不利，尺脉弱小等。

肾精不足，虚火上炎，热甚动风，风邪上扰清空，故见头目眩晕；腰为肾府，肾主腰脚，肾虚失养，故见腰膝酸软；《素问·六元正纪大论》说："厥阴所致为里急"，肝为肾之子，肾精亏虚，肝脉失养，故见少腹拘急；肾主气化，肾不化气，故见小便不利；尺脉候肾，肾气不足，故见尺脉弱小。此乃肾精亏虚，气化无力而然；法当补肾化气；治宜肾气丸加味：

生地24g 山药12g 山茱萸12g 茯苓10g 泽泻10g 熟附片3g 丹皮10g 肉桂3g 五味子10g 车前子10g

上10味，以水适量煎药，汤成去渣取汁温服，日2次。

方中取生地、山茱萸、山药、五味子、车前子滋阴补肾，益髓填精；取丹皮、茯苓、泽泻渗泻湿浊，通利水道；取少量肉桂、附片温养命门真火，助肾化气。

（二）血虚眩晕

阴血不足，症见头晕眼花，动则加剧，面色㿠白，口唇不华；或头部掣痛，恶心欲吐；舌质淡，脉细弱等。

《素问·调经论》说："肝藏血"，肝开窍于目，血虚则生风，虚风上扰，故见头晕眼花；《素问·举痛论》说："劳则气耗"，动则进一步伤耗气血，故见头晕眼花，动则加剧；肝血不足，风邪内淫，筋脉失养，则见头部掣痛；肝木犯胃，胃气上逆，故见恶心欲吐；《灵枢·决气》说："血脱者色白，天然不泽"，血虚失荣，故见面色㿠白，口唇不华，舌质淡；《素问·脉要精微论》说："夫脉者，血之府也"，今血虚不能充盈其府，故见脉细而弱。此乃阴血亏虚，虚风上扰所致；法当养血息风；拟柔润息风法方：

熟地10g 当归10g 淡大云10g 白芍10g 玄参10g 石决明30g 玉竹10g 菊花10g 双钩藤10g

上9味，以适量水先煎石决明，然后再下其余各药煎，汤成去渣取汁温服，日2次。

方中取熟地、当归、白芍、玄参、玉竹、淡大云养血滋阴；取菊花、钩藤、石决明平肝息风。

（三）气虚眩晕

中气虚弱，症见头目眩晕，精神倦怠，四肢乏力，食少便溏，恶心欲吐等。

脾主升，胃主降。脾气不升，清阳之气不能上荣于清窍，头目失养，故见头晕目眩；脾气虚弱，不能充养肢体，肢体失其矫健之性，故见精神倦怠，四肢乏力；胃不受纳，脾失运化，故见食少便溏；胃气不降而反上逆，故见恶心欲吐。此乃中气虚弱，胃失和降所致；法当健脾益气，和胃降逆；治宜六君子汤：

党参10g 茯苓10g 炒白术10g 陈皮10g 生姜8g 法半夏10g 炙甘草8g 大枣3枚（擘）

上8味，以适量水煎药，汤成去渣取汁温服，日2次。

方中取党参、白术、茯苓、甘草、大枣健脾益气；取陈皮、半夏、生姜和胃、行气、降逆。

（四）痰饮眩晕

1. 苓桂术甘汤证　症见头目眩晕，心下逆满，甚至心悸，脉沉紧等。

饮邪内停，阻遏清阳上升，清窍失养，故见头目眩晕；饮邪停于心下，阻塞气机，故见心下逆满；水气凌心，心神不宁，所以见心悸；寒饮为病，所以其脉沉而紧。此乃饮停心下而然；法当温阳化饮，健脾和中；治宜茯苓桂枝白术甘草汤：

茯苓12g 桂枝10g 炒白术10g 甘草8g

上4味，以适量水煎药，汤成去渣取汁温服，日2次。

《金匮要略·痰饮咳嗽病脉证并治第十二》说："病痰饮者，当以温药和之"，方用苓桂术甘汤温化饮邪。方中取桂枝辛温宣导，温化饮邪；重用茯苓甘淡渗湿以利水饮；取白术祛湿且健脾阳；取甘草以和中益气。

2. 二陈汤证　症见头目眩晕，胸膈满闷，心悸，或兼见恶心等。

痰湿阻滞，清阳不升，浊阴上犯清窍，故见头目眩晕；痰饮内阻，气机不利，故见胸膈满闷；饮邪凌心，心神不宁，故见心悸；痰浊内停，胃失和降，故见恶心。此乃痰湿内阻所致；法当燥湿化痰，理气和中；治宜二陈汤加味：

茯苓 10g　陈皮 10g　法半夏 10g　炒白术 10g　炙甘草 8g　生姜 10g

上6味，以水适量煎药，汤成去渣取汁温服，日2次。若兼见虚烦不能眠，加竹茹 10g、炒枳实 10g。

方中取半夏化痰降逆；取茯苓、白术、甘草健脾祛湿；取陈皮理气和中；取生姜和胃止呕；若兼见虚烦不眠，为痰饮凌心，故加竹茹、枳实，以增强化痰之力。

3. 五苓散证　症见头目眩晕，欲倒仆地，呕吐涎沫，口渴，小便不利，脐下悸动等。

水饮内停，浊阴上扰清窍，故见头目眩晕，欲颠仆倒地；水饮上犯而溢于口，故见呕吐涎沫；水饮停蓄，气化受阻，津不化气，故见口渴，小便不利；饮邪动于下焦，故见脐下悸动。此乃水饮内停，气化不行所致；法当化气利水；治宜五苓散：

茯苓 10g　猪苓 10g　炒白术 10g　桂枝 10g　泽泻 10g

上5味，以适量水煎药，汤成去渣取汁温服，日2次。

方中取桂枝辛温通阳化气；取茯苓、猪苓、泽泻淡渗利湿，导水下行；取白术健脾祛湿。

4. 真武汤证　症见头目眩晕，心悸，四肢不温，小便不利，脉沉或迟缓等。

水饮内停，浊邪上扰清窍，故见头目眩晕；水气凌心，故见心悸；水饮内停，阻遏阳气，温煦无力，故见四肢不温，脉沉或迟缓；阳气被阻，气化无力，故见小便不利。此乃阳气受阻，气化失职所致；法当温阳利水；治宜真武汤：

茯苓 12g　白芍 10g　炒白术 10g　生姜 10g　熟附片 10g

上5味，以适量水煎药，汤成去渣取汁温服，日2次。

方中取茯苓、白术健脾祛湿；取附子温阳散寒；取白芍利小便而解附子之毒，使其毒由小便而去；取辛温之生姜以辛散水气。五味相协，合奏温阳利水之功。

头　痛

头痛可以出现于多种急慢性疾病之中，是临床上最为常见的症状之一。这里指以头痛为主的病证。头痛有不同部位与性质的区别，不同部位如巅顶痛、后头痛、前额痛、侧头痛；不同性质如胀痛、闷痛、空痛、掣痛、剧痛等。需根据具体病情辨证施治。

（一）不同部位头痛的辨治

1. 巅顶头痛　头顶部疼痛，情绪激动时加重，或伴胁肋不适，烦躁易怒；有时还伴有干呕，或呕吐涎沫。

巅顶为足厥阴肝经所循行的部位，肝喜条达，如因某些原因使肝失其条达之性，则肝气循经上逆而觉巅顶头痛。肝木乘胃则呕恶；肝气不舒则胁肋不适；肝在志为怒，故肝气不和，则烦躁易怒，怒而疼痛加剧。治宜疏肝理气止痛，用柴胡疏肝散加味：

柴胡 10g　枳壳 10g　白芍 10g　甘草 6g　香附 10g　青皮 10g　川芎 10g　藁本 10g　羌活 10g

上9味，加水适量，煎汤，取汁，去渣，日1剂，分2次温服。

方中用柴胡、枳壳、香附、青皮疏肝理气；白芍、川芎除痹理血；藁本、羌活疏风，专治巅顶头痛；甘草调和诸药。全方有疏肝理气之功，可除痹止痛。

若巅顶头痛兼恶心、呕吐涎沫者，是厥阴之寒气上攻于头，治宜温寒降逆，方用吴茱萸汤：

吴茱萸 10g　党参 10g　生姜 10g　大枣 5枚（擘）

上4味，加水适量，煎汤，取汁，去渣，日1剂，分2次温服。

方以吴茱萸降厥阴之逆气为君，生姜散寒为臣，党参、大枣甘缓调中为佐使，合而共奏降逆散寒、止呕去痛之效。

2. 后头痛 后头痛，常伴有怕风，颈项强急，肢体酸痛等症。

头后部属足太阳膀胱经，多因感受风寒湿邪，伤及太阳，使清阳之气阻遏而发头痛。足太阳膀胱经从头走足，行于人之后背，主一身之表，故常伴有怕风，颈项强急，肢体酸痛等。治宜散风祛寒除湿，用九味羌活汤：

羌活10g　防风10g　苍术10g　细辛6g　川芎10g　白芷10g　生地10g　黄芩10g　甘草6g

上9味，加水适量，煎汤，取汁，去渣，日1剂，分2次温服。

方中羌活、防风、白芷解表祛风；苍术胜湿；细辛、川芎祛风散寒，止头身痛；生地、黄芩性寒，用以防止方中温燥太过；甘草调和诸药。

3. 前额痛 前额部疼痛，甚则连及眉梢，目不能开，头不能抬。

前额部属足阳明胃经，或因外感头痛迁延日久，或因恼怒伤神，烦劳过度，损及阳明而发头痛。治宜解肌散邪止痛，用升麻葛根汤加味：

升麻8g　葛根10g　芍药12g　白芷10g　甘草8g

上5味，加水适量，煎汤，取汁，去渣，日1剂，分2次温服。

升麻葛根汤解肌散邪，以和阳明而止痛。白芷善治阳明头痛，故加之。

4. 侧头痛 头痛，或左或右，或痛引眼目，或恶心。

头部两侧属足少阳胆经，胆经不和则头部或左或右疼痛。足少阳胆经起于目锐眦，故痛引眼目。胆气上逆，每夹胃气而逆，故时见恶心欲呕。治宜和解少阳，用小柴胡汤：

柴胡15g　黄芩10g　半夏10g　党参10g　炙甘草10g　生姜6g　红枣5枚（擘）

上7味，加水适量，煎汤，取汁，去渣，日1剂，分2次温服。

少阳胆经居半表半里阴阳之间，外出为表，入内为里，柴胡、黄芩可疏解半表半里之邪，和解少阳；半夏降气和胃止呕；党参扶正达邪；生姜、红枣调和营卫，通行津液；炙甘草补中气并调和诸药。药后可使少阳和解，胆气和降，头痛自愈。

（二）不同性质头痛的辨治

1. 胀痛 头部胀痛，精神不爽，有时伴面目浮肿。

证因气滞不畅而成。气机不利，壅滞于上则头部胀痛，精神不爽；气滞于肌肤，故面目浮肿。治宜行气导滞，用九气丸改汤加味：

制香附10g　姜黄10g　甘草6g　陈皮10g　青皮10g

上5味，加水适量，煎汤，取汁，去渣，日1剂，分2次温服。

方以制香附理上下周身之气；姜黄行气活血止痛；加青皮、陈皮增强行气之效；甘草用以调和之。诸药共用，使气血流通，头部胀痛可除。

2. 闷痛 头部闷痛，或伴恶心欲呕，舌苔白腻等症。

因痰浊壅盛，阻塞清窍，清阳不升，故头部闷痛。痰湿阻胃，胃气上逆，故恶心欲呕。舌苔白腻是痰湿壅盛的征象。治宜化痰祛湿，用导痰汤加味：

法半夏10g　陈皮10g　茯苓10g　南星6g　枳实10g　菖蒲10g　远志10g　僵蚕10g　甘草6g

上9味，加水适量，煎汤，取汁，去渣，日1剂，分2次温服。

方中以半夏、南星祛除顽痰；僵蚕祛风痰；菖蒲、远志开窍豁痰；枳实、陈皮理气，以助除痰之功；茯苓渗湿，以净生痰之源；甘草调和诸药。

此外，还可配合外治法：①白萝卜捣汁，滴鼻中；②鹅不食草（石胡荽）捣茸，塞鼻。

3. 空痛 头脑空痛，疲劳则加甚，身倦无力，腰膝酸痛。

因肾脏亏虚，精气不足，无以充养髓海，故头脑空痛。肾虚故身倦无力，腰膝酸痛。治宜补肾益精，用左归饮加味：

熟地 10g　山茱萸 10g　山药 10g　茯苓 10g　枸杞子 10g　菟丝子 10g　肉苁蓉 10g　炙甘草 6g

上 8 味，加水适量，煎汤，取汁，去渣，日 1 剂，分 2 次温服。

方中用熟地、山萸肉、山药滋补肝肾元阴；枸杞子、菟丝子、肉苁蓉填精；茯苓渗湿，以防熟地之过腻；炙甘草补气，并调和诸药。全方共补肝肾阴精，使髓海得充而愈头痛。

4. 掣痛 头部拘急疼痛，时伴头目昏眩，苔薄，脉细或弦细。

是为阴血虚而有风。血虚不能上荣于头，筋脉挛急，故头部掣痛。虚而有风，故时伴头目昏眩，而脉弦细。治宜柔润息风法，用四物汤加味：

生地 12g　当归 10g　白芍 10g　川芎 5g　玉竹 10g　肉苁蓉 10g　玄参 10g　菊花 10g　石决明 15g（先煎）

上 9 味，加水适量，先煎石决明，后纳入余药，煎汤，取汁，去渣，日 1 剂，分 2 次温服。

方中用生地、当归、白芍养血补血；川芎活血行气，使补而不腻；玉竹、肉苁蓉、玄参滋液补精；菊花息风；石决明平肝去掣。诸药合用，共奏柔润息风之功。

5. 剧痛 头部剧烈疼痛，有时牵涉牙齿及项背，遇寒则发。

因素体阳虚有寒，寒主收引，使血气凝泣，经络不畅，故头部剧痛，且连及牙齿。如遇外寒，则引动内寒，使疼痛发作，治宜温阳散寒，借用乌头赤石脂丸：

制乌头 5g　炮附子 5g　蜀椒 10g　干姜 10g　赤石脂 10g

上 5 味，研细末，炼蜜为丸，如梧桐子大，饭前服 1 丸，每日 3 次。

本方是治疗阴寒固结，疼痛剧烈的方剂，出自《金匮要略》。原为治心痛彻背、背痛彻心而设，今借用作治疗头部阴寒剧烈疼痛。方中乌头、附子、干姜、蜀椒均为辛温大热之药，以逐寒散结，温经止痛；用赤石脂固护心胃，斡旋于温散药中，乃急中有缓之意。

肩 臂 痛

肩臂痛，古称"漏肩风"。以肩痛或臂痛，上肢活动受限为其主要临床特征，本病多见于 50 岁上下的中老年人，常缠绵难愈，影响工作和生活。

（一）痰浊阻滞

症见肩臂疼痛，上肢沉重而不能上举，或兼见手指麻木，舌苔白腻，脉弦等。

痰浊郁阻，经脉不通，不通则痛，故见肩臂疼痛，而不能上举；气血运行受阻，手指失养，故见麻木；痰浊内郁，故见舌苔白腻；弦脉主痰饮。此乃痰浊内阻所致；法当涤痰祛浊；治宜二陈汤加味：

制半夏 10g　茯苓 10g　陈皮 10g　炙甘草 8g　当归 10g　川芎 10g　白僵蚕 10g

上 7 味，以适量水煎药，汤成去渣取汁温服，日 2 次。若兼见肿，去白僵蚕、当归、川芎，加制南星 10g、炒枳实 10g 是为导痰汤。

方中以半夏、茯苓、陈皮、甘草二陈汤化痰燥湿；加白僵蚕、当归、川芎养血通经，祛风止痛。如兼见肿，表明痰浊阻滞较重，故去白僵蚕、当归、川芎，加南星、枳实以增强驱痰之力。

【案例】 患者某，女，43岁，住湖北省江陵县农村，干部。1971年11月某日就诊。发病已数月，左肩臂疼痛不能举，活动受阻，左手有麻木感，苔白腻，脉弦实。乃痰浊阻滞，经脉不通；治宜祛痰化浊，活血通经；拟方二陈汤加味：

法半夏10g　茯苓10g　陈皮10g　炙甘草8g　当归10g　川芎10g　片姜黄10g　僵蚕10g

上8味，以适量水煎药，汤成去渣取汁温服，日2次。

按 病由痰浊郁结所引起，故其舌苔白腻，脉象弦实。痰浊郁遏于左侧之肩臂部，其经脉阻滞，气血不得畅流，则其肩臂疼痛而活动不便。气血不能正常流行于手臂，则左手失其濡养，故感麻木。二陈汤化痰祛浊，加当归、川芎、片姜黄活血以通经脉，僵蚕祛风痰而活络，药服6剂而病愈。

（二）风湿壅滞

症见肩臂疼痛，上肢疼痛不能上举，以天气变化为甚，遇冷受湿加重，得温则疼痛减轻。

风湿壅滞，经络气血运行不通，不通则痛，故见肩臂疼痛，上肢疼痛不能上举；寒则血凝塞，暑则血淖泽，遇冷受湿，阻滞加重，故病亦加重；得温则阻滞减轻，故病亦减轻。此乃风湿阻滞所致；法当祛风燥湿；治宜通气防风汤加姜黄：

羌活10g　独活10g　藁本10g　防风10g　甘草8g　川芎10g　蔓荆子10g　桂枝10g　姜黄10g

上9味，以适量水煎药，汤成去渣取汁温服，日2次。

方中取羌活、独活、藁本苦温燥湿；取防风、蔓荆子祛风；取川芎、姜黄活血行瘀；取桂枝温经通阳；甘草调和诸药。

单方：淫羊藿50g

上1味，以白酒密封浸泡，1周后启封，每日睡前饮1小盅。

胁　痛

胁痛，是以胁肋部疼痛为其主要临床表现的一种疾病。引起胁痛的原因很多，《灵枢·经脉》说：肝脉布胁肋，胆脉循胁里，所以胁痛多与肝胆的关系较为密切。临证时当依其疼痛的性质和所伴随的症状辨证施治。

（一）肝失条达胁痛

肝失条达，症见两胁肋刺痛，喜太息，头痛目眩，或神疲食少；妇女则见月经不调，两乳房发胀，脉弦等。

《素问·脏气法时论》说："肝病者两胁下痛……，气逆则头痛"，肝喜条达而恶抑郁，肝郁气血阻滞，故见两胁下刺痛；《灵枢·经脉》说："肝足厥阴之脉……，上入颃颡，连目系，上出额，与督脉会于巅"。肝气循经上逆，故见头痛目眩；太息则肝气得舒，故喜太息；如果肝气犯胃，则见食少神疲；肝失疏泄，故在妇女则见月经不调，两乳房发胀，弦为肝脉。此乃肝失条达；法当调肝解郁；治宜逍遥散：

柴胡10g　当归10g　炒白芍10g　茯苓10g　薄荷3g　炒白术10g　生姜3g　炙甘草8g

上8味，以适量水煎药，汤成去渣取汁温服，日2次。若兼见发热、口渴、尿黄等，加丹皮10g、栀子10g，名丹栀逍遥散。

《素问·六元正纪大论》说："木郁达之"，故方中取柴胡，疏肝解郁，条达肝木；《素问·脏气法时论》说："肝欲散，急食辛以散之"，故少佐生姜、薄荷之辛以助肝之用；肝藏血，其体阴，故取当归、白芍养血柔肝；《金匮要略·脏腑经络先后病脉证第一》说："见肝之病，知肝传脾，当先实脾"，故取白术、茯苓、甘草培土补脾，以防肝之乘脾。如果兼见发热，口渴，尿黄，为肝郁过久化热，故加丹皮、栀子之寒以清热。

（二）肝气郁结胁痛

1. 金铃子散证 症见胁肋疼痛，烦躁，舌苔黄，脉数等。

肝气郁结，气机不利，故见胁肋疼痛；气郁化火，火热内扰，心神不宁，故见烦躁；舌苔薄黄，脉数亦为内有郁热之象。此乃肝郁化热所使然；法当行气、清热、止痛；治宜金铃子散：

川楝子 30g　延胡索 30g

上 2 味，研为极细末收贮备用。每用时取药末 10g，以酒调下，日 2 次。

方中以川楝子苦寒清火止痛；取延胡索行气止痛；用酒调服者，借酒势以行药力。合奏清热行气止痛之效。

2. 柴郁疏肝散证 症见胁肋胀痛，攻窜不定，胸闷，食少，嗳气，脉弦等。

肝性疏泄，喜条达而恶抑郁；《灵枢·经脉》说："肝足厥阴之脉……属肝络胆，上贯膈，上胁肋"。情怀不畅，所愿不得，则肝气郁结，气机失却畅达，故见胁肋胀痛；肝气欲散，故其疼痛攻窜不定，而又见嗳气；肺居胸中，主气，气机阻滞，故见胸闷；肝木横逆，克伐脾土，脾胃受损，故见食少；弦为肝脉。此乃肝气郁结所致；法当疏肝理气；治宜柴胡疏肝散：

柴胡 10g　白芍 10g　炒枳壳 10g　川芎 10g　制香附 10g　炙甘草 10g

上 6 味，以适量水煎药，汤成去渣取汁温服，日 2 次。兼见胁肋掣痛，二便不畅，脉弦而数，加玄胡索 10g，川楝子 10g。

方中取柴胡、枳壳、香附疏肝理气；肝藏血，故取白芍以去肝之血痹；取川芎行气活血；取甘草益气调中；且柴胡配枳壳升清而降浊。若兼见胁肋掣痛，二便不畅，脉弦而数，为肝郁气滞过久化热，故加川楝子、玄胡索清热行气止痛。

（三）血瘀胁痛

瘀血内停，症见胁肋刺痛，痛位固定不移，时轻时重，入夜更甚，胸闷，胁下或见痞块，舌质紫暗，脉沉涩等。

气郁日久，或因跌打损伤，瘀血阻滞，气血运行不畅，故见胁下刺痛；血为阴主静，瘀血留着，故见疼痛部位固定不移，入夜更甚；肺居胸中，主气，血瘀则气亦滞，故见胸闷；瘀血为有形之邪，故胁下或见痞块；舌质紫暗，脉沉涩，亦为瘀血之征。此乃瘀血所致；法当活血祛瘀；治宜桃红四物汤与失笑散合方：

生地 10g　当归 10g　赤芍 10g　川芎 10g　红花 10g　生蒲黄 10g　五灵脂 10g　桃仁 10g（去皮尖炒打）

上 8 味，以适量水煎药，汤成去渣取汁温服，日 2 次。

方中取生地、川芎、当归、赤芍养血活血；取桃仁、红花活血祛瘀；取蒲黄、五灵脂散瘀止痛。

（四）血虚寒凝胁痛

血虚寒凝，症见胁下拘急疼痛，或见腹痛，头昏，心悸等。

血主濡之，血虚则经脉失养，寒主收引，寒多则经脉收引拘急，故见胁下拘急疼痛，或腹痛；血虚不能上荣于头，头部失养，故见头昏；血不养心，心神不宁，故见心悸。此为血虚，寒凝肝脉所致；法当补血温中，祛寒止痛；治宜当归生姜羊肉汤：

当归 10g　生姜 15g　羊肉 30g

上3味，以适量水煎药，汤成去渣取汁温服，日2次。

方中取当归温血养血；取生姜温中散寒；取羊肉血肉有情之品，补虚益血。共同温补气血，散寒止痛。

（五）阴寒内积胁痛

阴寒内积，症见胁肋疼痛，甚至痛连腰胯，大便秘结，手足厥冷，脉沉弦而紧等。

肝脉布胁肋，寒积肝脉，气血运行不畅，故见胁肋疼痛；肝经有一支脉行于腰部，《灵枢·经筋》说："足厥阴之筋……，上循阴股，结于阴器，络诸筋。其病足大趾支内踝之前痛，内辅痛，阴股痛转筋"。文中"阴股"即胯，故见其疼痛甚至连接腰胯；阴寒内积，阳气不通，故见大便秘结，手足厥冷；沉脉主病位在里，弦脉主痛，紧脉主寒。此乃阴寒积滞，阳气不通所致；法当温经散寒，攻结通便；治宜大黄附子汤：

大黄 10g　细辛 6g　熟附子 10g

上3味，以适量水煎药，汤成去渣取汁温服，日2次。

尤在泾说："非温不能已其寒，非下不能去其结"。故方中取附子、细辛温经祛寒止痛；取大黄泻下通便，其性味虽属苦寒，然得附子、细辛大辛大热药之制，因而其寒性去，而通下之功能仍在。3味相合，共奏温下之效。

（六）饮停胁下胁痛

饮停胁下，症见咳唾胸胁牵引疼痛，心下痞硬，干呕，气短，目眩等。

饮邪停留胁下，气机阻滞不利，肺失肃降，故见咳唾胸胁牵引疼痛；饮犯脾胃，结于心下，故见心下痞硬；胃气上逆，故见干呕；饮邪内阻，气机不相连续，故见气短；上犯清窍则目眩。此为饮停胁下，气机阻塞所致；法当攻逐水饮；治宜十枣汤：

甘遂、大戟、炒芫花各等份　大枣 10 枚（擘）

上4味，先将甘遂、大戟、芫花共研为极细末，收贮备用。每用时取药末3g，以大枣10枚煎汤，于清晨以枣汤送下药末。服后须臾当利，若不利，待翌日再服；若利不止，可饮冷粥一碗。

方中取甘遂、大戟、芫花峻下逐水；取大枣补脾益气，且可缓和甘遂、大戟、芫花之毒性。

（七）肺气不利胁痛

1. 痰浊阻肺　症见咳嗽，咳则引右胁下痛，咳吐白色稠痰，胸闷等。

痰浊阻肺，肺气上逆，故见咳嗽，肺津不能布达，炼液为痰，故见咳吐白色稠痰；肺居胸中，其气行于右，肺气不利，故见胸闷，咳则引右胁下痛。此乃痰浊阻肺，气机不利所致；法当化痰行气止咳；治宜二陈汤加味：

法半夏 10g　茯苓 10g　陈皮 10g　川贝母 10g　桂枝 8g　瓜蒌 10g　甘草 8g

上7味，以适量水煎药，汤成去渣取汁温服，日2次。

方中取半夏、贝母、瓜蒌化痰止咳；取陈皮行气以助化痰之力；取桂枝、甘草温通阳气；取茯苓健脾渗湿，以制生痰之源。

2. 肺阴不足　症见干咳无痰，咳引右胁下痛，胸闷口干等。

肺阴不足，肺气上逆，故见咳嗽，咳而无痰；肺气行于右，故见咳嗽引右胁下痛；肺居胸中，肺气不利，故见胸闷；阴液不足，故口干。此乃肺阴不足，肺气上逆所致；法当润肺止咳，拟方：

款冬花 10g　紫菀 10g　桔梗 8g　麦门冬 10g　瓜蒌 10g　甘草 8g　枇杷叶 10g

上 7 味，以适量水煎药，汤成去渣取汁温服，日 2 次。

方中取款冬花、紫菀、枇杷叶降逆止咳；取瓜蒌润肺行气；取桔梗开提肺气；取麦门冬养阴滋燥；取甘草调和诸药。

（八）脾热胁痛

脾胃气热，症见右胁下胀痛，恶心欲吐，倦怠乏力等。

脾为坤土，其气旺于右胁，脾胃邪热，气机不利，故见右胁下胀痛；脾与胃为表里，脾病及胃，胃失和降，故恶心欲吐。《素问·阴阳应象大论》说："热伤气"，脾热伤气，不能充养全身，故见倦怠乏力。此乃脾热所致；法当清脾热，益脾气；治以《千金要方》治脾热方加减：

茯苓 10g　陈皮 10g　炒白术 10g　竹茹 10g　白芍 10g　制半夏 10g　党参 10g　石膏 20g　桑白皮 15g　生姜 10g

上 10 味，以适量水煎药，汤成去渣取汁温服，日 3 次。若兼见大便秘结，加芒硝 10g。

方中取石膏、桑白皮以清脾热；取党参、茯苓、白术补益脾气；《千金翼方》卷二说："芍药，味苦酸平微寒……止痛利小便，益气，通顺血脉"，故方中取白芍通血脉而止痛；取半夏、生姜、竹茹降逆止呕。

（九）胃寒胁痛

症见右胁下痛，胸胁逆满，不能食，恶心欲吐等。

胃与脾为表里，脾为坤土，胃寒气机阻滞，故见右胁下痛，胸胁逆满；胃不受纳，故不能食；胃气上逆，故恶心欲吐。此乃胃寒所致；法当温胃散寒；治以《千金要方》吴茱萸汤：

吴茱萸 10g　小麦 10g　党参 10g　制半夏 10g　桂心 10g　生姜 10g　甘草 8g　大枣 3 枚（擘）

上 8 味，以酒 5 份、水 3 份煎药，汤成去渣取汁温服，日 3 次。

方中取吴茱萸、生姜、党参、大枣、甘草温胃散寒益气；取半夏配生姜和胃降逆；取小麦、桂心补心气而助胃土。

胃　痛

胃痛，又称胃脘痛，由于其疼痛的部位常在心口下，所以古人也有称其为"心下痛"的。胃痛是一种常见的临床病证，以上腹部疼痛为其主要临床特点。其疼痛的性质或为胀痛或为刺痛，或为隐隐而痛，或拘急疼痛；其痛或喜按、或拒按、或按之无益等。然总不外虚实两途。临床上依据其疼痛的性质及兼症不同，分别施治。

（一）气虚胃痛

1. 黄芪建中汤证　症见胃脘部疼痛，每逢饥饿或受凉后疼痛即发，或者疼痛加重；进食或遇温暖后疼痛减轻，甚至疼痛消失；胃脘部喜温喜按，大便正常，脉虚弱等。

中气虚弱，肝木犯土，得食则土旺，饥饿则土弱，故每见饥饿则疼痛，进食则痛止；脾气虚弱，温煦无力，故受凉即痛，得温即止，胃脘部喜温；"按之不痛为虚，痛者为实"，脾气虚弱，故疼痛喜按；脉虚而弱，亦为气虚之征。此乃脾胃虚弱而然；法当甘温建中，柔肝止痛；治宜黄芪建中汤：

桂枝10g　白芍20g　炙甘草8g　生姜10g　饴糖30g　炙黄芪10g　大枣3枚（擘）

上7味，以适量水先煎6味，汤成去渣取汁，加饴糖搅令消溶温服，1日2次。若兼见胃脘胀满不适，去大枣加茯苓10g、片姜黄10g、制香附10g；若胃脘部刺痛，大便色黑，加当归10g、生蒲黄10g、五灵脂10g；若兼见呕吐酸水，加吴茱萸10g、乌贼骨10g。

方中重用饴糖甘温补中；取炙黄芪、炙甘草、大枣益气建中；取白芍柔肝止痛且除血痹；取桂枝、生姜通阳和胃；若兼见胃脘部胀满不适，为虚中夹有气滞，故去大枣之壅，加茯苓、姜黄、香附以化气行气；若兼见胃脘部刺痛，大便色黑，为虚中夹有瘀血，故加当归、生蒲黄、五灵脂养血活血，祛瘀止痛；若兼见呕吐酸水，为肝木太过，故加吴茱萸、乌贼骨降逆制肝。

2. 六君子汤证　症见胃脘部隐隐而痛，饥饿时则痛，进食后则疼痛减轻，甚至消失，喜温喜按，腹胀，食欲不振，大便稀溏，倦怠乏力，甚至恶心欲吐，脉虚等。

脾胃虚弱，阳气失于温煦，故见胃脘部隐隐而痛；饥饿时则痛，得食则疼痛减轻或消失，喜温喜按；脾胃运化无力，故见食欲不振；水湿下趋肠道，故见大便稀溏；气机阻滞，故见腹胀；气虚不足以充养肢体，故见倦怠乏力；不足以充养其脉，则脉虚无力；胃失和降，故见恶心欲吐。此乃脾胃虚弱而使然；法当健脾和胃；治宜六君子汤：

党参10g　茯苓10g　炒白术10g　陈皮10g　生姜3g　制半夏10g　炙甘草8g

上7味，以水适量煎药，汤成去渣取汁温服，日2次。

方中党参、白术、茯苓、甘草是谓四君子汤，以之健脾益气；取生姜、半夏和胃降逆；取陈皮和胃行气，以防补而致滞。

【案例】　患者某男，51岁，住武汉市武昌区，某高等学校教工。1976年10月某日就诊。胃痛3年余，每于饥饿时则发生隐痛，即每天上午10时多，下午4时多和夜间发生胃痛，稍进饮食则痛已，大便常有不尽感，曾有一段时间为黑色便、小便黄，多说话则感累，易疲劳，苔薄白，脉虚。近2月来因讲课劳累而胃痛加剧，经某医院钡餐透视检查，诊断为"胃下垂"和"十二指肠球部溃疡"。乃中气衰弱，胃脉郁滞，发为"胃痛"，治宜益气补中，活血行瘀，拟方五味异功散加味：

党参10g　茯苓10g　炒白术10g　陈皮10g　生姜3g　炙甘草10g　当归10g　白芍10g

上8味，以适量水煎药，汤成去渣取汁温服，日2次。每日以糯米煮稀饭吃。

按　《素问·灵兰秘典论》说："脾胃者，仓廪之官，五味出焉"，《灵枢·胀论》说："胃者，太仓也"。胃主受纳五谷，故曰"太仓"。仓廪是要盛谷的，仓廪空虚，非佳兆也，饥饿将随之矣。中焦不足，胃气衰少，求救于食，故每于饥饿时发生胃痛。稍进饮食则痛止。中气虚少，不胜劳作，故肢体易于疲劳；少气不足以送便，故大便常有不尽感；气虚无力以运行血液，血液瘀滞，故大便色黑。中气虚少，不足以供言语之用，久语则伤气，故多说话则感累。气不化则小便黄，气亏损则脉虚。此气虚夹瘀，以五味异功散加味，用党参、白术、茯苓、炙甘草为"四君子汤"益气补中，生姜和胃，当归、白芍活血行瘀；陈皮行气，一以防补药之壅，一以助活血之用。糯米稀饭，甘温益气，功补脾胃。共奏益气活血之效。药服30剂，糯米稀饭连吃2个月，后又断断续续吃数月，共吃糯米稀饭半年多，胃痛告愈，至今未复发。

（二）脾虚胃热胃痛

脾虚胃热，症见胃脘部疼痛，时发时止，呕哕不食，口渴等。

脾虚气滞，运化失常，故见胃脘部疼痛，时发时止；胃气上逆，受纳失常，故呕哕不食；胃热津液受伤，故见口渴。此乃脾气虚弱，胃热气逆所致；法当健脾益气；养阴和胃；治宜济生竹茹汤：

竹茹15g　党参10g　制半夏10g　陈皮10g　生姜10g　枇杷叶10g　茯苓10g　甘草8g　麦门冬15g　大枣3枚（擘）

上10味，以适量水煎药，汤成去渣取汁温服，日2次。

方中取党参、茯苓、大枣、甘草健脾益气，取竹茹、半夏、生姜、枇杷叶和胃降逆；取麦门冬滋液润燥而清胃热；取陈皮行气。

【案例】　患者某，女，42岁，住武汉市武昌区，工人。1977年4月某日就诊。胃痛10余年，时发时止。曾呕出黑色血1次。饮食稍有不慎即进食稍多或稍硬或不易消化之物则胃痛立即发作。每发则胃部绞急胀痛，气逆上冲而时发噫气，其噫气之声响而长，呕吐食物和黏涎，甚则呕吐青黄色苦汁，小便短少色黄，口干，苔薄，脉虚弱，吃药则痛止。今又胃痛复发，某医院钡餐透视检查，诊断为"胃下垂"和"浅表性胃炎"。乃胃虚气弱，逆而上冲，导致呕胆伤津；治宜补中益胃，降逆行气；拟方橘皮竹茹汤加减：

竹茹15g　陈皮10g　生姜6克　党参10g　炙甘草10g　白芍10g　茯苓10g　麦冬10g　当归10g　枇杷叶10g（去毛炙）

上10味，以水适量煎药，汤成去渣取汁温服，日2次。

按　《灵枢·玉版》说："谷之所注者，胃也"。《难经·三十五难》说："胃者，水谷之府也"。胃主受纳和熟腐水谷，其气以下行为顺。胃气虚弱，经脉易伤，失其正常容纳和熟腐水谷之用，故饮食稍有不慎则胃伤而胃痛即发。胃气不降，逆于中则胃部胀痛，上逆则呕吐食物和黏涎，吐甚则夹胆气一并上逆而呕出胆汁。胃气逆而上冲则症见噫气。胃脉损伤，血滞而瘀，故吐出物见乌黑色血。血为肝所藏，而肝脉为厥阴，夹胃而行；《素问·至真要大论》说："厥阴之至为里急"，血气不和，经脉拘急，故其胃病之发则感绞急胀痛。吐伤津液，故上为口干而下为小便短少色黄。病乃胃虚气弱，故脉亦为之虚弱。橘皮竹茹汤方加减，用竹茹、枇杷叶、生姜降逆和胃；陈皮行气消胀；党参、茯苓、麦冬、炙甘草益气补中，养胃润干；当归、白芍调血和肝，以止胃之急痛，且炙甘草、白芍相合，为芍药甘草汤，善治筋脉拘挛也。嘱其切慎饮食调节，药服2剂而痛止，又续服15剂而停药，至今胃痛未复发。

（三）脾胃虚寒胃痛

中焦虚寒，症见胃脘部隐隐疼痛，其痛绵绵，每逢饥饿或受凉后即发作，或疼痛加重；胃脘部喜温喜按，泛吐清水，手足不温，大便稀溏，舌淡白，脉虚。

《素问·疟论》说："阳虚而阴盛"，《素问·阴阳应象大论》说："阴胜则寒"。脾胃虚寒，阳虚阴盛，故胃脘部隐隐疼痛，其痛绵绵，遇饥或受凉即痛，或疼痛加重；《素问·举痛论》说："按之则热气至，热气至则痛止"，故见胃脘部喜温喜按；胃阳虚弱，津不化气，故见泛吐清水；脾主四肢，阳气不能达于四末，故见手足不温；脾虚转运失职，故见大便稀溏；脾胃阳虚，不能正常运血流行，故见舌质淡，脉虚。此乃脾胃虚寒而然；法当益气温中散寒；治宜理中汤：

党参10g　干姜10g　炙甘草10g　炒白术10g

上4味，以适量水煎药，汤成去渣取汁温服，日2次。若兼见腹胀、恶心等。加法半夏10g、陈皮10g、茯苓10g。

方中取党参、白术、炙甘草益气健脾；取干姜温中散寒。若兼见腹胀、恶心，为脾虚不运，气滞胃逆，故加半夏降逆，加陈皮行气和胃，加茯苓渗湿以助白术之健脾。

（四）脾胃虚热

中焦虚热，症见胃脘部烧灼样疼痛，饥饿则发作，口干而渴，小便黄，脉细数，舌红少苔或无苔等。

《灵枢·终始》说："阴虚而阳盛"，《素问·阴阳应象大论》说："阳胜则热"。虚热内扰，故见胃脘部烧灼样疼痛，小便黄，脉细数；胃阴不足，故每遇饥饿则发，舌红少苔或无苔；津液不足，不能上承于口，故见口干而渴。此乃胃阴亏虚，虚热内扰所致；法当甘淡养胃，拟方：

山药15g 芡实10g 苡仁米10g 生地12g 玉竹10g 生甘草10g 石斛10g 沙参10g 莲子米10g 麦门冬10g

上10味，以适量水煎药，汤成去渣取汁温服，日2服。若兼见倦怠、少气，或脉虚弱无力，加党参10g、炒白术10g

方中所选诸药，其味皆甘，甘以补之。用山药、莲米、芡实、苡米健脾益气；用玉竹、石斛、麦冬、沙参、生地清热，养阴生津；用生甘草清热，调和诸药，且与玉竹相协补气而不伤阴；若兼见倦怠、少气，为气阴两虚，故加党参、白术以补气。

【案例】 患者某，男，36岁，住湖北省枣阳市农村，干部。1973年5月就诊。胃病已2年，每于饥饿时发生疼痛，且有灼热感，喜按，稍进饮食则缓解，大便干，小便黄，口咽干燥，苔薄黄，脉细数，病乃虚热胃痛，治宜甘淡养阴，拟方：

生地15g 山药10g 薏苡仁10g 石斛10g 沙参10g 麦门冬10g 玉竹10g 芡实10g 莲子肉10g 生甘草8g

上10味，以适量水煎药，汤成去渣取汁温服，日2次。

按 胃阴不足，阳失所和，则生虚热。虚热灼胃，饥则转甚，故胃饥饿则疼痛而感灼热，胃中无滞，故按之不痛。饮食有益于虚，故稍进饮食则疼痛即缓解。阴虚有热，则见大便干，小便黄，口咽干燥而舌苔薄黄，脉细数。方用生地、山药、石斛、玉竹、沙参、麦冬以养胃阴，芡实、薏苡仁补益脾胃；莲子肉、生甘草以清解脾胃虚热，共奏养阴清热之效。药服10多剂而病遂已。

（五）肝木乘脾胃痛

肝木克伐脾土，症见胃脘部拘急疼痛，脉弦等。

肝为厥阴，《素问·六元正纪大论》说："厥阴所至为里急"，肝木横逆犯脾，故见胃脘部拘急疼痛，弦为肝脉。此乃肝木乘脾所致；法当平肝和脾；治宜芍药甘草汤：

白芍12g 炙甘草12g

上2味，以适量水煎药，汤成去渣取汁温服，日2服。

方中取白芍平肝制木，除血痹以止痛；《素问·脏气法时论》说"肝苦急，急食甘以缓之"，故取甘草之甘以缓肝之急迫，且以和中健脾而止肝木乘犯。二味相合，共奏平肝和脾之效。

（六）气滞胃痛

脾胃气滞，症见胃脘部胀痛，按之不舒，恶心，嗳气吞酸，食欲不振，大便稀薄，舌苔白腻等。

《灵枢·邪气藏府病形》说："胃病者，腹䐜胀，胃脘当心而痛"，胃居中焦，气机阻滞，故见胃脘胀痛，按之不舒，嗳气吞酸；胃气不降而反上逆，故见恶心；胃不受纳，脾失运化，故见食欲不振；水湿内停，下趋肠道，故见大便稀薄，舌苔白腻。此乃脾胃气滞，水湿内停所致；法当健脾行气，和胃燥湿；治宜香砂平胃散加味：

苍术10g　厚朴10g　广木香8g　陈皮10g　炒枳实10g　砂仁6克　生姜8g　炙甘草6克

上8味，以适量水煎药，汤成去渣取汁温服，日2次。若兼见呕吐，加法半夏10g、茯苓10g；若舌苔见黄，加黄芩10g、栀子10g；若兼见嗳气有馊味，加神曲10g、炒山楂10g、大黄10g。

方中取苍术燥湿健脾；取厚朴、广木香、枳实宽中行气；取陈皮、砂仁行气和胃；取甘草培土且调和诸药；取生姜和胃降逆。若兼见呕吐，为痰湿阻滞，胃气上逆，故加半夏化痰降逆，加茯苓淡渗利湿；若兼见舌苔黄，为气滞化热，故加黄芩、栀子苦寒泄热；若兼见嗳气有馊味，为间夹饮食积滞，故加神曲、山楂、大黄消积导滞。

腹 胀 腹 痛

腹胀腹痛，是以腹部胀满疼痛为其主要临床特点的一种病证。很多原因可以引起本病，如外邪侵袭，饮食所伤，虫积、气血瘀阻等，涉及多个脏腑。其病机概而言之，无外虚与实，或虚实夹杂3个方面。

（一）虚证

1. 理中汤证　症见腹胀、腹痛，食欲不振，肠鸣，四肢不温，脉迟或缓等。

脾胃虚弱，运化失常，气机受阻，故见腹胀，腹痛，食欲不振；正阳不足，失于温化，故见肠鸣，脉迟或缓；脾主四肢，中阳不能达于四末，故四肢不温。此乃脾胃不足，中气虚寒所致；法当健脾益气，温中散寒；治宜理中汤：

党参10g　干姜10g　炒白术10g　炙甘草8g

上4味，以适量水煎药，汤成去渣取汁温服，日2次。若兼见腹泻、大便泻而不爽，加广木香8g；若兼见大便带红白冻子，加黄连10g；若兼见上吐下泻，腿肚抽筋，加制附片10g。

方中取党参、白术、甘草健脾益气；取干姜温中散寒。若大便泻而不爽，为脾胃虚寒兼有气滞，故于理中汤中加广木香行气；若兼见大便带有红白冻子，为脾胃虚寒中夹有郁热，故于理中汤中加黄连以清热；若兼见吐泻，腿肚抽筋，为脾胃虚寒过甚，升降失常，胃气上逆则吐，脾气下陷则泻，吐泻损伤津液，筋脉失养，故腿肚抽筋，故于理中汤中加附片助干姜温中散寒。

2. 香砂六君子汤证　症见腹胀，腹痛，食欲不振，大便先干后稀，或时干时稀，脉虚弱等。

脾胃虚弱，运化失常，故见食欲不振，大便先干后稀，或时干时稀，脉虚而弱；脾虚气滞，故见腹胀，腹痛。此乃脾虚气滞而然。法当健脾行气；治宜香砂六君子汤加味：

党参10g　茯苓10g　炒白术10g　砂仁6克　陈皮10g　广木香6克　法半夏10g　炙甘草8g

上8味，以适量水煎药，汤成去渣取汁温服，日2次。

方中取党参、茯苓、白术、甘草是谓四君子汤，以之健脾益气；取半夏、陈皮、广木香、砂仁燥湿行气和胃。

3. 清燥救肺汤证　症见左腹部胀痛移动，可触摸到长条形包块，大便秘结不通，口舌干燥，脉小涩。

肺与大肠相表里，肺燥津枯，肃降失职，则大肠失其传导之用，故见大便秘结；燥屎内结，腑气不通，故见左腹部胀痛，并可触摸到一长形包块。肺燥津伤，故见口舌干燥而脉象小涩。此乃肺燥津枯，肃降失职所致；法当清燥救肺，润肠通便；治宜清燥救肺汤：

冬桑叶10g　石膏10g　党参10g　炙枇杷叶10g　麦门冬10g　胡麻仁10g　杏仁10g（去皮尖炒打）　甘草8g　阿胶10g（烊化）

上9味，以适量水先煎前8味，汤成去渣取汁，纳阿胶于药汁中烊化温服，日2次。

方中取桑叶解肺郁滋肺燥；取枇杷叶降逆气以复肺之肃降功用；取石膏清肺胃燥热；取阿胶、麦门冬润肺滋液；损其肺者益其气，故取党参、甘草益气生津；取胡麻仁、杏仁体润多脂而润肠通便。

（二）实证

1. 厚朴七物汤证　症见腹部胀满疼痛，大便干燥，口干，发热恶寒，脉浮数。

实热阻滞肠胃，气行不畅，故见腹部胀满疼痛，热邪壅滞，大肠传导不及，津液受伤，故见大便干燥；津液不能上承于口，故见口干；外有表邪，故见恶寒发热，脉浮而数。此乃表邪未解，腑已结实；法当解表攻里；治宜厚朴七物汤：

厚朴15g　大黄10g　炒枳实10g　桂枝10g　生姜8g　大枣2枚（擘）　甘草8g

上7味，以适量水先煎6味，汤将成加大黄微煎，去渣取汁温服，日2次。若兼见呕吐，加法半夏10g。

方中取厚朴、枳实、大黄攻里以荡涤肠胃积滞；取桂枝、生姜攻表，以散在表之风寒；取甘草、大枣补其中以和胃气；若兼见呕吐，乃胃气上逆之象，故加半夏以降逆。

2. 大承气汤证　参见"伤寒"阳明腑实证。

3. 三物备急丸证　症见心腹部突然出现胀痛，痛如椎刺，气喘，口噤，肢冷等。

寒主收引凝敛，寒实暴结于胃肠，则腑气不通，故见心腹部突然出现胀满疼痛，痛如椎刺；气机阻塞，其气不行于下，则必逆于上，故见气喘；寒伤筋脉，则筋脉拘急，故口噤；阴阳之气不相顺接，故见手足厥冷。此乃寒实暴结，腑气不通所致；法当攻逐结冷；治宜三物备急丸：

大黄、干姜、巴豆霜各等份

上3味，先将大黄、干姜共研为极细末，再加入巴豆霜捣研均匀，炼蜜为丸如黄豆大收贮备用。每用3～4丸，以温开水或烧酒送下，不下再与服，以下为度。

方中取大辛大热之巴豆峻逐结冷；取大黄苦寒攻下，共奏通便下结之效；取干姜佐巴豆温中散寒，并解巴豆之毒。

4. 走马汤证　症见腹部突然出现胀满疼痛，大便不通，甚至肢冷，汗出，脉伏等。

外界臭秽恶毒之气，直从口鼻入于心胸，致使肠胃脏腑壅塞，正气不行，故心腹突然出现疼痛，大便不通；阳气不能外达，故见肢冷，脉伏；阴寒积滞于内，逼迫津液外泄，故见汗出。此乃阴寒内结而然；法当峻逐寒邪；治宜走马汤：

巴豆1枚（去皮心炒）　杏仁2枚（去皮尖）

上2味，以细布缠裹捶碎，取出以开水浸泡温服。

方中取大辛大热之巴豆峻逐寒结；佐以杏仁利肺肠之气，使邪实从下而解。

5. 平胃散证　症见脘腹胀满，食欲不振，恶心欲吐，大便稀薄，舌苔白腻等。

脾恶湿而喜燥，脾为湿邪所困，运化失常，气滞中焦，故见脘腹胀满，食欲不振，舌苔白腻；胃气上逆，则恶心欲呕；脾气不能运化，湿气不行，则大便稀薄。此乃湿困脾阳而然；法当燥湿健脾；治宜平胃散：

苍术12g　陈皮10g　厚朴10g　甘草8g　生姜2片

上5味，以适量水煎药，汤成去渣取汁温服，日2次。若兼见大便泻而不爽，加广木香6

克，砂仁6克，若兼小便黄，加茯苓10g。

方中重用苍术燥湿健脾；取陈皮、厚朴理气化湿；取甘草、生姜调和脾胃；若兼见大便泻而不爽，为湿阻气滞，故加广木香、砂仁以增强行气散郁之力；若兼见小便黄者，则为气化不行，故加茯苓化气渗湿以利小便。

6. 胃苓汤证 症见腹痛，腹胀，食欲不振，口渴，大便泄水，小便不利等。

水湿内停，气机阻滞，故见腹痛，腹胀；湿邪困脾，运化失常，故见食欲不振，大便泄水；气化不行，故上见口渴，下见小便不利。此乃水湿内停，气化不利所致；法当燥湿健脾，化气利水；治宜胃苓汤：

苍术10g　厚朴10g　炒白术10g　陈皮10g　茯苓10g　猪苓10g　泽泻10g　桂枝10g　甘草8g　生姜2片

上10味，以适量水煎药，汤成去渣取汁温服，日2次。

方中取苍术、白术燥湿健脾；取茯苓、猪苓、泽泻淡渗利湿；取厚朴、陈皮行气宽中；取桂枝辛温化气；取生姜、甘草调和脾胃。

（三）虚实夹杂

虚实夹杂，症见腹部胀满，苔白脉虚，或兼见恶心欲呕等。

脾胃虚弱，升降失常，转运失职，气机阻滞于中，故见腹部胀满，而苔白脉虚；胃气上逆，故恶心欲呕等。此乃脾虚气滞而然；法当健脾行气，和胃降逆；治宜厚朴生姜半夏甘草人参汤：

厚朴12g　生姜12g　法半夏10g　党参10g　炙甘草8g

上5味，以适量水煎药，汤成去渣取汁温服，日2次。

方中重用厚朴行气除满；取生姜、半夏和胃降逆止呕；取党参、甘草培土补中。

（四）寒热夹杂

寒热夹杂，症见心下痞满，或干呕，或呕吐，肠鸣下利等。

中焦虚寒，升降失常，胃气上逆则呕吐；寒热冲激则肠鸣；脾气不升则下利；邪热乘虚客于心下，痞塞不通，则心下痞满。此乃中气虚寒，邪热袭内，寒热互结所致；法当辛开苦降，开结除痞；治宜半夏泻心汤：

法半夏10g　黄芩10g　干姜10g　炙甘草8g　党参10g　黄连10g　大枣3枚（擘）

上7味，以适量水煎药，汤成去渣取汁温服，日2次。

方中取黄连、黄芩清热泻痞；取党参、甘草、大枣培土补中；取干姜温中散寒；取半夏降逆止呕。

（五）饮食停积

饮食内停，症见腹胀腹痛，嗳腐泛酸，恶闻食臭，舌苔黄腻，或大便泄利不爽等。

饮食停积，气机阻滞，腑气不通，故见腹胀腹痛；宿谷不化，故见恶闻食臭，嗳腐；湿浊上泛，故见舌苔黄腻；肝在味为酸，食遏胃土，肝木乘之，故见泛酸。《素问·痹论》说："饮食自倍，肠胃乃伤"。食伤肠胃，气机郁陷，大肠传导失常，故大便或见泄利不爽。此乃饮食停滞所致；法当消食和胃；治宜保和丸：

山楂200g　神曲70g　法半夏90g　茯苓90g　陈皮40g　莱菔子40g　连翘40g

上7味，研为极细末，水泛为丸如梧桐子大。每服10g，以炒麦芽煎水送下，日2次。

方中取山楂消肉积；取神曲消面积，除陈腐；取莱菔子消面积兼宽中理气；取半夏、茯苓、陈皮和胃降逆除湿；取连翘清热散结。用炒麦芽煎水送服，以助其消食祛积滞。

便 血

血从后阴而出，或出于便前，或出于便后，或单纯下血，统称之为便血。《金匮要略》将其分为远血和近血两类。所谓远血，是指先便而后下血，即血在便后，大便色黑或紫暗，其血多来自小肠或胃；所谓近血，是指先下血而随之大便，即血在便前，血色多鲜红，其血多来自直肠肛门。来自肛门者多与痔疮、肛裂等病有关，临床时当细加辨察。

（一）湿热蕴结便血

湿热结于肠道，症见便血，血色鲜红，或先血后便，大便不畅，口苦咽干，舌苔黄腻，脉濡数。

湿热郁于肠道，损伤直肠络脉，故见便血，且先血后便，血色鲜红；湿热阻遏，气机不利，故见大便不畅；湿热上犯，故见口苦咽干，舌苔黄腻；脉濡数，亦为湿热之象。此乃肝脾湿热下陷，蕴伏直肠所致；法当清热祛湿，止血和营；治宜赤小豆当归散加味：

当归10g　槐花10g　赤小豆芽15g　地榆10g　白芍10g　炒枳壳10g　制刺猬皮10g

上7味，以适量水煎药，汤成去渣取汁温服，日2次。

方中取赤小豆芽清利湿热；取当归、白芍、枳壳养血活血，疏利气机；取槐花、地榆凉血止血；取刺猬皮止血化瘀。

单方：蛇莓全草1把

上1味，以适量水煎药，汤成去渣取汁，内服外洗。

（二）脾胃虚寒便血

中焦虚寒，症见便后下血，血色紫黯，甚则黑色，腹痛隐隐，喜热饮，精神倦怠，大便稀薄，面色不华，舌质淡，脉细等。

中气虚弱，脾不统血，血溢于脉外而留于肠内，故见便后下血，血色紫黯，甚则乌黑；脾阳亏虚，温煦失职，故见腹痛隐隐，喜热饮；脾气不足，无以营养肢体，则肢体失其矫健之性，故见精神倦怠；脾失健运，水湿内留，故见大便稀薄；出血日久，阴血受损，失却濡养，故见面色不华，舌质淡，脉细。此乃脾胃虚寒而然；法当健脾温中；治宜黄土汤，改灶中黄土为赤石脂，改附子为干姜炭：

生地10g　黄芩10g　炒白术10g　炙甘草10g　干姜炭10g　赤石脂10g　阿胶10g（烊化）

上7味，以适量水先煎前6味，待水减半，去渣取汁，纳阿胶于药汁中烊化，搅令均匀温服，日2次。

方中取白术、甘草健脾益气；取干姜炭温中散寒止血；取生地、阿胶养血止血；取赤石脂入血分而止血；取黄芩苦寒坚阴。合奏温中健脾止血之效。

（三）气血两虚便血

气血不足，症见便后下血，血色紫黯，神疲懒言，少气不足以息，面色少华，心悸失眠，舌淡，脉细等。

气为血帅，气虚不能摄血而血溢于脉外，故见便血，血出于便后，故见血色黯红；气虚不能充养肢体，则肢体失其矫健之性，故见神疲懒言；气少不能相接续，故见少气不足以息；血主濡之，血虚失荣，故见面色少华，舌淡；心主血藏神，心血不足，心神失养，故心悸失眠；脉失充盈，故见脉细。此乃气血两虚而然；法当补益气血；借用胶艾汤加味：

生地 15g　当归 10g　炙甘草 8g　白芍 10g　川芎 10g　炙黄芪 10g　党参 10g　艾叶 10g　炒白术 10g　阿胶 10g（烊化）

上 10 味，以适量水先煎前 9 味，待水减半，去渣取汁，纳阿胶于药汁中烊化，搅令均匀温服，日 2 次。

方中生地、当归、川芎、白芍是谓四物汤，取四物汤加阿胶养血补血；取干艾叶止血；取党参、黄芪、白术、甘草补脾益气，以复其统血之职。

【案例】患者某，女，33 岁，住湖北省江陵县农村，教师。1971 年 10 月某日就诊。发病半月，大便下血，血色鲜红，全身乏力，少气，口唇淡，面色㿠白，脉虚弱。乃络脉损伤，血出后阴；治宜养血行血止血，佐以益气；借用胶艾汤加味：

生地 18g　当归 10g　炙甘草 10g　川芎 10g　白芍 10g　炒白术 10g　党参 10g　干艾叶 10g　炙黄芪 10g　阿胶 10g（烊化）

上 10 味，以适量水先煎前 9 味，汤成去渣取汁，纳阿胶于药汁中烊化，搅匀温服，日 2 次。

按　《灵枢·百病始生》说："起居不节，用力过度，则络脉伤……阴络伤则血内溢，血内溢则后血"。阴络损伤，血溢络外，自后阴漏泄而出，是为大便下血。血虚少则无以华色，故口唇淡而面色㿠白。血为气之府，有载气之用，血虚则气失其载，亦为之不足，故见少气而全身乏力。气血不足，则脉见虚弱。借用胶艾汤方滋阴补血，止血活络，导血复行于经络。《素问·生气通天论》说："阴者藏精而起亟也，阳者卫外而为固也"，加党参、黄芪、白术益气而固血，以血为阴而气为阳也。

（四）心脾两虚

心脾俱虚，症见便后下血，血色黯红，兼见心悸失眠，食少体倦，健忘，舌质淡，脉弱等。《素问·痿论》说："心主身之血脉"，脾统血，心脾皆虚，失其主血统血之职，血溢于脉外，留于肠内，随大便而下，故见便血，血在便后，故见血色黯红；心血不足，血不养心，故见心悸失眠，健忘，舌质淡；脾气虚弱，失于运化，故见食少体倦，脉弱。此乃心脾两虚；法当健脾养心，益气补血；治宜归脾汤：

炙黄芪 10g　炒白术 10g　茯神 10g　龙眼肉 10g　炒枣仁 10g　党参 10g　广木香 6g　炙甘草 10g　当归 10g　远志 8g　大枣 2 枚（擘）　生姜 6g

上 12 味，以水适量煎药，汤成去渣取汁温服，日 2 次。

方中取当归、龙眼肉补心养血；取枣仁、茯神、远志养心安神；取党参、黄芪、白术、甘草、生姜、大枣健脾益气和胃；取广木香理气醒脾，使补而不留滞。

（五）瘀血内阻便血

1. 自拟活血化瘀汤证　症见大便色黑而易解，腹痛，或见胸闷，舌质有青紫色瘀斑，脉涩等。

瘀血阻遏，血不循经，溢于脉外而留于肠内，故见大便色黑而易解；肺居胸中，主气，气为血帅，血为气府，血瘀则多致气滞，故见胸闷；瘀血内停，气机不通，不通则痛，故见腹痛；舌质瘀斑，脉涩，亦为瘀血之征。此乃瘀血阻遏肠道，气血运行受阻，致使新血不能循经而行所致；法当活血化瘀；治以自拟活血化瘀汤：

当归 10g　川芎 10g　制香附 10g　赤芍 10g　桃仁 10g　制乳香 10g　红花 10g　青皮 10g　炒

枳壳 10g　大黄 10g　制没药 10g

上 11 味，以适量水煎药，汤成去渣取汁温服，日 2 次。

方中取当归、赤芍、川芎养血活血；取桃仁、红花、乳香、没药活血祛瘀；取大黄通大便导瘀血下行；气行则血流，气滞则血瘀，故取香附、枳壳、青皮行气散瘀，以助活血之力。

2. 抵当汤证　症见大便色黑而易解，小腹硬满疼痛拒按，小便自利，喜忘，或妇女经行不利。

瘀血内结，新血不能循经而行，血溢脉外而留于肠内，故见大便色黑而易解；血蓄下焦，故见小腹硬满疼痛拒按；膀胱气化正常，故小便自利；心主血藏神，瘀血内留，心神失养，故见其喜忘；气为血帅，血为气府，因而血瘀气亦滞，故经行不利。此乃下焦蓄血而然；法当活血破瘀；治宜抵当汤：

炒水蛭 10g　虻虫 10g（去足翅炒）　大黄 10g（酒洗）　桃仁 10g（去皮尖炒打）

上 4 味，以适量水煎药，汤成去渣取汁温服，日 2 次。

方中取水蛭、虻虫、桃仁峻逐瘀血；取大黄荡涤瘀浊，导之下行。

尿　血

尿血是指小便中混有血液，或尿中夹有血块的一种病证。小便时多无疼痛之感；若尿血时，小便滴沥涩痛，多为血淋。尿血在临床上有虚实之分，应根据其临床特点细加辨认。

（一）肝肾阴虚

肝肾不足，症见尿血，血色淡红，小便时无疼痛之感，兼见腰膝酸软，目视昏糊，口舌干燥，脉细等。

肾与膀胱为表里，肾阴不足，虚火灼伤膀胱络脉，血溢脉外，随尿而下，故见尿血；然虚热不甚，故见血色淡红，尿时无疼痛之感；腰为肾府，肾主腰脚，其阴精不足，府失所养，故见腰膝酸软；肝为肾之子，今母病及子，目失濡养，故目视昏糊；肾足少阴脉上系舌本，肾阴虚弱，无以上濡，故见口干舌燥；脉细亦为阴虚之征。此乃肝肾阴虚；虚热灼伤络脉所致；法当滋补肝肾；治宜六味地黄汤方：

熟地 24g　山药 12g　山茱萸 12g　泽泻 10g　茯苓 10g　粉丹皮 10g

上 6 味，以适量水煎药，汤成去渣取汁温服，日 2 次。

《素问·阴阳应象大论》说："精不足者补之以味"。故方中取味厚之熟地、山药、山茱萸补益肝肾之阴精；取茯苓、泽泻化气泄浊；取丹皮清泻肝经虚热。

（二）瘀血尿血

血瘀于下焦，症见尿血，小腹硬满，疼痛拒按，脉涩等。

死血瘀于膀胱，新血不能循经而流，溢于脉外，随尿而下，故见尿血；血瘀滞于下焦，故见小腹硬满，疼痛拒按；内有瘀血，血行不利，故见脉涩。此乃血蓄膀胱所致；法当攻逐瘀血；治宜抵挡汤方：

炒水蛭 10g　虻虫 10g（炒去翅足）　大黄 10g（酒浸）　桃仁 10g（去皮尖炒打）

上 4 味，共研粗末，以水适量煎药，汤成去渣取汁温服，日 2 次。

方中取水蛭、虻虫、桃仁峻逐膀胱蓄血；取大黄推陈出新，导瘀血从大便而出，于是瘀去而病解。

单方：①胡麻20g，研为细末，以水适量渍1宿。第2天早上绞去渣，煮2次，顿服。②龙骨适量，研为细末备用。每用时取药末3g，以温开水冲服，日服五六次。

按 出血是临床上极为常见的一类疾病，对于此类疾病的治疗，历代医家积累了丰富而又宝贵的经验。如明代医家葛可久，在其所著的《十药神书》中记述对此类疾病的治疗方法是：首用甲字十灰散以止血，再用乙字花蕊石散以化瘀，然后用丙字独参汤以补血。清代医家唐容川，在学习前人经验的基础上，结合自己的临床实践，在其所著的《血证论》一书中，提出止血、化瘀、宁血、补血四步。这些经验一直为历代医家所推崇，对出血证的治疗起到了较好的作用。

余在临床上对于吐血、衄血之证而属热邪所致者，每用《金匮要略》泻心汤，泄热止血而不留瘀，此则"毕两功于一役"也，如出血势急而属气虚不固者，急用独参汤以止血，此所谓"补气以摄血"也。如出血过甚，病势危急，非止血而有生命之忧者，本"急则治其标"的原则，急用止血重剂以止其血，血止后再据证以调治。长期出血不止或大出血者，如身热、脉见洪大谓实，则病势为逆，难治。如无热而脉见虚弱细微，其病势为顺，疗效较好。

紫　　斑

紫斑，是以皮肤上出现一些散在的、大小不等的青紫色斑块为其主要临床特点。病属血分，为血溢于脉外而停留于皮下所致。形成紫斑的原因比较多，临证时当根据其所伴随的症状辨证治疗。

（一）心脾两虚

劳损心脾，症见皮肤上散在出现一些青紫色斑块；或兼见心悸，健忘，失眠，体倦，食少等。

《灵枢·经脉》说："手少阴气绝则脉不通，脉不通则血不流"。心主血，脾统血。心气虚，血失主持；脾气虚，血失统摄，于是血溢于脉外，停留于皮肤之间，故见皮肤上出现散在青紫色斑块；心血虚，心神失养，故见心悸，健忘，失眠；脾胃为后天之本，气血生化之源，脾气虚弱，无以充养形体，故体倦；脾不能为胃行其津液而胃气亦弱，故食少。此乃心脾两虚所致；法当补益心脾；治宜归脾汤方：

党参10g　黄芪10g　炒白术10g　当归10g　茯神10g　炙甘草8g　生姜5g　远志10g　炒酸枣仁10g　广木香6g　龙眼肉10g　大枣2枚（擘）

上12味，以适量水煎药，汤成去渣取汁温服，日2次。

方中取党参、黄芪、白术、大枣、甘草、生姜甘温益气，健脾和胃；取当归、茯神、远志、枣仁、龙眼肉养血、补心、安神；取广木香辛香理气，使补而不滞。

【案例】患者某，男，6岁，住武汉市，大桥局某干部之子。1992年6月某日就诊。其父代诉：一直精神不好，食欲差，牙龈时常出血，身体常见有青紫色斑块，按之无疼痛感，面色萎黄。此乃脾脏虚弱，失于统血，而病"紫斑"，治之宜补脾培土，复其统血功用，借用归脾汤方：

炙黄芪8g　党参8g　茯神8g　炒白术8g　远志6g　当归8g　广木香3g　炙甘草8g　龙眼肉8g　酸枣仁8g（炒打）

上10味，以适量水煎药，汤成去渣取汁温服，日2次。

> **按** 《素问·灵兰秘典论》说："脾胃者，仓廪之官，五味出焉"。脾胃为人体后天之本，气血生化之源。脾脏虚弱，不能运化水谷，则食欲差，因而气血不足，无以充养形神，故精神不好而面色萎黄。脾主统血，脾虚失其统血之用，血遂妄行，出于齿龈和皮下，形成齿衄和紫斑之证。方用黄芪、党参、白术、甘草培土补脾，当归、龙眼肉养血活血，远志、酸枣仁、茯神补心宁神，法"虚则补其母"也。少用木香行气，以防诸补药之壅。诸药合用，以归其脾脏之所固有，而复其统血之权。药服6剂病愈。

（二）冲任不固

冲任失固，症见周身皮肤散在出现青紫色斑块，月经量多，或淋沥不尽，肢体不温等。

《灵枢·五音五味》说："冲脉、任脉皆起于胞中，上行背里，为经络之海"。冲为血海，有蓄溢、固摄血液的作用，其功能失调，常表现为血液方面的病变，冲寒宫冷，固摄无力，血不循经，溢于脉外，留于肌腠，故见皮肤紫斑；气虚下陷，血溢前阴，故见月经过多，或淋沥不尽；气血不足，失于温养，故见肢体不温，此乃冲任不固，气虚下陷使然；法当养血暖胞，益气举陷；治宜胶艾汤加味：

生地18g 当归10g 炒白术10g 白芍10g 川芎10g 炙甘草8g 党参10g 黄芪10g 干艾叶10g 阿胶10g（烊化）

上10味，以适量水先煎前9味，待水减半，去渣取汁，纳阿胶于药汁中烊化，温服，日2次。

方中取生地、当归、白芍、川芎、阿胶甘温养血，活血、止血；取党参、黄芪、白术、甘草甘温益气举陷；取艾叶温暖胞宫。

> **【案例】** 患者某，女，45岁，住湖北省神农架林区，家庭妇女。1990年8月4日就诊。近半年来，身体上下肌肤常出现一些散在性不规则的铜钱大紫色斑块，按之不退，无痛感，月经每次来潮则量多如涌，经血红，某医院为其2次刮宫治疗而未能奏效，心慌，少气，口干，脉细数。乃血脉损伤，血瘀皮下，是为"紫斑"，治宜养血，活血，止血，兼以益气，借用胶艾汤加味：
>
> 生地15g 当归10g 干艾叶10g 川芎10g 白芍10g 炙甘草10g 党参10g 炙黄芪10g 炒白术10g 阿胶10g（烊化）
>
> 上10味，以适量水先煎前9味，待水减半，去渣取汁，纳阿胶于药汁中烊化，温服，日2次。
>
> **按** 《灵枢·脉度》说："经脉为里，支而横者为络，络之别者为孙（络）"。络脉布于人身内外上下，血气衰少，无以充养络脉，络脉损伤，则血溢出络外，瘀积皮下，结为紫斑而按之不退。《金匮要略·腹满寒疝宿食病脉证篇》说："按之不痛为虚，痛者为实"。彼虽为腹满一证而设，然其作为诊察疾病虚实原则，亦适用于各种病证，此例乃因血气衰少所致，故按之无痛感。胞中络脉损伤，血溢络外，每随月经来潮而下出前阴，则症见月经过多。病不因胞宫血实积滞，故刮宫无益也。阴血衰少，则阴血不足而阳气亦虚弱，故口干、脉细数而又心慌、少气。借用胶艾汤补血养络、止血活血，加党参、黄芪、白术益气生津。药服1剂而血止，6剂而病愈。

（三）肺虚气燥

邪热迫肺，肺经燥热，症见周身皮肤经常出现青紫色斑块，时多时少，按之不痛，闭经，稍受热即流鼻血，口干，背部时常发胀等。

肺主气而外合皮毛，气为血之帅，肺气虚弱，失其治节之令，不能帅血正常运行，故血出皮下而为"紫斑"；按之不痛为虚，此为肺气虚，故紫斑按之不痛；《素问·评热病论》说："月事不来者，胞脉闭也。胞脉者属于心而络于胞中，今气上迫肺，心气不得下通，故月事不来也"。虽彼属风水，此为肺燥，两者有异，然皆为邪气迫肺，肺失和降，致心气不得下通，而月事不来则一；肺燥液少无以濡润口舌，故口中干燥；《素问·脉要精微论》说："背者胸中之府"，肺居胸中，肺虚气燥，气机不利，故背部时常发胀。此乃燥热迫肺，肃降失职；法当润燥益肺；治宜麦门冬汤加味：

党参10g 麦门冬20g 法半夏10g 生地10g 炒粳米10g 炙甘草10g 当归10g 大枣3枚（擘） 白芍药10g

上9味，以适量水煎药，煮米熟汤成去渣取汁温服，日2服。

方中取麦门冬、党参、炙甘草养阴益气，滋液润燥，以复肺之和降；取半夏降逆，以助麦门冬恢复肺之和降作用；取粳米、大枣补中焦之汁以养肺，此所谓"虚则补其母"也；取生地、当归补血养心，且当归同白芍活血除血痹，以行血液之郁滞，三者补血行滞，以助麦门冬之止逆下气，而导心气之下通。

【案例】患者某，女，19岁，住湖北省洪湖市农村，农民。1991年10月14日就诊。月经数月一潮，每潮则经血淋漓不断10多天甚至1月始净，今又3月未潮，肌肤常出紫斑而按之无痛感，天稍热则鼻孔出血，面色黧黄，唇口周围色青，肢体乏力，口干，心烦，睡眠多梦，苔薄白，脉细弱。乃气虚肺燥，血不循经；治宜益气滋燥，佐以养血活血，拟借用《金匮要略》麦门冬汤加味：

党参10g 麦门冬20g 制半夏10g 生地10g 炒粳米15g 炙甘草10g 当归10g 大枣4枚（擘） 白芍10g

上9味，以适量水煎药，米熟汤成去渣取汁温服，日2次。

按 肺主气而合皮毛，气为血之帅，肺气虚弱，失其治节之令，不能帅血正常运行，故血出皮下而为紫斑。肺开窍于鼻，阴液不足，天热则燥甚，燥热伤络，并迫血妄行，出于肺窍之鼻孔而为鼻衄。气虚则失其矫健之性而肢体乏力，液少则无以濡润口舌而口中干燥。气、液两虚，血行郁滞，不华于色，则面色黧黄而唇周色青。心主血藏神，血液逆而外失，不能养心，心神不宁，故心烦而睡眠多梦。血气衰少，故脉见细弱。麦门冬汤方加味，用麦门冬、党参益气养阴，滋液润燥，以复肺之和降；半夏降逆，以增强麦门冬恢复肺之和降作用；甘草、粳米、红枣补中焦之汁以养肺；加生地、当归补血养心，当归同白芍活血除血痹，以行血液之郁滞，三者补血行滞，助麦门冬之止逆下气，导心气之下通。药服7剂而月经来潮，经色经量均正常，6天经血干净，紫癜等症亦消失。遂于原方中加丹参10g以巩固疗效，防其复发。

（四）阴虚血少

阴血亏虚，症见皮肤上出现散在青紫色斑块，按之不痛，五心烦热，口渴，尿黄，或面色少华等。

阴虚者阳必凑之，阴虚有热，灼伤络脉，血溢脉外，留于肌肤之内，故见皮肤出现青紫色斑块，由于为血虚所致，故斑块按之不痛；五心属阴，虚热内扰，心神不宁，故见五心烦热；热伤津液，津液不能上承于口，故见口渴；热邪煎熬津液，故见尿黄；阴血不足，不能上荣于面，故见面色少华。此乃阴血亏虚，虚热内扰所致；法当养血清热；治宜地骨皮饮：

当归 10g　生地 10g　地骨皮 10g　川芎 8g　白芍 10g　牡丹皮 10g

上 6 味，以适量水煎药，汤成去渣取汁温服，日 2 次。

本方即四物汤加味而成，方取四物汤养血凉血；取丹皮、地骨皮清虚热而和阴血。

【案例】患者某，男，4 岁。现住武汉市武昌区某大学宿舍。1978 年 7 月 17 日就诊。经常肌肤出现紫癜，按之无压痛，鼻孔、齿龈均易出血，口干，手足心发热，小便色黄，腹软，食欲差。乃血虚津少，虚热迫血妄行于脉外，发为"紫斑"；治宜养血清热，佐以生津；拟地骨皮饮加味：

地骨皮 9g　丹皮 9g　熟地 9g　麦门冬 9g　当归 9g　川芎 3g　党参 6g　白芍 9g　阿胶 9g（烊化）

上 9 味，以适量水先煎 8 味，去渣取汁，纳阿胶于药汁中烊化，温服，日 2 次。

按　阴虚血少，不能相配于阳，则阳偏盛而为虚热，虚热伤络，迫血妄行，其出于肌肤则为紫斑，出于鼻孔则为鼻衄，出于齿龈，则为齿衄。血出久则津液少，津液少则胃纳呆，故见口干而食欲差。《素问·调经论》说："阴虚则内热"。阴虚血少，内热便生，故其手足心发热，小便色黄。地骨皮饮方加味，用四物汤、阿胶滋养阴血，活血止血；党参、麦门冬生津液、和脾胃，以启气血生化之源；地骨皮、丹皮清虚热而和阴血。药服 5 剂而病愈，至今未复发。

（五）瘀血阻滞

络脉伤损，瘀血内阻，症见肢体皮肤稍经触击即出现青紫色斑块，历经数日难以消退，按压斑块时则有疼痛感觉，舌质紫黯，脉涩等。

按之不痛为虚，痛则为实。此皮肤紫斑按压有疼痛感，为络脉受伤，血溢脉外，瘀于皮下，故见肢体皮肤经常出现青紫色斑块，历经数日不消；血瘀则气滞，气为血帅，气滞则血不流，故见脉涩；舌质紫暗亦为瘀血之征。此为络脉损伤，血气凝滞而然；法当活血化瘀；治宜桃红四物汤加味：

生地 10g　当归 10g　制乳香 10g　赤芍 10g　川芎 10g　制没药 10g　桃仁 10g　红花 10g　制香附 10g

上 9 味，以适量水煎药，汤成去渣取汁温服，日 2 次。

方中生地、赤芍、当归、川芎是谓四物汤，以之凉血活血；取桃仁、红花、乳香、没药活血祛瘀；取香附行气导滞，以助活血之力。九味相协，使活血而不伤正，补血而不致滞。

【案例】患者某，女，38 岁，住湖北省嘉鱼县某集镇，市民。1978 年 3 月就诊。发病 1 年多，背、腹及四肢肌肤常见不规则约蚕豆大青紫色斑块，按之有压痛感，此起彼伏，常年不断。口干，牙龈易出血，月经色红，每月潮前小腹痛，手心热，脉涩。病乃络脉损伤，血气凝滞而为紫斑；治宜活血化瘀；拟桃红四物汤加味：

当归 12g　川芎 10g　制乳香 10g　赤芍 10g　红花 10g　制没药 10g　丹皮 10g　生地 10g　制香附 10g　桃仁 10g（去皮尖炒打）

上10味，以适量水煎药，汤成去渣取汁温服，日2次。

按 络脉损伤，血溢络外，瘀滞不行，致皮下常见青紫色斑块，且牙龈出血，血瘀则气滞，故月经潮前小腹痛；血瘀气滞，郁而生热，则口干，手心热。其脉涩者，为血气郁滞使然。方用当归、川芎、红花、桃仁、乳香、没药通络行瘀，生地、丹皮、赤芍清血分之热，气为血之帅，气行则血行，用香附行血中之气，以促瘀血之速除。药服14剂而病愈。

（六）风寒袭表

风袭肌腠，症见周身皮肤经常出现青紫色斑块，皮肤瘙痒；或兼见恶寒发热，脉浮等。

《素问·调经论》说："血气者，喜温而恶寒，寒则泣不能流，温则消而去之"。今风寒外袭，血脉凝滞，则周身皮肤常出现青紫色斑块；"痒为泄风"，风邪游移于肌肤，故见皮肤瘙痒；《灵枢·终始》说："痒者，阳也"，《灵枢·寿夭刚柔》说："在外者，筋骨为阴，皮肤为阳"，可见本病病位是在皮肤，故或见恶寒发热，脉浮。此乃风寒袭表而然；法当辛温发散；治宜荆防败毒散：

荆芥10g　防风10g　炒枳壳10g　茯苓10g　川芎8g　炙甘草10g　羌活10g　独活10g　柴胡10g　前胡10g　桔梗10g　生姜8g

上12味，以适量水煎药，汤成去渣取汁温服，日2次。

方中取防风、生姜、羌活、独活辛温散风祛寒；取川芎、荆芥活血，祛血分之风；取柴胡、前胡一升一降，以搜周身上下之邪；取桔梗、枳壳疏利气机，有助于邪气之外散；取茯苓、甘草健脾和中，且甘草调和诸药。合奏散邪行滞之效。

【案例】 患者某，男，30岁，住湖北省神农架林区某镇，干部。1990年10月3日就诊。发病1年余，夏季轻，冬季重。每遇冷风或冷水，则全身肌肤发生乌红色不规则酒杯口大块状紫斑，瘙痒，天暖则好转，舌苔白，脉浮弦而紧。某医院诊断为"过敏性紫斑"。乃风寒外袭，血气凝郁；治宜表散风寒，活血解凝，拟荆防败毒散：

防风12g　荆芥10g　炒枳壳10g　茯苓10g　川芎10g　炙甘草10g　羌活10g　独活10g　柴胡10g　前胡10g　桔梗10g　生姜8g

上12味，以适量水煎药，汤成去渣取汁温服，日2次。

按 风寒外袭，血脉凝滞，则皮肤见乌红色块状紫斑，天暖好转。风寒侵袭于肌肤，故舌苔白，脉浮而弦紧。风性善动，故紫斑皮肤瘙痒。《释名·释疾病》说："痒，扬也，其气在皮中欲得发扬，使人搔之而扬出也"。紫斑瘙痒，是其风寒之邪在皮肤，且有外出发扬之机，治之宜因势利导而以辛温之剂发散之。荆防败毒散方，用羌活、独活、防风、生姜温散风寒，以荆芥、川芎祛血分之风而活血，柴胡、前胡一升一降搜全身上下之邪，桔梗、枳壳疏利气机，以助邪之外散，茯苓、甘草健脾和中，且甘草调合诸药。药服3剂而病减，嘱其续服，惜余离开神农架林区而未能见到其最后效果。

月经先后无定期

月经不按周期来潮，或提前，或错后，无一定规律，称为月经先后无定期。或称月经愆期，月经紊乱。

月经能按时而至，全由冲脉的蓄溢有常，下泄有度而来。因冲脉起于胞中，上渗诸三阳，下渗诸三阴，为十二经之海。故《素问·上古天真论》说："太冲脉盛，月事以时下"。冲脉蓄溢排泄的功能正常与否，与肝、脾（胃）、肾紧密相关，故有"冲脉属于肝"，"冲脉本于肾"，"冲脉隶于阳明"之说，所以月经周期的正常与此三脏密切相关。

（一）肝郁气滞月经无定期

症见月经先后无定期，经行不畅，伴有月经前后乳房胀痛，少腹胀满，胸闷嗳气，舌苔薄白，脉弦等。

肝藏血，主疏泄，司血海。肝气条达，疏泄正常，血海按时满溢，则月经周期正常。若肝气郁滞，疏泄失职，过度则月经先期而至，不及则后期而行，遂使月经先后无定期。肝郁气滞，则经脉不利，故经行不畅，乳房、胸胁、少腹等肝经循行之部位胀痛。肝气欲舒则嗳气。治宜疏肝理气调经，用逍遥散加味：

柴胡10g　当归10g　白芍10g　白术10g　茯苓10g　薄荷3g　甘草6g　生姜3g　青皮10g

上9药，用水适量煎汤取汁去渣，日1剂，分2次温服。

方中柴胡疏肝解郁，薄荷、生姜助其条达，当归、白芍养血调经，白术、茯苓、甘草健脾和胃，加青皮以理肝经之气。全方可使肝气疏达，脾气健运，化源充足。经水自然应时而下。

（二）脾虚升降失常先后无定期

症见月经或前或后，经量时多时少，色淡，质稀，伴神疲倦怠，四肢乏力，食欲不佳，便溏，或浮肿，舌淡，脉缓。

脾为气血生化之源，脾统血，主升。升降有序，水谷精微得以化生输布，气血生化有源，则冲脉血海盈盛，蓄溢有度。如脾之升降失常，血海亦盈空蓄溢无度，遂月经先后无定期，经量时多时少，色淡，质稀。脾虚气少则倦怠乏力，便溏浮肿，脾虚而胃失降则食欲不佳。治宜健脾理气，养血调经，用归脾汤加味：

党参10g　当归10g　黄芪10g　远志10g　枣仁10g　龙眼肉10g　茯神10g　广木香6g　白术10g　甘草8g　生姜5g

以上11药，用水适量煎汤取汁去渣，日1剂，分2次温服。

方中党参、白术、黄芪、甘草、生姜健脾。脾属土，其母为心火，远志、茯神、枣仁、龙眼肉、当归养血宁神以补心，虚则补其母也。广木香行气醒脾，使气机升降正常。脾气和，冲脉复常，气血流行，则月经自调。

（三）肾虚月经先后无定期

症见月经先后不定，经量少，经色黯，质清。伴面色晦暗，头晕耳鸣，腰骶酸软，尿频色清。

肾为冲任之本，主封藏。如肾气不足，冲任失调，封藏失司，使血海蓄溢失常，月经周期紊乱。肾气不足，阴阳两虚，阴不足则经血少，阳不足则经色黯。肾虚血海不足，不能上承于面，故面色晦暗，头晕耳鸣；腰为肾之府，肾虚失养，故腰骶酸软；肾虚气化失常，故小便频数而色清。治宜补肾调经，用归芍地黄汤加味：

熟地15g　山萸肉10g　山药10g　茯苓10g　泽泻10g　丹皮10g　当归10g　白芍10g　补骨脂10g　杜仲10g　川断10g　肉桂3g　附片3g

以上13药，用水适量煎汤，取汁去渣，日1剂，分2次温服。

方中用六味地黄汤补益肾阴,补骨脂、肉桂、附片补肾助阳,杜仲、川断益肾强腰膝,当归、白芍养血调经。合用可使肾气充足,血海旺盛,月经正常,诸证自愈。

痛 经

妇女在月经前后或行经期间,觉小腹及腰骶疼痛,甚至因痛剧而昏厥,影响正常活动者,称为痛经。

痛经的发病机理,或因内伤气血,或外感寒湿邪气,或由情志不调,引起气血运行不畅,导致冲任瘀阻,不通则痛;或者冲任胞宫不得濡养而痛。

(一) 气滞血瘀痛经

经期或经前小腹胀痛或刺痛,疼痛拒按。有时疼痛连及腰腿或胸胁乳房。伴经行不畅,色紫黯有血块,血块下后痛减。舌发紫黯有瘀斑,脉弦涩或沉涩。

冲任气血郁滞,流行不畅,故在经期或经前小腹疼痛拒按。气滞明显者以胀痛为主,血瘀明显者以刺痛为主。冲脉系于肾而络胞宫,上行于胸胁,下走于腿部,故痛甚则连及腰腿胸胁乳房。气滞血瘀故经行不畅,血有瘀块。瘀块排出,瘀滞减轻,气血暂通,故疼痛稍减。舌紫黯瘀斑,脉弦,俱为气滞血瘀之征象。治宜行气活血,祛瘀止痛,用桃红四物汤加减:

当归10g 赤芍10g 川芎10g 桃仁10g 红花10g 制香附10g 制乳香10g 制没药10g 酒制大黄8g

上9味,加水适量,煎汤,去渣取汁温服,日1剂,服2次。

加减法:胸胁乳房胀痛明显者,加柴胡10g、枳壳10g;刺痛明显者加蒲黄10g、五灵脂10g;形寒肢冷者加肉桂5g、附子8g、乌药10g;经色紫黯有风者加荆芥10g;恶心呕吐者加吴茱萸10g、生姜10g;兼腰腿痛者加杜仲10g、补骨脂10g、威灵仙10g。

方中用当归、赤芍活血,川芎、香附行气,桃仁、红花、酒大黄祛瘀,乳香、没药活血止痛。用后可使气顺血调,瘀滞排除,疼痛自止。

(二) 寒湿凝滞痛经

经期或经前小腹疼痛,得热则减,按之痛甚,经量少,经色黯,形寒肢冷,舌苔白腻,脉沉紧。

寒湿之邪,客于冲任,与经血相搏,使经血流通不畅,故小腹冷痛。寒湿为阴邪,得热则凝滞稍解,故疼痛减缓。血遇寒则凝,故经量少且色黯。寒湿为病,阳郁不伸,故形寒肢冷。治宜散寒除湿,活血止痛,用当归四逆加吴茱萸生姜汤:

当归10g 桂枝10g 白芍10g 细辛6g 木通10g 炙甘草10g 吴茱萸10g 生姜10g 红枣3枚(擘)

上9味,加水适量,煎汤,去渣取汁温服,日1剂,服2次。

方中以桂枝、细辛、吴茱萸、生姜温经散寒除湿,当归、芍药活血,木通通经脉以流畅血气,红枣和中,甘草调和诸药。合之可解除小腹冷痛及形寒肢冷等症,用于寒湿凝滞之痛经最为适宜。

(三) 气血虚弱痛经

经期或经后小腹隐痛或坠痛,喜按,经量少,色淡,质稀,伴面色㿠白,神疲乏力,心悸多梦，食欲不振。

冲任不足，经行之后，血海更虚，故经后小腹隐痛喜按。气虚则阳气不足，血虚则精血不荣，故月经量少，色淡，质稀，面色㿠白，神疲乏力。血虚不能养心则心悸多梦，气虚脾阳不振则食欲差。治宜益气补血，用八珍汤加味：

党参10g 炒白术10g 茯苓10g 炙甘草10g 炙黄芪12g 熟地10g 当归10g 白芍10g 川芎10g 阿胶10g（烊化）

上10味加水适量，煎汤去渣取汁，入阿胶烊化，日1剂，分2次温服。

方中用党参、白术、茯苓、炙甘草、黄芪益气健脾；熟地、当归、白芍、川芎、阿胶补血柔肝养心。用后可使气血充足，冲任血海旺盛，胞宫得养，疼痛自除。

白　　带

白带病指妇女白带量明显增多，色、质、气味异常，并常伴有全身或局部症状。

女子正常的白带透明无色，乃为人体阴津所化，功能濡润阴户，抵御外邪。它的产生是由肾气的充盛，脾气的健运，肝的疏泄，及冲、任、带三脉约束而成。若以上脏腑经络受损，津液演变为湿浊，下注胞络之间就会形成白带病。

白带病不同于一般湿病，因为该病是妇女所特有，白带与月经一样由肾气冲任所主，所以应与月经病联系起来看待。此外，带下不仅由湿邪所成，同时亦涉及血分，是湿浊与瘀血相兼而下的结果。《金匮要略·妇人杂病》曰："妇人经水不利，藏坚癖不止，中有干血，下白物，矾石丸主之"。文中"干血"即指离经之瘀血。《诸病源候论·带五色俱下候》也说："带下病者，由劳伤血气，损伤冲脉任脉，致令其血与秽液兼带而下也"。故此治疗白带病，一要与治月经病相兼顾，二要治湿与治血同步进行。

治带首先要分清虚实。从颜色上讲，色黄质稠是湿热，多属实；色白质稀是寒湿，多属虚。从气味讲，有异臭味多实，腥味或无味多虚。从兼症讲，腹部胀痛，腰痛卧不减，阴部瘙痒，大便干，小便黄者多实，腰腹酸坠喜按，阴部干燥，大便稀溏，小便清长者多虚。实者宜清利，虚者要温补。宜根据具体情况辨证施治。

（一）虚寒白带

1. 脾虚白带　症见白带量多，色白或淡黄，质稀，无臭味，面色㿠白或萎黄，四肢不温，精神倦怠，纳少便溏，舌苔白，脉缓。

证因脾气虚弱，不能运化水湿，湿浊下注冲任胞宫，与瘀血相兼而下，故带下量多，色白，质稀，无臭。脾虚中阳不振，故面色㿠白或萎黄；四肢不温，精神倦怠；脾虚不能健运，故纳少便溏。治宜健脾除湿，和血止带，用自拟治白带1号方：

党参10g 白术10g 山药12g 茯苓10g 扁豆10g 菝葜15g 当归10g 川芎10g 芡实10g

上9味，加水适量，煎汤取汁去渣温服。日1剂。

方中用党参、白术、山药、扁豆健脾；当归、川芎和血；茯苓、菝葜、芡实利湿止带。菝葜俗称金刚藤，甘酸平无毒，与草薢、土茯苓相类，但利湿解毒之功更强，《本草纲目》载，有清热除湿收涩的功能，可治风湿痹痛，小便滑数，砂石淋疾，赤白下痢等症。本方用其祛湿收敛之性治疗白带，常获良效。

2. 肾虚带下　症见白带量多，色白清冷，质稀，小腹不温，腰酸如折，小便频数，夜间尤甚，大便稀溏，苔薄白，脉沉迟。

肾阳不足，阳虚内寒，带脉失约，任脉不固，故白带量多，色白清冷，质稀。肾阳不足命门火衰，不能温煦胞宫、肾府，故小腹不温，腰酸如折；阳虚则化气失常，故小便频数；夜间为阴，阴盛则阳无能化气，故夜尿多；肾虚不温脾阳，故大便稀溏。治宜温肾利湿止带，用治白带2号方：

熟地15g　山药12g　枣皮10g　茯苓10g　扁豆10g　菝葜15g　芡实10g　肉桂5g　补骨脂10g　菟丝子10g　当归10g　川芎10g

上12味加水适量煎汤，取汁去渣温服，日1剂。

方中用熟地、山药、枣皮、菟丝子补肾填精；肉桂、补骨脂温补肾阳；扁豆、茯苓、菝葜、芡实利湿止带；当归、川芎和血。诸药共用，补肾温阳，利湿止带，可治肾虚带下之证。

（二）湿热白带

症见带下量多，色黄，质稠，有臭秽气味，胸闷纳呆，小腹疼痛，小便黄，阴痒。

湿热蕴积于下，损伤任、带二脉，下注胞宫，故带下量多，色黄，有臭味，湿热内阻故纳呆；损伤冲任胞宫故小腹疼痛；湿热内郁故小便色黄；湿热下注于前阴故阴痒。治宜清利湿热，和血止带，用治白带3号方：

山药10g　扁豆10g　菝葜30g　茯苓12g　黄柏10g　栀子10g　芡实10g　当归10g　白芍10g

上9味，加水适量，煎汤取汁去渣温服，日1剂。

方中用山药补脾化湿；黄柏、栀子清热燥湿；茯苓、菝葜、芡实、扁豆利湿止带；当归、白芍和调经血。诸药合用，共奏清热利湿止带之功。

如兼有头昏目眩，五心烦热，腰膝酸软者，是肾阴虚，相火偏旺，虚热与湿浊相搏而下，宜在上方中去扁豆、栀子加生地、山茱萸、知母、泽泻，化裁成知柏地黄汤加减。

（三）外治法

1. 矾石丸　枯矾9g　杏仁3g去皮尖

上2味共捣极细末，炼蜜丸如豆大，临卧时，置于阴道内，待其自然溶化，每晚1次。

2. 苦参洗方　苦参30g　明矾10g

以水适量煎苦参，汤成去渣，取汁加入明矾溶化，洗涤外阴部以止阴痒。

癥　瘕

癥瘕是一个广义的概念。癥者指有形可征，固定不移；瘕者聚散无常，推之游移，临床上常二者并称。

妇科癥瘕指妇女下腹部长有包块，多伴有或痛、或胀、或满、或出血之症。可包括现代常说的妇女子宫肌瘤、卵巢囊肿等病。

本病在《内经》中被称为肠覃、石瘕、或瘤，对其形成的原因有较为详细的论述。《灵枢·水胀》说："肠覃……寒气客于肠外，与卫气相搏，气不得荣，因有所系，癖而内著，恶气乃起，息肉乃生。其始生也，大如鸡卵，按之则坚，推之则移，月事以时下，此其候也"。又说："石瘕者，生于胞中，寒气客于子门，子门闭塞，气不得通，恶血当泻不泻，衃以留止，日以益大，状如怀子，月事不以时下"。《灵枢·刺节真邪》还说："虚邪之入身也深……有所结，气归之，卫气留之，不得反，津液久留，合而为肠溜，久者数岁乃成，以手按之柔。已有所结，气归之，津液留之，邪气中之，凝结日以易甚，连以聚居，为昔瘤，以手按之坚"。

从以上论述可以看出，癥瘕的形成是由正气虚弱，邪气乘虚而入，使营卫气血失调，导致气血流通不畅，形成气滞血瘀，痰湿积聚，结为癖块。因此，气血痰湿互结是癥瘕形成的主要病机。治疗应以行气活血，祛湿散结为根本大法，再根据临床症状辨治。

（一）气滞瘕聚

症见小腹胀痛，腹中包块不坚，推之可移，或上或下，痛无定处，舌苔薄，脉沉弦。

因气滞所致，故虽有包块但不坚硬，推之可上下移动。气聚痛作，气行则止，故痛无定处，气滞则血行不畅，故小腹胀痛。脉沉弦乃为气机不畅之象。治宜行气导滞，活血消瘕，借用枳实芍药散加味：

枳实10g 白芍15g 广木香10g 槟榔10g 当归10g 大黄8g

上6味，加水适量，煎汤，去渣，取汁，温服。日1剂，分2次服。

方中以枳实、广木香、槟榔行气导滞；白芍、当归活血通经；大黄祛瘀消癥。诸药合用，可行气活血，化滞消癥。因行气药力量较著，故适用于偏于气滞的瘕聚腹中胀痛。

（二）痰湿癥瘕

症见小腹隐痛，下腹包块按之不坚，带下量多，舌苔白腻，脉濡缓。

因痰湿聚于少腹，气血运行不畅，相互搏结凝成包块，故小腹隐痛，包块按之不坚。痰湿下注，故白带量多，舌苔白腻脉濡缓俱为痰湿阻滞之证。治宜祛湿行气，活血消癥，借用当归芍药散加减：

当归10g 白芍10g 白术10g 茯苓10g 泽泻10g 车前子10g 青皮10g 丹参10g 莪术10g

上9味，加水适量，煎汤，去渣，取汁，温服，日1剂，分2次服。

方中以白术、茯苓、泽泻、车前子健脾利湿；青皮理气；当归、白芍、丹参活血；莪术破瘀消癥。全方适用于痰湿所致癥瘕积聚。

（三）血瘀气滞

症见少腹掣痛，痛有定处，腹中包块坚硬不移，面色晦暗，月经量多，舌有瘀斑，脉沉涩。

因血瘀不行，气机阻滞，积结成癥，故包块坚硬不移，少腹掣痛，痛有定处。脉络不通，血运失常，不能上荣于面，故面色晦黯，瘀血内阻，冲任失调，故月经量多。舌有瘀斑、脉沉涩均为瘀血内阻之象。治宜活血化瘀，通络消癥，用桂枝茯苓丸，或自拟消癥瘕方：

桂枝茯苓丸：桂枝10g 茯苓10g 白芍10g 丹皮10g 桃仁10g

上5味，加水适量，煎汤，去渣，取汁，温服。日1剂，分2次服。

方中以桂枝温通经络，白芍行血中之滞，丹皮活血消癥，桃仁破血散瘀，茯苓淡渗利湿，与桂枝同用，能入阴通阳。诸药合用，有活血化瘀，缓消癥块之效，适用于妇科癥瘕之症状较为缓和者。

自拟消癥瘕方：

当归12g 赤芍10g 川芎10g 桃仁10g（去皮尖炒打） 红花10g 三棱10g 莪术10g 制香附10g 桂枝10g 大黄10g 党参10g 炒白术10g

上12味，加水适量，煎汤，去渣，取汁，温服，每日1剂，服2次。亦可研细末，炼蜜为丸，如梧桐子大，每日2次，每服30丸。

方中用当归、赤芍、川芎养血活血；桃仁、红花、三棱、莪术、大黄破血攻瘀，消癥散结；桂枝温通经脉；香附行血中之气，以助化瘀消癥之力；白术健脾燥湿，与党参一起可固护正气，以免破血药伤正太过。全方活血祛瘀力量较强，适用于瘀血癥瘕之症状较显著者。

【案例】

（1）患者某，女，39岁，住湖北省枣阳市农村，妇女干部。1954年4月某日就诊。发病1个月余，开始左腹发生一鸡蛋大包块，继之满腹胀大如怀子六七月之状，月经量少，经色紫黑，小便黄，大便秘结，时嗳气，面色黯，脉象沉细欲绝。病乃血瘀气滞，结为癥积，治宜破血攻瘀，佐以行气，拟方：

当归15g　川芎10g　赤芍10g　制香附10g　炒枳实10g　红花10g　三棱10g（醋炒）　莪术10g（醋炒）　大黄10g（后下）　芒硝10g（烊化）　桃仁10g（去皮尖炒打）

以水煎9药，待水减半，下大黄，煎两沸，再下芒硝烊化，日2服。

按　《灵枢·水胀》说："肠覃何如？岐伯曰：寒气客于肠外，与卫气相搏，气不得荣，因有所系，癖而内著，恶气乃起，息肉乃生。其始起也，大如鸡卵，稍以益大，至其成如怀子之状，久者离岁，按之则坚，推之则移，月事以时下，此其候也"。寒邪内侵，则血气凝涩稽留，不能流行，积结为有形之物，形成腹内包块如鸡蛋大，且稍以益大，竟使满腹胀大有如怀子之状。瘀不在胞，故其月事仍以时而下。唯其血气凝结，阻滞经脉，故月事虽来而其量则少，脉象亦沉细欲绝。血气郁而化热，故经血紫黑而小便色黄。血不濡于肠道，则大便秘结。气不下通而上逆，故时有嗳气。血不华色，则面色黯而无光泽。方用当归、川芎、赤芍养血活血，红花、桃仁、三棱、莪术破血攻瘀，香附、枳实行气以助瘀血之化除，大黄、芒硝攻下通便，缓解其气不下通之苦，并使化除之瘀血皆从大便下泄而出。药服20余剂而腹胀尽消，诸症皆退而愈。

（2）患者某，女，35岁，住武汉市，某专科学校教师，1991年10月21日就诊。发病已2年，月事提前，量多，经色紫黯，右少腹掣痛，白带多，带色黄，有时夹有红色。口干喜饮水，睡眠差。舌苔微黄，脉迟涩。某医院妇科检查，子宫明显增大，形态失常。B超检查，子宫大小为9.7cm×5.1cm×8.4cm，宫体可见3.6cm×4.0cm等回声光团，宫底可见到3.1cm×3.1cm回声稍低光团，诊断为"多发性子宫肌瘤"。病乃血气瘀结，兼有湿热；治宜活瘀散结，佐以清热除湿；方用桃红四物汤加减：

生地15g　当归12g　川芎10g　赤芍10g　红花10g　制香附10g　制乳香10g　制没药10g　花粉10g　冬瓜仁10g　炒扁豆10g

上11味，以水适量煎药，汤成去渣，取汁。温分再服，1日服1剂。

二诊：10月29日。服上方7剂，腹痛减轻，余证无明显变化，仍口干苔黄，治宜上方加减，以破血攻瘀，行气散结，佐以扶正：

当归12g　川芎8g　赤芍10g　红花8g　制三棱10g　制莪术10g　桃仁10g（去皮尖炒打）　青皮10g　制香附10g　党参10g　炒白术10g

上11味，以水适量煎药，汤成去渣，取汁，日服1剂。

三诊：11月6日。服上方7剂，精神好转，白带色已正常，腹痛轻微，仍拟上方稍事加减续服：

当归12g　川芎8g　赤芍10g　红花8g　制三棱10g　制莪术10g　桃仁10g（去皮尖炒打）　制香附10g　丹参10g　花粉10g　党参10g　炒白术10g

上12味，以水适量煎药，汤成去渣，取汁，温分再服。日服1剂。

四诊：11月14日。服上方7剂，腹痛消失，月经已正常。续用上方出入变化，又服药1个月余，B超复查，子宫较前明显缩小。患者无明显不适感，自动停药。

按　《素问·举痛论》说："经脉流行不止，环周不休"。是血液在经脉中循环流行无休止，以滋养人体脏腑经络、百骸九窍。如失其流行之性，则停而为瘀血。《灵枢·本神》说："肝藏血"，肝主血海而司月经，血瘀不行，肝失其藏血之用，致冲脉下陷而无能调经，月事失常；血为气之府，血行则气行，血瘀则气滞，瘀血停滞，则气滞阳郁而化热，故舌苔微黄而口干欲饮水。热迫血行，则月事窜前而量多，且经色紫黯。《素问·六元正纪大论》说："厥阴所至为里急"，少腹属肝，肝血瘀滞，无以为养，故右少腹挛急而痛，即所谓挚痛。带脉束人腰腹一周，居人身之中界，内属于脾，冲脉下陷，致带脉松弛。脾湿内生，湿热相合，腐蒸瘀积，化为浊物，绵绵而下出于前阴，故其白带量多，色黄，而时夹杂少许红色。《素问·宣明五气》说："肝藏魂"，肝血瘀滞则魂不守舍，故其睡眠差。血瘀则经脉流行不利，故脉象见迟涩。桃红四物汤加减，用生地、当归、川芎、赤芍四物汤养血行血；红花、乳香、没药、冬瓜仁活瘀化浊；气为血之帅，气行则血行，香附行气散结，以助诸药之行瘀；花粉清热生津液，扁豆除湿。共奏活瘀散结，清热除湿之效。药服7剂，复诊见腹痛稍减而余症仍旧，是药证合而药力不足，遂于方中去乳香、没药、生地、冬瓜仁、花粉、扁豆等，而加入三棱、莪术，且加桃仁以配红花，增强其活瘀之力而为破血攻瘀。加青皮入肝，以增强香附行气散结之效；加党参、白术以防三棱、莪术、红花、桃仁之破血攻瘀而伤正。药再服7剂，精神好转，白带色正常，腹痛转轻微，于上方稍事加减，去行气之青皮，加丹参、花粉以清热调经。药又服7剂，腹痛消失，月经已正常，本古人"去疾莫如尽"之论，仍于上方出入变化，让其继续服药1个月余，B超检查子宫较前明显缩小。患者全身无任何不适感而自动停药。

脏　躁

妇人精神忧郁，情志烦乱，悲哭无常，欠伸频作者，称为脏躁。

脏躁者，即脏阴不足，躁动频生。其主要临床表现为：精神不振，神情恍惚，烦乱，悲哭无常，欠伸频作，失眠健忘。

本病的发生，多因情志抑郁，忧思悲伤，久而损伤心神。阴血亏虚，血不养心，则心神不定，神情恍惚烦乱，悲哭无常，健忘；心神疲怠则欠伸频作。肝阴不足则魂不守舍而失眠。治宜滋阴润燥，养心安神，用甘麦大枣汤加味：

炙甘草10g　小麦10g　大枣4枚（擘）　当归10g　熟地10g　茯神10g　枣仁10g　远志10g　党参10g

上9味，加水适量，煎汤去渣，取汁温服，日1剂，服2次。

方中用小麦、党参、远志养心；酸枣仁、茯神宁神安魂；炙甘草、大枣甘以补脾，脾旺则心安；当归、熟地养血补精，以和肝润燥；诸脏安和，脏躁自愈。

【案例】 患者某，女，45岁，家庭妇女，1951年2月某日就诊。发病半月，易悲伤，说话则欲哭，语音低微，多重语，善忘，喜欠伸，睡眠不佳，苔薄，脉虚。乃心气不足，神失守持，发为"脏躁"；治宜补心安神，养血润燥；拟方甘麦大枣汤加味：

小麦15g　炙甘草10g　党参10g　大枣4枚（擘）　远志10g　茯神10g　熟地12g　当

归 10g　丹参 10g　酸枣仁 10g（炒打）

以水煎服，日 2 次。

药服 10 余剂，诸症渐退。又将原方研末，炼蜜为丸，服 1 月余，痊愈。

按　《灵枢·本神》说："心藏脉，脉舍神。心气虚则悲"。《素问·调经论》说："神不足则悲"。其病胞精枯涸，致心神衰弱，失其守持，故悲伤欲哭，且善忘。《素问·脉要精微论》说："言而微，终乃复言者，此夺气也"。心气虚，故其脉见虚，而语言低微且多重语。重语即"复言"也，《伤寒论》称之为"郑声"，所谓"虚则郑声。郑声者，重语也"。人虚则倦，阴阳相引，故欠伸。心在五行属火，以肝木为母，虚则子盗母气，致肝亦不足，肝藏魂，悲哀动中则伤魂，肝魂不能归藏则失眠。甘麦大枣汤加味，用小麦、党参、远志以补心。《备急千金要方》卷十三第三说："心劳病者，补脾气以益之，脾王则感于心矣"，故用甘草、红枣之甘以补脾，使脾旺则气感于心，补脾即所以补心。当归、丹参、熟地养血补精，和肝藏魂，并润胞枯；茯神、枣仁宁心安魂，复其神守。故药服 10 余剂，诸症渐退，后将汤剂改为丸剂巩固疗效，服 1 月余痊愈。

难　产

妊娠足月至分娩时，胎儿不能顺利娩出者，称为难产。

难产原因很多，最常见的是产力不足，分娩时产程进展缓慢。症见阵痛微弱，宫缩无力，下血量多色淡，神疲肢软；或腹痛剧烈，交骨不开，下血量少色黯，胸胁胀满。

前者因气血虚弱，无力催生，故阵痛微弱，宫缩无力，下血量多而色淡；气虚阳气不振，故神疲肢软。后者因气滞血瘀，气血运行受阻，故腹痛剧烈，交骨不开，下血量少而色黯；气血凝滞，气机不利，故胸胁胀满。治宜调和气血，用保产无忧散：

当归 4.5g（酒洗）　川芎 4.5g　黄芪 2.4g　荆芥穗 2.4g　厚朴 2.1g（姜汁炒）　艾叶 2.1g　川贝 3g　菟丝子 3g　羌活 1.5g　枳壳 1.8g（麸炒）　生姜 3 片　甘草 1.8g　白芍 3.6g（酒洗炒，冬月用 3g）

上 13 味，加水适量，煎汤去渣，取汁温服。每日 1 剂，或隔日 1 剂。妊娠六七个月服之，可使胎气安和；临产服之，可以催生。若体虚较甚者加人参 3g。方中用当归、川芎、白芍养血活血；厚朴、枳壳行气散结，助当归等活血祛瘀，使胞胎之气血顺而无阻滞之虞；羌活、荆芥疏通太阳，太阳经治则诸经皆治；艾叶暖胞，则胞胎灵动；川贝、菟丝子最能运胎而使顺产；生姜和胃；加黄芪，或者人参者匡扶元气，元气旺则转动有力；甘草调和诸药。全方调和气血，保产催生。妇人临产服一二剂，可自然易生。若遇横生、倒产，甚至连日不生者，速服一二剂，应手取效，可救孕妇产难之灾，保母婴平安。

胞衣不下

胞衣不下指胎儿娩出后，胎盘滞留不下，极易造成产后大出血，是妇产科危重急症之一。

1. 气虚，胞衣不下　症见胞衣不下，少腹微胀，按之不痛，恶露多，面色苍白，心慌自汗。

多因产妇禀赋素弱，元气不足，或产程过长，精力消耗殆尽，气血皆虚，无力娩出胞衣，故见胞衣不下，少腹微胀，按之不痛。气虚不能摄血，故恶露量多；气血皆虚，故面色苍白，心慌自汗。治宜益气补血缩宫，用八珍益母汤：

党参15g　白术12g　茯苓10g　炙甘草10g　熟地10g　当归10g　白芍10g　川芎10g　益母草15g

上9味，加水适量，煎汤，去渣，取汁，顿服。

方中用党参、白术、茯苓、炙甘草大补元气；熟地、当归、白芍、川芎补益阴血；益母草加强子宫收缩。诸药合用，可使气血充足，宫缩有力，胞衣顺利娩出。

2. 寒凝血瘀，胞衣不下　症见胞衣不下，小腹冷痛拒按，恶露少，面色青白或紫黯，胸腹满闷。

因产中受寒，寒则血凝，恶露瘀血滞留，使胞衣不易娩出。寒邪客于胞宫，故小腹冷痛；瘀血内阻故恶露少，小腹疼痛拒按，胸腹满闷；寒则面青，瘀则紫黯。治宜温经逐寒，拟方血竭红花汤：

当归10g　赤芍10g　川芎10g　红花10g　制没药10g　芒硝10g（后下）　血竭3g（冲服）

上7味，加水适量，先煎前5味，汤成去渣，取汁，入芒硝烊化，送服血竭。

方中用当归、赤芍活血；川芎理气；红花、血竭祛瘀；没药活血祛瘀止痛；芒硝通经堕胎以下胞衣。诸药合用，可使瘀血排出，胞衣娩下。

产后恶露不绝

产后阴道下血达20天以上，仍然淋漓不断者，称为恶露不绝。

本病的发生，或因生产不顺，致胞衣残留，瘀血内存，使血不得归经而恶露不绝；或因产时失血耗气，产后操劳过度，致冲任受损，虚而不固，恶露不绝。

（一）血瘀恶露不绝

产后恶露不断，量少，色黯，有血块，小腹疼痛，舌紫黯，有瘀斑，脉涩。

因瘀血阻于胞络，血不归经，故恶露不断，量少，而色黯有块。瘀血在内，故小腹疼痛，舌紫黯，脉涩。治宜活血化瘀，用生化汤。若内有瘀血，又感受寒邪，见胸闷，小腹疼痛拒按者，用大黄汤。

生化汤：

当归10g　川芎10g　桃仁10g　炮姜10g　炙甘草8g

上5味，加水适量，煎汤去渣，取汁，温服。日1剂，煎2次服。

方以当归、川芎养血活血，桃仁活血祛瘀，炮姜温经止血，甘草甘缓止痛并调和诸药。此方为妇人产后排除恶露最常用的方剂，很多医者将其作为产后常规用药。

大黄汤：

大黄10g　当归10g　白芍10g　丹皮10g　吴茱萸10g　生姜10g　炙甘草10g

上7味，加水适量，煎汤去渣，取汁温服。日1剂，煎服2次。

方中用当归、白芍养血活血；大黄、丹皮活血祛瘀；吴茱萸、生姜温经散寒，尤治小腹疼痛；炙甘草甘缓止痛，并调和诸药。本方与生化汤相比，虽均为治瘀血恶露不绝，但生化汤证较轻，本方证较重，故药力也较前者为大。

（二）冲任不固，恶露不绝

产后恶露过期不止，量多，或淋漓不断，色淡红，小腹空坠，面色㿠白，神倦乏力。

素体气血虚，或产中产后失血耗气，至冲任空虚，虚而不固，则恶露不绝，量多，色淡。气血虚故小腹空坠，气虚则神倦乏力，血虚则面色㿠白。治宜益气养血摄血，调补冲任，借用温经汤：

当归10g　白芍10g　川芎10g　党参10g　桂枝10g　吴茱萸10g　丹皮10g　法半夏8g　麦冬15g　阿胶10g（烊）　生姜10g　炙甘草8g

上12味，加水适量，煎汤去渣，取汁温服。日1剂，煎服2次。

方以当归、白芍、川芎养血；麦冬、半夏降逆和冲；阿胶补血止血；党参、炙甘草益气；桂枝温通经脉；吴萸、生姜散寒和中；丹皮活血化瘀。全方益气补血，补益冲任，活血不破血，止血不留瘀，适用于产后冲任不固之恶露不绝。

经典解诂

《黄帝内经》考义

《黄帝内经》的成书时间较早，篇幅浩大，难点较多，历代《内经》学者的成就，通过其对《内经》之书的注释，给了我们学习研究《黄帝内经》以莫大的启悟和帮助。虽然如此，但《黄帝内经》中现仍有不少内容，为一些《内经》学者所未予注释或注释未当，给我们留下了许多疑难之点，这就需要我们用功夫重新去研究，去认识，去读通，去阐明。

天　师

《素问·上古天真论篇第一》说："昔在黄帝，生而神灵，弱而能言，幼而徇齐，长而敦敏，成而登天，乃问于天师曰……。"

【按】　此文"天师"一词，诸注多谓是黄帝对岐伯的"尊称"，然其尊称之义，或有未之明者，或有明之而未当者。兹特再加以阐明之。

《玉篇·巾部》说："师，所饥切，教人以道者之称也。"教人以道者谓之"师"，何以又于"师"上加一"天"字而为"天师"？考《说文·一部》说："天，颠也，至高无上。"其古文作"&"，像人形。于人身至高无上者称"颠"。是"颠"乃人之"头首"也，故《说文·页部》说："颠，顶也，从页，真声"。又说："顶，颠也，从页，丁声。"其"颠"、"顶"二字互训俱从"页"，而《说文·页部》训"页"为"头"、训"头"为"首"，《广韵·上声·四十四有》又训"首"为"头"。从而表明"天"字之义为"头首"无疑。

《周易·乾·象文》说："天行健，君子以自强不息"，《周易·说卦》说："乾为天"，可证"天"、"乾"义通也。《周易·说卦》亦说："乾为首"，又证"天"字之有"首"义也。

《骈雅·释天》说："太虚，天也。"天为太虚，充满元气，故"天"有"元"义，而"元"亦可训为"首"，《礼记·士冠礼》说："令月吉辰，加尔元服。"郑玄注："元，首也。"《后汉书·孝和孝殇帝纪》'说："皇帝加元服。"李贤注："元，首也。"《尔雅·释诂下》亦说："元，首也。"

《尔雅·释诂上》说："首，始也。"郝懿行义疏："首者，与鼻同意，《方言》云：'鼻，始也。兽之初生谓之鼻，人之初生谓之首'。是'首'、'鼻'其义同。特言此者，'首'、'鼻'居先也。"其"天"训"首"，而人之初生则"首"实"先"见，故"天"字可训为"先"也。

《后汉书·显宗孝明皇帝纪》说："为国元老。"李贤注："元，长也。"《广雅·释诂》卷四下说："元，长也。"《广韵·上平声·二十二元》说："元，长也。"《周易·乾·文言》说："元者，善之长也。"长，读"长幼"之"长"，然则"长"字之为义奈何？《素问·玉机真藏论篇第十九》说："是故风者，百病之长也。"王冰注："言先百病而有之"；《素问·风论篇第四十二》说："故风者，百病之长也。"王冰注："长，先也，先百病而有也。"

天，义为"颠"，为"乾"，为"元"，而"颠"、"乾"、"元"俱训为"首"，"首"则为"先"矣；其"元"又训"长"，"长"亦训"先"。是"天"又可读为"先"矣。《礼记·缁衣》说："唯尹躬天见于西邑夏。"郑玄注："天当为先。"陆德明音义："天，依注作先。"《周

《易·乾·文言》说："先天而天弗达。"虞翻注："乾为天，为先……天象在先。"如此，"天"读为"先"，则此文"天师"者，是谓"先师"也。

"先师"一词，在我国古代文献里多有用之者，如《孟子·离娄上》说："今也小国师大国而耻受命焉，是犹弟子而耻受命于先师也"；《礼记·文王世子》说："凡学，春官释奠于其先师，秋冬亦如之"，"凡始立学者，必释奠于先圣先师"；《庄子·徐无鬼》说："……黄帝再拜稽首，称天师而退"；《贞观政要·崇儒学》说："贞观二年……以仲尼为先圣，颜子为先师"等等，可证。唯其"先师"之义，有谓先世之祖师者，有谓今之传人以道者。

此文"天师"之义，则指"先师"，即是今之传人以道者之称，乃黄帝尊称岐伯为"先师"也。《灵枢·百病始生第六十六》说："黄帝曰：余固不能数，故问先师，愿卒闻其道。岐伯曰：风雨寒热，不得虚，邪不能独伤人……"；《素问·五运行大论篇第六十七》说："黄帝坐明堂，始正天纲，临观八极，考建五常，请天师而问之曰：《论》言'天地之动静，神明为之纪……'。岐伯曰：是明道也。此天地之阴阳也。"彼正是黄帝称岐伯为"先师"，益证此文"天师"之为"先师"也。至若《素问·六节藏象论篇第九》中"岐伯曰：此上帝所秘，先师传之也"和《素问·移精变气论篇第十三》中"岐伯曰：色脉者，上帝之所贵也，先师之所传也"等文所谓"先师"，盖指先世传道之师祖也，王冰之注已明。

先师，其义与"先生"同。《黄帝内经》一百六十二篇中未见"先生"一词，然《孟子》、《礼记》等书均载之。何谓"先生"？《礼纪·曲礼上》说："从于先生，不越路而与人言。"

郑玄注："先生，老人教学者。"所谓"教学"者，即传授知识"教人以道"也。任此者，一般皆年长，故于"教学"字上冠以"老人"二字，其必不指年老而不教人以道者。因"先生"词义，乃谓"先醒"，非谓"先于他人之生"也。

醒，字得"星"声，而"星"得"生"声，醒、生声同，例得通假。是故"先生"者，则"先醒"也。《贾谊新书·先醒》说："怀王问于贾君曰：人之谓知道者先生，何也？贾君对曰：此博号也，大者在人主，中者在卿大夫，下者在布衣之士，乃其正名，非为先生也，为先醒也。"

岐　伯

《素问·上古天真论篇第一》说："歧伯对曰：上古之人，其知道者，法于阴阳，和于术数，食欲有节，起居有常，不妄作劳，故能形与神俱，而尽终其天年，度百岁乃去。"

【按】　歧伯，为古代人称，相传为黄帝臣，乃古代医学家僦贷季之传人，而有功于我国古代医学者。此文"歧伯"之"歧"，字从"止"旁作"歧"，《素问》、《灵枢经》二书凡称"歧伯"者皆然，而《针灸甲乙经》和《黄帝内经太素》二书，则均从"山"旁以作"岐"字。然《云笈七签·轩辕本纪》载："……时有仙伯，出岐山下，号'岐伯'，善说草木之药性味，为大医，帝请主方药。"是岐伯之称，乃因岐山之名而得也。"岐山"之为山，在我国古代文献中，早就有所记载，或止称"岐"，或称曰"岐山"。《尚书·禹贡》说："荆、岐既旅"，"导汧及岐"以及《诗·大雅·绵》说："率西水浒，至于岐下"等，皆止以"岐"述"岐山"也。《孟子·梁惠王下》说："去之岐山之下居焉"，《释名·释州国》说："地在岐山之南"，则又以"岐山"为文矣。岐既为山名，其字自当从"山"作"岐"为正，而此作"歧"者，则为借字也。有谓"歧"亦"岐山"之"岐"本字，乃状"岐山"之山体有歧，吾实未之敢信其说也。

《说文·邑部》说："郊，周文王所封，在右扶风美阳中水乡，从邑，支声。岐，郊或从山，支声，因岐山以名之也。𨙸，古文郊，从枝，从山。"《玉篇·邑部》说："郊，渠离切，右扶风美阳县西有郊山，亦作岐，古作岐山。"《玉篇·山部》说："嵜，巨支切，山名，古郊字。岐，同上。"是"岐"又作"郊"，古作"嵜"。岐、嵜、郊三者形异而字同，或从"山"，或从"邑"，而从"止"之"歧"字不与焉，是"岐山"、"岐伯"之"岐"作"歧"者为借字，殆无疑义矣。

又按：《广韵·上平声·五支》说："岐……又姓，黄帝时有岐伯"。是岐伯姓"岐"，乃因山得姓，亦尤炎、黄二帝因水得姓也。《国语·晋语四》说："昔少典娶于有蟜氏，生黄帝、炎帝。黄帝以姬水成，炎帝以姜水成。成而异德，故黄帝为姬，炎帝为姜。"《说文·女部》亦谓"黄帝居姬水以为姓"。岐伯乃以岐山为姓则毋庸置疑矣。《云笈七签·纪·轩辕本纪》明谓"……时有仙伯，出岐山下，号'岐伯'，善说草木之药性味，为大医，帝请主方药。帝乃修神农所尝百草性味以理疾者，作《内外经》。"这两书《广韵》和《云笈七签》虽不是先秦史料，但其记述，当亦有所据。从而进一步证明我的这一观点：《黄帝内经》是各国医疗经验在秦国集体总结成书的。

天　癸

所谓"天癸"一词，首见于甲骨文，作"🌼"，二字连体。其义为何？未见其释。至于医学领域中之"天癸"，则首见于《黄帝内经》。《素问·上古天真论篇第一》说："女子七岁肾气盛，齿更发长；二七肾气实，天癸至，任脉通，太冲脉盛，月事以时下，故有子……七七则天癸竭。""男子八岁肾气实，发长齿更；二八肾气盛，天癸至，精气溢写，阴阳和，故能有子……八八则天癸竭。"是"天癸"与人体生殖机能密切相关。然则何为"天癸"？考：癸，甲骨文、篆文皆作"🌼"，许慎谓其"像水从四方流入地中之形"，亦有谓其乃"两水相交，中有一点微阳"者。据此，则"癸"即"水"也，故《针灸甲乙经》卷六第十二载此文作"天水"。水，阴也，阴体中存有微阳，则为活水矣。此"水"之所以言"天"者，此"天"字，甲骨文作"🧍"，为人体"正面形"，而《说文·身部》载篆文"身"字作"🧍"，为人体"侧身形"。二者虽"正面"、"侧身"有异，其皆为"人身之形"则同，故"天"之义与"身"通。《吕氏春秋·孟春纪·本生》说："故圣人之制万物也，以全其天也。"高诱注："天，身也"；《淮南子·原道训》说："故圣人不以人滑天。"许慎注："天，身者（也），不以人事滑乱其身也"；《汉书·西南夷传》说："从东南身毒国……"颜师古注："即天竺也"；《后汉书·西域传》说："天竺国，一名身毒，在月氏之东南数千里。"可证。"天"训"身"而"癸"为"活水"，是"天癸"乃人生"与生俱来"之"真水"也。真，即此篇标题中"天真"之"真"，《说文·匕部》说："匕，变也，从到人，凡匕之属皆从匕。"又说："真，仙人变形而登天也，从匕，从目，从乚，八，所乘载也。"是"真"字从"匕"，为"匕之属"，而"匕"则从"到人"。到，读若"倒"。倒人，则为胞中之"胎儿"也。其"匕"字，经典通作"化"，以"化"用为"匕"字之借。《吕氏春秋·贵直论·过理》说："剖孕妇而观其化。"高诱注："化，育也，视其胞里。"是所谓"以观其化"者，即"以观其胞里胎儿之化育"也。《素问·天元纪大论篇第六十六》说："物生谓之化。"《素问·六微旨大论篇第六十八》说："夫物之生从于化。"《礼记·乐记》说："和，故百物皆化。"郑玄注："化，犹生也。"同篇又说："而百化兴焉。"郑玄注："百化，百物化生也。"是"化"字之义与"生"、"通"，故古人每以"生"、"化"二字连用而为"生化"之词《素问·六微旨大论篇第六十八》说："制则生化"，又说："故器者，生化之宇"，《素问·天元纪大论篇第六十六》说："生生化化，品物咸章"等皆是也。然"真"

字从"匕"，固为"仙人变形"之"变"义，其亦具"生"义无疑，即《周易·系辞下》中"天地之大德曰生之"生"字义也。据此，则"真水"乃"与生俱来"而为人体"具有生机"之津液，是气血中最精华部分，得后天水谷精微不断滋养而逐渐隆盛，从藏府经络下入肾中，许慎所谓"像水从四方流入地中形"也，是曰"天癸"，通于冲、任、督脉，构成女子经血、男子精液之基础，《素问·上古天真论篇第一》说："肾者主水，受五藏六府之精而藏之，故五藏盛乃能写。"在男女媾精中，以发挥人类生殖之用也。

女子七七，男子八八

《素问·上古天真论》说："女子七岁肾气盛，齿更发长；二七而天癸至，任脉通，太冲脉盛，月事以时下，故有子；三七肾气平均，故真牙生而长极；四七筋骨坚，发长极，身体盛壮；五七阳明脉衰，面始焦，发始堕；六七三阳脉衰于上，面皆焦，发始白，七七任脉虚，太冲脉衰少，天癸竭，地道不通，故形坏而无子也。丈夫八岁肾气实，发长齿更；二八肾气盛，天癸至，精气溢写，阴阳和，故能有子；三八肾气平均，筋骨劲强，故真牙生而长极；四八筋骨隆盛，肌肉满壮；五八肾气衰，发堕齿槁；六八阳气衰竭于上，面焦，发鬓颁白；七八肝气衰，筋不能动，天癸竭，精少，肾脏衰，形体皆极；八八则齿发去。"

勘误："天癸竭，精少，肾脏衰，形体皆极"等句，当在"齿发去"之下。

【按】 本节论述人体生长发育和衰老的一般规律。所论人的生长发育，女子以"七"为准，男子以"八"为准，而论人的天癸绝竭，女子则以"七七"为期，男子则以"八八"为期。历代《素问》家于此，或置而未释，或释而未当，唯王冰注谓"老阳之数极于九，少阳之数次于七，女子为少阴之气，故以少阳数偶之"；"老阴之数极于十，少阴之数次于八，男子为少阳之气，故以少阴数合之"，其见解颇为精辟。然谓"老阴之数极于十"以"十"为"老阴"则欠妥，且对"女子七七"、"男子八八"之义亦遗而未释。这里本《素问》之义于王冰之注而进一步阐释之。

《灵枢·根结》说："阴道偶，阳道奇"。所谓"偶"，即"双数"，二、四、六、八、十是也；所谓"奇"，即"单数"，一、三、五、七、九是也。一、三、五、七、九等数为"奇"，属阳；二、四、六、八、十等数为"偶"，属阴。阴阳奇偶之数的"一、二、三、四、五、六、七、八、九、十"，为一切数字变化的基础，是计算世界万物的根本。

在这十个根本数字里，一、二、三、四、五等前五数为生数，六、七、八、九、十等后五数为成数，故男女阴阳多少之数不用前五数而用后五数。其数虽有"十"，然"天地之至数"则是"始于一终于九"（见《素问·三部九候论》），盖"十"已转化为大"一"也。

根据"阳数进，阴数退"的规律，"七"为少阳之数，"九"为老阳之数，"八"为少阴之数，"六"为老阴之数。女子属阴，其幼年为少阴之气，故以少阳数偶之，而以"七"为准；男子属阳，其幼年为少阳之气，故以少阴数合之，而以"八"为准，此阴阳气和乃能生成其形体也。

然人的天癸绝竭，女子何乃以"七七"为期、男子何乃以"八八"为期？《周易·系辞下》说："天数五，地数五，五位相得而各有合。天数二十有五，地数三十，凡天地之数，五十有五，此所以成变化而行鬼神也。"天数五的一、三、五、七、九等数加起来，为二十五个；地数五的二、四、六、八、十等数加起来，为三十个。天数二十五，地数三十，二者加起来共为五十五。女子属阴，其衰年为老阴之气，当合老阴之数，阴数退，故于天地之数"五十有五"中减去"六"，而得"四十九岁"的"七七"之数；男子属阳，其衰年为老阳之气，当合老阳之数，阳数进，故于天地之数"五十有五"中增加"九"，而得"六十四岁"的"八八"之数，此生气告绝阴阳气不合而形体衰毁也。

因于气　四维相代

《素问·生气通天论》说："……是故阳因而上，卫外者也，欲如运枢。起居如惊，神气乃浮。因于暑，汗，烦则喘喝，静则多言；因于寒（此句原在"欲如运枢"句上，误，今据《格致余论·生气通天论病因章句辩》改），体若燔炭，汗出而散；因于湿，首如裹，湿热不攘，大筋緛短，小筋弛长，緛短为拘，弛长为痿；因于气，为肿。四维相代，阳气乃竭。"

【按】　此文"四维相代"一句，诸注皆误以属上"因于气，为肿"读，且误释其义，如王冰注说："素有气疾，湿热加之，气湿热争，故为肿也。然邪气渐盛，正气浸微，筋骨血肉，互相代负，故云'四维相代'也"；张介宾注说："因于气者，凡卫气，营气，藏府之气，皆气也。一有不调，均能致疾。四维，四支。相代，更迭为病也。因气为肿，气道不行也"；高世栻注说："气，犹风也，《阴阳应象大论》云：'阳之气，以天地之疾风名之'，故不言'风'而言'气'。因于气为肿者，风淫末疾，四肢肿也。四维相代者，四肢行动不能彼此借力而相代也。"其王冰谓"素有气疾，湿热加之"为肿，以致"筋骨血肉，互相代负"，张介宾谓"正气不调，气道不行"为肿，以致"四肢更迭为病"，高世栻谓"风淫末疾，四肢为肿"，以致"四肢行动不能彼此借力而相代"，三者之注均不当。试问"因于气为肿"的病证，筋骨血肉怎样"互相代负"？或其四肢怎样"更迭为病"？本节原文明谓"四维相代"，何谓"不能彼此借力而相代"？唯"因于气"的"气"字，高世栻释为"风邪"是对的。

为了弄清楚"四维相代"之义，必须进一步阐明"因于气"的"气"字。气是"风邪"，高世栻早已指出，这里再补充一些论据。

气，在古代是可以作为"风"字讲的。本书《阴阳应象大论》说："阳之气，以天地之疾风名之。"《庄子·齐物论》说："夫大块噫气，其名为风。"《山海经·海外北经》说："息为风。"郭璞注说："息，气息也。"是"气"可训为"风"；然"风"亦可训为"气"，如《广雅·释言》说："风，气也"，《论衡·感虚篇》说："夫风者，气也"是其例。杨上善注《太素·诸风数类》说："风，气，一也。徐缓为气，急疾为风"，故"风"可训"气"，"气"亦可训"风"。

《管子·度地》说："大寒，大暑，大风，大雨，其至不时者，此谓四刑，或遇以死，或遇以生（读'眚'）"，《灵枢·口问》说："夫百病之始生也，皆生于风雨寒暑……"，《灵枢·五变》说："余闻百病之始期也，必生于风雨寒暑"，《灵枢·百病始生》说："风雨寒热，不得虚，邪不能独伤人"。这就充分说明了古人认为风雨寒暑，是使人发生疾病的四种外邪。雨，乃"湿邪"，风雨寒暑者，即"风、寒、湿、热"也。根据文例，上文"因于暑"，"因于寒"，"因于湿"，此"因于气"即为"因于风"，也是合乎道理的。

因"风"而病"肿"，在《黄帝内经》中还有明文，如本书《平人气象论》所谓"面肿曰风"是也。在临床上，亦常见有突然发生头面四肢肿，甚至肿及全身而瘙痒不已者，每用荆、防、羌、独等疏风药物而获效。

现在再来讨论"四维相代"之义。这里"四维"二字，不是一个词，和本书《气交变大论》中"其眚四维"的"四维"一词不同。所谓"四"，是指上文所说的"风"、"寒"、"暑"、"湿"等四种邪气；维，即"维系"。所谓"四维相代"，是说"风"、"寒"、"暑"、"湿"等四种邪气维系不离而相互更代伤人。正因为如此，所以人体的阳气就乃告竭尽。

据上所述，本节"四维相代，阳气乃竭"二句，是遥承前"阳因而上，卫外者也，欲如运枢。起居如惊，神气乃浮"之文而为本节全文所作的结语。因而，只把它属于"因于气，为肿"读，是不对的。

精则养神，柔则养筋

《素问·生气通天论》说："阳气者，精则养神，柔则养筋。开阖不得，寒气从之，乃生大偻；陷脉为瘘，留连肉腠，俞气化薄，传为善畏，乃为惊骇；营气不从，逆于肉理，乃生痈肿；魄汗未尽，形弱而气烁，穴俞以闭，发为风疟……。"

【按】 此"阳气者，精则养神，柔则养筋"之文，王冰注谓"然阳气者，内化精微养于神气，外为柔耎以固于筋"，吴崑、马莳之注文稍异而义略同，均变"精"、"柔"二字之词性以释，恐未当；张介宾注谓"神之灵通变化，阳气之精明也，筋之运动便利，阳气之柔和也，故精则养神，柔则养筋"。其望文生训，释"精"为"精明"，释"柔"为"柔和"，然"阳气"怎样"精明"？怎样"柔和"？实难体认，故其释未确而不足为训；张志聪注谓"阳气者，水谷之精也，故先养于五藏之神。柔者，少阳初生之气也，初出之微阳，而荣养于筋，是以少阳之主筋也。"将"阳气"定为"五谷之精"、将"柔"释为"少阳初生之气"，从而使此"阳气"和"柔"分之为二物，于文则不顺，于理则不通矣；高世栻注谓"精，精粹也。柔，柔和也。上文烦劳精绝，至目盲耳闭而神气散乱，故曰'阳气者，精则养神'，所以申明上文阳气不精而神无所养也。上文大怒气绝，至血菀而伤筋，故曰'阳气者，柔则养筋'，所以申明上文阳气不柔而筋无所养也。"然"阳气"何谓"精粹"？何谓"柔和"？其与张介宾同，望文生训，不足取也，且将此"阳气者，精则养神，柔则养筋"之文用为上段内容之释以作其殿，亦未为是。

上文"阳气者，烦劳则张，精绝，辟积于夏，使人煎厥，目盲不可以视，耳闭不可以听，溃溃乎若坏都，汨汨乎不可止"、"阳气者，大怒则形气绝，而血菀于上，使人薄厥"两条，是说明躁扰则阳气失常而神、形为病；此文"阳气者，精则养神，柔则养筋"，是说明安静则阳气正常而神、形皆治。此文"精则养神"、"柔则养筋"两句为对文，乃说明阳气的特性和作用，而"精"、"柔"两字于此为变文。这里"精"字，乃"靖"之假借。"精"、"靖"俱偕"青"声，故例得通假，所谓"同声假借"也。《广雅·释诂》说："靖，安也。"《国语·晋语八》说："故食谷者，昼选男德以象谷明，宵静女德以伏蛊慝。"韦照注："静，安也。"是"靖"训"安。""静"亦训"安"，二字义同，故可知《说文通训定声·鼎部》所谓"靖，假借为静"也。据此，则"精"为"靖"字之假借，而"靖"与"静"字义同而又可假借为"静"，故《白虎通·情性》说："精者，静也。"关于"柔"字，《尔雅·释诂下》说："柔，安也"，《广韵·下平声·十八尤》说："柔，安也"，《尚书·尧典》"柔远能迩"句孔安国传亦谓"柔，安也"。上言"精"字读为"静"而其义训为"安"，此言"柔"字之义亦训"安"，是"精"、"柔"训"安"义同也。然"安"字之义又训"静"，《方言》卷十说："安，静也"，《仓颉篇》卷中说："安，静也"，可证。是"静"、"安"二字可互训，其义则相通也。从而表明了此文"精则养神"者，乃言"静则养神"也；此文"柔则养筋"者，乃言"静则养筋"也。一句话，安静则阳气养神又养筋也。然其一言"精"、一言"柔"者，是变文耳，与《素问·逆调论》之上文言"常"、下文言"衣"同例也。唯此"安静"之义，乃谓其不躁动烦劳，与下文"阳密"或"阳秘"之义正同，非谓其静止不动也。

此文"阳气者，精则养神，柔则养筋"之"养"字，似非"补养"之"养"，当训"治"。《周礼·天官冢宰·疾医》说："以五味五谷五药养其病"，郑玄注："养，犹治也"。是"养"可训"治"，则此"阳气者，精则养神，柔则养筋"之义，即为"安静则阳气正常而治神治筋"，或者其"养神"、"养筋"为"神养"、"筋养"之倒装，即为"安静则阳气正常而神治筋治"也。

精乃亡，邪伤肝也

《素问·生气通天论篇第三》说："风客淫气，精乃亡，邪伤肝也。"

【按】 《素问·阴阳应象大论篇第五》说："风气通于肝"，肝属木而主疏泄，与肾并居下焦，风气淫胜，客寄于肝，《素问·阴阳应象大论篇第五》说："风伤肝"，肝伤于邪则其疏泄功能太过，以致肾失藏精之用，而精亡失于外，成为临床上之所谓"失精"病证，治当祛风邪而兼涩精，《金匮要略·血痹虚劳病脉证并治第六》所载"脉芤动微紧，男子失精，女子梦交，桂枝加龙骨牡蛎汤主之"，正是其例。《伤寒论·辨太阳病脉证并治第六》说："欲救邪风者，宜桂枝汤。"桂枝加龙骨牡蛎汤方，以桂枝汤祛风邪，加龙骨、牡蛎以固涩敛精。

阳 密 乃 固

《素问·生气通天论》说："凡阴阳之要，阳密乃固。两者不和，若春无秋，若冬无夏，因而和之，是谓圣度。故阳强不能密，阴气乃绝……"

【按】 此文"阳密乃固"句之"密"字，王冰、吴崑、张介宾释之为"闭密"，马莳释之为"秘密"，张志聪释之为"固密"。细析诸注之前后文，其所谓"闭密"、"秘密"、"固密"，文虽有异，然均似谓"坚固关闭"之义。如此，则与本段文字内容之义稍嫌左。根据《素问》所载阴阳学说的基本思想和本段文字的精神，此"密"字训为"闭固"之义，不如训为"安静"之义为长，唯高世栻释为"藏密"略近之。然其释下文"秘"字又曰"秘密"，则又与诸注义同而有误矣。

在古代文献里，训"密"为"静"义是颇不乏其例的，如《尚书·尧典》说："四海遏密八音"，孔安国传："密，静也"；《尔雅·释诂下》、《群经音辨·山部》亦皆谓"密，静也"，均是其例。然"密"又训"宁"。《国语·周语下》说："密，宁也"；《孔子家语·论礼》说："夙夜基命，宥密无声之乐也"，王肃注亦谓"密，宁也"；而"宁"之义亦训"静"，故《尔雅·释诂上》说："密，宁，静也"。是所谓"阳密"者，乃言"阳气宁静"也。唯其"阳气宁静"，则阴阳和调"乃固"也。此文"阳密乃固"之"固"，与上文"阳者，卫外而为固也"的"固"字训"坚固"之义有别，当与《素问·阴阳应象大论》中"喜怒不节，寒暑过度，生乃不固"的"固"字义同而训为"长久"。《小尔雅·广诂》说："固，久也"。是"固"可训"久"无疑。如斯，则阴阳和调之枢要，在于阳气宁静始乃久长也。众所周知，其阴阳运动的特性，阴为静而阳为动。然所谓"阳为动"者，只是对"阴为静"而言；其所谓"阳气宁静"者，又只是对"阳气烦劳"而言，故此可以总之曰"阳性动而忌烦劳喜宁静"也。

阳性动而忌烦劳喜宁静，阴性静其忌、喜亦如是也，故《素问·痹论》有"阴气者，静则神藏，躁则消亡"之论述。然"阴性静"亦是对"阳性动"而言。阴阳作为一个整体言之，则是不断运动的。《素问·阴阳应象大论》说，"阴在内，阳之守也；阳在外，阴之使也"，本篇《素问·生气通天论》说："阴者，藏精而起亟也；阳者，卫外而为固也"。是阴阳二气相互依赖、相互促进而以运动为常。但是阴阳之运动，必须在宁静状态下进行才是有益的，《素问·至真要大论》说："夫阴阳之气，清静则生化治，动则苛疾起"，说明了这一点。

阴阳学说的基本思想是在"运动"中保持"宁静",故此文论"阴阳之要"的"阳密乃固"句,当释为"阳静乃久"之义为优。阳气安谧宁静,则阴阳和调而乃久长。

《礼记·乡饮酒义》说:"产万物者圣也",郑玄注:"圣之言生也";《广韵·去声·四十五劲》说:"圣,式正切,生也"。是"圣"可训"生"也。生,当读如《素问·六节藏象论》"生之本,本于阴阳"。《素问·阴阳应象大论》"生乃不固"之"生",指"生气";《说文·又部》说:"度,法制也",《群经音辨·又部》说:"度,法制也",犹今之所谓"规律"之义。"因而和之,是谓圣度"者,谓"阴阳和调是生气的正常规律",和之乃可以久长也。如阳气躁动烦扰,阴阳"两者不和",则为孤阴独阳,"若春无秋,若冬无夏",而无以生长矣,是以下文有曰:"故阳强不能密,阴气乃绝。"

阴平阳秘

《素问·生气通天论》说:"阴平阳秘,精神乃治;阴阳离决,精气乃绝。"

【按】 此文乃论述阴阳的静躁对精气的影响作用,从而决定生命的存亡,为上文之结语。然其"阴平阳秘,精神乃治"之义,诸家多注而未明,如马莳注说:"必彼之阴气得其和平,而此之阳气知所秘密,则精神乃治";张介宾注说:"平,即静也。秘,即固也。人生所赖,唯精与神,精以阴生,神从阳化,故阴平阳秘,则精神治矣";张志聪注说:"调养精气神者,当先平秘其阴阳"等。这里马莳注"平"为"和平",既欠确切,而注"秘"为"秘密",则使人亦嫌不甚明了其所说矣;张介宾注"平"为"静",颇有见地,而注"秘"为"固",则又不然矣,且说"人生所赖,唯精与神,精以阴生,神从阳化",把此文"精神"一词分而释之,则更嫌其未究此段文字之文法及文义也;至于张志聪之注,则不胜"囫囵吞枣"之甚,而不必于此加议矣。观此文"阴平阳秘,精神乃治"二句,与下二句"阴阳离决,精气乃绝"为对文,则此"平"、"阳"二字为误倒,当乙转,作"阴阳平秘"之句为是。只有"平秘",始与下文"离决"为对。《鬼谷子·摩篇》说:"平者,静也",上文已引张介宾注亦说:"平,即静也",是"平"为"静"义;《列子·力命》说:"自然者,默之成之,平之宁之",张湛注:"平宁无所施为",无所施为,亦谧静之义。秘者,《广雅·释言》说:"秘,密也",《广韵·去声·六至》说:"秘,兵媚切,密也……俗作秘",然《尔雅·释诂下》说:"密,静也",《尚书·尧典》说:"四海遏密八音",孔安国传:"密,静也"。"秘"训"密",而"密"则训"静",是"秘"亦"静"也。此文"平"训"静","秘"亦训"静",二字叠词同义,与下"离决"之词同。从理论上讲,阴阳之性,对言之则阴静而阳动(然阴无极静而阳无极动),合言之则阴阳俱喜宁静而忌躁动也。《素问·痹论》说:"阴气者,静则神藏,躁则消亡",是言阴气静则安而躁则害也;本篇即《素问·生气通天论篇第三》说:"阳气者,精则养神,柔则养筋"而"烦劳则张,精绝",是言阳气静则安而躁则害也;《素问·至真要大论篇第七十四》说:"夫阴阳之气,清静则生化治,动则苛疾起",是总言阴阳之气静则安而躁则害也。阴阳之气以静为安而能生化,故此文说"阴阳平秘,精神乃治"也。此所谓"精神乃治"者,殆即"精气乃治"也。精气,古可写作"精神",《礼记·聘义》说:"精神见于山川",郑玄注:"精神,亦谓精气也";《素问·五藏别论》说:"藏精气而不写也",林亿新校正谓"全元起本及《甲乙经》《太素》'精气'作'精神'。"可证。"精气乃治",与下"精气乃绝"为对文。

据上所述,此文"阴平阳秘",乃"阴阳平秘"之误,而"阴阳平秘"之义,本为"阴阳清静宁谧"。然今人颇有望文生义而将此文"阴平阳秘"释为"阴阳平衡",且恐人误会其阴阳平衡之义而添字作释以成为"阴阳相对平衡"者。这与中医学阴阳学说虽无乖,然非此文本义,故为研究整理《黄帝内经》之文者所不敢取也。

鼽衄

《素问·金匮真言论》说："故春善病鼽衄……故冬不按蹻，春不鼽衄。"

【按】 此文"鼽衄"之义，有些注语随文敷衍，未予阐释；有些注语将其析之为二证，如王冰注说："鼽，谓鼻中水出；衄，谓鼻中血出"，吴崑注说："鼻出水谓之鼽，鼻出血谓之衄"，张琦注说："邪客于肺，气道不利，则鼻塞而鼽；血升于上，肺气不降，则出于鼻而为衄"。这里王冰释"鼽"为"鼻中水出"，不知何所据而吴崑因之，张琦释"鼽"为"鼻塞"，乃本于《说文》。《说文·鼻部》说："鼽，病寒鼻窒也，从鼻，九声"，"鼻窒"即"鼻塞"也。《素问·气交变大论》"欬而鼽"的"鼽"字即是其"鼻塞"之义。然"鼽"、"衄"二字连用为"鼽衄"，屡见于《黄帝内经》中，恐不宜析为二证，当为一病证名词。《素问·水热穴论篇》说："故曰冬取井荥，春不鼽衄"，《素问·五常政大论》说："从革之纪……鼽衄"，"少阳司天……鼽衄、鼻窒"，"少阴司天……鼽衄、鼻窒"，《素问·六元正纪大论》说："凡此阳明司天之政……鼽衄"，"凡此少阳司天之政……鼽衄"，"凡此少阴司天之政……鼽衄"，"热至则……鼽衄"，《素问·至真要大论》说："少阴司天……鼽衄"，"少阳司天……甚则鼽衄"，"太阳司天……鼽衄"，《灵枢·经脉》说："大肠手阳明之脉……鼽衄"，"胃足阳明之脉……鼽衄"，"膀胱足太阳之脉……鼽衄"，"足太阳之别……实则鼽窒，头背痛，虚则鼽衄"，等等。如果"鼽衄"为二证，"鼽"是指"鼻塞"，"衄"是指"鼻出血"，试问"鼻塞"和"鼻出血"这二者之间有什么不可分割的必然联系而致《黄帝内经》屡屡连言？且上面所引《素问·五常政大论》中论述"少阳司天"和"少阴司天"的病证时，"鼽衄"与"鼻窒"并提，如"鼽衄"为二证而"鼽"训为"鼻塞"，则其下文之所谓"鼻窒"岂不为多余？由此可见，此文"鼽衄"只能是一个病证名词，而不应该把它分释为二证。

何谓"鼽衄"？《说文·血部》说："衄，鼻出血也，从血，丑声"，《诸病源候论·伤寒病诸候下·伤寒衄血候》说："衄者，鼻出血也"，《内经》诸注亦均以"鼻出血"释此"衄"字，是此文之"衄"为"鼻孔出血"已殆无疑义。然则"鼽"字之义为何？王冰注《素问·刺禁论》说："任脉自鼻鼽两傍上行至目瞳子下"。所谓"目瞳子下"，为任脉之终左右四白穴。王冰以"鼻"、"鼽"二字连用，而为任脉循行于面的左右相夹部位，显然是人体的一部位名词。《太素》卷八首篇说："大肠手阳明之脉……鼽衄"，杨上善注："鼻形为鼽也"，《太素》同篇又说："胃足阳明之脉……鼽衄"，杨上善注："鼽，鼻形也"。是"鼽"为"鼻形"。鼻形，正是任脉循行于面而左右相夹之部位。《素问·六元正纪大论》说："阳明所至为鼽、尻、阴、股、膝、髀（此字当在'股'上，讹误于此）、踹（此字为衍文）、胻、足病"。其"阳明所至"为"鼽病"者，正以胃足阳明经脉"起于鼻"也。是"鼽"即为"鼻"。鼽，训"鼻"，训"鼻形"，则此文"鼽衄"即为"鼻内出血"之病证矣，故张志聪注此即直接称之曰"鼻衄"。《诸病源候论》所载"鼻衄候"，亦即《黄帝内经》中所谓"鼽衄"之病证也。

此平人脉法也

《素问·金匮真言论》说："夫精者，身之本也。故（冬）藏于精者，春不病温；夏暑汗不出者，秋成风疟。此平人脉法也。"

【按】 本文"此平人脉法也"句中"平人"、"脉法"之文，古注多歧义，有谓"平人"为"不病之人"者，如张介宾、张志聪、高世栻等；有释"平人"曰"平病人"者，如王冰、马莳等；有囫囵吞枣而其义不明者，如杨上善之注。关于"脉法"之义，杨上善、马莳释之为"切脉"，张介宾、张志聪则以"经脉"释之，而王冰、高世栻又顺文以过，无以睹其义也。另外，林亿等谓"此平人脉法也"全句之义"与上文不相接"，疑为他处之文而错续于此也。张琦亦谓此句乃"他经脱文"。其实，诸注皆未确，盖以其皆不明训诂而未识文字之古义也。

此文"平人"二字，和《素问·平人气象论篇第十八》中所谓"平人者，不病也"的"平人"一词是指"健康人"者不同，和《金匮要略·血痹虚劳病脉证并治第六》中所谓"夫男子平人，脉大为劳，极虚亦为劳"的"平人"一词是指"脉病形不病"者亦不同。因为它不是一个"词"。此"平"字，当作"辨别"解。《说文·亏部》说："平，语平舒也。从亏，从八。八，分也"，《说文·八部》说："八，别也，像分别相背之形。凡八之属皆从八"，又说："分，别也。从八，从刀，刀以分别物也"。是"平"之为字"从八"而有"分别"义也。又"平"之为义可通"辨"，《脉经》卷八第九载"平⋯⋯疟脉证"，《外台秘要·疗疟方》引张仲景《伤寒论》谓"辨疟脉"，可证；《伤寒论·伤寒杂病论集》所谓"并平脉辨证"者，亦即谓"并辨脉辨证"也。辨，古作"釆"、"釆"。"辨"亦"别"也，《说文·釆部》说："釆，辨别也，象兽指爪分别也。凡釆之属皆从釆，读若辨。釆，古文釆。"总之，"平"字之义可训为"辨别"也。如此，则本文所谓"此平人⋯⋯"者，即谓"此辨别人⋯⋯"也。

关于此文"脉法"之"脉"字，则义当训"诊"。脉，篆文字作"脈"，又作"脈"，籀文字作"衇"。脉、脈、脈、衇，形异而字同。《说文·辰部》说："脈，血理分衺行体者。从辰，从血。脈、脈或从肉。衇，籀文。"是"脉"为人体的"经脉"，其在人体具有运行血气以养全身的作用。经脉的变动，即为人体的疾病。人体有病，可参合在人体脉动部以手循按审察经脉的变动情况而诊断之。这种以手循按而审察经脉的变动，叫做"切脉"。切脉，又叫"切诊"，又叫"脉诊"，又叫"切脉诊"，是中医学的重要诊法之一。因为"切脉"是一种"诊法"，故"脉"字之义可引申而为"诊"。在古代文献里，"脉"读"诊"义是屡见不鲜的，如《汉书·艺文志·方技略》说："原诊以知政"，《隋书·经籍志·医方》则谓"原脉以知政"，是"脉"字之义同"诊"也；《史记·扁鹊仓公列传》所言"至今天下言脉者，由扁鹊也"，即谓"至今天下言诊者，由扁鹊也"；《素问·金匮真言论篇第四》所言"故善为脉者，谨察五藏六府，一逆一从⋯⋯"者，即谓"故善为诊者，谨察五藏六府，一逆一从⋯⋯"也；《素问·示从容论篇第七十六》所言"臣请诵《脉经》上下篇，甚众多矣"者，即谓"臣请诵《诊经》上下篇，甚众多矣"也；《素问·疏五过论篇第七十七》所言"善为脉者，必以比类奇恒从容知之"者，即谓"善为诊者，必以比类奇恒从容知之"也，等等。

据上所述，"脉"字古可训"诊"义，当毋庸置疑。此文"脉法"之"脉"字，只有训作"诊"字之义，其句始能与其前文相贯而理通。吴崑于此文注说："脉法，犹言诊法也"，这是很有见地的。考本段"夫精者，身之本也。故（冬）藏于精者，春不病温；夏暑汗不出者，秋成风疟"等文，根本未及于经脉和脉象，如将其下文"此平人脉法也"一句之"脉"字，释为"经脉"或"切脉诊"，岂不是南其辕而北其辙，后之语而不符前之言哉？！无怪乎林亿等人谓"此平人脉法也"之文"与上文不相接"也。

现在本文"此平人脉法也"句中"平人"、"脉法"之义已阐释清楚，这就可以明白地看出：本段文字中"夫精者，身之本也"两句，是"故（冬）藏于精者，春不病温，夏暑汗不出者，秋成风疟"等文的起句，说明精气是人身的根本，精气的藏泄，决定着人体的发病与否；"此平人脉法也"一句，是"故（冬）藏于精者，春不病温，夏暑汗不出者，秋成风疟"等文的结语，说明其文是辨别人体病与不病的诊法。

十二藏，十二官

《素问·灵兰秘典论篇第八》说："黄帝问曰：愿闻十二藏之相使贵贱何如？岐伯对曰：悉乎哉问也，请遂言之。心者，君主之官也，神明出焉；肺者，相傅之官，治节出焉；肝者，将军之官，谋虑出焉；胆者，中正之官，决断出焉；膻中者，臣使之官，喜乐出焉；脾胃者，仓廪之官，五味出焉；大肠者，传导之官，变化出焉；小肠者，受盛之官，化物出焉；肾者，作强之官，伎巧出焉；三焦者，决渎之官，水道出焉；膀胱者，州都之官，津液藏焉，气化则能出矣。凡此十二官者，不得相失也……"

【按】 此文对"心"、"肺"、"肝"、"胆"、"膻中"、"脾"、"胃"、"大肠"、"小肠"、"肾"、"三焦"、"膀胱"等，在前面"问"辞中称为"十二藏"，而在后面的"答"词中则称之为"十二官"。历代注家于此只谓"藏者，藏也"，"犹库藏之藏"，而"六藏六府"皆谓之"藏"。然均未释"十二藏"何以又称"十二官"，而"胆"、"胃"、"大肠"、"小肠"、"三焦"、"膀胱"等六府何以亦可称之为"藏"也。现在特就"藏"、"府""官"三字之义加以探讨，从而阐明此文"十二藏"之所以又称为"十二官"也。

考《灵枢·终始第九》说："阴者主藏，阳者主府……五藏为阴，六府为阳"，《素问·金匮真言论篇第四》说："言人身之藏府中阴阳，则藏者为阴，府者为阳，肝、心、脾、肺、肾五藏皆为阴，胆、胃、大肠、小肠、膀胱、三焦六府皆为阳。"是"藏"乃为人身中之"肝"、"心"、"脾"、"肺"、"肾"等，其性属"阴"；而"府"乃为人身中之"胆"、"胃"、"大肠"、"小肠"、"膀胱"、"三焦"等，其性属"阳"。《灵枢·卫气第五十二》说："五藏者，所以藏精神魂魄者也；六府者，所以受水谷而行化物者也"，《灵枢·本藏第四十七》说："五藏者，所以藏精神血气魂魄者也；六府者，所以化水谷而行津液者也"，《素问·五藏别论篇第十一》说："所谓五藏者，藏精气而不写也，故满而不能实；六府者，传化物而不藏，故实而不能满也。"是"藏"的功能为"藏精气而不写"，而"府"的功能则是"化水谷"、"行津液"、"传而不藏"也。《金匮要略·藏府经络先后病脉证第一》说："问曰：寸脉沉大而滑，沉则为实，滑则为气，实气相搏，血气入脏即死，入府即愈，此谓卒厥，何谓也？师曰：唇口青，身冷，为入藏即死，如身和，汗自出，为入府即愈。"是"藏"、"府"为病在证候上各有不同而预后亦异也。上述"藏"、"府"的内容及其阴阳属性，功能活动和其为病的证候、预后，均表明了二字之义有别而不能相混。然《群经音辨·艸部》说："藏，入也"，而物入则为聚也；《广雅·释诂下》说："府，聚也"，而物聚则有入也。二字之义近。且《群经音辨·艸部》说："藏，藏物之府也。"是"藏"可训为"府"；《说文·广部》说："府，文书藏也。"是"府"又可训为"藏"。此足证"藏"、"府"二字古可互训也。是以在医学典籍里，每有以"藏"字概诸"府"者，如本篇所谓"十二藏之相使"和《素问·六节藏象论篇第九》中所谓"凡十一藏，取决于胆也"等文之"藏"字均概有"府"在内；亦每有以"府"字概诸"藏"者，如《素问·离合真邪论篇第二十七》所谓"调之中府，以定三部"和马王堆医书《养生方》第一卷所谓"故能发闭通塞，中府受输而盈"等文之"府"字均概有"藏"在内。正因为"藏"、"府"二字古义可通，故有二字连用而为叠词同义之"藏府"一词者，如《素问·玉机真藏论篇第十九》中所谓"著之玉版，藏之藏府"者是也。从而表明"藏"、"府"二字之义，在古代文献里，是对文则有异，散文则可通也。

《风俗通义·佚文·七》载："藏府……财货之所聚也。"此"藏"、"府"二字均有"聚"义之又一证也。至于"官"字，《说文·宀部》谓其"从宀，从𠂤。𠂤，犹众也，此与'师'同意。"《周易·师卦》象文亦说："师，众也。"其"众"在"宀"下，非"聚"而何？是"官"有"聚"义，故其与"藏"、"府"之字可通也。此文前言"十二藏"，后言"十二官"，其义一也。所谓"十二藏"者，是指"心"、"肺"、"肝"、"脾"、"肾"、"膻中"、"胆"、"胃"、"大肠"、"小肠"、"膀胱"、"三焦"等"六藏六府"也；所谓"十二官"者，亦是指上述"六藏六府"也。是"藏"字之义可概"府"，"官"字之义亦可概"府"，而"藏"、"官"二字之义可通也。

　　《广雅·释宫》说："馆，府，舍也。"其"馆"字乃后出，古止作"官"。"官"训"舍"，"府"亦训"舍"，二字义同，故《广雅·释宫》又说："府，官也"，而此文于"胆"、"胃"、"大肠"、"小肠"、"膀胱"、"三焦"等则均称为"官"，《灵枢·本输第二》则均称为"府"，是"官"、"府"之义相通无疑，因而二字古常连用，如《周礼·天官冢宰·大宰》说："以治官府，以纪万民"，《墨子·尚贤中》说："收敛关市山林泽梁之利以实官府，是以官府实而财不散"等是其例。

　　然"官"、"府"二字之义训亦有不可相通者，如《孟子·万章下》说："心之官则思"，赵岐注："官，精神所在也，谓人有五官六府"。所谓"五官六府"者，乃指人身"心"、"肺"、"肝"、"脾"、"肾"等属"阴"之"五藏"和"胆"、"胃"、"大肠"、"小肠"、"膀胱"、"三焦"等属"阳"之"六府"。《脉经》卷一第七亦说："左主司官，右主司府"，"阴病治官，阳病治府"。此"官"、"府"二字对举，当亦指上述"五藏"与"六府"也。是"官"、"府"二字，亦散文则通，对文则异也。

中正之官

　　《素问·灵兰秘典论篇第八》说："胆者，中正之官，决断出焉。"

　　【按】　近些年有人根据此"中正之官"之文，断定此《灵兰秘典论篇》为我国六朝时作品，理由是"中正"这一官职是在六朝时才有之设置。从而将此文"中正之官"之"官"字，义训为"官宦"，"宦僚"，"长官"之"官"，殊误。考"中正"之职官虽为六朝时才设置，但"中正"之词在我国古代文献中却经常使用，屡见不鲜，如《尚书·吕刑》说："克敬折狱，明启刑书胥占，咸庶中正"，《管子·五辅》说："中正比宜，以行礼节"，《春秋·宣公十五年公羊传》说："什一者，天下之中正也"，《楚辞·离骚》说："跪敷衽以陈辞兮，耿吾既得此中正"，《鬼谷子·谋篇》说："非独忠信仁义也，中正而已矣"，《孔丛子·杭志》说："中正弼非，则君疏之"，《礼记·儒行》说："言必先信，行必中正"，《史记·孔子世家》说："处虽辟，行中正"，《荀子·勤学篇》说："所以防邪僻而近中正也"，《中庸》第三十一章说："齐庄中正，足以有敬也"，《周易·乾卦·文言》说："大哉乾乎，刚健中正，纯粹精也"，《史记·乐书》曰："中正无邪，礼之质也"，《管子·宙合》说："中正者，治之本也"，等等皆是。字又作"衷正"，《国语·周语上》说："国之将兴，其君齐明衷正……"同书《楚语下》说："民之精爽不携贰者，而又能齐肃衷正"是其例。可见"中正"一词，在古文献中被广泛运用。由于"中正"为"礼之质"，为"治之本"，可以"防邪僻"，故用以况"胆"之性能。唯胆之性"中正无邪"，故"勇"而"出决断"也。然则此文"官"字之义若何？《说文·自部》说："官，吏事君也，从宀自。自，犹'众'也。此与'师'同意"。《说文·币部》说："师，二千五百人为师，从币，从𠂤。𠂤，四币众意也"。《周易·序卦传》说："师者，众也"。《尔雅·释诂上》说："师，众也"。《尔雅·释言》说："师，人也"。郭璞注："谓人众"，郝懿行义疏："人者，统词也……是师为人众之称"。众人聚舍于"宀"下，是为就"官"，故《广雅·释诂》

卷四下说："师，官也"。

《史记·苏秦列传》说："苏秦恐得罪归，而燕王不复官也"，《战国策·燕策一·人有恶苏秦于燕王者》说："武安君从齐来，而燕王不复馆也"。是"官"与"馆"通，"官"即古之"馆"字也。《诗·国风·郑风·缁衣》说："适子之馆兮"，毛苌传："馆，舍"；《春秋·左隐十一年传》说："馆于写氏"，杜预注："馆，舍也"；《广雅·释言》亦说："馆，舍也"，《广韵·去声·二十九换》说："馆，馆舍也"，而《释名·释宫室》说："舍，于中舍息也"。是"馆舍"乃"众人休息宿止"之处。休息宿止，则入就于"馆舍"，而"馆舍"即有"入藏"之义矣。"馆"与"藏"通，故此《灵兰秘典论篇》前者曰"十二藏"，后者曰"十二官"也。其前言"藏"、后言"官"者，变文耳，非别义也，故此文所谓"中正之官"者，即言"中正之藏"也，非谓中正之职官也。如果硬要谓此文"中正之官"为六朝时所设置之中正职官名称，试问此篇所谓"仓廪之官"、"传道之官"、"受盛之官"、"作强之官"、"决渎之官"、"州都之官"等又是我国何朝所设置之行政职官称谓？显然，将无以为答也。

至于此《灵兰秘典论篇》，新校正谓"全元起本名《十二藏相使》，在第三卷"。然《针灸甲乙经》和《黄帝内经太素》二书均未载此篇内容，故此《灵兰秘典论篇》，似非《黄帝内经素问》一书之原有篇章，疑其为全元起为《素问》作训解时采之以补入者。其是否为六朝时作品，因无确据，现尚不得而知。但仅据此文"中正之官"一句，曲解其义，以断定其为六朝时作品，殊为无当之至！

罢极之本

《素问·六节藏象论篇第九》："肝者，罢极之本，魂之居也，其华在爪，其充在筋，以生血气，其味酸，其色苍，此为阳（当作'阴'）中之少阳，通于春气。"

【按】 此文"罢极之本"句之"罢极"一词，诸注似均不妥，马莳注说："肝主筋，故劳倦罢极，以肝为本"；张志聪注说："动作劳甚谓之罢，肝主筋，人之运动皆由乎筋力，故为罢极为本"；丹波元坚注引或者说："罢极，当作'四极'。四极，见《汤液醪醴论》，即言'四支'，肝其充在筋，故云'四极之本'也"；高世栻注说："肝者，将军之官，如熊罴之任劳，故为罢极之本。"然而，其"罢极"之词，如据马莳、张志聪注为"疲累劳困"，固于字义可通，但于本节上下文例不合，如上文言"心者，生之本"，"肺者，气之本"，"肾者，封藏之本"（"封"字上原衍"主蛰"二字，今删），下文言"脾（此下原误有一'胃'字，今移于下段）者，仓廪之本"，俱为生理，独于此段言"肝"为"罢极之本"，是一病证，似不合文理，且谓肝为人体疲累劳困之本，则肝就成为对人体有害的东西了；丹波元坚注为"四肢"，考四肢为脾之所司而不为肝所主，如此，则与中医学理论不合；高世栻改"罢"为"罴"，注为"如熊罴之任劳"，尤属臆想之释，不足为训。

罢，原作"罷"。本节"罢极之本"的"罢"字，疑当为"能"字，而"能"字则当读为"耐"。

杨树达《词诠》说："能，外动词，与耐同"。在我国古代文献里，"能"字每有读为"耐"、而"耐"字多有作"能"者，如《汉书·食货志》说："能风与旱"，颜师古注："能，读曰耐也"；《汉书·赵充国辛庆忌列传》说："汉马不能冬"，颜师古注："能读曰耐，其下'能暑'亦同"；《荀子·正名篇》说："能有所合谓之能"，杨倞注："能当为耐"；本书《阴阳应象大论篇第五》说："能冬不能夏"、"能夏不能冬"，《甲乙经》卷六第七则作"耐冬不耐夏，耐夏不耐冬"；《灵枢·阴阳二十五人》说："能春夏，不能秋冬"，"能秋冬，不能春夏"，《甲乙经》卷一第十六则作"奈春夏，不奈秋冬"，"奈秋冬，不奈春夏"（奈即"耐"之借字），等等。

本节"罷极"的"罷"当为"能"字而读为"耐"，其"极"字则训为"疲困"。所谓"能极"，就是"耐受疲劳"。人之运动，在于筋力，肝主筋，而司人体运动，故肝为"能极之本"。后人不识"能"读为"耐"和"能极"之义，徒见古有"罷极"之词，遂于"能"上妄加"罒"头而成"罷"（罢），今应改正。

又按：此文"罷极"二字，马莳释之为"劳倦罷极"，张志聪注说："动作劳甚谓之罷"，是读此文"罷"字为"疲"也。这在此文之字面上讲，实未可为非，但将其放在其上下文之间而以全章之文义讲，则未可为是。先师蒋笠庵先生指出其释为"疲极"之义为病理，与上下文之论藏府生理之义者例不相合，余则因之提出当为"能极"即"耐极"之看法。学术问题，本可讨论而明之。然今有杨琳、王俊华二人连名在《福建中医药》1995年第6期上撰文，仍割裂其上下文而孤独的释"肝者，罷极之本"句以袭马、张之误。这是一种"只见树木，不见森林"即"只见局部，不见整体"的读书方法；且诬余有"众人皆醉我独醒，众人不识我独识"之意，实属荒谬！再说，其对"罷"字上半部之"罒"字头，竟误读为"一、二、三、四"之"四"。由此即可见其一斑矣。《淮南子·齐俗训》说："夫胡人见黂，不知其可以为布也；越人见毳，不知其可以为旃也。不通于物者，难与言化。"

数年前，又有释此文"罷极"二字为"缓急"之义者。缓急，仍为病候，故亦未当。是亦"只见树木，不见森林"之读书方法使然也。

凡十一藏取决于胆也

《素问·六节藏象论篇第九》说："……凡十一藏，取决于胆也。"

【按】 此文"凡十一藏，取决于胆也"之"十"、"一"二字，近年有人提出乃"土"字之裂而分之然也，遂读之为"凡土藏，取决于胆也"，实只想当然耳。其于文献为无据，而于文义亦未通也。

《说文·二部》说："凡，最括也"，《玉篇·二部》说："凡，扶严切……非一也"，《广韵·下平声·二十九凡》亦说："凡，非一也"，然《方言》卷十三说："枚，凡也"，钱绎笺疏："凡之言泛也，包举氾滥一切之称也"。是"凡"字之义为"最括"，而"最括"即"撮括"。既言"撮括"，其撮括之内容必非一物，乃"包举氾滥一切"也。如此文"十"、"一"二字果为一"土"字之裂而分者，此文"十一藏"果为"土藏"之讹而成者，则"土藏"之为藏数独"一"无二耳。如斯，其"土藏"字上何有"凡"字之用为？殊不知此文正是承接上文而结之曰，"凡十一藏，取决于胆也"，而此凡字则是撮括上述"心"、"肺"、"肾"、"肝"、"脾"、"胃"、"大肠"、"小肠"、"三焦"、"膀胱"以至"胆"本身，共十一藏也，故王冰注："上从心藏，下至于胆，为十一也"。此文"凡十一藏"句，正与上篇《灵兰秘典论篇第八》中所谓"凡此十二官者"句同一文例，且彼篇说："胆者，中正之官，决断出焉"。胆出"决断"，正与此文"凡十一藏，取决于胆"之义合，而《诸病源候论·五藏六府病诸候·胆病候》明谓"诸府藏皆取决断于胆"，据《素问·奇病论篇第四十七》新校正注，林亿等所见《甲乙经》本，亦有"五藏取决于胆"之文，是此所谓"凡十一藏，取决于胆也"之文何讹之有？

府为藏用。胆为六府之一，何以能决断五藏六府？考《灵枢经·本输第二》说："胆者，中精之府"。胆"藏精气而不写"，为"奇恒之府"，具有五藏相同之用，中藏神志，故在古代文献中，每将"胆"与"心"、"肝"、"脾"、"肺"、"肾"等"五藏"并列论述，如《素问·刺禁论篇第五十二》说："刺中心，一日死，其动为噫；刺中肝，五日死，其动为语；刺中肾，六日死，其动为嚏；刺中肺，三日死，其动为欬；刺中脾，十日死，其动为吞；刺中胆，一日半死，其动为呕"，《淮南子·精神训》说："故胆为云，肺为气，肝为风，肾为雨，脾为雷，以与天地相参也而心为之主"，《云笈七签·上清黄庭内景经·心神章》说："心神丹元字守灵，肺神皓华字虚成，肝神龙烟字含明（此下原有"翳郁导烟主浊清"一句，据原注谓'别本无此一句'，删），肾神玄冥字育婴，脾神常在字魂停，胆神龙曜字威明"等，皆以"胆"与"心"、"肝"、"脾"、"肺"、"肾"等并列而为之"六"，《庄子·齐物论》载"百骸九窍六藏，赅而存焉"，《列子·周穆王》载"百骸六藏，悖而不凝，意迷精丧"，《列子·仲尼》载"心腹六藏之所知，其自知而已矣"等之所谓"六藏"，当指此。

《难经·四十二难》说："心重十二两，中有七孔三毛，盛精汁三合，主藏神"。又说："胆在肝之短叶间，重三两三铢，盛精汁三合"。是胆"盛精汁三合"，与心"盛精汁三合"同，故胆气通于心，而有"小心"之称，《素问·刺禁论篇第五十二》所谓"十（原作'七'，误，今改）节之傍，中有小心"者是也。心为君主之官，出神明，故主宰十二官也；胆乃小心，为中正之官，出决断，故决断十一藏也。所谓"十二官"者，所谓"十一藏"者，义同，皆谓人身之"五藏六府"也。

此文"凡十一藏，取决于胆也"，文通理顺，本无疑义，前人已多作释，何必无端多疑、自我困惑而自扰以标新！

五藏生成篇

《素问·五藏生成篇第十》这一篇题名称，新校正解释说："此篇云'五藏生成篇'而不云'论'者，盖此篇直记五藏生成之事，而无问答议论之辞，故不云'论'。后不云'论'者，义皆仿此。"以后注家多宗其说。其实，未必然也。《四气调神大论篇第二》中内容无"问答论议"之辞却云"论"，《大奇论篇第四十八》中内容无"问答论议"之辞也云"论"，《生气通天论篇第三》中虽有"黄帝曰"一、"岐伯曰"一，然非"问答论议"之义，正如新校正于"岐伯曰"句下之注所说"详篇首云'帝曰'、此'岐伯曰'，非相对问也"，其篇题亦是云"论"，而《阳明脉解篇第三十》、《针解篇第五十四》两篇中内容有"问答论议"之辞其篇题又只云"篇"而未云"论"。是《素问》一书各篇题之"云论"与否，必不以其篇中内容有无"问答论议之辞"为准也。殊不知此"论篇"之"论"，非"论议"之"论"，与《玉版论要篇第十五》之"论"义不同。如果此"论篇"之"论"读为"论议"之"论"，则《通评虚实论篇第二十八》、《评热病论篇第三十三》等篇题之为文亦拙而无当矣，盖"评"字之义即为"议"也，《广雅·释诂》说："评，平也"，王念孙疏证："读评议之评"，可证。

《说文·言部》说："论，议也，从言，仑声。"是"论"得"仑"声，故"论"、"仑"二字例可通假。此"论篇"之"论"即为"仑"字之假借，《说文·亼部》说："仑，……从亼，从册。"亼，即"集"字；册，乃"简札"成"编"。表明此"论篇"之"论"，义为"集册"。所谓"集册"者，"简札相集"也，与"篇"字之义近。《说文·竹部》说："篇，书也……从竹，扁声"。是"篇"义训"书"而字得"扁"声，其"扁"字亦从"简札成编"之"册"，故亦有"集"义。"论"、"篇"二字连用，叠词同义，亦见于《著至教论篇第七十五》之内容中，所谓"医道论篇，可传后世，可以为宝"者是也。论篇，义同"论集"，赵岐《孟子注疏题辞解》说："于是退而论集所与高第弟子公孙丑、万章之徒难疑答问"，《孔丛子·序》注："论集先君仲尼、子思、子上、子高、子顺之言及己之事"等均用"论集"之词，张仲景之医学巨著《伤寒杂病论集》，则是书籍用"论集"为名也。

"论"、"篇"二字连用，为"单义复词"；分用，则为"单词"，然义无二别。故《素问》各篇题名称，或云"篇"，或云"论篇"，其义一也，未尝以"云论"与否而有异，不得以有无"问答论议之辞"为说而画蛇添足也。

祝　　由

《素问·移精变气论篇第十三》说："黄帝问曰：余闻古之治病，唯其移精变气，可祝由而已，今世治病，毒药治其内，针石治其外，或愈或不愈，何也？岐伯对曰：往古人居禽兽之间，动作以避寒，阴居以避暑，内无眷慕之累，外无伸官之形，此恬憺之世，邪不能深入也，故毒药不能治其内，针石不能治其外，故可移精祝由而已。"按：此文"祝由"二字，全元起注谓"祝由，南方神"，误。南方神曰"祝融"，非此文"祝由"也。王冰注谓"祝说病由"，吴崑、张介宾、高世栻、张琦等氏俱宗之，实望文生训，而随文敷衍也。马莳注谓"祝由，以祝禁被除邪魅之为厉者"，而遗"由"字之未释也。今人郭霭春氏，在其近著《新医林改错》中，据《五藏别论篇第十一》所载"拘于鬼神者，不可与言至德"之文，并引清人陈葵生之语，谓此文"祝由"之义，非言"祝病"，而是"断绝致病之由"。其说似亦可商。在《黄帝内经》中，除此文论及"祝由治病"外，《灵枢经·贼风第五十八》说："先巫者，因知百病之胜，先知其病之所从生者，可祝而已也"，且同书《官能第七十三》还规定祝由治病之人选，必是"疾毒言语轻人者"，才"可使唾痈咒病"。咒、祝字通。如此文"祝"义训"断"，则"断由"为不词矣，必加字以足义，殊非训解古书之善法也。

《一切经音义》卷六十七说："祝，《说文》作'詶'，今作'咒'，同，之授反"，《说文·言部》说："詶，诅也，从言，州声"。《诗·大雅·荡之什·荡》说："侯作侯祝"，毛苌传："作，祝，诅也"。是"祝"、"詶"、"咒"三者形虽异而字同，义训为"诅"。然《周礼·春官宗伯上》官目说："诅祝，下士二人……"郑玄注："诅，谓祝之使诅败也"，《说文·言部》亦说："诅，詶也，从言，且声"。是"诅"字之义又训为"祝"也。"祝"、"诅"二字互训，叠词同义，故每连用，《尚书·无逸》说："否则厥口诅祝"，《汉书·元后传》说："乃诸娣妾良人更祝诅杀我"，是其例。《释名·释言语》说："祝，属也，以善恶之词相属著也。诅，阻也，使之行事，阻限于言也"。若斯，则"祝"之为义，乃以"善恶之词"而"咒诅"也。至于此文"由"者，《说文·言部》说："詶，詶也，从言，由声"，《玉篇·言部》说："詶，丈又切，祝也"。是"詶"得"由"声，故"由"、"詶"二字例得通假。此文"由"为"詶"之借。字又作"袖"，作"褶"，《玉篇·示部》说："褶，耻雷切，古文褶"，《集韵·平声四·十八尤》说："袖，褶，祝也，或从留"，其义训为"祝"。祝由，叠韵字。《玉篇·示部》说："褶，除雷切，祝褶也"，《说文·示部》说："禧，祝禧也，从示，畱声"，段玉裁注引惠氏士奇曰："《素问》：'黄帝曰：古之治病，可祝由而已'。祝由，即'祝禧'也。"禧，即"褶"字。是此文"祝由"即"祝褶"，为具有"疾毒言语轻人"专长者以"善恶之词"之"咒诅"方法为人治病，即《灵枢经·官能第七十三》所谓"唾痈咒病"也。

五藏阳以竭也

《素问·汤液醪醴论篇第十四》说："其有不从毫毛而生，五藏阳以竭也，津液充郭，其魄独居，孤精于内，气耗于外，形不可与衣相保，此四极急而动中。是气拒于内而形施于外……。"

【按】 此文乃论述肿病发生的机制及临床证候。然其所谓"五藏阳以竭也"句，诸注均释之为"阳气竭尽"，如马莳注说："帝言病有不从毫毛而生，非由于外而生于内，五藏阳气皆已竭尽，津液充溢皮肤发为肿胀"；张介宾注说："不从毫毛生，病生于内也。五藏阳已竭，有阴无阳也"；吴崑注说："五藏列于三焦，五藏阳已竭，是三焦无阳也"，等等。如此文"五藏阳已竭"之义，果为"阳气竭尽"，则下文所论治法"开鬼门"、"洁净府"以汗之泄之则不可理解矣，以汗、泄则阳更伤也。以，在古代诚可与"已"通，然亦可读若"为"，《经传释词》卷一引《玉篇》说："以，为也"，可证。此文"以"字正读若"为"。是"五藏阳以竭"者，乃"五藏阳为竭"也。而此文"竭"字，亦非"竭尽"之义，乃"阻塞"之义当读若"遏"。竭、遏二字俱偕"曷"声，例得通假。《墨子·修身》说："藏于心者无以竭爱"，于鬯《香草续校书》于此文注说："竭当读为遏，《诗·文王篇》：'无遏尔躬'，陆释云：'遏或作竭'，明'遏'、'竭'二字通用。《书·汤誓》云：'率遏众力'，彼'遏'当读为'竭'，说见前校。'竭'之读为'遏'，犹'遏'之读为'竭'矣……。下文云'动于身者无以竭恭，出于口者无以竭驯'，两'竭'字并当一例读'遏'。"是"竭"字古可通"遏"无疑。这就表明此文"五藏阳以竭也"，可读为"五藏阳为遏也"。《春秋·左昭二十年传》说："式遏寇虐"，杜预注："遏，止也"；《说文·辵部》说："遏，微止也，从辵，曷声"。是"遏"之为义，乃"阻止闭塞"，其"竭"读为"遏"，'故"竭"亦为"止塞"之义。《素问·缪刺论篇第六十三》说："五络俱竭"，王冰注："阳气乱则五络闭结而不通"，即本此义。其实，在古典医学著作里，"竭"字读为"遏"而训"阻塞"之义并不是少见的，如《素问·举痛论篇第三十九》所谓"阴气竭，阳气未入"者，即是言"阴气遏，阳气未入"也；《金匮要略·五藏风寒积聚病脉证并治第十一》所谓"三焦竭部，上焦竭善噫……下焦竭即遗溺失便"者，即是言"三焦遏部，上焦遏善噫……下焦遏即遗溺失便"也。此文"五藏阳以竭"，其阳气阻遏于内而不用，水气泛滥于皮肤，"津液充郭"而为病肿也。

去宛陈莝

《素问·汤液醪醴论篇第十四》："平治于权衡，去宛陈莝，微动四极，温衣，缪刺其处，以复其形，开鬼门，洁净府……。"

【按】 此文是论述"津液充郭，其魄独居"的"水肿病"治疗方法的。它首先提出了"平治于权衡"的治疗原则，接着指出了各种具体治疗方法。其中"去宛陈莝"之义，历代注释，颇有谬误，如王冰注说："去宛陈莝，谓去积久之水物犹如草莝之不可久留于身中也"；丹波元坚说："按《鸡峰普济方》引初虞甫曰：'去宛陈莝，谓涤肠胃中腐败也'。"（宛，原误为"远"，今改）前者只谓"去积久之水物犹如草莝之不可久留于身中也"，未说明"去"水的具体方法，其意似谓连上句"平治于权衡"读，为治疗"水肿病"的一般原则；后者谓为"涤肠胃中腐败也"，似指从大便以攻去体内之积水，如《金匮要略·水气病脉证并治》所谓"病水，腹大，小便不利，其脉沈绝者，有水，可下之"之例，但均非本文原意。考"去宛陈莝"的"莝"字，《太素·知汤药》作"茎"，观王冰注文"犹如草莝……"句，似《素问》原文本亦作"茎"而被误为"莝"的。茎，古常写作"莖"而易误为"莝"，《医心方》卷八第八载："唐犀角汤"方中"紫苏茎"的"茎"就误为"莝"，可证。茎，杨上善注《太素·知汤药》不连"去宛陈"三字读而连下句，然亦不可卒读，笔者疑"茎"为另一句之字，其句因脱落太甚而只留下一"茎"字，故不可再为句。据此，则"去宛陈"三字本为一句。"去宛陈"者，谓除去其宛陈之物也，《灵枢·九针十二原》所谓"宛陈则除之"是也。宛，一作菀，又作郁，亦作蕴；陈，指久旧。宛陈，指体内郁积陈旧之浊物，殆无疑义。然本节"去宛陈"之句，则非泛指一切疗法以排出体内浊物，而是指的一种具体治疗方法。根据马克思主义的观点，一定历史时期的文化艺术（包括语言文字），有一定历史时期的特点。《内经》的文字，还是用《内经》的内容去帮助理解才较为接近正确。《灵枢·小针解》说："宛陈则除之者，去血脉也"，什么叫做"去血脉"？《素问·针解篇》说得较清楚，它说："菀陈则出之者，去恶血也"。王冰注说："菀，积也。陈，久也。除，去也。言络脉之中血积而久者，针刺而除去之"。杨上善注《太素·知汤药》也说："宛陈，恶血聚也。有恶血聚，刺去也"。这就充分表明本节所谓的"去宛陈"，是一种针刺络脉的放血疗法。针刺络脉放血治疗水肿病，这在《内经》里是有具体体现的，如《灵枢·水胀》说："黄帝曰：肤胀鼓胀可刺邪？岐伯曰：先写（同'泻'字）去胀之血络，后调其经，刺去其血络也"，《灵枢·四时气》说："风㾫肤胀，为五十七痏，取皮肤之血者，尽取之"。本节"去宛陈"疗法，自被误解为药物攻水之法后，则针刺络脉放血治疗水肿病之法即被湮没无闻。在继承发扬中医学的今天，发掘出"去宛陈"这一针刺络脉放血治疗水肿病的方法，亦诚属水肿病者的一件幸事！

夫五藏者，身之强也

《素问·脉要精微论篇第十七》说："夫五藏者，身之强也。头者，精明之府，头倾视深，精神将夺矣；背者，胸中之府，背曲肩随，府将坏矣；腰者，肾之府，转摇不能，肾将惫矣；膝者，筋之府，屈伸不能，行则偻附，筋将惫矣；骨者，髓之府，不能久立，行则振掉，骨将惫矣。得强则生，失强则死。"

【按】 此文"夫五藏者，身之强也"之"五藏"二字，诸注多释为"心"、"肝"、"脾"、"肺"、"肾"的"五神藏"，如王冰注说："藏安则神守，神守则身强，故曰'身之强也'。……强谓中气强固以镇守也"；张介宾注说："此下言形气之失守，而内应乎五藏也。藏气充则形体强，故'五藏'为'身之强'。……藏强则气强故生，失强则气竭故死"；张志聪注说："此言四体百骸髓精筋骨亦皆由藏府之所资也……"等，这都是望文生义，不足以为训也。考此段文字，实与上文"五藏者，中之守也。中盛气（《太素·杂诊》此句无"气"字）满，气胜伤恐者（《太素·杂诊》载此句止作'气伤恐'三字），声如从室中言，是中气之湿也；言而微，终日（此'日'字疑衍）乃复言者，此夺气也；衣被不敛，言语善恶不避亲疏者，此神明之乱也；仓廪不藏者，是门户不要也；水泉不止者，是膀胱不藏。得守者生，失守者死"等为对文，上文言"中之守"，此文言"身之强"，上文言"中"，此文言"身"，"身"指"身形"，对"中"而言，则为"外"也，何得而扯上"五神藏"？观此段末文"得强则生，失强则死"之句，则此"身之强"的所谓"五藏"，明指此段文中所谓的"精明之府"、"胸中之府"、"肾之府"、"筋之府"、"髓之府"的"头"、"背"、"腰"、"膝"、"骨"也，换言之，此文"身之强"的所谓"五藏"，即指"头"、"背"、"腰"、"膝"、"骨"的"精明之府"、"胸中之府"、"肾之府"、"筋之府"、"髓之府"等五府也。其"五神藏"的"心"、"肝"、"脾"、"肺"、"肾"等不与焉。

细玩此段全文之义，首二句"夫五藏者，身之强也"，说明"头"、"背"、"腰"、"膝"、"骨"等五府为身形之"强"；从"头者，精明之府"至"骨将惫矣"等文，说明五府的位置、意义及其病变后的临床表现；末二句"得强则生，失强则死"为结语，说明"头"、"背"、

"腰"、"膝"、"骨"等身形五府"强"的重要性。是此文之所谓"五藏"，乃指"精明之府"、"胸中之府"、"肾之府"、"筋之府"、"髓之府"等五府殆无疑义，故吴崑改此"五藏"之文为"五府"也。然则"藏"字之义古可训"府"，是改字则又不必矣！

《群经音辨·艸部》说："藏，藏物之府也"。此乃"藏"可训"府"之明证也。"藏"义训"府"而言"府"即可用"藏"字，故"胃"、"肠"、"膀胱"等"传化之府"在古文献上每有称之为"藏"者；《甲乙经》卷七第一上所载"三阳皆受病而末入于府者，故可汗而已"，《太素·热病决》所载"三经皆受病而未入通于府也，故可汗而已"之文，《素问·热论篇第三十一》则作"三阳经络皆受其病而未入于藏者，故可汗而已。"是《甲乙经》《太素》所载"而未入于府"之"府"，《素问》称其为"藏"也；《周礼·天官·冢宰·医师》说："参之以九藏之动"，郑玄注："正藏五，又有胃、膀胱、大肠、小肠"。贾公彦疏："云……'正藏五'者，谓五藏肺、心、肝、脾、肾，并气之所藏，故得'正藏'之称，不数之者，上已有注云。'又有胃、膀胱、大肠、小肠'者，此乃六府中取此四者以益五藏为'九藏'也……"是《周礼·天官·冢宰·医师》以"胃"、"膀胱"、"大肠"、"小肠"并"肺"、"心"、"肝"、"脾"、"肾"均称之为"藏"也；《素问·灵兰秘典论篇第八》载黄帝问"愿闻十二藏之相使贵贱何如"，其下岐伯答以"心"、"肺"、"肝"、"胆"、"膻中"、"脾"、"胃"、"大肠"、"小肠"、"肾"、"三焦"、"膀胱"等十二藏府的功能及其相互关系，是《素问·灵兰秘典论篇第八》以"胆"、"胃"、"大肠"、"小肠"、"三焦"、"膀胱"并"心"、"肺"、"肝"、"膻中"、"脾"、"肾"，均称之为"藏"也；《素问·六节藏象论篇第九》载黄帝问"藏象何如"，其下岐伯答以"心"、"肺"、"肾"、"肝"、"脾"、"胃"、"大肠"、"小肠"、"三焦"、"膀胱"的功能及其相通的时令后，结之曰"凡十一藏取决于胆也。"是《素问·六节藏象论篇第九》亦以"胃"、"大肠"、"小肠"、"三焦"、"膀胱"、"胆"并"心"、"肺"、"肾"、"肝"、"脾"均称之为"藏"也。

胆、胃、大肠、小肠、三焦、膀胱等六府，皆居于形体之内，故《灵枢·邪气藏府病形第四》称其为"内府"。然则其"府"居于身形之间者，似可称为"外府"矣！所谓"内府"可称作"藏"，已如上述，其居于身形之间的"头角"、"耳目"、"口齿"、"胸中"等亦可称为"藏"也，《素问·六节藏象论篇第九》说："故形藏四，神藏五，合为九藏以应之也"、《素问·三部九候论篇第二十》说："故神藏五，形藏四，合为九藏"，王冰注并云："'形藏四'者，一'头角'，二'耳目'，三'口齿'，四'胸中'也。"可证。居于身形之间的"头角"、"耳目"、"口齿"、"胸中"等既可称之为"藏"，则其居于身形之间的"头"、"背"、"腰"、"膝"、"骨"等外之"五府"，此文称之为"五藏"亦宜矣。此文"身之强"的所谓"五藏"，实指其下"精明之府"、"胸中之府"、"肾之府"、"筋之府"、"髓之府"等"五府"，而绝对不是指所谓"五神藏"的"心"、"肝"、"脾"、"肺"、"肾"也。

另外，附带说几句。根据训诂学知识，在古文献上，"藏"、"府"二字是可以互训的，"藏"可训为"府"，"府"亦可训为"藏"，故合言"心"、"肝"、"脾"、"肺"、"肾"、"胆"、"胃"、"大肠"、"小肠"、"三焦"、"膀胱"时，既可概称其为"藏"，似乎亦可概称其为"府"。然对言"心"、"肝"、"肺"、"脾"、"肾"和"胆"、"胃"、"大肠"、"小肠"、"三焦"、"膀胱"时，则以其不同的阴阳属性和功能特点，分之为"五藏"和"六府"，其"藏"、"府"二者之义又是不容稍相淆乱矣。

面肿曰风

《素问·平人气象论篇第十八》说："面肿曰风"。

【按】 此文"面肿"不曰"水"但曰"风",与上文"目裹(裹)微肿如卧蚕起之状曰水",下文"足胫肿曰水"之"水肿"病异,《黄帝内经素问注证发微》《黄帝内经素问集注》《素问释义》《黄帝内经素问校释》《素问注释汇粹》等于其病"风邪"之外又加"水邪"而释之曰"风水",皆误;王冰连上文"已食如饥者,胃疸"句读,注谓"加之面肿,则胃风之诊也",亦未当,《素问·风论篇第四十二》载"胃风"无"面肿"之证也。且证之临床,"面肿曰风"者,亦不必善消水谷而"已食如饥"也。风邪激水上行而面肿谓之风水,此风邪壅遏于上而面肿,未激于水,则于风水无涉矣,是则所谓"风肿"之病也。然"风肿"者,多骤然起病,始肿于面,次及四肢,亦可延及全身为肿,皮肤虽肿而无水病之鲜泽,唯瘙痒不已,脉多浮,饮食如常。《诸病源候论·肿病诸候·卒风肿候》所谓"人卒有肿,不痛不赤,移无常处而兼痒,偶腠理虚而逢风所作也"是其病,当以疏风为治,余每用"荆防败毒散"治之而收效。某男,约40岁,农民,住湖北省来凤县三河区。1967年5月,发病3天,始则头面肿,继之肿及全身,皮色不变,全身痒,搔之则留红痕,顷之又消退无余,饮食正常,小便黄,苔白,脉浮,施以"荆防败毒散"一剂而愈。此文"面肿曰风"之病,乃因"风"而"肿",水邪不得与焉。是"面肿曰风",与《素问·生气通天论篇第三》所载"因于气,为肿"句,文虽异而病则同也。

太过则令人善忘

《素问·玉机真藏论篇第十九》说:"帝曰:春脉太过与不及,其病皆何如?岐伯曰:太过则令人善忘,忽忽眩冒而巅疾;其不及则令人胸痛引背,下则两胁胠满。"

【按】 此文"太过则令人善忘"之"忘"字,诸注多疑其为"怒"字之误,如王冰注说:"忘当为怒,字之误也",林亿新校正并引《素问·气交变大论篇第六十九》"岁木太过"下"甚则忽忽善怒,眩冒巅疾"之文,以证此"忘"字确当作"怒"。于是,马莳、张介宾、吴崑、李念莪、张琦、姚止庵等等均以"怒"字为释,甚至有将"忘"字径直改作了"怒"字者,这确乎是有欠周详考虑的。虽然《灵枢·本神第八》说:"肝气虚则恐,实则怒",此"春脉太过"之义即为"肝气实",其证可见"怒"而不可见"恐",然"忘"字之义实不同于"恐"字也。根据中医学的理论,"春脉太过"即"肝气实"之病,证固可以见"怒",其又何为不可以见"忘"?既然"肝气实"之病,证可见"怒"可见"忘",又何为定要改此"忘"以为"怒"?即如《素问·气交变大论篇第六十九》"甚则忽忽善怒,眩冒巅疾"之文,其"善怒"一证夹杂于"忽忽"、"眩冒巅疾"等文之间而上连"忽忽"为句,窃谓其不若此文作"善忘"义长,以"忽忽"二字正是形容"善忘"之证。《说文·心部》说:"忽,忘也,从心,勿声";《广韵·入声·十一没》:"忽,忘也";《广雅·释诂》:"忽,忘也";《文选·张平子东京赋》说:"好殚物以穷诸,忽下叛而生忧也",薛综注:"忽,忘也"。是"忽"字之义训为"忘",足证"忽忽"可形容"善忘"之证也。

《群经音辨·辨彼此异音》说:"意昏曰忘"。是"忘"字之义训"意昏"。所谓"意昏"也者,乃谓"意识昏曚而不慧憭"也。

忘,一作"𢖰"。"忘"谐"亡"声,"𢖰"谐"亢"声,而"亢"谐"亡"声,故二字例得通假。《广雅·释言》说:"𢖰,忽也",上文所引《说文》、《广雅》、《广韵》、《文选》薛综注等均说:"忽,忘也"。是"忽"、"忘"二字古可互训,其合言之则为"忽忘"。《广雅·释诂》王念孙疏证说:忽忼,犹'忽忘'耳",就是"忽"、"忘"二字连用之例,且说明"忽忘"尚可写作"忽忼"也。在古代文献上,忽忘,亦作"忽荒",如《文选·贾谊鵩鸟赋》"寥廓忽荒兮，与道翱翔"是其例；亦作"忽悦"，如《文选·潘安仁寡妇赋》"意忽悦以迁越兮，神一夕而九升"，《淮南子·原道训》"忽兮怳兮，不可为象兮"是其例；亦作"惚恍"，如《文选·潘安仁西征赋》"寥廓惚恍，化一气而甄三才"，《老子》第十四章"是谓无状之状，无物之象，是谓恍惚"是其例。然"忽荒"一问，倒言之则曰"荒忽"或"慌忽"，《辅行诀藏府用药法要》"调神补心汤，治心劳脉亟，心中烦，神识荒忽"，《楚辞·九歌·湘君》"荒忽兮远望，观流水兮潺湲"，《国语·周语上》韦昭注"荒忽无常之言也"，《尚书·吕刑》孔安国传"耄乱荒忽"，《礼记·祭仪》"君子致其济济漆漆，夫何慌惚之有乎？"与"于是论其志意，以其慌惚，以与神明交，庶或飨之"等文，均作"荒忽"或"慌惚"也；其"忽悦"倒言之则曰"悦忽"，《文选·宋玉神女赋序》"晡夕之后，精神恍忽"，《淮南子·原道训》"鹜恍忽"及"恍兮忽兮，用不屈兮"等文，均作"恍忽"也；其"惚恍"倒言之则曰"恍惚"，《脉经》卷二第四"其人皆苦恍惚狂痴"，《老子》第十四章张松如校读"谓道若存若亡，恍惚不定也"，《素问·灵兰秘典论》篇第八"恍惚之数，生于毫厘"，《灵枢·外揣第四十五》"恍惚无穷，流溢无极"等文，均作"恍惚"也。

《荀子·解蔽篇》说："凡人之有鬼也，必以其感忽之间，疑玄之时正之"，杨倞注："感忽，犹'慌惚'也"；《荀子·议兵篇》说："善用兵者，感忽悠闇，莫知其所从出"，杨倞注："感忽，恍忽也"。是"慌惚"亦可作"恍忽"，《荀子》则作"感忽"也。

据上所述，则忽忘、忽慌、忽荒、忽悦、惚恍、荒忽、慌惚、悦忽、恍惚、恍忽、感忽等，字皆可通，唯因其所见之处不同即因其文字环境不同而其义有异，或谓其客体混沦不分而为恍惚，或谓其目视昏糊不清而为恍惚，或谓其意识蒙惑不慧而为恍惚也。此文乃论"春脉太过"所为之病证，下接"忽忽眩冒而巅疾"为句，自当读为"意昏曰忘"之"忘"，即"意识蒙惑不慧"而"恍惚"之"恍"无疑。人有心识恍惚，每致头目昏暗瞽眩而发生颠仆者，殆即此文之义也。

在中医学古典著作里，"恍惚"之"恍"每有写作"忘"字者，如《灵枢·本神第八》"肝悲哀动中则伤魂，魂伤则狂忘不精"，《伤寒论·辨阳明病脉证并治第八》"阳明病，其人喜忘者，必有蓄血"等是其例。

《说文·心部》说："忘，不识也，从心，从亡，亡亦声。"识，读"志"字，"志记"之"志"。所谓"不识"者，乃谓"不能记忆往事"或"记忆不起往事"也，即已往之事被遗忘，故《群经音辨·辨彼此异音》说："意遗曰忘"。今俗语谓之曰"忘记"也。是其"忘"字为另一义，与此文之"忘"字义别也。然则，在人之生活过程中，人之意识恍惚，则必遗忘往事而对已往之事无法记忆起来；而人对往事之遗忘，则又当是人对往事之情貌在意识中恍惚而然。据此，则两"忘"字之义又相因也，故《骈雅·释训》有"忽慌，忘也"之训。

病名曰疝瘕　一名曰蛊

《素问·玉机真脏论篇第十九》说："脾传之肾，病名曰疝瘕，……一名曰蛊。"

【按】此文论述"脾传之肾"的"疝瘕"病，何以又名之曰"蛊"？兹特为文考释之。《说文·疒部》说："疝，腹痛也，从疒，山声"；又说："瘕，女病也，从疒，叚声"，其"女"字为衍文，段玉裁注已早指出，盖"瘕疾"不必专病女子也。《玉篇·疒部》说："瘕，久病也，腹中病也"，《急就篇》卷四说："疝瘕癫疾狂失响"，颜师古注："瘕，癥也"，《玉篇·疒部》说："癥，知凌切，腹结病也"。腹内病气结久而虽已有形可征，然其病不必皆痛，以"瘕"字本身无"痛"义也。若以其"瘕"字之上冠以"疝"字而作"疝瘕"之词者，则知其腹内结久之"瘕疾"必有"疼痛"之苦矣，故此下文说"少腹冤热而痛"，上篇《平人气象论篇第十八》亦有"脉急者，曰疝瘕少腹痛"之文。据此，则疝瘕之痛，必在脐下小腹内也。然则其何以又名之曰"蛊"？乃因其"瘕"、"蛊"二字古时可通假也。《诗·大雅·文王之什·思齐》说："烈假不瑕"，郑玄笺："厉，假，皆病也"，孔颖达疏："郑读'烈'、'假'为'厉'、'瘕'，故云'皆病也'。《说文》云：'厉，恶疾也'，或作癞。'瘕，病也'。是'厉'、'瘕'皆为病之义也"。从而可知《诗》借"假"以作"瘕"，"假"、"瘕"二字俱谐"叚"声，故例可假借为用也。

《尔雅·释诂下》"蛊，疑也"下郝懿行义疏说："蛊……通作假，《诗》：'烈假不瑕'，《唐公房碑》作'厉蛊不瑕'。蛊、假音同，古读'假'如'蛊'也。假，通瘕，古读"假"如"蛊"，则自当读"瘕"亦如"蛊"。"瘕"、"蛊"同声，则通用也，故此文"疝瘕"一名曰"蛊"也。"蛊"即"瘕"，"瘕"即"蛊"，二者在此无别义，其字形虽异而其声其义则皆同，亦犹《神农本草经》卷一之"细辛"一名"小辛"而《春秋·左昭二十七年传》之"阳虎"，《论语·阳货篇》作"阳货"也。

此文"少腹冤热而痛"之句，《针灸甲乙经》卷八第一上作"少腹烦冤而痛"。《说文·页部》说："烦，热头痛也，从页火，一日焚省声也"。是"烦"有"热"义，故"烦冤"、"冤热"之义同。唯其"冤"之为字，非"冤枉"之"冤"，而与《灵枢·癫狂第二十二》中"烦悗"之"悗"同，读若"闷"，《灵枢·本神第八》说："意伤则悗乱"，史崧释音："悗，音闷"。悗，从心，免声。闷，从心，门声。是二字俱从"心"，而门、免声转可通，形虽异而字则同，其"悗"当为"闷"之异体字，故"烦悗"亦作"烦闷"，《灵枢·经脉第十》所谓"其病气逆则烦闷"是其例。"烦冤"、"烦悗"、"烦闷"，皆与此文之"冤热"义同。此文"疝瘕"之病，乃"脾传之肾"使然，土湿下加于水寒，寒湿阻遏，正阳不运，血气凝滞，结为疝瘕。其阳郁而生热，则"少腹冤热而痛"；寒湿化浊，则随小便而溲出白液，是乃所谓"出白"者也。然此文之"出白"，与上文之"出黄"同一文例，而《针灸甲乙经》卷八第一上载之作"汗出"二字，恐彼文为误也。

少腹冤热而痛

《素问·玉机真藏论篇第十九》："脾传之肾，病名曰疝瘕，少腹冤热而痛，出白。"

【按】 此文"少腹冤热而痛"一句，《甲乙经》卷八第一上作"少腹烦冤而痛"，是。其"烦冤"之词，《素问》一书屡有见用，如《阴阳应象大论篇第五》说："齿乾以烦冤腹满死"，《疟论篇第三十五》说："阴气先绝，阳气独发，则少气烦冤"，《气交变大论篇第六十九》说："岁木太过……体重烦冤"，"岁土太过……体重烦冤"，"岁金太过……则体重烦冤"，"岁水不及……烦冤"，《示从容论篇第七十六》说："肝虚、肾虚、脾虚，皆令人体重烦冤"、"咳嗽烦冤者，是肾气之逆也"，等等。然此"烦冤"之"冤"字，《内经》注家多读为"冤枉"之"冤"，误。考《说文·兔部》说："冤，屈也，从兔，从冂，兔在冂下不得走，益屈折也。"其"冤"乃"冤"之正体，而冤即"冤"之俗写。"冤""冤"形近，而字书又未收"冤"字，故"冤"即被误读作"冤"。然此"冤"字虽不见载于字书，只要根据古文字学的知识，按照古文字规律，考察一下其文字的组织结构，仍可得其可靠的声训。"冤"字"从宀"而"免声"，为"悗"之异体字，以"悗"字"从心"而亦"免声"也。《素问·阴阳应象大论篇第五》所载"齿乾以烦冤腹满死"之文，《太素》卷三首则作"齿乾以烦悗腹满死"；《素问·示从容论篇第七十六》所载："咳嗽烦冤者，是肾气之逆也"之文，《太素·脉论》则作"咳嗽烦悗，是肾气之逆"等等，亦为"宛"、"悗"二字古时可通之证。正由于"宛"、'悗"二字古时同声通用，故"烦悗"之词，在《灵枢经》一书中多作"烦悗"，如其《四时气第十九》中所谓"来（束）缓则烦悗"，其《癫狂第二十二》中所谓"汗出烦悗"，其《胀论第三十五》中所谓"四肢烦悗"等等，均是其例。

"悗"之为字，"从心"而"免声"。《礼记·檀弓上》说："檀弓免焉"，《礼记·檀弓下》说："袒免哭踊"，郑玄注并云："免，音问"，而《说文·口部》说："问，讯也，从口，门声"。是"免"与"门"声近。如此，则"悗"字通"闷"，以"悗"、"闷"二字俱"从心"而声又近也。《灵枢·寒热病第二十一》说："舌纵涎下，烦悗，取足少阴"，《灵枢·血络论第三十九》说："发针而面色不变而烦悗者何也？"史崧释音并云："悗，音闷"；《癫狂第二十二》说："骨癫疾者，顑齿诸腧分肉皆满而骨居，汗出烦悗"，《甲乙经》卷十一第二载之作"骨癫疾者，颔俞分肉皆满而骨倨强直，汗出烦闷"；《灵枢·热病第二十三》说："热病先身涩，倚而热，烦悗"，《甲乙经》卷七第一中载之作"热病先身涩，烦而热，烦闷"，等等，均是"悗"与"闷"古通之证。是"烦悗"即"烦闷"也。《黄帝内经》中亦有写作"烦闷"者，《素问·刺热论篇第三十二》说："心热病者，先不乐，数日乃热，热争则卒心痛，烦闷……"，《灵枢·经脉第十》说："足少阴之别……其病气逆则烦闷"是也。

宛，同"悗"。"烦宛"即"烦悗"，亦即"烦闷"。故上所引《素问·阴阳应象大论篇第五》中"齿乾以烦宛腹满死"之文，《甲乙经》卷六第七即作"齿乾以烦闷腹满死"。其实，"烦宛"之词，在我国古典文学著作里，亦每见有用之者，如《楚辞·九章·抽思》说："烦宛瞀容，实沛徂兮"，《楚辞·九章·思美人》说："蹇蹇之烦宛兮，陷滞而不发"等。

宛，悗，字或作"鞔"。《吕氏春秋·孟夏纪·重巳》说："胃充则中大鞔"，高诱注："鞔读曰懑"。《急就篇》卷四说："消渴呕逆咳懑让"，释音："懑与闷同"。故"烦宛"、"烦悗"或"烦闷"，又可写作"烦懑"，如《史记·扁鹊仓公列传》说："蹶上为重，头痛身热，使人烦懑"，即是其例。

烦宛，即"烦懑"。《说文·心部》说："懑，烦也，从心，从满"；《汉书·司马迁传》说："是仆终已不得舒愤懑以晓左右"，颜师古注："懑，烦闷也。懑，音满。"故"烦宛"又可写作"烦满"。《金匮要略·疟病脉证并治第四》中"阴气孤绝，阳气独发，则热而少气烦宛"之文，《备急千金要方》卷十第六载之即作"阴气孤绝，阳气独发而脉微，其候必少气烦满"。《素问》中亦每有写作"烦满"者，其《热论篇第三十一》说："故烦满而囊缩"，"则头痛口干而烦满"，其《评热病论篇第三十三》说："有病身热汗出烦满，烦满不为汗解"，其《逆调论篇第三十四》说："为之热而烦满者"，其《痹论篇第四十三》说："肺痹者，烦满，喘而呕"等等是也。

综上所述，则"烦宛"、"烦悗"、"烦懑"、"烦满"、"烦闷"同，其义皆为烦乱闷满之证候也。

尻阴股膝髀腨胻足皆痛

《素问·藏气法时论篇第二十二》说："肺病者，喘欬逆气，肩背痛，汗出，尻、阴、股、膝、髀、腨、胻、足皆痛。"

【按】 此文"尻"字，诸注本《素问》及今本《针灸甲乙经》皆改作"尻"，非，唯人民卫生出版社之影印和横排本《素问》则仍作"尻"，极是。尻，音读"苦刀切"，《吕氏春秋·恃君览·观表》说："许鄙相脱"，高诱注："脱，后窍也"。脱，乃"尻"之俗体字。故《释名·释形体》说："尻，髎也，尻所在髎牢深也"。《说文·尸部》又说："尻，髀也，从尸，九声"，段玉裁注："尻，今俗云溝子是也。髀，今俗云屁股是也。析言是二，统言是一，故许云'尻，髀也'。"是"尻"之为义，大之则为人之臀部，小之则为人之后阴也。然"尻"，者，音读"九鱼切"，1957年安徽寿县城郊邱家花园出土《鄂君启金节》，其舟节铭文说："王凥于茂（栽）"，《说文·几部》说："凥，处也，从尸几，尸得几而止也。《孝经》曰：'仲尼凥'。凥，谓闲凥如此"。所引《孝经》文，见《开宗明义章》，而1980年中华书局出版之《十三经注疏》本《孝经》则作"居"，《玉篇·几部》亦谓凥，举鱼切，处也，与居同"。是"凥"与"尻"异字。凥，乃"居"之本字而今通作"居"，"居"行而"凥"废矣。然则此文之"尻"究为人身之何部？《素问·刺腰痛篇第四十一》。说："腰痛引少腹控䏚，不可以仰，刺腰尻交者……。"王冰注："腰尻交者，谓髁下尻骨两傍四骨空左右八穴，俗呼此骨为八髎骨也。此腰痛，取腰髁下第四髎，即下髎穴也。足太阴、厥阴、少阳三脉左右交结于中，故曰'腰尻交'者也；《素问·缪刺论篇第六十三》说："刺腰尻之解"，王冰注："腰尻骨间曰解"。可见"尻"乃人身之一骨名，紧接腰骨，其骨上有上髎、次髎、中髎、下髎左右凡八穴，是谓"八髎"，故俗称其骨曰"八髎骨"，是即"尻骨"也。其"尻骨"一词，见于《素问·骨空论篇第六十》中，其文曰："脊骨下空在尻骨下空"而"尻骨空在髀骨之后相去四寸"，王冰注："是谓尻骨八髎穴也"。从而可知人身之"尻"部，在腰髁之下、尾骶之上，殆无疑义矣。

此文"尻、阴、股、膝、髀、腨、胻、足皆痛"者，乃肺之病而波及于肾足少阴经脉，所谓"母病及子"也。据《素问·刺腰痛篇第四十一》、《骨空论篇第六十》、《缪刺论篇第六十三》、《至真要大论篇第七十四》和《灵枢·经脉第十》等皆"腰"、"尻"，连用之例，则此文"尻"上似脱"腰"字，而《灵枢·经脉第十》所载："肾足少阴之脉，起于小指之下，斜走足心，出于然谷之下，循内踝之后，别入跟中，以上踹（腨）内，出腘内廉，上股内后廉，贯脊"，其脉乃循下肢内侧后廉而上，不行胻、髀之部，故疑此文"髀"、"胻"二字为衍文。

木敷者其叶发

《素问·宝命全形论篇第二十五》说："夫盐之味咸者，其气令器津泄。弦绝者其音嘶败，木敷者其叶发，病深者其声哕。人有此三者，是谓坏府。"

【按】 此文"木敷者其叶发"之句，张志聪注谓"如木气敷散，其叶蚤发生"，乃随文为释，其义为误；而王冰、马莳、张介宾、高世栻等注虽有合此文之义，然于此文"敷"、"发"两个关键性字，或释而无当，或混而不释，亦属未妥；唯张琦注谓"敷当作陈，发当作落"，主张改"敷"为"陈"而改"发"为"落"，这是本于杨上善《太素》之文，然而此"敷"、"发"二字均未误，改文则又不必矣。

考《太素·知针石》载此文作："木陈者，其叶发落"。敷，在古代义可训"陈"，《尚书·舜典》说："敷奏以言"，孔安国传："敷，陈（也）"，可证。《素问》此文"敷"即训"陈"。是"木敷者"即谓"木陈者"。唯此所训之"陈"，非"陈设"之"陈"，乃"陈久"之"陈"也。《素问·针解篇第四十五》说："宛陈则除之者，出恶者也"，王冰注："陈，久也"；《素问·奇病论篇第四十七》说："治之以兰，除陈气也"，王冰注："陈，谓久也"；《尔雅·释诂上》说："矢，陈也"，郝懿行义疏："古者'陈'、'田'声同，其字通用。……《说文》云：'田，陈也'。盖'田'有行列，又以陈久为良，故'畞'字从田从久，是'陈'又为'久'矣"。都说明"陈"有"久旧"之义。木陈旧则枯朽而其叶不著矣，故下文曰"其叶发"。所谓"其叶发"者，即"其叶废"也。"发"、"废"二字古同声而通用，如《墨子·非命上》说：

"废以为刑政",《墨子·非命中》则作"发而为刑";《荀子·礼论篇》说:"夫昏之未发齐也",杨倞注引《史记》则作"夫昏之未废齐也";《素问·大奇论篇第四十八》说:"男子发左,女子发右",《外台秘要·风偏枯方二首》中则引作"男子则废左,女子则废右",等等,均是"废"、"发"二字通用之例。《尔雅·释诂下》说:"废,舍也",郝懿行义疏:"废与发通,《方言》云:'发税舍车也',以'舍车'为'发','发'即'废'也。《庄子·列御寇篇》云:'曾不发药乎',《列子·黄帝篇》作'曾不废药乎'。是"废"、"发"古字通。"发"之与"废",义若相反,而实相成。王念孙《广雅·释诂》"废,置也"条下疏证也说:"发与废声近而义同"。是此文"其叶发"读为"其叶废"无疑。废,《尔雅·释诂下》训为"舍也",《广雅·释诂》训为"置也","舍"同"捨",捨置,犹"委弃"也,故《太素·知针石》所载此文"发"下有"落"字而作"其叶发落"。其叶发落,即"其叶废落"。其叶废落,始与上"其音嘶败"之句同一文例;然再据此两句之文例之,则下文"其声哕"之句下,当据《素问·三部九候论篇第二十》中"若有七诊之病,其脉候亦败者死矣,必发哕噫"之文补一"噫"字而作"其声哕噫"之句,则义通而文句齐矣。

乳　子

《素问·通评虚实论篇第二十八》说:"帝曰:乳子而病热,脉悬小者何如?岐伯曰:手足温则生,寒则死。帝曰:乳子中风,热,喘鸣肩息者,脉何如?岐伯曰:喘鸣肩息者,脉实大也,缓则生,急则死。"

【按】　此两节文中"乳子"之义,杨上善、王冰、马莳等均未释;吴崑、张介宾、黄坤载、高世栻等释之为"婴儿",如吴崑注说:"乳子,乳下婴孩也",张介宾注说:"乳子,婴儿也",黄坤载注说:"病、脉相反,此非婴儿所宜",高世栻注说:"乳子秉质未充,借后天乳食以生"等等,然据《释名·释长幼》所谓"人始生曰婴儿。胸前曰婴,抱之婴前乳养之也"之文,则婴儿为人之始生者,最大亦不过数月而已,何有切脉之诊?更不用说以脉象论生死了;张志聪亦知"乳子"释为"婴儿"未妥,遂笼统注谓"乳子天癸未至……"。既然年龄放大到"天癸至"以前,则其必与"乳"字不相涉矣,又何能旨称其为"乳子"?姚止庵注说:"乳子,谓妇人生子而哺乳者",《素问汇粹》则倒其文而言之,说"乳子,故当指哺乳之妇人为是",其释"乳子"之义为"妇人生子"近是,而定其必为"哺乳者"或"哺乳之妇人"则又不必然矣,难道妇人生子后因某些缘故而未能哺乳者不能在其内?张琦、丹波元坚等释"乳子"为"产后"甚确,然未能述明其义,这里特再进一步阐发之。

《说文·乙部》说:"乳……从孚,从乙。乙者,玄鸟也。"乙,或"从鸟"作"鳦"。郑玄注《礼记·月令》说:"玄鸟,燕也"。是"乳"之为字,与"燕"这个"玄鸟"相关。然则"乳"字从"孚"者,《说文·爪部》说:"孚,卵孚也,从爪,从子。"其"子"即"卵"也。徐锴注说:"鸟袌恒以爪反覆其卵也",段玉裁注引《通俗文》说:"卵化曰孚",徐颢笺:"鸟之伏卵,以气相感而成形。"这就表明"乳"字之为义,乃鸟类伏衷常以爪反覆其卵而使之孵化出小鸟也。鸟类孵化小鸟叫"乳",故《酉阳杂俎·广动植物之一》说:"鸟养子曰乳"。其义引伸之则人生子亦曰"乳",《说文·乙部》说:"人及鸟生子曰乳,兽曰产。"是"乳"犹"产"也,故古人多有训"乳"为"产"者,如《吕氏春秋·季夏纪·音初》说:"主人方乳",高诱注:"乳,产(也)";《汉书·外戚传下》说:"宫乳掖庭牛官令舍",《汉书刑法志》说:"年八十以上,八岁以下,及孕者未乳……",颜师古注并说:"乳,产也";《后汉书·酷吏列传》说:"宁见乳虎穴,不入冀府寺",《后汉书·杜栾刘李刘谢列传》说:"豺狼乳于春圃",

李贤注并说："乳，产也"；《汉书·外戚传下》说："元延二年为襄子，其十一月乳"，颜师古注："乳，谓产子也"；《汉书·霍光金日䃅传》说："私使乳医淳于衍行毒药杀许后"，颜师古注："乳医，视产乳之疾者"等等，均释"乳"义为"产"也。然"产"之义又同"生"，《说文·生部》说："产，生也"，《国语·晋语九》说："其产将害大，盍姑无战乎！"韦昭注："产，生也"，可证。故"乳"又或训为"生"，如《广雅·释诂》说："乳，生也"；《史记·扁鹊仓公列传》说："菑川王美人怀子而不乳"，司马贞索隐："乳，生也"；《群经音辨·辨字音清浊》说："乳，生子也"等均是。《说文·子部》说："孪，一乳两子也"，亦谓"一次生出两个孩子"也。其"乳"字训"产"或训"生"，皆谓今之"分娩"，故古人又有"娩"、"乳"二字连用而成"娩乳"之词者，如《国语·越语上》说："将免者以告，公令医守之"，韦昭注："免，免乳也"；《汉书·外戚传上》说："妇人免乳大故，十死一生"，颜师古注："免乳，谓产子也"等即是其例，盖古时"免"、"娩"二字通也。

综上所述，此文所谓"乳子"者，乃谓"产妇"也，殆无疑义矣！

壅 害 于 言

《素问·评热病论篇第三十三》说："有病肾风者，面胕庞然，壅害于言，可刺不？"

【按】此文"壅害于言"句，注家有以"壅"字连上句，读作"面胕庞然壅"者，非是。胕，《山海经·西山经》说："可以已胕"，郭璞注："治肘肿也"。面胕，面肿也，《素问·至真要大论篇第七十四》所谓"客至则首面胕肿"，是也。庞，大也，《国语·周语上》说："敦庞纯因于是乎成"，韦昭注："庞，大也"，是其证。庞然，乃形容面目胕肿之象。则此文"面胕庞然"者，即谓"面目肿大"也，与《素问·风论篇第四十二》中"面庞然浮肿"义同，如句末连一"壅"字，则于文为赘矣。此"壅"字必断于下而冒于"害于言"之上作"壅害于言"才是。此"害"字，则读为"曷"，《汉书·翟方进传》说："乌乎！害其可不旅力同心戒之哉"，颜师古注："害，读曰曷"；《尔雅·释言》说："曷，盍也"，郝懿行义疏："……《菀柳》及《长发》传并云：'曷，害也'，《经》、《典》多以'害'为'曷'，故《书》'时日曷丧'，《孟子》作'时日害丧'，《书·大诰》凡言'曷'，《汉书·翟方进传》并作'害'，《葛覃》释文：'害与曷同'。《广雅》云：'害，曷，盍，何也'。害，曷，盍，俱一声之转"；《尔雅·释诂下》说："曷，止也"，郝懿行义疏："《经》、《典》'害'、'曷'二字假借通用"；《广雅·释诂》卷三上说："害，曷，何也"，王念孙疏证："害，曷，一字也"。是此文"害"字可以读"曷"无疑。《广韵·入声·十五辖》说："瞎，一目盲，一作䀳"，《集韵·入声·十五鎋》说："髻，鬕，《博雅》：'秃也'，或作鬕"，亦可为"害"与"曷"通之佐证也。

《说文·曰部》说："曷，止也"，《说文·辵部》说："遏，微止也，从辵，曷声"。是"曷"训"止"，而"遏"训"微止"，其"遏"又得"曷"声，二字例得通假也。《尔雅·释诂下》说："曷，遏，止也"，郝懿行义疏："曷、遏字通"。此文"害"字读"曷"，即是读"遏"。则此文之所谓"壅害"者，乃言"壅遏"也；其所谓"壅害于言"者，乃言"壅遏于言"也。其"壅遏"一词，在我国古代文献里，是屡见不鲜的，如《灵枢·决气第三十》说："壅遏营气"，《灵枢·痈疽第八十一》说："壅遏而不得行"，《淮南子·主术训》说："壅遏而不进"，"壅遏"即"壅遏"，皆是。然则此文"壅遏于言"之义若何？诸注或随文敷衍，不予评释，如吴崑、高士宗等；或释曰"害于言语"，为不能说话，如王冰、张介宾等；或释曰其"言无声"，为声音嘶嗄，如杨上善；或疑其文为衍，不予作释，如张琦。但证诸临床，则未见肾风病人不能说话而为痦痖者，亦未见肾风病人声音不出而言语嘶嗄者，唯见有肾风病人初起声音变常而表现为"鼻音"者。考：篆文"言"作"䇂"，而"音"作"䇂"，《说文·音部》说："音，声也，生于心，有节于外，谓之音……从言含一"。其所含之"一"，乃指事。是"言"与"音"通，故《甲骨文字释林·释言》说："甲骨文之'言其屮广（掇三三五），屮广言（后下一·三），二'言'字应读作'音'。……"此文"壅遏于言"者，即"壅遏于音"也。风水壅遏于上，肺金不清，说话则音声不能轻扬，以致"声如从室中言"而为今之所谓"鼻音"。如此，则于文为顺而理亦通矣。其实，在古代典籍里，多有以"言"作"音"者，《墨子·非乐上》所谓"黄言孔章"者，即言"簧音孔章"也；《吕氏春秋·慎大览·顺说》所谓"而言之与响"者，即言"如音之与响"也；《灵枢·忧恚无言第六十九》篇题所谓"忧恚无言"者，即言"忧恚无音"也，等等皆是。从而表明此文"言"字可读为"音"而"壅害于言"读为"壅遏于音"，是毋庸置疑矣。

本文"可刺不"之"不"，问词，读为"否"，与《灵枢·痈疽第八十一》中"不则死矣"之"不"同。《吕氏春秋·开春论·爱类》说："公取之代乎？其不与？"于鬯《香草续校书》注："不之言否也"。《说文·不部》说："否，不也，从口，从不，不亦声"。是"不"、"否"二字可通也。

人身非常温也，非常热也

《素问·逆调论篇第三十四》说："黄帝问曰：人身非常温也，非常热也，为之热而烦满者何也？岐伯对曰：阴气少而阳气胜，故热而烦满也。"

【按】　《甲乙经》卷七第一上载此文，无"为之热"三字，非，观下文"故热而烦满也"句的答辞中有"热"字，可证。此文"人身非常温也，非常热也"之句，诸注多略而未释，唯王冰注谓"异于常候，故曰非常"。他把这里"常"字释为"非常"之"常"，把这里"非"、"常"二字释为"异乎寻常"的"非常"一词，这就使此文"非常温也，非常热也"之义，成为"特别的温，特别的热"了。既然"人身"是"特别的温，特别的热"，其病情"热而烦满"证候就是自然的了，何必来一个"何也"的问辞？又何必来一个"阴气少而阳气胜，故热而烦满也"的答辞？根据此段文字的语句文法，参以医学之理，此文的"常"字不是"非常"之"常"，其"非"、"常"二字也不能连用成为一个词。考：常，即"裳"字，为"衣裳"之"裳"，故《灵枢·刺节真邪第七十五》说："常不得蔽"，《甲乙经》卷九第十一作"裳不可蔽"；《素问·风论篇第四十二》说："衣常濡"，王冰注作"衣裳濡"；《墨子·经说上》说："库区穴若斯貌常"，于鬯《香草续校书·墨子二》谓其"常即裳字"。是"常"即为"衣裳"的"裳"字无疑。《说文·巾部》说："常，下帬也，从巾，尚声。裳，常或从衣。"又说："帬，下裳也，从巾，君声。裙，帬或从衣。"《说文》"常"、"帬"二字互训，故颜师古注《急就篇》卷二"袍襦表里曲领帬"句说："帬即裳也"。《说文》于"常"字训"下帬"，于"帬"字训"下裳"，是"裳"乃人体所穿之"下服"即"身半以下之服装"也。《春秋·左桓十二年传》说："得其甲裳"，杜预注："下曰裳"；《春秋·左宣二年传》说："带裳幅舄"，杜预注："衣下曰裳"等，亦可证其"裳"为人体所穿之"下服"。然"衣下"曰"裳"，则"裳上"即为"衣"矣，故《骈字分笺》卷上引《诗·绿衣》传文说："上曰衣，下曰裳"。

据上所述，《素问》此文"人身非常温也，非常热也"的"常"字，亦即"衣裳"的"裳"字，观其下文"人身非衣寒也"的"衣"字亦可证。上文"上身非常温也"句作"常"，下文"人身非衣寒也"句作"衣"，二字为相对为文，正与《太玄经·戾》中"颠衣倒裳"，《西京杂记》卷上"金为衣兮菊为裳"同例。

人之所穿衣裳，分言之，则上曰"衣"，下曰"裳"；合言之，则统称之曰"衣裳"，且"裳"亦可概"衣"，"衣"亦可概"裳"。此文"人身非常温也，非常热也"的"常"字，非专指人之"下服"，而实概有"衣"；下文"人身非衣寒也"的"衣"字，亦非专指人之"上服"，而实概有"裳"，故于鬯《香草续校书·素问》于此谓"此言裳，下文言衣，变文耳"。

此文"常"字为"衣裳"之"裳"，作"穿的衣裳"讲。其"人身非常温也，非常热也"之文，是说"人身不是穿的衣裳温"，亦"不是穿的衣裳热"。正因为"人身不是穿的衣裳热"却又有"热而烦满"之象，所以此文才有"为之热而烦满者何也"的发问，否则？其所问则无谓矣！

柔痓

《素问·气厥论篇第三十七》说："肺移热于肾，传为柔痓。"按：此文"柔痓"一词，王冰注说："柔，谓筋柔而无力，痓，谓骨痓而不随。气骨皆热，髓不内充，故骨痓强而不举，筋柔缓而无力也。"其曰"骨痓而不随"，曰"骨痓强而不举"，正是"痉"字之义，《说文·疒部》说："痉，彊急也"，可证。表明王注时，此文尚作"痉"，而此文"痉"字误为"痓"，则在王注之后也。至明代，张介宾注说："柔，筋软无力也；痓，骨强直也。肺主气，肾主骨，肺肾皆热，则真阴日消，故传为柔痓。……痓音翅"，吴崑注说："痓，音炽。柔，多汗也；痓，强劲也。气骨皆热，则阴日消，故令多汗强劲，谓之柔痓也"。张氏训"痓"为"骨强直"，吴氏训"痓"为"强劲"，是皆"痉"字之义，而张、吴又读"痓"为"翅"或"炽"音，不言其误，是其已不知"痓"、"痉"二字之义不同矣。清代张志聪注谓"肾藏燥热，则髓精不生，是以筋骨痿弱，而为柔痓"，谬误尤甚，竟变"强急"全为"痿弱"也。至若高世栻之注，随文敷衍，囫囵吞枣，未见其义，不足论也。

考《说文》无"痓"字，故一般说来，《黄帝内经》中除所谓"运气七篇"者外，凡作"痓"字者，皆为"痉"之伪也。

《说文·疒部》说："痉，彊急也，从疒，圣声"，《玉篇·疒部》说："痉，渠井切，风强病也"，《广韵·上声·四十静》说："痉，风强病也，巨郢切"。是"痉"字以"强急"为义，故在中医药学中"痉"之"为病"，是以"筋脉强急"所致之"项背强直"、"腰脊反张"和"口噤难开"为临床特征。《金匮玉函经·辨痉湿暍第一》说："脊强者，五痉之总名。其证卒口噤，背反张而瘛疭"，《五十二病方·婴儿索痉》说："索痉者……其胃（背）直而口钤（唫），筋挛（挛）难以信（伸）"，《诸病源候论·小儿杂病诸候·中风痉候》说："小儿风痉之病，状如痫，而背脊项颈强直"，又《腕伤诸病候·腕折中风痉候》说："痉者，背脊强直，口噤不能言也"，《备急千金要方》卷八第一说："痉者，口噤不开，背彊而直，如发痫之状，摇头，马鸣，腰反折，须臾十发，气息如绝，汗出如雨……"等等，阐明了痉病之主要证候。

然"痉"字古代行书写作"痉"，与"痓"字形近易伪，故中医药学古代典籍内"痉"字多有伪为"痓"字者，如《灵枢·经筋第十三》中"主痫瘛及痉"之文，《甲乙经》卷二第六载之即伪为"主痫瘛及痓"；《灵枢·热病第二十三》中"热而痉者死"和"风痉，身反折"之文，《甲乙经》卷七第四、《太素·热病说》载之皆即伪为"热而痓者死"和"风痓，身反折"也；《太素·经筋》所载"主痫瘛及痓"之文，杨上善注谓"痓，擎井反，身强急也"，则为"痉"字之音义，是其误乃在杨注之后也；此文"传为柔痓"之"痓"，《太素·寒热相移》载之即作"痉"；《素问·厥论篇第四十五》载"手阳明少阳厥逆，发喉痹，嗌肿，痓"之"痓"，新校正谓全元起本即作"痉"；《金匮要略·痉湿暍病脉证第二》载"名曰刚痓"，林亿等注：

"一作痓，余同"。彼原文或注文必有—"痉"作"痓"，其"痉"字伪为"痓"又在林亿之后矣；《脉经》卷八第二载：《平痓湿暍脉证第二》，林亿等注："痓，一作痉"，等，此已足可证明在中医药学古典著作内，"痓"字多被伪为"痉"，而"痉"字多为"痓"之伪也。然今人不识，竟误以为"痓"、"痉"二字无别也，岂不哀哉！

《伤寒论》卷二第四说："伤寒所致，太阳痓湿暍三种，宜应别论，以为与伤寒相似，故此见之"，成无己注："痓当作痉，传写之误也。痉者，恶也，非强。《内经》曰：'肺移热于肾，传为柔痓（痉）。柔为筋柔而无力，痉为骨痉而不随'。痓者，强也，《千金》以强直为痓，《经》曰：'颈项强急，口噤，背反张者，痓。即是观之，痓为痉字明矣。"成无己谓"痓"与"痉"异，其训之为"恶"，甚是。考"痓"字，在字书中，首见于《广雅》。《广雅·释诂》卷三下说："痓，恶也"。《玉篇·疒部》说："痓，充至切，恶也"，《广韵·去声·六至》说："痓，恶也，充自切"，《龙龛手镜·疒部·去声》说："痓，《玉篇》音炽，恶病也。"诸书皆训"痓"为"恶"，无二义，且其字从"疒"而为"恶病"，《备急千金要方》卷五上第三说："夫痫，小儿之恶病也"。其证常时发时止，发作间歇，故名之曰"痫"。《备急千金要方》卷五上第三说："少小……其一月、四十日已上至朞岁而痫者，亦由乳养失理，血气不和，风邪所中也。病先身热，瘛疭，惊啼，叫唤而后发痫，脉浮者，为阳痫，病在六腑，外在肌肤，犹易治也；病先身冷，不惊瘛，不啼呼，而病发时脉沉者，为阴痫，病在五藏，内在骨髓，极难治也。"瘛疭，即"瘛疭"。

《急就篇》卷四说："痛痒瘛疭痿痹疚"，颜师古注："瘛疭，小儿之疾，即今痫病也"。据此，则"瘛疭"乃"痫病"之证候，故《伤寒论》卷二第五说．"剧则如惊痫，时瘛疭"。其"瘛"与"瘛"同。瘛疭，亦单曰："瘛"，《说文·疒部》说："瘛，小儿瘛疭病也"，《素问·玉机真藏论篇第十九》说："病筋脉相引而急，病名曰瘛"；又曰"痫瘛"，《素问·大奇论篇第四十八》说："心脉满大，痫瘛筋挛；肝脉小急，痫瘛筋挛"。然《甲乙经》卷四第一下载此文，则作"心脉满大，痫痓筋挛；肝脉小急，痫痓筋挛"。二"瘛"字皆作"痓"，则"痓"即为"瘛"字也，乃"痫病"之主要证候，故皆训其为"恶"或"恶病"也。

痓，字同"瘛"，为"痫病"之主要证候，亦为"痉病"证候之一。然二者病证仍有异，《诸病源候论·小儿杂病诸候·风痫候》说："病发时，身软时醒者，谓之痫；身强直，反强如尸（弓），不时醒者，谓之痉"。盖因"痉"为"强急"，"痓"训"恶"而为"瘛"之异体字，二字音义本有区别也。

此文"柔痓"之"痓"，观上述可见其为"痉"字之误，无疑；至于其"柔"字，王冰等注谓"筋柔而无力"，然"筋柔"何必无力？《素问·生气通天论篇第三》说："骨正筋柔，气血以流，腠理以密，如是则……长有天命"。既长有天命，则"筋柔"何以是"病"？果为筋脉柔弱无力，则其又何以见之于"强急"之"痉病"？吴崑等注援《伤寒论》"柔痉"之义以释此文为"多汗"，殊不知彼论"伤寒所致"之"太阳痉病"，以"无汗"、"有汗"分"刚"、"柔"，而此则为"肺移热于肾"之"痉病"，无"刚"、"柔"之分，何得训"柔"为"多汗"？此"柔"字或为"素"字之误。《太素·寒热相移》载此文即作"素"而曰"素痉"，当是。素，与"索"字通，"八索"又作"八素"，可证。是"素痉"者，乃"索痉"也，与《五十二病方》中，"婴儿索痉"合。然其"索"乃"绳索"之"索"，《金匮要略·五藏风寒积病脉证并治第十一》说："脉紧如转索无常者……"《伤寒论·辨脉法第一》说："脉紧者，如转索无常也"。是"转索"有"紧"义，筋脉"紧急"。则与"强急"之"痉病"相协矣。

食 亦

《素问·气厥论篇第三十七》说："大肠移热于胃，善食而瘦入（人），谓之食亦。胃移热于胆，亦曰食亦。"

【按】 此文"食亦"病名之义若何？王冰注"亦"为"移易"之"易"义，马莳则欲改"亦"作"易"，谓"饮食移易而过"，殊为无当。而吴崐、张介宾则读"亦"为助字之"亦"，曰"亦病而瘦"，曰"亦瘦"，日人丹波元简已斥其非。然丹波氏释"亦"为"变易"亦误。唯张志聪、高士宗释"亦"为"解㑊"或"懈㑊"，于义为近，然其尚差一黍，以其"解㑊"未能全当"食亦"病名之含义，且未阐述"亦"为"解㑊"之理也。

考《说文·亦部》说："亦，人之臂亦也，从大，象网亦之形，凡亦之属皆从亦"。段玉裁注："人臂网垂，臂与身之间则谓之臂亦"。徐颢笺："即古'腋'字，《玉篇·亦部》说："亦，以后切，臂也，胳也"，今作"掖，此亦两臂也"。《玉篇·肉部》说："腋，羊盖切，肘腋也"，《集韵·入声·二十二昔》说："腋，胳也，在肘后，通作掖"。其"掖"、"腋"二字从"夜"声，而"夜"字则从"亦"声省，《文字蒙求·形声》说："夜，从夕，亦省声"，可证。是"亦"、"掖"、"腋"、"夜"四字，形虽异而声、义则通也。

《说文·矢部》说："躲，弓弩发于身而中于远也，从矢，从身，射，篆文躲从寸。寸，法度也。亦手也"。篆文"射"从"寸"从"身"，而"寸"乃"手"字，"射"为"身"、"手"之间，则"亦"字耳。故古文献多有"亦"、"夜"与"射"之通用。《汉书·古今人表》说："曹严公亦姑"，颜师古注："即射姑也"。《春秋·左昭二十五年传》说："季公亥与公思展与公鸟之臣申夜姑相其室"，陆德明释文："夜，本或作射，音夜，又音亦"；《说文通训定声·豫部》"夜"字条引《荀子·劝学篇》说："西方有木焉，名曰夜干"，云："亦作射"，而谢埔校本则作"西方有木焉，名曰射干"，杨倞注："射音夜"。《后汉书·陈宠传》说："夫冬至之节，阳气始萌。故十一月有兰、射干、芸、荔之应"，李贤注："《易通卦验》曰：十一月广莫风至，则兰、夜干生，……射音夜"。《春秋·公羊文公六年传》说："晋狐射姑出奔狄"，陆德明释文："射姑，音亦，又音夜，《谷梁》作'夜'。"是"亦"与"射"声同而义通，故字可通用。段玉裁《说文·亦部》注亦说："亦……又或假为射"。

然则"射"之为义奈何？《诗·小雅·甫田之什·车舝》说："好尔无射"，郑玄笺："射，厌也"，释音："射音亦"；《诗·大雅·文王之什·思齐》说："不显亦临，无射亦保"，毛苌传："以显临之保安无斁也"，释音："射，毛音亦。厌也"；《周易说卦》说："水火不相射"，陆德明释文："食亦反，虞、陆、董、王肃音亦，云'厌也'。"《太玄经·疑·次八》说："三岁不射"，司马光集注："射，音亦"，引范门："射，厌也"；《汉书·律历志》说："亡射。射，厌也"；《尔雅·释诂下》说："射，厌也"。射，又通作"斁"，《诗·周颂·振鹭》说："在彼无恶，在此无斁"，释音"斁，音亦，厌也"，而《礼记·中庸》引其《诗》作："在此彼无恶，在此无射"，郑玄注："射，厌也"，《尚书·微子之命》说："俾我有周无斁"，孔安国传："则使我有周好汝无厌"，释文："斁，音亦"。是"亦"、"射"、"斁"三字，古通，义训为"厌"无疑。《国语·晋语八》说："民志不厌"，韦昭注："厌，极也"，《后汉书·孝献帝纪》说："天厌汉德久矣"，同书《刘玄刘盆子列传》说："而疲敝厌兵"，李贤注并说："厌，倦也，然"倦"亦"极"也，《广雅·释诂》卷一上说："券，极也"，券，与"倦"同。《吕氏春秋·仲夏纪·适音》说："以危听清，则耳溪极"，高诱注："极，病也"，《汉书·匈奴传上》说："罢极苦之"，颜师古注："极，困也"。是"极"之义，乃为人之病，闲惫倦怠也。《文选·王子渊圣主得贤臣颂》说："人极马倦"，"极"与"倦"，变文耳，义同，谓"人"及"马"皆"疲倦"也。

此义之"亦"，字与"射"、"斁"通，义训"极"而为"疲困倦累"。是此文"食亦"病名之义，则为"饭后"而人体乏力感"疲困倦累"而不欲动作也，与"解㑊"之不因饮食而肢体"疲困懈惰"稍异。尽管"亦"、"㑊"字同，而"食亦"、"解亦"、"解㑊"之病证则有别也。

辛痛论篇

《素问·辛痛论篇第三十九》，其篇名题为"辛痛"之义，马莳注说："首篇悉辛诸痛以为问，故名篇"，高世栻注说："……帝牵以问，伯一一为对，是为《辛痛论》也"。是马、高均以此文"辛"字名为"辛出"之"辛"，似未当。然而新校正、张介宾、吴崑等则以"辛"为"卒"字之误，张、吴并竟改"辛痛"为"卒痛"，吴还注之曰："卒痛者，卒然而痛也。旧作'辛痛'，误之矣。今从王注改也"。张介宾、吴崑见篇中有"卒痛"二字，不加详考，遂据之而径改"辛痛"为"卒痛"，实属荒谬之甚。吴崑还将新校正之语当作王冰之注，则天下之粗疏，莫甚于此矣！

此文"辛"字当读为"诸"。"诸"、"辛"二字俱入"鱼韵"。《史记·曹相国世家》说："参代何为汉相国，辛事无所变更"，是言"曹参代萧何为汉相国，诸事无所变更"也；《灵枢·寒热病第二十一》说："骨痹辛节不用而痛"，是言"骨痹诸节不用而痛"也。故而此篇题之文曰"辛痛"者，即是篇中所言"凡此诸痛，各不同形"之"诸痛"也。"诸痛"其词，在古代典籍中每有用之者，如《素问·至真要大论篇第七十四》说："诸痛痒疮，皆属于心"，《灵枢·终始第九》说："刺诸痛者，其脉皆实"，颜师古注《急就篇》卷四"疟瘀痛瘘温病"句亦说："痛，揔谓诸痛也"，等等，皆是其例。然此文之所谓"辛痛"即"诸痛"者，自当是指篇中所言内容之"其痛或卒然而止者，或痛甚不休者，或痛甚不可按者，或按之而痛止者，或按之无益者，或喘动应手者，或心与背相引而痛者，或胁肋与少腹相引而痛者，或腹痛引阴股者，或痛宿昔而成积者，或卒然痛死不知人有少间复生者，或痛而呕者，或腹痛而后泄者，或痛而闭不通者"等不同形证之各种疼痛也。

瘅热焦渴

《素问·举痛论篇第三十九》说："热气留于小肠，肠中痛，瘅热焦渴，则坚干不得出，故痛而闭不通矣。"

【按】 此文"肠中痛，瘅热焦渴"句的"痛"字为衍文，当删去，作，"肠中瘅热焦渴"，《太素·邪客》载此文无"痛"字，可证。然其"瘅热焦渴"之义，诸注俱随文敷衍，未详其义，故不知其解究若何？唯张琦注谓"唯闭不通属热，外症必焦渴也。"把"焦渴"释为人体疾病之"外症"，乃指"舌干口渴"，为疾病的一个临床证候，似不符合此文本义。细玩此"热气留于小肠，肠中瘅热焦渴，则坚干不得出，故痛而闭不通矣"之全文，则清楚地看到此文是说"热气停留在小肠，则小肠中瘅热之气太盛，使其津液焦渴而致糟粕坚硬干结不能从肛门排出，故气机壅遏，不通则痛，从而表现出腹部胀痛而大便闭塞不通之证"。此文论述的次序明明是：首述病因，病位，次述病机，后及临床证候，何能将"焦渴"释为"舌干口渴"的"外证"？

热在小肠未及胃府而为"腹痛便闭"者何必定见"舌干口渴"？殊不知古代"口渴"之"渴"字作"瀫"，而"渴"之本训为"尽"。《说文·水部》说："渴，尽也，从水，曷声"；《广韵·入声·十七薛》说："渴，水尽"；《群经音辨》卷四说："渴，水空也"等，均训"渴"义为"尽"也。

渴，今字通作"竭"。《墨子·亲士》说："是故溪陕者速涸"，毕沅注："涸，渴也"；《礼记·月令》说："水始涸"，郑玄注："涸，竭也"。这里毕沅注《墨子·亲士》中"涸"训"渴"而郑玄注《礼记·月令》中"涸"训"竭"，是"渴"与"竭"可通，盖以训"尽"之"渴"今通作"竭"也。《墨子·大取》说："以死亡之体渴兴利"，毕沅注："《说文》云：'渴，尽也'。……今经典多以'竭'为'渴'。"《广雅·释诂》说："渴，尽也"，王念孙疏证："'渴'，今通作'竭'。"是"渴"字古训"尽"而今通作"竭"，则此文"焦渴"即当读"焦竭"矣，《太素·邪客》载此文正作"焦竭"。既读"焦竭"，则其义即为"肠中津液枯涸"而绝非"舌干口渴"之"外证"也。《诸病源候论·解散病诸候·解散渴候》中所载"津液渴燥"之语，亦是谓"津液枯涸燥竭"而与其下文"故渴而引饮也"句中的"渴"字异义也。

古时训"尽"之"渴"字，今通作"竭"。其"竭"字训"尽"之义兴而"渴"字之义又转为"口渴"之义，成为"瀫"字之今文。于是，"渴"为"口渴"之义起而为"空尽"之义废，从而"瀫"之一字亦弃而不用矣！明、清之际的《内经》注家，多不识此古文字义训的演变情况，故其释每有谬误，只于此"渴"字之解即可见一斑。

身有病而无邪脉

《素问·腹中论篇第四十》说："帝曰：善，何以知怀子之且生也？岐伯曰：身有病而无邪脉也。"

【按】 此文乃设为问答以论述妊妇之"身有病而无邪脉"以为其"行将分娩"之诊。诸家之注均未当。此"身有病"之文，王冰、马莳、张志聪、张琦等释之为"经闭"；张介宾释之为"经断、恶阻"；高世栻释之为"胸满腹胀"；汪昂释之为"呕噁、头痛"，而此"无邪脉"之文，则诸家均以"正常脉象"如所谓"平脉"为释。果真如此，则何以定其为怀子之"且生"？尤其吴崑之注，说什么"身有病，谓身有所不安也。若是者，当有邪脉，今无邪脉，是知其为怀子且生也。生者，无后患之意。"试问"身有所不安"究意指何证？说"生者，无后患之意"，这就使此"怀子之且生"之文，成了"怀子无后患"义，从而抹杀了此文怀子"行将分娩"的论述。故使《素问注释汇粹》于此说："吴崑注：'生者，无后患之意'。……'且生'，从下文'身有病而无邪脉'分析，似指整个孕期，而非单指临产"。妇人怀子而身体有所不安的"经断、恶阻"之类证候能全部存在于"整个孕期"？其与"临产"何涉？如释此文为"经断、恶阻"而"脉象正常"乃"怀子无后患"，则此文之义岂不成了"妊娠之诊"？文中既明言其为"怀子"，而又何用其论为？此文黄帝问以"何以知怀子之且生也？"岐伯答以"身有病而无邪脉也。"义本明白，乃论述妊妇行将分娩的临床表现，以为妊妇行将分娩之诊。然诸家之所以误释者，特于此文"身"字之义未达，而吴崑又对此文"生"字之义作了歪曲也。

首先，此文"怀子之且生"之义，乃谓"妊妇将分娩"也。《素问·痹论篇第四十三》说："肝痹者……上为引如怀"，王冰注："上引少腹如怀妊之状"，《吕氏春秋·贵直论·过理》说："刑鬼侯之女而取其环"，于鬯《香草续校书·吕氏春秋二》谓"……'环'盖读为'怀'。怀者，当为怀孕也"。是古用"怀"字即有"怀胎"之义。"子"者，《说文·子部》说："子……以人为称，象形"。徐颢笺："……'以'、'人'两字误倒"。子，人以为称。是"子"则"人"

也。婴儿是人，胎儿亦是人，故古称"怀胎"每曰"怀子"，如《史记·扁鹊仓公列传》说："菑川王美人怀子而不乳"，《汉书·外戚传下》说："许美人……元延二年褱子，其十一月乳"，《说文·子部》说："孕，裹也"，《灵枢·水胀第五十七》说："肠覃……如怀子之状"、"石瘕……状如怀子"等等，怀、褱、裹三字古通，可证。

关于"且"字，当读如《素问·玉机真藏论篇第十九》"病之且死，必先传行至其所不胜，病乃死"之"且"，读如《素问·疟论篇第三十五》"疟之且发也，阴阳之且移也，必从四末始也"之"且"，其义为"将"。《吕氏春秋·季夏纪·音律》说："阳气且泄"，高诱注："且，将也"，《韩非子·右储说上七术》说："然则功且安至"，校注："且，将"。故《潜夫论·思贤》说："何以知人之且病也，以其不嗜食也"，而汪继培笺引《文子·微明篇》之文说："人之将疾也，必先不甘鱼肉之味"。是"且"之义可训为"将"无疑。然则"生"之为义，《说文·生部》说："生，进也，像草木生出土上。凡生之属皆从生。"说明"生"有"出"义，故《广雅·释诂》说："生，出也"。小孩从母腹出于人间，故曰"生"。今之于妇女分娩，犹谓之"生小孩"也。

综上所述，此文"怀子之且生"，乃言"妊妇行将分娩"，实无疑义矣。

再者，此文"身有病而无邪脉"之"身"字，乃指妇女之"胎孕"，非如《说文·身部》所谓"身，躬也"，《说文·吕部》所谓"躬，身也"之"身"。纵考我国古代文献，每有用"身"字为"胎孕"之义者，如《诗·大雅·大明》说："大任有身，生此文王"，毛亨传："身，重也"，郑玄笺："重，谓怀孕也"，孔颖达疏："大任既嫁于周，今有身而怀孕矣"；《吕氏春秋·孝行览·本味》说："有侁氏女子揉桑，得婴儿于空桑之中，献之其君，其君令烰人养之。察其所以然，曰：其母居伊水之上，孕，梦有神告之曰'臼出水而东走毋顾'。明日视臼出水，告其邻，东走十里，而顾其邑尽为水。身因化为空桑，故命之曰伊尹。"高诱注："任身为孕"，于鬯《香草续校书》于"身因化为空桑"句下注："……'身'字本像'怀孕'之形，篆作'𦨶'，𦨶，人也；E，怀孕象也；丿，声，即'申'字也"等。足证"身"字之义为"胎孕"。还有《吕氏春秋·序》说："不韦取邯郸姬，已有身，楚见悦之，遂献其姬，至楚所生男，名之曰正"；《汉书·外戚传下》说："元延元年中，宫语房曰：'陛下幸宫'。后数月，晓入殿中，见宫腹大，问宫，宫曰：'御幸有身'。其十月中，宫乳掖庭牛官令舍"；《搜神记》卷十说："先时有张姁者，当往周家佣赁，野合有身，月满当孕（乳），便遣出外，驻车屋下，产得儿"；《搜神记》卷十四说："齐惠公之妾萧同叔子，见御有身。以其贱，不敢言也，取薪而生顷公于野，又不敢举也"；《金匮要略·妇人妊娠病脉证并治》说："妇人……怀身七月，太阴当养不养"等，其各"身"字之义均为"胎孕"。

身，字又作"伸"，《广雅·释诂》说："身，伸也"，可证。《说文·人部》说："伸，神也，从人，身声"，《尔雅·释诂上》说："神，重也"，《诗·大雅·大明》毛传："身，重也"，《广雅·释诂》说："重，伸也"。此《说文》"伸"训"神"，《尔雅》"神"训"重"，《诗》：毛传"身"训"重"而《广雅》"重"又训"伸"，则亦足证"身"、"伸"二字古通也。字亦作"娠"，《广雅·释诂》说："娠，伸也"，《说文·女部》说："娠，女妊身动也"，《汉书·高帝纪上》说："已而有娠"，孟康曰："娠音身，《汉史》'身'多作'娠'，古今字也"，颜师古曰："孟说是也，《汉书》皆以'娠'为'任身'字。"则"身"、"娠"古字通也。

此文"身有病"之"病"字，为"痛"字之讹。《说文·疒部》说："㾻，动病也"，《玄应一切经音义·正法华经第二卷》引《说文》作"㾻，动痛也"，孙星衍注："今本《说文》作'动病'非"。王念孙《广雅·释诂》疏证引《说文》亦作"㾻，动痛也"。是今本《说文》"病"字为误。其乃古文献上是"痛"字误为"病"字之例证。此文"病"字亦；为"痛"字之误。"身有病"即为"身有痛"，所谓"身有痛"者，乃言"胎动腹痛"也。如为腹痛之病，则脉当见沉、紧、弦、结等象，今胎动腹痛而无沉、紧、弦、结等病邪之脉，则为"怀子之且生"妊妇行将分娩之兆也。义本明晰，何惑之有？

最后，摘录《脉经》卷九第一所载有关辨别妊娠将产之文两节，以为此文之殿："妇人怀娠，离经，其脉浮，设腹痛引腰脊，为今欲生也，但离经者不病也。又法：妇人欲生，其脉离经，夜半觉，日中则生也。"

则皮毛虚弱急薄著

《素问·痿论篇第四十四》说："故肺热叶焦，则皮毛虚弱急薄著则生痿躄也。"

【按】　此"则皮毛虚弱急薄著则生痿躄也"之文，张介宾注谓"在外则皮毛虚弱而为急薄"，马莳注谓"凡皮毛皆虚弱急薄矣"，高世栻注谓"则肺主皮毛虚弱急薄应于外"，均于"薄"字读断，连上读为"急薄"也。然肺热叶焦，津液不布，皮毛无气以养而虚弱，唯纵缓无力，何乃"急薄"之有？王冰、吴崑、张琦等注，于此笼而统之，囫囵吞枣，未知其所谓。独张志聪注谓"皮肤薄著，则精液不能转输，是以五藏皆热而生痿躄矣"，遗"急"字而将"薄"冒于"著"上读为"薄著"，且引《灵枢·根结第五》"皮肤薄著。毛腠夭膲"之文说明之，颇有见地。惜其既曰"薄著"，而前文又说"肺热叶焦则皮毛虚薄矣"，后文又说"著则生痿躄矣"。是则对"薄著"二字无定见，无怪乎其未阐述"薄著"一词之义也。

考"薄著"一词，古每用之，除此文外，尚有上引《灵枢·根结第五》"皮肤薄著"及《释名·释言语》"缚，薄也；使相薄著也"等。薄，与"附"通，《楚辞·招魂》说："兰薄户树，琼木篱些"，《楚辞·九章》说："腥臊并御，芳不得薄兮"，《楚辞·七谏·怨世》说："卒不得效其心容兮，安眇眇而无所归薄"，王逸注并云："薄，附也"，《广雅·释言下》亦谓："薄，附也"。薄，与"傅"通，王念孙《广雅·释言下》疏证："薄之言傅也"，可证。而"傅"亦通"附"，《春秋·左僖十四年传》说："皮之不存，毛将安傅？"《伤寒论·伤寒杂病论集》说："皮之不存，毛将安附焉？"其"傅"作"附"；《汉书·高帝纪下》说："从陈以东傅海与齐王信"，颜师古注："傅读曰附"；《后汉书·章帝八王列传》说："使小黄门蔡伦考实之，皆承讽旨傅致其事"，李贤注："傅读曰附"。故"薄著"亦作"附著"。《汉书·爰盎晁错传》说："亦善傅会"，张晏注：因宜附著合会之"；《说文·隶部》说："隶，附箸也"，"箸"、"著"同，是其例。且毕沅《释名·释言语》注明谓"薄著，犹云附著"，《联绵字典·草部》亦说："薄著，附著也"。

《国语·晋语九》说："未傅而鼓降"，韦昭注："傅，著也"《汉书·董仲舒传》说："傅其翼者两其足"，颜师古注："傅读曰附。附，著也"；《周礼·秋官司寇·小司寇之职》说："以五刑听万民之狱讼，附于刑"，又说："以八辟丽邦法，附刑罚"，郑玄注并云："附，犹著也"。是"附"字，义训为"著"也。《国语·晋语四》说："底著滞淫"，韦昭注："著，附也"；《广韵·入声·十八药》说："箸，附也，直略切"；《群经音辨·竹部》说："箸，附也"。是"著"之义训"附"也。"附"、"著"互训，其义相通，则"附著"一词之为"单义复词"也。是此文"急"字为衍文，而"则皮毛虚弱薄著"者，乃谓肺热叶焦，不能输精以养皮毛，则皮毛虚弱枯萎夭膲而附著于筋骨，以致两足痿弱无力而躄不能行也。《吕氏春秋·季春纪·尽数》说："重水所，多尰与躄人"，高诱注："躄，不能行也"。躄，亦作"躃"，《说文·止部》说："躃，人不能行也"，《广雅·释言》说："躃，瘚也"，瘚，与"癈"同，而《说文·疒部》训"癈"为"罢病"，人病两足罢极无力，故不能行也。王冰注此文"躄"字，谓为"挛躄足不得伸以行"，误。

奇病论篇

　　《素问·奇病论篇第四十七》，此篇名题曰"奇病"之义，诸家皆以"异于常病"释之，如马莳注说："内论诸病皆异，故名篇"，吴崑注说："奇病，特异于常之病也"等，训此"奇"字之义为"异"，殊觉未安。查篇中所论诸病，唯个别疾病少见，就多数而言，何必曰"异"？故此文"奇"字，当为"苛"字形近致误也。是此"奇病"之字，宜正之为"苛病"。其"苛病"一词，在我国古代文献中，每有用之者，如《管子·小称》说："废之官，逐堂巫，而苛病起矣"，《吕氏春秋·先识览·知接》说："食不甘，宫不治，苛病起"，是其例。苛病，亦作"苛疾"，故《素问·四气调神大论篇第二》说："从之则苛疾不起"，《素问·六元正纪大论篇第七十一》说："苛疾不起"，《吕氏春秋·审分览·审分》说："恶气苛疾无自生"，《素问·至真要大论篇第七十四》说："……动则苛疾起"，《管子·小问篇》说："除君苛疾"。然则何为"苛疾"或"苛病"？《礼记·内则》说："疾痛苛瘍"，以"苛瘍"与"疾痛"为对，是"苛"乃"疴"字之假借。《说·文·疒部》说："疴，病也，从疒，可声"。"苛"、"疴"二字俱得"可"声，故例可通假。字亦作"痾"，《广雅·释诂》卷一上说："痾，病也"，可证。据此，则"苛"、"疴"、"痾"三字，俱为"疾病"之义，三者之字虽异而其义则同也，故王念孙疏证《广雅》彼条说："……'痾'、'苛'并与'疴'同"。是"苛病"或"苛疾"者，叠词同义，为"单义复词"，犹言"疾病"之义也。《素问·四气调神大论篇第二》所谓"故身无奇病"、《素问·玉版论要篇第十五》所谓"言奇病也"、《素问·病能论篇第四十六》所谓"言奇病也"和所谓"使奇病不得以四时死也"等等，所谓"奇病"，皆当是"苛病"之误无疑。《素问·四气调神大论篇第二》所载"从之则苛疾不起"之"苛疾"一词，《太素·顺养》载之则误之为"奇疾"，正或证明"苛"字之因形近而易被误为"奇"字也。

　　至于《素问·缪刺论篇第六十三》所载"……流溢于大络，而生奇病也"之"奇病"二字，据王冰"病在血络，是谓奇邪"之注和《灵枢·血络论第三十九》中"黄帝曰：愿闻其奇邪而不在经者。岐伯曰：血络是也"之文，则当是"奇邪"之误，与此篇名之误为"奇病"不同也。

大奇论篇

　　《素问·大奇论篇第四十八》，其篇名题为"大奇"之义，马莳注："内论诸病尤异，故以'大奇'名篇"，吴崑注："前有《奇病论》，此言'《大奇论》'者，扩而大之也"，张志聪注："此承上章记'奇病'之广大"，高世栻注："大，推广也。帝承上篇'奇病'而推广之，故曰'大奇'"等等，皆是随文敷衍，俱不足取也。细玩此文，如果真是"大奇"二字，则为句未全而其义亦未明也，势必加字始能足其义。然其又非读古书法也。其实，此文"大奇"之"奇"，亦当如上"《奇病论篇第四十七》"之"奇"字一样，为"苛"字之误也。"奇"、"苛"二字形近，每易致误，拙文《〈奇病论篇〉之篇题考义》已详论之。是此文之"大奇"二字，实乃"大苛"之文而误。所谓"大苛"者，即言"大病"也。《素问·皮部论篇第五十六》说："故皮者，有分部，不与，而生大病也"。彼言"大病"，此言"大苛"，其义一也。

所谓甚则跃者

《素问·脉解篇第四十九》说："所谓甚则跃者，九月万物尽衰，草木毕落而堕，则气去阳而之阴，气盛而阳之下长，故谓跃。"

【按】 此文载于《脉解》之篇，其《脉解》篇名，在《太素》书中名之为"经脉病解"，是其内容乃解释经脉病证的，从而表明此文"跃"字为一病证名词无疑。然则"跃"之为证若何？高世栻注谓"跃者，少阳枢转之象"。"枢转"非病态，似未是。考：《广雅·释诂》说："跃，跳也"，《广韵·下平声·三萧》说："跳。跃也"，《列子·汤问》说："有遗男始龀，跳往助之"。张湛注："音调，跃也"。是"跃"、"跳"二字古互训，所以诸注均以"跳"、"跃"二字连用，如王冰注："亦以其脉……循足跗、故气盛则令人跳跃也"，马莳注："阳气盛于阴分，而长于下体，故盛则为跳跃耳"，张介宾注："其有病为跳跃者，以足少阳脉下出足之外侧，阴覆于上，阳鼓于下也"，张志聪注："阳气入之于下，而仍欲上长，故病多跳跃也"等等。细玩诸注所谓"跳跃"之义，盖指"跳高"、"跳远"之"跳"，俗之所谓"蹦"耳，或谓之"蹦跳"是也，与杨上善在《太素·经脉病解》中注此文所说："跃·勇动也"之义相同。蹦蹦跳跳，不是病证，故非此文"跃"字之义。

"跃"训"跳"，已见上述。《灵枢·经筋第十三》中有"脚跳坚"一证，是"跳"为"脚病"。《荀子·非相篇》说："禹跳"，杨倞注；"《尸子》曰：禹之劳，十年不窥其家，手不爪，胫不生毛，偏枯之病，步不相过，人曰禹步"，《尚书大传·略说》说："禹其跳。……其跳者，踦也"。郑玄注："踦，步足不相过也"。其，古通"綦"，《广雅·释诂》说："綦，尵，塞也"。王念孙疏证："《昭二十年谷梁传》云：两足不能相过，齐谓之綦……"。禹劳苦治水十年，常以水为事，故为水湿所伤而身病偏枯，正是《庄子·齐物论》所谓"民湿寝则腰疾偏死"者也。偏枯之病，一脚失其常用，行走则步不能相过而成《尸子》所谓"禹步"、《荀子》所谓"跳"、《尚书大传》所谓"其跳"之证。然禹病之"跳"，当为"跳跛"，殆即《素问·通评虚实论篇第二十八》中所谓"跖跛"是也。《说文·足部》说："跛，行不正也"，《群经音辨》说："跛，偏任也"，《礼记·礼器》说："有司跛倚以临祭"，郑玄注："偏任为跛"。禹病偏枯，一脚伤而失用，一脚健而独任，故其"跳"为"偏任"而"行不正"之"跳跛"也。"跳"字虽可训为"跃"，但"跳跛"之"跳"则非此文之所谓"跃"证，因上文已有"偏虚为跛"之证，如此之"跃"字释为"跳跛"，则证既嫌重复，且又不类"草木毕落而堕"之象。

《说文·足部》说："跳，蹶也"，《广雅·释诂》说："蹶，跳也"。《说文》训"跳"为"蹶"者，以跳起者易致颠蹶；《广雅》训"蹶"为"跳"者，以颠蹶者每先跳起也。"跳"、"蹶"二字，义有相因，故在古时可互训。

《孟子·离娄上》说："《诗》曰：天之方蹶，无然泄泄"，朱熹注："蹶，颠覆之意"。"蹶"有"颠覆"之意，故《说文·足部》说："蹶，僵也"，《战国策·齐二·孟尝君在薛》说："颠蹶之请，望拜之谒，虽得则薄矣"，鲍彪注："蹶，僵也"。僵仆倒地，在常人多为不慎而失足所致，故《广韵·入声·十月》说："蹶，失足"。是"蹶"乃"失足而颠覆倒地"，即今之所谓"跌倒"、"摔跤"，俗语所谓"栽跟头"也。《方言》卷十三说："跌，蹠也"，郭璞注："偃地也"，戴震疏证："蹶、蹠同"。所谓"偃地"，亦即"僵仆倒地"。蹶为颠蹶，跌为跌仆，二字义同，故可连用而作"跌蹶"。人体行走偶尔跌蹶为失足，如常发生跌蹶则为病候矣。跌蹶为人体倒仆，有堕落之象，始与"草木毕落而堕"合。跌蹶，在《金匮要略》第十九篇中有其病。

七节之傍，中有小心

《素问·刺禁论第五十二》说："黄帝问曰：愿闻禁数，岐伯对曰：藏有要害，不可不察。肝生于左，肺藏于右，心部于表，肾治于里，脾为之使，胃为之市，鬲肓之上，中有父母，七节之傍，中有小心，从之有福，逆之有咎。"

【按】 此文"七节之傍，中有小心"之义，诸注多歧，且又无当，王冰注谓"小心，谓真心，神灵之宫室"，真心何必曰"小心"？其与七节之傍何涉？注为误。张志聪、高世栻等注"七节之傍"为"膈俞穴"，注"中有小心"为"心气出于膈俞穴极微极细"。其膈俞之气内通于"膈"，"膈能遮蔽浊气，然其实无心神之用，何能称之为'小心'"？马莳注谓"然心之下有心包络，其形有黄脂裹者，属手厥阴经，自五椎之下而推之，则包络当垂至第七节而止，故曰'七节之傍，中有小心'。盖心为君主，为大心；包络为臣，为小心。"其注谓"包络为臣"而"为小心"，于理似可通，但其部位却未当"七节之傍"，故亦非是。张介宾、姚止庵、汪昂等注谓"两肾之间"的"命门"、"相火""代心君行事"而为"小心"，吴崐注谓"右（肾）为命门""相火代心君行事"而为"小心"。其释"七节"均指脊胝从下向上逆数第七节，然《内经》于脊胝无逆数之理；而且《内经》中根本没有所谓"命门相火"这一学说，何能据之以释此文"小心"之义？

所谓"小心"者，当有类似"心"的功用，而地位于心为次也。心在人体中，"藏神"而为"五藏六府之大主"。似此作用，在十二藏府中，据《内经》所载，唯"胆"为能。《灵枢·本输第二》说："胆者，中精之府。"唯其为"中精之府"，内盛精汁藏而不泻，异于其他各府，故《素问·五藏别论篇第十一》称之为"奇恒之府"也。

《素问·灵兰秘典论篇第八》说："胆者，中正之官，决断出焉"，《素问·奇病论篇第四十七》说："夫肝者，中之将也，取决于胆"，《素问·六节藏象论篇第九》说："凡十一藏，取决于胆也"。从而表明了"胆"确具有类似于"心"的作用。而且，胆在病变上多有神志或与心神相关的证候，如《灵枢·邪气藏府病形第四》说："胆病者，善太息，口苦，呕宿汁，心下澹澹恐（如）人将捕之，嗌中吤吤然，善唾"，《灵枢·经脉第十》说："胆足少阳之脉……是动则病口苦，善太息"，《灵枢·四时气第十九》说："善呕，呕有苦，心中憺憺恐（如）人将捕之，邪在胆……"，《灵枢·胀论第三十五》说："胆胀者，胁下痛胀，口中苦，善太息"，《素问·刺疟论篇第三十六》说："足少阳之疟，令人身体解㑊，寒不甚，热不甚，恶见人，见人心惕惕然……"，还有，《素问·宣明五气篇第二十三》和《灵枢·九针论第七十八》所载"胆为怒"以及《华氏中藏经》卷上第二十三所谓"胆热则多睡，胆冷则无眠"等等，其中尤以"善太息"，"心下澹澹恐"或"恶见人，见人心惕惕然"等证，明显不过地与心相关。

《灵枢·口问第二十八》说："黄帝曰：人之太息者，何气使然？岐伯曰：忧思则心系急，心系急则气道约，约则不利，故太息以伸出之，补手少阴心主，足少阳留之也"。又说："太息，补手少阴心主，足少阳留之"。这里叙述"人之太息"，是由于"忧思"而"心系急"以致"气道约"所使然。病为"心系"之"急"，治疗不仅"补手少阴心主"，而且又取"足少阳胆经"，这正说明了"胆"、"心"之间的关系，所以后世的《医学入门·藏府总论》中注引《五藏穿凿论》谓"心与胆相通"。是"胆"可称为"小心"而当之无愧也。

藏府居于胸腹之内，其俞皆在于背，而列于脊胝之傍。藏府之气转行于背俞，背俞之气与藏府相应。胆在肝之短叶间，居于胁下，其气与俞通。《甲乙经》卷三第八载："胆俞，在第十椎下两傍各一寸五分"。此言"七节之傍"者，王冰注《素问·疟论篇第三十五》"其明日日下一节"之文说："节，谓脊骨之节"，是"节"即"椎"也；七乃，"十"字之误，《说文·十部》载"十"字作"十"形，《说文·七部》载"七"字作"㇌"形；《文字形义学概论·字形之构造·数目字与干支字·数目字》中谓"十"字，金文作"✦"、"✚"，甲骨文作"丨"；谓"七"字，金文作"十"，甲骨文作"十"；《金文大字典》卷五载"十"字作"十"、"十"、"✦"、"丨"等形，载"七"字作"㇌"、"十"、"丫"等形；《中山王礜器文字编·单字》中载"十"字作"✦"、"丨"、"丨"、"丨"等形，载"七"作"十"、"十"、"✚"等形。是"十"字为"横短竖长"而"七"字为"横长竖短"也，由此可见，古文"十"、"七"二字形似，易于致误也。《史记·周本纪》说："诗人道西伯，盖受命之年称王而断虞芮之讼，后十年而崩"，张文虎《舒艺室续笔》据《尚书大传》谓"十年乃七年之误"，并自注云："十与七形近而伪，《史·表》多有"。是《史记·周本纪》中"七"字误为"十"，而此文则"十"误为"七"也。据此，则"七节之傍"乃"十节之傍"之误，而"十节之傍"即上引《甲乙经》卷三第八之"十椎下两傍"，指"胆俞"。然此所谓"小心"也者，即谓"胆"也。观下文"刺中胆，一日半死，其动为呕"，与刺中"心"、"肝"、"肾"、"肺"、"脾"等死候并列而置于"从之有福，逆之有咎"文下，亦可证明这一点。

合篡间绕篡后下至篡

《素问·骨空论篇第六十》说："督脉者，起于少腹以下骨中央，女子入系廷孔。其孔，溺孔之端也。其络循阴器，合篡间，绕篡后，至少阴与巨阳中络者，合少阴上股内后廉，贯脊属肾。与太阳起于目内眦，上额交巅，上入络脑，还出别下项，循肩髆内，侠脊抵腰中，入循膂络肾。其男子循茎下至篡，与女子等。其少腹直上者，贯齐中央，上贯心，入喉，上颐环唇，上系两目之下中央。"

【按】 此文数"篡"字，乃人身之一部位名词，然其部位何所在？王冰注："督脉别络，自溺孔之端分而各行，下循阴器，乃合篡间也。所谓'间'者，谓在前阴、后阴之'两间'也"。马莳从其说，谓"合篡间，正在前阴、后阴之两间也"。然吴崑则注说："篡间，谓二阴之间"，张介宾注则说："篡，交篡之义。谓两便争行之所，即前后二阴之间也"，张志聪、高世栻等亦支持吴崑、张介宾之说法，尤其丹波元简更据《甲乙经》将"篡"改读为"纂"，并对张介宾见解作了进一步阐述，说："《说文》：'纂，似组而赤'。盖两阴之间，有一道缝处，其状如纂组，故谓之纂"。这种颠倒古人"近取诸身，远取诸物"之"名物"规律，想当然地添油加醋，竟惑致了今人皆以"篡"为前阴、后阴间之"会阴部"，岂不谬哉！王冰之注"篡间"为"前阴、后阴之两间"，当是。《广韵·上平声·二十八山》说："间，隙也"，《说文·𨸏部》说："隙，壁际孔也"，《尔雅·释诂下》说："孔，魄，间也"，郭璞注："孔，魄，皆有间隙"。是"间"之义，可训"孔隙"。王注所谓"前阴、后阴之两间"者，即"前阴、后阴之两孔窍"也，惜今人读王注多不能懂其义！兹特稽考而阐发之。

《广韵·去声·六至》说："脾，鸟尾上肉"，《集韵·去声·六至》说："脾，肥也，臀也"，《广雅·释亲》说："脾，臀也"，王念孙疏证："《释言篇》云：'脾，肥也'。字通作翠"。《礼记·内则》说："舒雁翠"郑玄注："翠，尾肉也"。《吕氏春秋·孝行览·本味》说："肉之美者……隽觾之翠"，高诱注："翠，厥也"。《五十二病方·𤻮》说："亨葵，热歊其汁……而□□尻厥"。是"脾"、"翠"字通，"厥"为"臀"之借，而"翠"训为"臀"也。《说文·骨部》说："髖，臀骨也，从骨，厥声"。彼"髖"字即"臋"，训"臀骨"。《说文·尸部》说："屍"，髀也，从尸下丌居几。脽，屍或从肉隼。臋，或从骨，殿声"，《集韵·平声二·二十三魂》说："屍，脺，臋，臀，《说文》：'髀也'，或作'脽，'臋'，'臋'。"是"屍"、"脽"、"脺"、"臋"、"臀"五者，形虽异而字则同也，训为"髀"，为"尸下丌"而"居几"之部位，故《广韵·入声·十月》说："臋"，尾本"。字又作"橛"，《素问·骨空论篇第六十》说："次灸橛骨，以年为壮数"，王冰注："尾穷谓之橛骨"。

综上引述，其"翠"训"臋"，而"臋"为"尾穷"，乃"尸下丌"而"居几"之"臀"部，今俗所谓之"髀股"或"屁股"也。

黄侃《训诂研究·〈广雅疏证〉笺识》说："……'翠'转为'篡'，《内经》之'篡间'、'篡后'是也"。《小学钩沈》卷十一说："隇，尻也"。彼"隇"即"臀"字。浑言则"臀"、"尻"为一，析言则"臀"可统"尻"。故"翠"训"臋"而为"臀部"则实统"后阴"，其声转为"篡"，则"篡"亦可指"后阴"矣。《甲乙经》卷九第十二说："痔，篡痛，飞扬、委中及承扶主之"，又说："痔，篡痛，承筋主之"，《备急千金要方》卷三十第六说："飞扬，主痔篡伤痛"。是"病痔"而致"篡痛"也。"痔"者何？《说文·疒部》说："痔，后病也"，《庄子·人间世》说："与人有痔病者"，陆德明音义："痔……司马：'隐创也。'"彼"隐"与"阴"通而"创"通作"疮"。是"痔"为"后阴"之疮，则"篡"为"后阴"也。《甲乙经》卷八第一下说："寒热，篡反出，承山主之"，又说："寒热，篡反出，瘈疭……大便难，承筋主之"，《脉经》卷二第二、《备急千金要方》卷十九第二俱说："右手尺中神门以后脉阴阳俱虚者，足少阴与太阳经俱虚也。病苦心痛，若下重不自收，篡反出，时时苦洞泄……"其古文献中，一则曰："篡反出"；再则曰："篡反出"，三则曰："篡反出"。其"篡"之为"人体部位"可以"反出"无疑。会阴部其能然乎？唯"后阴"部位而后"可"。所谓"篡反出"者，就是《广韵·上平声·一东》"疘"条下引《文字集略》所说"脱疘，下部病也"之"脱疘"，《诸病源候论·大便病诸候》所谓"脱肛"也。足证"篡"为"后阴"，确无疑义矣。

《说文笺识四种·说文新附考原》说："朘，赤子阴也，从肉，夋声。或从血。子回切。本作隽，或作全，又或作脺"。黄焯案："《说文》：'隽，肥肉也，从弓所以射隹'。徂充切，古音在寒部，盖即'朘'之本字，《内经》作'篡'，《老子》作'全'，《庄子》作'撮'。或说'朘'即'脺'之异文，'脺'从'隼'声，本属齿音，移'后窍'以称'前窍'，亦通。"然《甲乙经》卷九第十一所载"丈夫癫疝，阴跳痛引篡中，不得溺……涌泉主之"之"篡"，正是"移'后窍'以称：'前窍'也"。《尚书·尧典》说："鸟兽孳尾"，蔡沈注："乳化曰孳，交接曰尾"；《列子·黄帝》说："雄雌在前，孳尾成群"，郭象注："乳化曰孳，交接曰尾"；《广韵·去声·七志》说："孳，孳尾，乳化曰孳，交接曰尾"。其"交接曰尾"，亦是在"移'后阴'以说'前阴'"也。此文明谓"督脉"在"男子循茎下至篡，与女子等"，而"女子入系廷孔"，王冰注："系廷孔者，谓窈漏近所谓前阴穴也"，《骈雅·释名称》亦说："隐器，廷孔，前阴也"。则此文"篡"字，又可释为"前阴之窍"，乃显而易见，毋庸置疑矣。王冰注此文"合篡间"之"间"，谓为"前阴、后阴之两间"，盖谓"督脉……其络循阴器"而合于"前阴之窍"，行后再合于"后阴之窍"，之后复分而行绕于："篡"后之臀部也。

在尻骨下空

《素问·骨空论篇第六十》说："脊骨下空，在尻骨下空。"

【按】　此文"尻骨"之"尻"，诸家已多不识，张介宾、马莳、吴崑、张志聪、高世栻、日人丹波元简以及今之《黄帝内经素问校释》《素问注释汇粹》等皆误为"尻",殊不知"尻"非骨名,与"尻"字异。《释名·释形体》说:"尻,廖也,尻所在廖牢深也",《说文·尸部》说:"尻,脾也,从尸,九声",段玉裁注:"尻今俗云'沟子'是也"。脾,字又作"腪",指"臀"部,今俗谓之"屁股"。"尻"与"臀",统言之则是一,析言之则为二,然皆无涉于"尻"也。

考"尻"字,《说文》、《玉篇》皆列之于《尸部》读"苦高切";而"尻"字,《说文》、《玉篇》则皆载之于《几部》,读"举鱼切"。二者之字形不同,音义各别,不得相混淆也。

此文"尻"字与"骨"连用,乃为人身之一骨名,当在人腰之下,骶之上也。下文说:"尻骨空,在髀骨之后相去四寸",王冰注:"谓是尻骨八髎穴也",上文亦有"八髎在腰尻分间"之语。是尻骨部存在有"八髎穴"。所谓"八髎穴"者,乃指"上髎"、"次髎"、"中髎"、"下髎"左右共八穴也。《甲乙经》卷三第八说:"上窌,在第一空,腰髁下一寸侠脊陷者中,足太阳、少阳之络","次窌,在第二空,侠脊陷者中","中窌,在第三空,侠脊陷者中","下窌,在第四空,侠脊陷者中"。窌、髎字通。八髎穴在腰髁下而位于尻骨部,则尻骨必上接于腰骨也。然"髁"之为物,《一切经音义》卷十四引《韵英》说:"腰下骨也"。腰下骨,正是"尻骨",故《仓颉篇》卷中说:"髁,尻(原误为尻,今改)也"。尻骨一名"髁",正承"腰骨",是以《甲乙经》文作"腰髁"也。《素问·长刺节论篇第五十五》说:"刺腰髁骨间",王冰注:"腰髁骨者,腰房侠脊平立陷者中,按之有骨处也",以其第三、第四骨空乃厥阴脉支别之所结,故取以刺之也"。腰髁,亦作"腰尻",《素问·刺腰痛篇第十一》说:"刺腰尻交者",王冰注,"腰尻交者,谓髁下尻骨两傍四骨空,左右八穴,俗呼此骨为八髎骨也"。王注中"髁下"之"髁",当为"腰"字之误。

《说文·几部》说:"尻,处也,从尸几,尸得几而止也。《孝经》曰:'仲尼尻'。尻,谓闲尻如此"。段玉裁注:"凡尸得几谓之尻。""尸"即'人'也。引申之为凡'尻处'之字"据此,则"尻"之本义,犹今之所谓"坐"也。表明尻骨有支架腰脊以司人之坐,故《备急千金要方》卷五上第一谓小儿"百八十日尻(原误为尻,今改)骨成,能独坐"。

尻,诸书或误为尻,或借居作之。于是,尻存而尻亡,居行而尻废矣。

数刺其俞而药之

《素问·骨空论篇第六十》说:"……灸之不已者,必视其经之过于阳者,数刺其俞而药之。"

【按】 此文"数刺其俞而藥之"句,王冰未释,马莳释以"数刺其俞而用药以调治之",遂将此句所论述的治疗变成了"针刺"和"用药"两法。一人倡之,众人和之。于是,诸家均沿其意而注之,如张介宾注说:"刺可写其阳,药可调其阴,灸之不已,当变其治法如此",张志聪注说:"故当视其经之过于阳者之处,数刺其俞而泄之,使阴藏之毒与阳相绝,而再饮以解毒之药治其阴",等等。真是望文生训,莫此为甚!如果按照诸家的这种注释,此文即为"频频针刺其俞穴而用药物治疗"。如此,则于文欠通矣。其实,此文"藥"字,当读如《太玄经·养》注所说"如毒疾之发而不可救藥也"的"藥"字,通"疗",作"治病"讲,《诗·大雅·板》说:"不可救藥",《春秋·左襄二十六年传》说:"不可救疗",可证。

《申鉴·俗嫌》说:"藥者,疗也,所以治病也,无疾则无藥可也。肉不胜食气,况于药乎?《说文·艸部》说:"藥,治病草,从艸,乐声"。是"藥"之为义本谓"治病草",治病之草称"藥",藥物可以治病,故"藥"字之义又转而为"治"义。《荀子·富国篇》说:"彼得之不足以藥伤补败"，杨倞注："藥，犹'医'也"；《孔子家语·正论解》说：不如吾所闻而藥之"，王肃注："藥，治疗也"。是"藥"字即为"医治"之义。藥，一作"㿀"，《说文·疒部》说："㿀，治也，从疒，乐声。疗或从尞"，《说文通训定声·小部》说："㿀，瘵，治也，从疒，乐声，或从尞声，谓治病"，《广韵·入声·十九铎》说："疗，治病"。藥，又作"乐"，《群经音辨·木部》说："乐，治也"，注"音疗，《诗》：'泌之洋洋，可以乐饥'"。

"藥"与"疗"通而训"治"，这在古代文献中每有用之者，如《墨子·非攻》中所谓"譬若医之藥人之有病者然"者，即言"譬若医之治人之有病者然"也；《墨子·非攻下》所谓"此譬犹医之藥万有余人"者，即言"此譬犹医之治万有余人"也；《素问·四气调神大论篇第二》所谓"夫病已成而后藥之"者，即言"夫病已成而后治之"也，是则《素问·骨空论篇第六十》此文所谓"数刺其俞而藥之"者，亦即"数刺其俞而治之"也。

皮肤不收

《素问·调经论篇第六十二》说："寒湿之中人也，皮肤不收，肌肉坚紧，荣血泣，卫气去，故曰虚。虚者，聂辟气不足，按之则气足以温之，故快然而不痛。"

【按】 此文"皮肤不收"一句，吴崑注谓"不收者，肌肤虚浮不收敛也"；张介宾注谓"凡寒湿中人，必伤卫气，故皮肤不收而为纵缓"；高世栻注谓"其寒湿之中人也，在于皮肤肌肉之间，故皮肤不收……。不收，汗出而不闭密也"。然考《灵枢·岁露论第七十九》说："寒则皮肤急而腠理闭"。此文"寒湿中人"的所谓"皮肤不收"之证，吴崑释为"肌肤浮虚"，张介宾释为"皮肤纵缓"，高世栻释为"汗出而不闭密"，均与"寒主收引凝敛"之性不合，且与下句"肌肉坚紧"之证相反，故丹波元简谓"《甲乙》《太素》近是"。然丹波亦未阐明本节"皮肤不收"之义。考杜预注《春秋·左成八年传》说："不，语助"，于鬯校《晏子春秋·外篇》说："不，语辞"。"不"之一字，古代多有用作语助词而无义者，如《尚书·西伯戡黎》说："我生不有命在天"，孔安国传："言我生有寿命在天"；《战国策·秦策》说："楚国不尚全事"，鲍彪注："不尚，尚也"；《孟子·滕文公上》说："不亦善乎"，赵岐注："不亦者，亦也"；《礼记·中庸》说："不显唯德"，郑康成注："不显，言显也"等等均是。《小尔雅·广训》亦谓"不显，显也；不承，承也"。"不"为语助词，无义，则本节"皮肤不收"即为"皮肤收"也，故《甲乙经》卷六第三、《太素·虚实所生》均止作"皮肤收"而无"不"字。皮肤收，始与"寒性收敛"之义合，太阳伤寒则恶寒发热身痛而无汗即是明证。本节"皮肤不收"，与《四气调神大论》所载"恶气不发"之句同一文例。此"皮肤不收"为"皮肤收"，彼"恶气不发"即为"恶气发"也，故《太素·顺养》载其句止作"恶气发"，无"不"字。唯其"恶气发"，则出现"风雨不节，白（疑为'甘'字之误）露不下"而导致万物"菀槁不荣"。故王冰以下注皆误。

饮以美酒一杯

《素问·缪刺论篇第六十三》说："邪客于手足少阴、太阴、足阳明之络，此五络皆会于耳中，上络左角。五络俱竭，令人身脉皆动而形无知也，其状若尸，或曰尸厥。……鬄其左角之发方一寸，燔治，饮以美酒一杯，不能饮者灌之，立已。"

【按】 此文"美酒"之为物，诸注皆浑言之曰"酒"，未能明其特有之质，实属无当。

《黄帝内经素问校释》译此文"美酒"为"好酒"将"美"读作"好"，亦只望文生训者耳！

美酒，为我国古代一酒之名词，故古文献中每有用之者，如《灵枢经·经筋第十三》说："以膏熨急颊，且饮美酒"，《史记·滑稽列传》说："愿赐美酒粱饭大飧臣"，《礼记·内则》说："湛以美酒，朝期而食之"，《淮南子·泰族训》说："秦穆公为野人食骏马肉之伤也，饮之美酒"，《备急千金要方》卷十九第八说："即以无灰美酒于大白瓷器中浸"，《外台秘要·风失音不语方八首》说："《古今录验》疗卒不得语方：取人乳汁半合，以著美酒半斤中……"等等，皆是其例。《备急千金要方》卷二十六第五说："诸食马肉心烦闷者，饮以美酒则解，白酒则剧"。是"美酒"与"白酒"之作用有别也，治人疾病何能浑之而不分！然则何谓"美酒"？《说文·羊部》说："美，甘也"，《玉篇·羊部》说："美，亡鄙切，甘也"，而《说文·甘部》说："甘，美也，从口含一。一，道也"。是"美"、"甘"互训，二字义通，故《素问·上古天真论篇第一》说："美其食"，《老子》第八十章说："甘其食"。《素问·藏气法时论篇第二十二》说："肝色青，宜食甘"，"甘"乃"五味"之一，即今之所谓"甜"也。甜，字本作"甛"，《说文·甘部》说："甛，美也，从甘，从舌。舌，知味者"，徐颢笺："甘之至为甛，甛之言恬也。古无所谓'甛'，盖以'甘'统之……"故《广韵·下平声·二十五添》说："甜，甘也，徒兼切"。此文"美酒"之"美"，义与"甘"通，而"甘"为"甜"味，则所谓"美酒"者，乃言"甜酒"，或曰"恬酒"也。《周礼·天官冢宰·酒正》说：二曰醴齐"，郑玄注："醴，犹体也，成而汁滓相将，如今恬酒矣"，是其酒。故《玉篇·酉部》亦说："醴，力弟切，甜酒也，一宿熟也"。

美酒，古又称"旨酒"。《诗·小雅·鹿鸣之什·鹿鸣》说："我有旨酒"，孔颖达正义："我有旨美之酒"；《汉书·礼乐志》说："百末旨酒布兰生"，颜师古注："旨，美也"。是"旨酒"即"美酒"无疑。人以其"酒"味"甘"而"适口"，且具"颐养"之用，故多嗜之。然《战国策·魏策二·梁王魏婴觞诸侯于范台》说："昔者，帝女令仪狄作酒而美，进之禹，禹饮而甘之，遂疏仪狄，绝旨酒，曰：后世必有以酒亡其国者"。作酒而美，即"作酒而甘"也。禹以人君多嗜甘旨则必不勤苦而怠于政事败其国，故绝其旨酒，《孟子·离娄下》所谓"禹恶旨酒而好善言"者是也。

《潜夫论·思贤》说："旨酒甘醪，所以养病也"。此文用"美酒"送服"燔治"之"左角之发"即"五络之血余为炭"以治"尸厥"之病，一以调药适口，且以养体，一以行血气、助药势也。

退 行 一 步

《素问·六微旨大论篇第六十八》说："帝曰：善。愿闻地理之应六节气位何如？岐伯曰：显明之右，君火之位也。君火之右，退行一步，相火治之；復行一步，土气治之；復行一步，金气治之；復行一步，水气治之；復行一步，木气治之；復行一步，君火治之。"

【按】　此文之义，王冰注说："日出谓之显明，则卯地，气分春也。自春分后六十日有奇，斗建卯正至于巳正，君火位也；自斗建巳正至未之中，三之气分，相火治之，所谓少阳也……退，谓南面视之，在位之右也"；张介宾注说："退行一步，谓退于君火之右一步也。此自斗建巳中以至未中，步居正南，位直司天，主三之气，乃小满后六十日有奇，相火之治令也"；张志聪注说："显明之右，乃少阴君火之位，主二之气也。退行一步者，从右而退转一位也。君火之右，乃少阳相火之位，主三之气也。復行一步者，復行一位也。"等等。若王冰之注，则"南面视之，在位之右"，何以谓之"退"？若张介宾之注，则位在"君火之右"，何以曰"退行一步"？而"土气"位在"相火之次"，何以又不曰"退行一步"？此"地理之应六节气位"与"司天"何涉？若张志聪之注，则"二之气"进入"三之气"，何以谓之"从右而退转一步"？此文本谓"六节气位"应"地理"而循五行相生次序运动，何乃时而"退转"，时而"复行"？如谓"复行一步"为"复退行一步"，何其又为"五行相生"之序？至于吴崑之注，谬误尤甚，不足论也。

为了弄清此文所论，有必要对"步"字之义首先加以考释。

《说文·走部》说："趌，半步也，从走，圭声。读若跬同"，《小尔雅·度》说："跬，一举足也。倍跬谓之步"，《骈字分笺》卷下说："跬步，一举足曰跬，两举足曰步"。是"半步"为"跬"，乃"一举足"；"倍跬"为"步"，乃"两举足"。所谓"两举足"者，"举其两足"也。起用"两足"，则人已成"步"而"行进"矣，故《说文·步部》说："步，行也，从𣥂止相背"，段玉裁注："止𣥂相随者，行步之象。相背，犹相随也"止𣥂者，左右足也，止𣥂相随，一前一后，正可阐明上述之"两举足"也。

再言"行"。《说文·行部》说："行，人之步趋也，从彳亍"，段玉裁注："步，行也，趋，走也。二者一徐一疾，皆谓之行，统言之也"。《说文释例·指事》说："人之行也，必以两足，而'步'字已从'止𣥂'矣，于是'行'字象'两足'之'三属'，上两笔，股也；中两笔，胫也；下两笔趾也。股、胫、趾皆动，是'行'像矣"，《释名·释姿容》说："两脚进曰行。行，抗也，抗足而前也"。是"行"为"两脚进"而"前"，故《说文》训其义为"人之步趋"，而"步"字《说文》又训为"行"义，二字转训，其义同也，皆谓人之"行进而前"，其上不加'退'字，绝无"退后"、"退转"之意。唯此义"行"字为"词"而"步"字则为"时间量词"也。王冰此文之下注说："一步，凡六十日又八十七刻半"，此篇下文亦有"所谓步者，六十度而有奇"，王冰彼注："奇，谓八十七刻又十分刻之五也"。两注之义相同。且以此文"君火"、"相火"、"土气"、"金气"、"水气"、"木气"之"六步"，乘其"六十日又八十七刻半"，六六得三百六十日，六八得四百八十刻，六七得四十二刻，"半"为"十分刻之五"，六五得三刻。刻数相加，共得五百二十五刻，百刻为一日，则合得三百六十五日又二十五刻，正足一周之年也。兹特拟"地理应六节气位图"示其意：

从上《图》所示，在地理方位上，从"东"，而"南"，而"西"，而"北"；在地支上，从"子"至"丑"，至"寅"，至"卯"以至于"戌"、"亥"；在时间上，从"正月"、"二月"、"三月"以至于"十二月"；在节气上，从"立春"、"雨水"、"惊蛰"、"春分"、"清明"、"谷雨"以至于"小寒"、"大寒"；在气位上，从"初之气"、"二之气"、"三之气"，以至于"终之气"；在六步上，从"厥阴木气"、"少阴君火"、"少阳相火"，以至于"太阳水气"等等，皆是循序行进而往前，何乃"退转"之有？诸家于此读而粗疏，注乃随文敷衍，殊为无当。

此文"君火之右"之"右"字，当为"位"字涉上文"右"字而误；"退行一步"之"退"字，乃"復"字之坏。

復，因坏作"復"，而"復"乃"退"之异体。《说文·彳部》说："復，却也，一曰行迟也，从彳，从日，从夂。𠗕，復或从内。𨓏，古文从辵"，《方言》卷十二说："𨓏，缓也"，戴震疏证："𨓏，古退字"，《广雅·释诂》卷二上说："𨓏，缓也"，王念孙疏证："復者，《说文》：復，却也，一曰行迟也，古文作'𨓏'。"《广韵·去声·十八队》说："退，却也，《说文》作'𨓏'。復，上同。退，古文"。是"復"、"退"、"𠗕"、"退"等四者，形虽异而字则同。故人们不识此文"復"为"復"之坏，遂写"復"为"退"，后又写"退"为"退"，以致此文成为"退行一步"之句而误人良多也。

"復"、"復"二字，形近易误，《说文·辵部》说："逡，復也"，彼"復"乃为"復"字之伪，《尔雅·释言》说："逡，退也"，《玉篇·辵部》说："逡，巡也，退也，卻也"，《广韵·

上平声·十八谆》说："逡，逡巡，退也"，《素问·气穴论篇五十八》说："帝捧手逡巡而却曰……"等等皆可证。唯彼《说文》"復"字误为"復"。此文"復"字误为"復"又改写为"退"为不同耳。

此文"君火之右"之"右"字，当改正为"位"，而"退行一步"之"退"字，则当改正为"復"，文作"显明之右，君火之位也。君火之位，復行一步，相火治之……"如此，则理通而文顺矣。

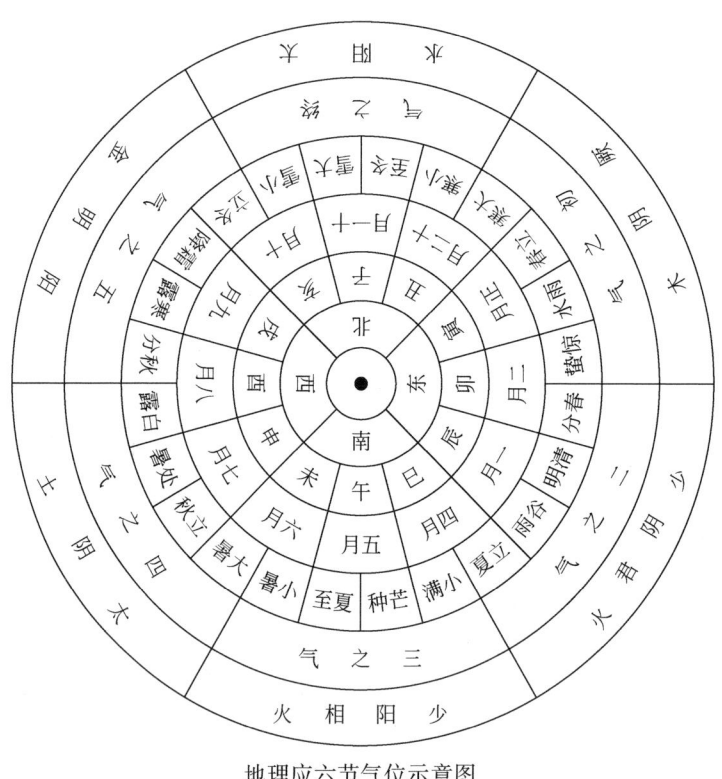

地理应六节气位示意图

太阳所至为寝汗

《素问·六元正纪大论篇第七十一》说："太阳所至为寝汗、痉。"

【按】 此文所述"寝汗"一证，诸注多限释为"盗汗"，如王冰注说："寝汗，谓睡中汗发于胸嗌颈掖之间也，俗误呼为盗汗"；马莳注亦说："寝汗，盗汗也"等等。然"太阳所至"而出的"汗"证，未必皆是"盗汗"，因而此文"寝汗"一词之义，就未可定其全为"盗汗之证"。考"寝汗"一词，在《黄帝内经》一书里，亦见于《素问·藏气法时论篇第二十二》中，唯彼"汗"下多一"出"字。该篇说："肾病者……寝汗出"，《素问·气交变大论篇第六十九》引其文"肾病者……寝汗出"，《素问·气交变大论篇第六十九》亦说："岁水太过……寝汗出"。是"寝"、"寖"二字古可通假，《太玄经·敛》说："墨敛铁铁，寖我匪贞"，注："王本'寖'，作'寝'。"寖，又作"寢"，即"寖"字，亦是"寝"、"寖"二字古通用之证。

《素问》此文"寝"字，当读作"寖"。所谓"寝汗"者，乃言"寖汗"也。然则何谓"寖汗"？《广雅·释诂》说："寖，渍也"，《广韵·上声·四十七寝》说："寖，渍也"。"渍"、

"渍"字同，见《方言》卷七"泷涿谓之霡渍"条下戴震疏证。《汉书·五行志》说："其后寖盛"，《汉书·律历志下》说："恩爱寖薄"，颜师古注并说："寖，古'浸'字"，《广雅·释诂》王念孙疏证亦说："寖与浸同。"是"寖"、"浸"字同，古作"寖"而今作"浸"也，故"寖"训"渍"而"浸"亦可训为"渍"，《淮南子·原道训》说："上漏下湿，润浸北房"，许慎注："浸，渍也"。"浸"可训"渍"亦可训为"渐"，《广韵·去声·五十二沁》说："浸，渍也，渐也"是其例。"渐"亦训为"渍"，《荀子·劝学篇》说："兰槐之根是为芷，其渐之滫……"，杨倞注："渐，渍也"，《太素·五藏痿》说："有渐于湿"，杨上善注："渐，渍也"。此"渍"字为"浸润濡湿"之义。是故"寝汗"者，浸汗也，渍汗也，浸渍而汗也，谓津液浸渍而出为汗，其身浸湿濡渍而甚也。寒水太盛，阳气不治，失其固护之权，以致津液外出而为汗，何必定在睡中而出？王冰等唯注其为"盗汗"，其义似嫌狭隘之甚！

脉经上下篇

《素问·示从容论篇第七十六》说："……雷公曰：臣请诵《脉经上下篇》甚众多矣，别异比类，犹未能以十全，又安足以明之？"

【按】 此文"脉经"二字为一古书名殆无疑义，然其内容是统言诊法抑是专论切脉之诊，王冰、吴崐等则随文敷衍，不明其义，而高世栻谓"即《灵枢经》"，乃妄为之说，一看即知其误，张志聪释之为"经脉"，亦误，唯张介宾谓"意即《脉要精微》、《平人气象》等论之义"，似指"切脉诊"，颇为似是而非。其实，此"《脉经》"之名，意即为"《诊经》"。现在这里就来考察这一问题：

首先，此文所谓"《脉经上下篇》"一书，又叫"《上下篇》"，其下所载"子言《上下篇》以对"之文是其证；又叫"《上下经》"，《素问·阴阳类论篇第七十九》说："帝曰：却念《上下经》阴阳从容……"，王冰注："帝念《脉经上下篇》阴阳从容……"，可证。其《脉经》之书有"上篇"、"下篇"，故又分别称之为"《上经》""《下经》"，《素问·疏五过论篇第七十七》所谓"上经下经，揆度阴阳……"者是也。

关于《上经》《下经》两篇，《素问·病能论篇第四十六》概括地指出了其内容："《上经》者，言气之通天也；《下经》者，言病之变化也。"这个概括，和《素问》其他篇中所引《上经》《下经》文字的内容是完全吻合的，如《素问·气交变大论篇第六十九》所载"《上经》曰：'夫道者，上知天文，下知地理，中知人事'；《素问·痿论篇第四十四》所载"……故《下经》曰：'筋痿者，生于肝使内也'；'……故《下经》曰：肉痿者，得之湿地也'……故《下经》曰：'骨痿者，生于大热也'。"以及《素问·逆调论篇第三十四》所载"《下经》曰：'胃不和则卧不安'"等等均未言及"脉"。其《脉经上下篇》之书虽已早佚，但据上述《素问》所引该书之片断文字，亦足以表明这个《脉经上下篇》的内容不是专论切脉诊的。

其次，此文下面的大量文字，前面部分论述了几个不同和类似的脉象，后面的较多文字则主要是记载了黄帝、雷公二人讨论了两个病案。这两则病案的讨论文字，论述的完全是证脉合参及其病证机制，后一则还言及了治疗。这也就充分地说明了《脉经上下篇》的内容不是专论切脉诊的。

再次，上述两点，有力地表明了《脉经上下篇》的内容不是专论切脉诊，而还有其他诊法在内。因而，《脉经上下篇》的"脉"字不能读为"切脉"的"脉"，而是应该训为"诊"义。在我国古代文献里，其"脉"字之义可训为"诊"，我已在《素问·金匮真言论篇第四》中"……此平人脉法也"下对此作过详细论述，兹不再赘。正因为"脉"字古代义可训"诊"，故此文在讨论了两则病案以后，而最后结之曰"明引比类从容，是以名曰《诊经》，是谓至道也。"此篇前文曰"《脉经》"，后文曰"《诊经》"，是其书名为"《脉经》"者，其义即为"《诊经》"也。

神乎神客在门

《灵枢经·九针十二原第一》说："麤守形，上守神，神乎神客在门……"。

【按】 此文"神乎神客在门"六字，诸注皆以韵文读之，于下一"神"字读断，作"神乎神，客在门"，如马莳注说："所谓神者，人之正气也，神乎哉，此正气不可不守也。邪气之所感有时，如客之往来有期，名之曰客。客在门者，邪客于各经之门户也"，张介宾注说："神乎神，言正气盛衰，当辨于疑似也。客在门，言邪之往来，当识其出入也"，张志聪注说："神乎神，甚赞其得神之妙。门者，正气出入之门。客在门者，邪循正气出入之所也"等，皆于义为乖。根据《灵枢经·小针解第三》所释："麤守形者，守刺法也。上守神者，守人之血气有馀不足可补写也。神客者，正邪共会也。神者，正气也；客者，邪气也。在门者，邪循正气之所出入也。"故丹波元简据之以明确指出此文当读"神乎"二字句。是此文"神乎，神客在门"，正与下文"妙哉，工独有之"同例。

然此文之所谓"门"者，《玉篇·门部》说："门，莫昆切，人所出入也"。是人所出入之处曰"门"，此则借以喻人体"邪循正气之所出入"之处为"门"也。在人体上，邪循正气之所出入处之"门"，则正"气穴"也，或曰"穴会"，《素问·气穴论篇第五十八》说："孙络三百六十五穴会，亦以应一岁，以溢奇邪，以通荣卫"是也。又称"溪谷"，《素问·五藏生成篇第十》说："人有大谷十二分，小溪三百五十四（三）名，少十二俞，此皆卫气之所留止，邪气之所客也"，《素问·气穴论篇第五十八》说："肉之大会曰谷，肉之小会曰溪，肉分之间，溪谷之会，以行荣卫，以会（舍）大气"是也。然"荣"为"水穀之精气"，乃"和调于五藏，洒陈于六府"，"卫"为"水谷之悍气"，乃"熏于肓膜，散于胸腹"。二者相依，分行于脉内外，以养人体藏府百骸，皆为人之"正气"。此"荣"字与"营"通。营卫气血环周流注人身"溪谷"之或盛或衰，则邪气因之以或入或出，真机甚为微妙，故曰"神乎，神客在门"也。所谓"神乎"者，乃甚赞其义之微妙也。

少阳属肾，肾上连肺，故将两藏

《灵枢·本输第二》说："肺合大肠，大肠者，传道之府；心合小肠，小肠者，受盛之府；肝合胆，胆者，中精之府；脾合胃，胃者，五谷之府；肾合膀胱，膀胱者，津液之府也。少阳属肾，肾上连肺，故将两藏。三焦者，中渎之府也，水道出焉，属膀胱，是孤之府也。是六府之所与合者。"

【按】 此文"少阳属肾，肾上连肺，故将两藏"三句之意是谁将两藏？何以为"将"，将何两藏？从前之注有谓是"肾"将领"三焦"和"膀胱"者，有谓是"肾"将领"三焦"和"肺"者，前者如马莳、张介宾，后者如张志聪。张介宾说："三焦为中渎之府，膀胱为津液之府，肾以水藏而将水府，理之当然，故肾得兼将两藏"；张志聪注说："一肾配少阳而主火，一肾上连肺而主水，故肾将两藏也。"其张介宾释为"肾"将"三焦"、"膀胱"，既遗于"肺"，于文字又未通；张志聪释为"肾"将"三焦"和"肺"，于此文原义亦未为得。

考此三句文字，原有错简，其"少阳属肾"一句，《甲乙经》卷一第三、《太素·本输》均作"少阴属肾"。其"肾上连肺"一句的"肾"字为衍文，《甲乙经》卷一第三止作"上连肺"，无"肾"字，可证。这样校正后，其文就是"少阴属肾，上连肺，故将两藏"。故，是一个承接释词，犹今之"所以"。将，《孟子·万章下》说："以君命将之"，赵岐注："将者，行也"；《尚书·胤征》说："奉将天罚"，孔安国传："将，行也"；《荀子·解蔽篇》说："作之则将"，杨倞注："将，行也"；《孔子家语·冠颂》说："礼以将之"，王肃注："将，行也"；《广雅·释诂》也说："将，行也"。是"将"可作"行"字解。因此，本文"少阴属肾，上连肺，故将两藏"，其义本自清楚，就是说的少阴经脉归属于肾而上连于肺，所以它的经气行于肾、肺两藏，和《灵枢·经脉》所谓"肾足少阴之脉"、"属肾"、"入肺中"之文同义。这从《素问·水热穴论》中"少阴者，冬脉也，故其本在肾，其末在肺"之文亦可得到理解。其实，这三句的前后文，从"肺合大肠"句起，至"是六府之所与合者"句止，是论述"六府之所与合"的。这三句插入中间，与前后文均不相属，实为他篇之文错简在此。注家不知，每将这三句与其前后文拉扯在一起，混加注释，故愈注而愈晦。古人说："书不校勘，不如不读"。此话虽嫌言之过甚，然对于阅读古书说来，亦颇有一些道理在焉。

㿗癃，癃㿗

《灵枢·邪气藏府病形第四》说："脾脉……滑甚为㿗癃"、"肾脉……滑甚为癃㿗"。

【按】 此文于"脾脉滑甚"曰"㿗癃"，于"肾脉滑甚"曰："癃㿗"，若乎二病，实则一也。"癃㿗"者，"㿗癃"也；"㿗癃"者，"也㿗癃"。其病虽有"在脾"、"在肾"的不同，然其却皆为"㿗癃"之病。何谓"㿗癃之病"？历代注释均误将其析之为二，说"㿗"为"㿗疝"、"癃"为"癃闭"，如马莳注说："脾得滑脉而甚，则为㿗疝，为癃溺"，"肾得滑脉而甚，则肾邪有余当膀胱癃及成㿗疝也"；张志聪注说："脾为阴湿之土，湿热则为疝㿗，为小便闭癃"，"肾有热则为小便闭癃，为睾丸肿㿗"；唯张介宾"脾脉滑甚……故为㿗癃疝"之注较确，但其注"肾脉……滑甚为癃㿗"，亦说"癃，小便不利也；㿗，疝也"却义误矣。㿗，亦作"颓"，作"癫"，又作"隤"。《广韵·上平声·十四皆》《小学钩沈》卷二并说："㿗，阴病"；《群经音辨》卷三说："颓，委也"，《尔雅·释诂上》说："虺颓，病也"，郝懿行义疏："颓，《诗》作'㿗'"；《说文·𨸏部》说："隤，下队也"（"队"即"坠"正字，见《墨子·七患》"队其子于井中"句下毕沅注），《汉书·食货志上》说："因隤其土以附苗根"，颜师古注亦谓"隤谓下之也，音颓"。是"㿗"乃"委弃不用"而"纵缓下坠"的"阴病"，殆即杨上善所谓"丈夫小腹中有块，下冲阴痛"和王冰所谓"睾垂纵缓"的"颓疝"是也，故《释名·释疾病》说："阴肿曰隤，气下隤也，又曰疝，亦言诜也，气诜诜引小腹急痛也。"

癃，一作"㿉"，籀文作"㿌"。其义本可训为"小便不利"即读为"癃闭"之"癃"，但这里"癃"字与"㿗"字连用，构成了"癃㿗"或"㿗癃"之词，就不当释为小便不利而只能训为"罢癃"之"癃"了。在《素问·脉解篇第四十九》中有"颓癃疝"之文，如释"癃"为"小便不利"而夹杂于"颓"、"疝"二字之间，则其义为不顺而其文亦拙矣。"㿗癃"之为词与"颓癃疝"之为词义同。"癃"为"罢癃"之"癃"，而"罢癃"之词，每见于古文献中，如《史记·平原君虞卿列传》说："臣不幸有罢癃之病"，《云梦秦简》说："罢癃守官府"等即是其例。然则何为"罢癃"？段玉裁《说文解字注》说："病当作癃罢者，废置之意。凡废置不可事事曰罢癃，《平原君传》躄者自言'不幸有罢癃之病'。然则凡废置皆得谓之罢癃也。"其"罢癃"之义为"废置"而"癃"之为字亦"废弃"之义也。《说文·疒部》说："癃，罢也"

（"罢"、"疲"同，见《战国策·周策》"韩氏罢于兵"句下鲍彪注），《汉书·高帝纪下》说："年老癃病勿遣"，颜师古注："癃，疲病也"，《淮南子·览癃训》说："平公癃病"，许慎注："癃病，笃疾"，《急就篇》卷四说："笃癃痪疫迎医匠"，颜师古注："笃，重病也；癃，疲病也"，《周礼·地官司徒·小司徒之职》说：："以辨其贵贱老幼废疾。"郑注："废疾，言癃病也"。是病至疲笃痼废为"**癃**"。**癀**为前阴病疝而其势委废纵缓，故曰"**癀癃**"，或如《素问·脉解篇第四十九》称之曰"颓癃疝"也。

命　门

《灵枢·根结第五》说："太阳根于至阴，结于命门；命门者，目也。阳明根于厉兑，结于颡大；颡大者，钳耳也。少阳根于窍阴，结于窗笼，窗笼者，耳中也。"

【按】　此文"结于命门；命门者，目也"之"命门"一词，亦见于《灵枢·卫气第五十二》"太阳之本，在跟以上五寸中，标在两络命门；命门者，目也"，"手太阳之本，在外踝之后，标在命门之上一寸也"和《素问·阴阳离合论篇第六》"太阳根起于至阴，结于命门"等文。然"两目"何以名之曰"命门"，张志聪注谓"命门者，太阳为水火生命之原，目窍乃经气所出之门也"，随文敷衍，殊为无当；马莳于《灵枢·卫气第五十二》"标在命门之上一寸也"句下注谓"标在命门之上一寸，疑是督脉经命门上，即十三椎悬枢"，把此文"命门者，目也"之"命门"，误指为人体第十四椎下之"命门穴"，实属荒唐之至。唯王冰于《素问·阴阳离合论篇第六》"结于命门"之下注谓"命门者，藏精，光照之所，则两目也……《灵枢经》曰：'命门者，目也。'此与《灵枢》义合。"此注"命门"之义实为精确，然今亦未易使人懂其真义，这里且伸而明之。

考《国语·鲁语上》说："黄帝能成命百物，以明民共财"，韦昭注："命，名也"；《史记·天官书》说："岁星嬴缩，以其舍命国"，张守节正义："命，名也"；《汉书·张耳陈馀传》说："张耳，大梁人也，少时及魏公子毋忌为客。尝亡命游外黄……"，颜师古注："命者，名也"；《史记·天官书》说："兔七命，曰小正、辰星、天欃、安周星、细爽、能星、钩星"，司马贞索隐："谓星凡有七名。命者，名也"；《广雅·释诂下》亦谓"命，名也"。是"命"可训为"名"也。《墨子·尚贤中》说："乃名三后……"，毕沅注："孔书'名'作'命'"；《说文·口部》说："名，自命也"。是"名"又可训为"命"矣。"命"、"名"二字古声同而其义互通，则此文"命"字亦当读为"名"也。此文"命"读为"名"而"名"又通"明"，《墨子·非命上》前文说："明不转朴"，后文说："眉之转朴"，毕沅注："眉，一本作'明'"。案'明'、'眉'字通，《穆天子传》云：'眉曰西王母之山'，即'名'也；《诗》：'猗嗟名兮'，《尔雅》云：'目上为名'，亦即'眉'也。"此证"眉"字通"明"而又与"名"通，是"名"即为"明"也。《素问·天元纪大论篇第六十六》说"君火以明"，王冰注引则作"君火以名"，《墨子·明鬼下》说："敢问神明？……"毕沅注："'明'同'名'也"，而《释名·释言语》说："名，明也，名实事使分明也"。是"名"、"明"二字古可通用无疑。"命"字之义与"名"同而"名"又通"明"，"命"、"名"、"明"三字声同而义通，故此文"命"字可作为"明"用。是此文之所谓"命门"者，即谓其为"明门"也。

《尚书·洪范》说："视曰明"。人之"视"乃"睛"之作用，睛能视物曰"明"，睛丧失其视物之用则曰"失明"，或曰"丧明"。古谓"子夏哭子而丧明"，乃子夏之子死而悲哭甚，泪出多，神水竭，致睛失其光照之用，遂"丧其明"而"无以为视"也。

睛，又通作"精"。《灵枢·大惑论第八十》说："精之窠为眼"，《问字堂集·杂文二·释人》说："眼谓之目"。是"睛"寓于"目"，而"目"为"睛之窠"。目可开闭，在正常情况下，目开则睛之光照外用而视物以"明"，目闭则睛之光照受阻而"明"无以用（"内视"是另外一回事）。人身睛光之外照，外界物形之内印，均由两目而出入，故"目"可称之为"门"。此"门"之用，乃在于"睛之视物"，"视"曰"明"，故此"门"特称之曰"明门"，唯此文"明门"之"明"借用"命"字，明门，正与下文"窗笼"对。

此文"命门"之"命"，为"明"之借字，"命门"即为"明门"，而"明"乃"睛"视物之"能"，"睛"寓于"目"中，"目"为"睛之窠"，其开闭与"明"之关系至为密切，故《内经》中每称"目"为"命门"也。上引王冰《素问》注谓"命门者，藏精，光照之所，则两目也"，亦是此意，唯未阐明其"命"乃"明"字之借耳！

肠胃䏚辟

《灵枢·根结第五》说："满而补之，则阴阳四溢，肠胃充郭，肝肺内膜，阴阳相错；虚而写之，则经脉空虚，血气竭枯，肠胃䏚辟，皮肤薄著，毛腠夭膲。"

【按】 此文"肠胃䏚辟"句之"䏚辟"二字，马莳注说："肠胃䏚辟，僻积之意"，张志聪注说："䏚，虚怯也；辟，僻积也"，张介宾注说："䏚，畏怯也；辟，邪僻不正也"。按照马莳、张志聪之注，则为肠胃襞积叠复；按照张介宾之注，则为肠胃畏怯而歪斜。诸注之误，不待细审，看即知。如依其释，试问其病"虚而写之"，正气消索，肠胃何为"襞积叠复"？试问肠胃无主神志之用，何能"畏怯"？且肠胃虚则虚矣，又何必"歪斜"？故诸家之注实属不当。

《灵枢》此文"䏚"字，《甲乙经》卷五第六作"慑"，慑与䏚通，见《广雅·释诂》王念孙疏证，《太素·刺法》作"摄"。䏚，慑，均当为"聂"字之假借。此文"䏚辟"即"聂辟"，与《素问·调经论篇第六十二》中所谓"虚者聂辟气不足"的"聂辟"同。《素问》诸注所释"聂辟"之义亦多为误。考《说文·耳部》说："聂，附耳私小语也。从三耳。"是"聂"有"小"义。《群经音辨》说："聂，朒也"，《说文·肉部》说："朒，薄切肉也"。"聂"训"朒"，"朒"为"薄切肉"，亦证"聂"有"薄弱"之义。薄弱微小为"聂"，重言之则曰"聂聂"，《素问·平人气象论篇第十八》说："平肺脉来，厌厌聂聂，如落榆荚，曰肺平"，王冰注："浮薄而虚者也"。《金匮要略·水气病脉证并治第十四》所谓"四肢聂聂动者"，亦是说其病有"四肢轻微颤动"之证象也。

《灵枢》此文"辟"字，《吕氏春秋·士容论·审时》说："后时者，纤茎而不滋，厚糠而多粃，庣（疑有误）辟米而不得恃"，高诱注："辟，小也"。是"辟"训"小"也。《诸病源候论·小儿病诸候三·哺露候》说："血气减损，不发肌肉而柴辟羸露"。柴辟羸露，亦"瘦小困败"之义。"聂"为"薄小"，"辟"亦为"瘦弱"，二字义同，叠词而为"聂辟"。聂辟者，小弱也。肠胃小弱，正与上文"肠胃充郭"为对文。上为"满而补之"则邪气盛实，故其肠胃充大，此为"虚而写之"则正气虚竭，故其肠胃弱小也。

狂忘不精

《灵枢·本神第八》说："肝悲哀动中则伤魂，魂伤则狂忘不精，不精则不正当人，阴缩而挛筋，两胁骨不举，毛悴色夭，死于秋。"

【按】 此文"狂忘"为叠韵字。《甲乙经》卷一第一作"狂妄"，义与此同，言"恍惚"，非谓"傲慢骄人"之"狂妄自大"也。彼"妄"字借为"忘"。

此文"狂忘"之"狂"，读若《灵枢·九针十二原第一》所载"夺阳者狂"之"狂"，谓"忧"也，《说文·心部》说："忧，狂之貌，从心，况省声"。是"狂"之表现为"忧"也。《素问·腹中论篇第四十》说："石之则狂……石之则阳气虚，虚则狂"，王冰注："石之则阳气出，阳气出则不足，故狂"。阳气散越，神不内守，则心识为之恍惚矣。在中医古典著作里，每有以"狂"为"忧"者，如《灵枢·通天第七十二》所谓"阳重脱者狂易"（原作"易狂"，为误倒，今改）者，即言"阳重脱者忧易也"；《神农本草经》卷二"白薇"条所谓"忽忽不知人，狂惑"者，即言"忽忽不知人，忧惑"也；《素问·评热病论篇第三十三》所谓"狂言，不能食"者，即言"忧忽言语而又不能食"也，等等皆是。

《广雅·释诂》卷四上说："忧，狂也"，王念孙疏证："忧之言㤋忽也"；《广雅·释言》说："㤋，忽也"，王念孙疏证："《老子》云：'无状之状，无象之象，是谓忽㤋。'㤋，与'㤋'同。"㤋忽，忽㤋，其义一也。忽㤋，又作"忽㤋"，《骈雅·释训》说："忽㤋，忘也"。其"忘"字，即此文"狂忘"之"忘"，乃《群经音辨·辨彼此异音》所谓"意昏曰忘"也。忘，无放切。

意昏曰忘，则"忘"之义为"意昏"，其"意昏"也者，乃谓"意识昏冒㤋忽"也。昏，为"惛"之借，《说文·心部》说："惛，不憭也，从心，昏声"，《广韵·去声·二十六恩》说："惛，迷忘也"。故《国语·晋语二》说："君子失心，鲜不夭昏"，韦昭注："昏，狂荒之疾"，荒，与"忘"通，彼文之"狂荒"，即此文之"狂忘"也。

忘，《说文·心部》谓其"从心，亡声"；㤋，得"宂"声而"宂"得"亡"声，故"㤋"、"忘"二字例得通假。其"㤋"与"忧"通，而"忘"亦当通"忧"矣，故《说文·心部》所谓"忽，忘也"，即言"忽，忧也"；《广韵·下平声·十阳》所谓"萌，忘也"，即言"萌，忧也"；《伤寒论·辨阳明病脉证并治第八》所谓"阳明病，其人喜忘"者，即言"阳明病，其人喜忧"也；《素问·玉机真藏论篇第十九》所谓"春脉……太过则令人善忘，忽忽眩冒而巅疾"者，即言"春脉……太过则令人善忧，忽忽眩冒而巅疾"也。

综上所述，"狂"之貌为"忧"，"忧"通"㤋"，"㤋"训"忽"，而"㤋忽"训"忘"；其"忘"之义为"意昏"，而"昏"训"狂荒"，则"狂"、"忘"之义通，二字连用成词，叠词同义，今谓之"相同联合词"也。此文"狂忘"，义犹"忽忧"。忽忧，又作"智忧"，《汉书·扬雄传》说："神心智忧，经纬万方"，是其例。其"忽忧"倒言之则曰"忧忽"，通作"恍惚"，《灵枢·外揣第四十五》说："恍惚无穷"，是其例。然则此文"狂忘"义为"心神恍惚"之证者，乃谓"病人昏瞢迷忧，见不审谛而神识不精明慧憭"也。唯其不精明慧憭，故于此文"狂忘"字下，又以"不精"二字续之，作"魂伤则狂忘不精"也。

可将以甘药，不可饮以至剂

《灵枢·终始第九》说："少气者，脉口、人迎俱少而不称尺寸也。如是者，则阴阳俱不足，补阳则阴竭，写阴则阳脱。如是者，可将以甘药，不可饮以至剂……"。

【按】本文中"可将以甘药，不可饮以至剂"，其"甘药"何谓？"至剂"何解？过去《内经》学家于此或为误注，或注而不确，如马莳注说："此针之所以不可施也，仅可将理以甘和之药，不可饮以至补至泻之剂"，张介宾注说："如是者，但可将以甘药。甘药之谓，最有深意，盖欲补虚羸，非纯甘不可也。至剂，刚毒之剂也，正气衰者，不可攻，故不宜用也"。张志聪注说："甘药者，调胃之药，谓三阴三阳之气本于中焦胃府所生，宜补其生气之原，道之流行，故不可饮以至剂，谓甘药太过反留中也"等等。他们这里把所谓"甘药"，释之为"甘和之药"、"纯甘之药"、"调胃之药"，就是"甘味"之药，这是在望文生训，不太恰当的。阴阳俱不足之病，其治疗何能定要"纯甘"、定要"调胃"？观《难经·十四难》中"损其肺者，益其气；损其心者，调其荣卫；损其脾者，调其饮食，适其寒温；损其肝者，缓其中；损其肾者，益其精"等治"损"之法可知。如果把此文"甘药"，理解成了"甘味之药"，这不仅不是《灵枢》此文的本义，而且给理解下文所谓"至剂"之义堵塞了思路，造成了困难，所以无怪乎诸注"至剂"之义都属谬而无当了。其实，此文所谓"甘药"，与《灵枢·邪气藏府病形第四》中"诸小者，阴阳形气俱不足，勿取以针，而调以甘药也"的"甘药"一词同义。然则何谓"甘药"？《庄子·天道》说："斲轮徐则甘而不固"，陆德明音义："甘者缓也"；《淮南子·道应训》说："大徐则甘而不固"，许慎注："甘，缓意也"；《广雅·释诂》也说："甘，缓也"，《灵枢·官能第七十三》所谓"手甘者"亦是说的"手缓者"。其"甘"字之义可训为"缓"，是"甘药"者，即"缓剂"也，殆无疑义矣！

至于此文"至剂"之义，马莳谓为"至补至泻"之剂，其加"补"、"泻"之字以成义，已非解《经》之法，且此文明谓"阴阳俱不足"，其治疗上何有"至泻"云为？张志聪谓为"甘药太过"，然此文"至剂"二字明为一词，与上"甘药"为对文。其果为"甘药太过"，则当读之为"可将以甘药，不可饮以甘药太过"。如此，则文即欠通顺矣；张介宾谓为"刚毒之剂"，恐亦非《灵枢》本文之义，以"阴阳俱不足"患者，其用药之禁当不限于药之"刚毒"也。考：《国语·郑语》说："夫如是，和之至也"，韦昭注："至，极也"；《月令七十二候》说："夏至，五月中"，吴澄集解引《韵会》说："至，极也"。至，训"极"，而"极"即"急"也，《方言》卷十："极，吃也"，戴震疏证："极，急也，谓语急而吃"。是"极"义为"急"。又"极"与"亟"通，"亟"亦"急"也，《荀子·赋篇》说："出入甚极，莫知其门"，又说："无羽无翼，反覆甚极"，杨倞注并说："极读为亟，急也"；《庄子·盗跖》说："亟去走归"，陆德明音义："亟，纪力反，急也，本或作极"。是"至"训"极"，"极"与"亟"通而义均为"急"，则知此文"至剂"即为"急剂"矣。《素问·至真要大论篇第七十四》说："治有缓急"。"急剂"与"缓剂"对，其病"阴阳俱不足"应治以缓剂，自当禁之以急剂，故此文说："可将以甘药，不可饮以至剂"也。如此，则此文之文顺而理通矣！

六府不和则留为癕

《灵枢·脉度第十七》说："五藏不和则七窍不通，六府不和则留为癕。"

【按】 《难经·三十七难》亦载此文，其改"七窍"为"九窍"虽非，然其"留"下有"结"字则是。此文当于"留"下补一"结"字而为"六府不和则留结为癕"，以与上文"五藏不和则七窍不通"为对句。"六府不和则留结为癕"的"癕"字，一些注家咸释之为"癕疡"、"癕肿"（此指"蓄结癕脓"之"癕肿"），如张介宾注说："六府属阳主表，故其不利则肌腠留为癕疡"，杨玄操在《难经·三十七难》中注说："六府，阳气也。阳气不和，则结癕肿之属，故云'为癕'也"等等，就是其例。这种解释，是与《内经》此文的原意相左的，只要细阅一下本段全文即可看到这一点。此文之下，紧紧相接的文字是："故邪在六（'六'字原无，今据《难经·三十七难》文补）府则阳脉不和，阳脉不和则气留之，气留之则阳气盛矣；邪在五藏则阴脉不和，阴脉不和（此十三字，原作"阳气太盛则阴不利，阴脉不利"十二字，误，今据《难经·三十七难》文改）则血留之，血留之则阴气盛矣。阴气太盛，则阳气不能荣也，故曰关，阳气太盛，则阴气弗能荣也，故曰格，阴阳俱盛，不得相荣，故曰关格。关格者，不得尽期而死也。"这明明是说邪在六府或五藏，使藏府阴阳之脉偏盛偏衰，则或血或气留之而不得相荣，成为关格之病。所谓"关格之病"者，其或如《灵枢·终始第九》中"人迎与太阴脉口俱盛四倍以上"的论脉"关格"，或如《伤寒论·平脉法第二》中"关则不得小便，格则吐逆"的论证的"关格"。然而无论其为论脉的人迎与寸口俱盛四倍以上的关格或为论证的不得小便而又吐逆的关格，均无涉于痈疡，其"六府不和则留结为癰"之"癰"何能谓其定是"癰疡"？考：癰，古代可假借为"壅"，而"壅"字是可写作"癰"的，如《难经·五十六难》说："肺之积，名曰息贲，在右胁下，覆大如杯，久不已，令人洒淅寒热，喘咳，发肺壅"，《脉经》卷六第七引其文即作"发肺癰"，可证。《素问·大奇论篇第四十八》说："肺之雍，喘而两胠满；肝雍，两胠满，卧则惊，不得小便；肾雍，脚下至少腹满……"，《甲乙经》卷十一第八载其文诸"雍"字均作"癰"。是"癰"又可假借为"雍"字，而"雍"字亦读为"壅"。《汉书·武帝纪》说："是化不下究，而积行之君子雍于上闻也"，颜师古注："雍读曰壅"；《汉书·元帝纪》说："是故壬人在位，而吉士雍蔽"，颜师古注："雍读曰壅"；《尔雅·释地》郝懿行义疏说："雍，壅也"；《白虎通·辟雍》说："雍之言壅也"，是"雍"可读为"壅"无疑。

据上所述，在古代，"癰"可假借为"壅"，亦可假借为"雍"，而"雍"亦可读为"壅"，则《灵枢·脉度第十七》本文"六府不和则留结为癰"的"癰"字当亦读为"壅"字之假借。《汉书·景十三王传》说："今臣雍阏不得闻"，颜师古注："雍读曰壅。壅，塞也"；《群经音辨》卷二说："壅，塞也"。"壅"有"塞"义，故于古即"壅"、"塞"二字连用，构成"叠词复义"的今之所谓"相同联合词"，《汉书·盖诸葛刘郑孙毋将何传》中"正直之路雍塞"句的"雍塞"之用是其例。这里"六府不和则留结为癰"的"癰"字读"壅"而义为"壅塞"，始与上句"五藏不和则七窍不通"的"不通"之义相胁，而与下文"阴阳俱盛，不得相荣，故曰关格"的"关格"一病无忤。其实，在中医学的古典著作里，"壅"字被写作"癰"是颇不乏其例的，如《素问·病能论篇第四十六》所谓"夫癰气之息者，宜以针开除去之"，就是"夫壅气之息者，宜以针开除去之'也"；《金匮要略·肺痿肺痈咳嗽上气病脉证治第七》所谓"肺癰，喘不得卧，葶苈大枣泻肺汤主之"，就是"肺壅，喘不得卧，葶苈大枣泻肺汤主之"也。

淖泽注于骨

《灵枢·决气第三十》说："谷入气满，淖泽注于骨，骨属屈伸，洩泽补益脑髓，皮肤润泽，是谓液。"

【按】 此文"淖泽注于骨"之"淖泽"二字，诸家皆释之为"濡润"，似未确。以其未能注明其液注骨的特征也。

此义"淖泽"即"潮汐"。考：淖，乃"淖"之坏文。《素问·阴阳别论篇第七》说："淖则刚柔不和，经气乃绝。"王冰注："血淖者，阳常胜……"史崧音释："淖，音淘，水朝宗于海。王云"血淖"，史云"音淘，水朝宗于海"，正读"淖"为"淖"，此文"淖"为"淖"之坏文无疑。

《说文·水部》说："淖，水朝宗于海也，从水、朝省"。徐铉等曰："隶书不省，直遥切"。段玉裁注："《说文》无'涛'篆，盖'涛'即'淖'之异体。涛，古当音稠。淖声，翰声，即舟声。《文选》注引《仓颉篇》：'涛，大波也'。盖'淖'者古文，'涛'者秦字，《枚乘七发》'观涛'即为'观淖'。"徐铉所谓"隶书省"者，盖谓"淖"字隶书作"潮"也，故《广韵·下平声·四宵》说："潮，潮水"。今则通作"潮"也，是此文"淖泽"即"淖泽"，亦即"潮泽"也。

淳泽，即"淳液"，以"泽"字读为"液"也。《礼记·郊特牲》说："犹明清与酸酒于旧泽之酒也"，郑玄注："泽，读为醳"，释文："泽，依注读为醳，音亦"；《周礼·考工记·弓人为弓》说："冬析干而春液角"，郑玄注："郑司农云：'液，读为醳'，释文："液，音亦，下同。醳，音亦"。是"泽"、"液"二字皆"音亦"而声同字通，故《灵枢·邪气藏府病形第四》说："其肉淖（淳）泽"，史崧音释于"淖（淳）泽"字下，引《甲乙经》释文说："……下音液"，《素问·疏五过论篇第七十七》说："令泽不息"，王冰注亦谓"泽者液也"。其足以证"泽"字可读为"液"也。《素问·八正神明论篇第二十六》说："是故天温日明，则人血淖（淳）液而卫气浮"，正作"淳液"。

何谓"淳液"？《说文·水部》谓"液"乃"从水，夜声"，而"夜"字与"夕"通，《史记·高祖功臣候者年表》说："深泽八年十月癸丑，齐候赵将夜元年"，司马贞索隐："《汉表》作'将夕'"，《汉书·高惠高后文功臣表》正作"深泽齐候赵将夕"；《泽螺居诗经新证》卷上"肃肃宵征"条注说：凤夜，金文亦作"姃夕"，指早晚言之"；《战国策·赵策》说："不出宿夕"，鲍彪注："夕，初夜"；在古文献中，宿夜，又作"宿夕"。可见"夜"、"夕"字通。夜，可用作"夕"，则"液"即可假借为"汐"矣。于鬯《香草续校书》说："《说文》无'汐'字，故借'液'为之。淳液者，即'潮汐'也。"其"淳液"即"潮汐"，此文"淳泽"为"淳液"亦即"潮汐"矣。

潮汐者，海水时涨时落也。此文"谷入气满，淳泽注于骨"者，谓水谷化生之精微充满，随日月之运行和寒温之变化，或盛或衰、时隆时杀而节律性灌溉于全身之骨部。《子华子·执中》说："一人之身，为骨三百有六十，精液之所朝夕也……"正此之谓。其论骨数为应周天之度虽与实际有差，然谓精液之潮汐注于骨则甚确。其实，人之气血精液在身中之流行，皆非日夜等量齐布，而是受天地运行之制以或实或虚，即隆于此则杀于彼，盛于彼则衰于此也。《素问·五藏生成论第十》所谓"……此四支八溪之朝夕也"，即此义。上引两"朝夕"字，皆为"潮汐"字之借，亦即此文之"淳泽"也。

其脉空虚

《灵枢·决气第三十》说："血脱者，色白，夭然不泽，其脉空虚，此其候也。"

【按】 此文"其脉空虚"一句，诸注均未允当，如杨上善注说："以无血，故色白。无血润肤，故不泽，脉中无血，故空虚以为不足，虚之状也"，张志聪注说："心主血，心之合脉也，其荣色也，是以血脱者，色白，夭然不泽，其脉空虚，此其候也"，张介宾注说："血之荣在色，故血脱者色白如盐。夭然不泽，谓枯涩无神也。脉贵有神，其脉空虚，即六脱之候"。然杨上善等注乃望文生义，其把此文之"其脉空虚"一句，误释为"脉中无血"，而且作为"血脱"的病候之一；张介宾之注随文敷衍，囫囵吞枣地说："脉贵有神，其脉空虚，即六脱之候"，其义含混不清。尤其李念莪《内经知要》把本文"其脉空虚，此其候也"二句删掉不要，更是简单粗暴，荒唐无知！细读《灵枢·决气》这一篇，首先是记述"精"、"气"、"津"、"液"、"血"、"脉"等"六气"的生成或作用以定其义，继之是记述"精"、"气"、"津"、"液"、"血"、"脉"等"六气之脱"的病候。然细查其文，却只有"精脱"、"气脱"、"津脱"、"液脱"、"血脱"五者，而少一"脉脱"，这说明其文字有脱落，如不校正，何能读通？考《甲乙经》卷一第十二，载此文"其脉空虚"句上有"脉脱者"三字，这是不错的，因为这样才符合"六气"之数。丹波元简《灵枢识》、刘衡如《灵枢经》校勘，均谓"其脉空虚"句上当补"脉脱者"三字。据此，这段文字则读为："血脱者，色白，夭然不泽；脉脱者，其脉空虚。此其候也。"这里"此其候也"一句，不是"脉脱"一条之专文，而是"六气之脱病候"的总结语。

这段文字的文理已读顺，现在再来讨论其"脉脱"的病候即"其脉空虚"一证的临床表现是什么。如果把这里"其脉空虚"理解为杨上善所说的那样"脉中无血"，是不恰当的。因脉中无血是病机，而不是病候。脉中无血，无以濡养血脉，则血脉中空而外强，以致出现脉学上的所谓"芤脉"。然"脉中空虚"的"芤脉"，可以见于"血脱"之病，但它不是"脉脱"的病候，应该分别开来，不能混为一谈。

《后汉书·隗嚣公孙述列传》说："鱼不可脱于渊"，李贤注："脱，失也"。所谓"脉脱"者，乃"脉失去之"也。故"其脉空虚"，不是指"脉空无血"的"芤脉"，而是说的按之其脉"空虚无有"，就是所谓谓"脉绝"，所谓"脉不至"，按之其脉不来而指下无脉跳动也。"脉脱"一词，在后汉时代，伟大的医学实践家张仲景已引用，《金匮要略·脏腑经络先后病脉证第一》说："脉脱，入藏即死，入腑即愈"，清代尤怡注说："脉脱者，邪气乍加，正气被遏，经隧不通，脉绝似脱，非真脱也，盖即'暴厥'之属，经曰：'跌阳脉不出，脾不上下，身冷肤鞭'；又曰：'少阴脉不至，肾气微，少精血，为尸厥'，即'脉脱'之谓也。"脉脱每见于暴厥病人，亦见于三阴病患者。前者因邪气猝遏血脉不通而无脉，后者乃正气衰竭血脉无流而无脉。二者的病因病机以及病情虽不同，然其为"脉脱"而按之指下无脉跳动则一。

手之三阴，从藏走手

《灵枢·逆顺肥瘦第三十八》："黄帝曰：脉行之逆顺奈何？岐伯曰：手之三阴，从藏走手；手之三阳，从手走头；足之三阳，从头走足；足之三阴，从足走腹。"

【按】 此文是对《灵枢·经脉第十》中所载十二经脉循行的概括。所谓"手之三阴，从藏走手"者，《灵枢·经脉》说："肺手太阴之脉，起于中焦，下络大肠，还循胃口，上膈属肺，从肺系横出腋下，下循臑内，行少阴、心主之前，下肘中，循臂内上骨下廉，入寸口，上鱼，循鱼际，出大指之端；其支者，从腕后直出次指内廉出其端"。"心手少阴之脉，起于心中，出属心系，下膈，络小肠；其支者，从心系上挟咽，系目系；其直者，复从心系却上肺，下出腋下，下循臑内后廉，行太阴、心主之后，下肘内，循臂内后廉抵掌后锐骨之端，入掌中后廉，循小指之内出其端"。"心主手厥阴心包络之脉，起于胸中，出属心包络，下膈，历络三焦；其支者，循胸出胁，下腋三寸，上抵腋下，循臑内，行太阴、少阴之间，入肘中，下臂行两筋之间，入掌中，循中指出其端；其支者，别掌中，循小指次指出其端"也。所谓"手之三阳，从手走头"者，《灵枢·经脉第十》说："大肠手阳明之脉，起于大指次指之端，循指上廉，出合谷两骨之间，上入两筋之中，循臂上廉，入肘外廉，上臑外前廉，上肩，出髃骨之前廉，上出于柱骨之会上，下入缺盆，络肺，下膈，属大肠；其支者，从缺盆上颈贯颊，入下齿中，还出挟口，交人中，左之右，右之左，上夹鼻孔"。"小肠手太阳之脉，起于小指之端，循手外侧上腕出踝中，直上循臂骨下廉，出肘内侧两筋之间，上循臑外后廉，出肩解，绕肩胛，交肩上，入缺盆，络心，循咽下膈，抵胃，属小肠；其支者，从缺盆循颈上颊，至目锐眦，却入耳中；其支者，别颊上䪼，抵鼻，至目内眦，斜络于颧"。"三焦手少阳之脉，起于小指次指之端，上出两指之间，循手表腕，出臂外两骨之间，上贯肘，循臑外上肩而交出足少阳之后，入缺盆，布膻中，散落心包，下膈，循属三焦；其支者，从膻中上出缺盆，上项，系耳后，直上出耳上角，以屈下颊至䪼；其支者，从耳后入耳中出走耳前，过客主人，前交颊，至目锐眦"也。所谓"足之三阳，从头走足"者，《灵枢·经脉第十》说："胃足阳明之脉，起于鼻之交頞中，旁纳太阳之脉，下循鼻外，入上齿中，还出挟口，环唇，下交承浆，却循颐后下廉，出大迎，循颊车，上耳前，过客主人，循发际，至额颅；其支者，从大迎前下人迎，循喉咙，入缺盆，下膈，属胃络脾；其直者，从缺盆，下乳内廉，下挟脐，入气街中；其支者，起于胃口，下循腹里下至气街中而合，以下髀关，抵伏兔，下膝膑中，下循胫外廉下足跗，入中指内间；其支者，下廉三寸而别，下入中指外间；其支者，别跗上，入大指间"。"膀胱足太阳之脉，起于目内眦，上额交巅；其支者，从巅至耳上角；其直者，从巅入络脑，还出别下项，循肩髆内，挟脊抵腰中，入循膂，络肾，属膀胱；其支者，从腰中下挟脊，贯臀，入腘中；其支者，从髆内左右别下贯胛，挟脊内，过髀枢，循髀外，从后廉下合腘中，以下贯腨内，出外踝之后，循京骨，至小指外侧"。"胆足少阳之脉，起于目锐眦，上抵头角，下耳后，循颈行手少阳之前，至肩上，却交出手少阳之后，入缺盆；其支者，从耳后入耳中出走耳前，至目锐眦后；其支者，别锐眦，下大迎，合于手少阳，抵于䪼，下加颊车，下颈，合缺盆，以下胸中，贯膈，络肝，属胆，循胁里，出气街，绕毛际，横出髀厌中；其直者，从缺盆下腋，循胸，过季胁，下合髀厌中以下，循髀阳出膝外廉，下外辅骨之前，直下抵绝骨之端，下出外踝之前，循足跗上，入小指次指之间；其支者，别跗上，入大指之间，循大指歧骨内出其端，还贯爪甲，出三毛"也。所谓"足之三阴，从足走腹"者，《灵枢·经脉第十》说："脾足太阴之脉，起于大指之端，循指内侧白肉际，过核骨后，上内踝前廉，上腨内，循胫骨后交出厥阴之前，上膝股内前廉，入腹，属脾，络胃，上膈，挟咽，连舌本，散舌下；其支者，复从胃，别上膈，注心中"、"肾足少阴之脉，起于小指之下，邪走足心，出于然谷之下，循内踝之后，别入跟中，以上腨内，出腘内廉，上股内后廉，贯脊，属肾，络膀胱；（此处当有脱文）其直者，从肾上贯肝膈，入肺中，循喉咙，挟舌本；其支者，从肺出络心，注胸中"。"肝足厥阴之脉，起于大指丛毛之际，上行足跗上廉，去内踝一寸，上踝八寸交出太阴之后，上腘内廉，循股阴入毛中，过阴器，抵小腹，（此处当有脱文）挟胃，属肝，络胆，上贯膈，布胁肋，循喉咙之后上入颃颡，连目系，上出额，与督脉会于巅；其支者，从目系下颊里，环唇内；其支者，复从肝，别贯膈，上注肺"也。

　　《灵枢·经脉第十》中载此十二经脉循行是一个终始循环，各条经脉都有一定的顺序相互交接。它们循行交接的顺序是：肺手太阴之脉受气于中焦，从肺出于中府穴，循上肢内侧前缘下行，至手大指桡侧端少商穴，其从腕后分出一支，行至手食指桡侧端商阳穴，交于大肠手阳明之脉；大肠手阳明之脉受肺手太阴经脉之气，起于手食指桡侧端商阳穴，循上肢外侧前缘上行，至对侧鼻旁迎香穴，交于胃足阳明之脉；胃足阳明之脉受大肠手阳明经脉之气，起于鼻旁迎香穴，循胸腹部下行，经下肢至足次指外侧端厉兑穴，其从足跗分出一支，行至足大指内侧端隐白穴，交于脾足太阴之脉；脾足太阴之脉受胃足阳明经脉之气，起于足大指内侧端隐白穴，循下肢内侧正中线上行，至内踝上八寸交出肝足厥阴经脉之前，循内侧前缘上行入腹，属脾注心中，交于心手少阴之脉；心手少阴之脉受脾足太阴经脉之气，起于心中，出于腋下极泉穴，循上肢内侧后缘下行，至手小指桡侧端少冲穴，行至小指尺侧端少泽穴，交于小肠手太阳之脉；小肠手太阳之脉受心手少阴经脉之气，起于手小指尺侧端少泽穴，循上肢外侧后缘上行，至面颊部耳前听宫穴，其从面颊分出一支，行至目内眦睛明穴，交于膀胱足太阳之脉；膀胱足太阳之脉受小肠手太阳经脉之气，起于目内眦睛明穴，上额，交巅，循背腰部下行，经下肢后方至足小指外侧端至阴穴，行至足小指下，交于肾足少阴之脉；肾足少阴之脉受膀胱足太阳经脉之气，起于足小指下，至足心涌泉穴，循下肢内侧后缘上行，贯脊，属肾，入肺，络心，注胸中，交于心主手厥阴心包络之脉；心主手厥阴心包络之脉受肾足少阴经脉之气，起于胸中，属心包络，出于腋下乳外天池穴，循上肢内侧正中线下行，至手中指端中冲穴，其从掌中分出一支，行至手无名指尺侧端关冲穴，交于三焦手少阳之脉；三焦手少阳之脉受心主手厥阴心包络经脉之气，起于手无名指尺侧端关冲穴，循上肢外侧正中线上行，至头面部目外眦瞳子髎穴，交于胆足少阳之脉；胆足少阳之脉受三焦手少阳经脉之气，起于头面部目外眦瞳子髎穴，循身之侧下行，经下肢外方至足四指外侧端窍阴穴，其从足跗分出一支，行至足大指丛毛之际，交于肝足厥阴之脉；肝足厥阴之脉受胆足少阳经脉之气，起于足大指丛毛之际，下行至大指外侧端大敦穴，循下肢内侧前缘上行，至内踝上八寸交出脾足太阴经脉之后，循内侧正中线上行，过阴器，入腹，属肝，入注肺，交于肺手太阴之脉为一周。这种十二经脉的循行交接，构成了人体的经脉循环，故《素问·举痛论篇第三十九》说："经脉流行不止，环周不休"。经脉乃人体组织结构，非能流行，所谓"经脉流行不止"者，乃"经脉"中所行之血气"流行不止"也。《灵枢·经脉第十》中在提出了"谷入于胃，脉道以通，血气乃行"之后，论述十二经脉的循行，也说明了所谓"十二经脉之循行"者，乃"血液流行之正常道路"，亦即营气运行之正常道路也。以血液在经脉中正常运行，环周不休，即为营气也。《灵枢·营气第十六》说："营气之道，内谷为宝。谷入于胃，乃传之肺，流溢于中，布散于外。精专者，行于经隧，常营无已，终而复始，是谓天地之纪。故气从（手）太阴出注手阳明，上行注足阳明，下行至跗上，注大指间与太阴合，上行抵髀（脾），从脾注心中，循手少阴出腋，下臂，注小指合手太阳，上行乘腋，出䪼内，注目内眦，上巅下项，合足太阳（此句当在"注目内眦"句下），循脊下尻，下行注（足）小指之端，循足心，注足少阴，上行注肾，从肾注心，外散于胸中，循心主脉出腋下臂，出两筋之间，入掌中，出中指之端，还注小指次指之端合手少阳，上行注膻中，散于三焦，从三焦注胆，出胁，注足少阳，下行至跗上，复从跗注大指间合足厥阴，上行至肝，从肝上注肺，上循喉咙，入颃颡之窍，究于畜门；其支别者，上额，循巅下项中，循脊入骶，是督脉也，络阴器，上过毛中，入脐中，上循腹里入缺盆，上注肺中，复出太阴。此营气之所行也，逆顺之常也。"此论营气在经脉中运行环周的道路，除另出一"任督循环"外，余文则为对十二经脉循行的简述，从而表明《灵枢·逆顺肥瘦第三十八》所述手足三阴三阳脉行之逆顺，乃指营气运行环周的方向和道路。

然则，人身营气运行环周的方向何以如此而不如彼呢？就是说为什么手之三阴"从藏走手"而不是"从手走藏"，手之三阳"从手走头"而不是"从头走手"，足之三阳"从头走足"而不是"从足走头"，足之三阴"从足走腹"而不是"从腹走足"呢？这是人体经脉内血气流行本身固有的特性，是古人在长期临床观察中发现，是长期医疗实践经验的总结。它体现了人体十二藏府升降的规律，是针刺治疗中迎随补泻法的理论基础。

《灵枢·逆顺肥瘦第三十八》所述的十二经脉循行规律，表明了十二藏府的升降规律是：凡藏气是上升的，它所相表里的府气就是下降的，如足三阴经所属之藏气上升，它所相表里的足三阳经所属之府气就下降；凡藏气是下降的，它所相表里的府气就是上升的，如手三阴经所属之藏气下降，它所相表里的手三阳经所属的府气就上升；反之，凡府气是上升的，它所相表里的藏气就是下降的，如手三阳经所属之府气上升，它所相表里的手三阴经所属之藏气就下降；凡府气是下降的，它所相表里的藏气就是上升的，如足三阳经所属之府气下降，它所相表里的足三阴经所属之藏气就上升，这是一个方面。在另一个方面，凡手经所属藏府之气是上升的，它同名的足经所属藏府之气就是下降的，如手三阳经所属之府气上升，足三阳经所属之府气就下降；凡手经所属藏府之气是下降的，它同名的足经所属藏府之气就是上升的，如手三阴经所属之藏气下降，足三阴经所属之藏气就上升；反之，凡足经所属藏府之气是下降的，它同名的手经所属藏府之气就是上升的，如足三阳经所属之府气下降，它同名的手三阳经所属之府气就上升；凡足经所属藏府之气是上升的，它同名的手经所属藏府之气就是下降的，如足三阴经所属之藏气上升，它同名的手三阴经所属之藏气就下降。至于各个藏府升降机能的具体论述，见拙著《读医心得·祖国医学的升降学说》中。

《灵枢·九针十二原第一》说："逆而夺之，恶得无虚，追而济之，恶得无实"。逆，即其下文"迎之"之"迎"也。追，即其下文"随之"之"随"也。它表明在针刺治疗中，迎而夺之，可以达到泻除邪气的作用；随而济之，可以达到补益正气的作用，故《灵枢·小针解第三》

说："迎而夺之者，泻也；追而济之者，补也"。所谓"迎而夺之"者，是说在施行针术时，针刺要逆着经脉循行的方向行针而刺；所谓"随而济之"者，是说在施行针术时，针刺要顺着经脉循行的方向行针而刺。《灵枢·寒热病第二十一》中所载："刺虚者，刺其去也；刺实者，刺其来也"之文，就是论述的这一点。所谓"刺其去"、"刺其来"，正是要求按照经脉的循行规律亦即营气在经脉中运行的方向施行或逆经脉之行或顺经脉之行的针刺方法，这就是针刺治疗的迎随补泻法，从而表明了十二经脉的循行规律，亦即营气在经脉中运行的规律，是针刺治疗中迎随补泻法的理论基础。

《灵枢·逆顺肥瘦第三十八》内容，是长期医疗实践经验的总结，是中医学基本理论的重要组成部分。它的产生是有其客观基础的。它对于指导中医学的临床实践有着不可动摇的地位。在继承发扬祖国医学的今天，我们必须正确地理解它，掌握它，从而更好地运用它，发扬它，使其在人民保健事业上和医学科学事业的发展上发挥更大的作用。然而近人对它颇有以"把两手上举，就是阴升阳降"之说为释者，这不仅歪曲了它产生的客观基础，抹杀了它所包含的医学实质内容，而且也对阴阳学说的基本规律制造了混乱，这实在是为我们所不足以取的。

人之所受气者，谷也

《灵枢·玉版第六十》说："人之所受氣者，谷也；谷之所注者，胃也；胃者，水谷血气之海也；海之所行云雨者，天下也。"

【按】 此文"人之所受气者，谷也"句之"气"字，诸注皆未释其义，或未的释其义。马莳注说："试观海之行云气者也，本于地气上为云，而后云气行于天之下也。胃之有气血，本于谷气所化，而后血气行于十二经之隧也"。张志聪注说："此言胃府所生之气血，如云气之布散于天下者。从藏府之经隧布于四末，充于皮肤分肉之间，不入于经俞者也"。是马莳、张志聪之注，对此"人之所受氣者，谷也"整句均遗而未释，其释下文之义，亦未臻全确。张介宾注说："人受气于谷。谷气自外而入，所以养胃气也。胃气由中而发，所以行谷气也。二者相依，所归则一。故水谷入胃，化气化血以行经隧之中，是经隧为五藏六府之大络也。"其谓"人受气于谷"，乃言"人体受精微物质于胃中水谷"也，与此"人之所受氣者，谷也"之义不同，其谓"谷气自外而入"，句义虽稍近，但仍相差一黍，以"气"连"谷"为词，则非此文之"氣"矣。近人有释此"气"字为"水谷"者，似是而非，尤误也。若依其说，则此文成为"人之所受水谷者，谷也"之句，其文悖乱粗疏，文理不可通矣。

此文之"氣"，当读为"氣"之本字，义训"馈饷"，又作"餼"，作"槩"，作"既"。《说文·米部》说："氣，馈客芻米也，从米，气声。《春秋传》曰：'齐人来氣诸侯'。槩、氣或从既。餼、氣或从食"。《文字蒙求·象形》"气"字条下则说"氣，乃'餼'之古字，又作'既'、'槩'，《论语》：'不使胜食氣'……"《说文释例·假借》说："《论语》'食氣'，复语也，非借'氣'为'气'。"是"氣"、"餼"、"槩"、"既"四者，形虽异而字则同也，为"馈饷"之义，为"进食"之义。《国语·越语上》说："生二人，公与之餼"，韦昭注："餼，食也"，《说文释例·假借》说："既，小食也，而引《论语》'不使胜食氣'，则以'既'、'氣'声同而借之也"。《文字蒙求·形声》说："既，稍食也，从皀，先声"。既，《甲骨文》作"𣥂"，"像人就食，古人席地而坐，故作蹲踞形"（见《古文字学·甲文一般的与特殊的结构·象事字》）。人进食而后能饱，故《方言》卷二说："餼，饱也"。表明"氣"字之义为进食也。《孔丛子·抚志》说："卫公子交馈马四乘于子思，曰：交不敢以此求先生之欢而辱先生之洁也。先生久降于鄙土，盖为宾主之餼焉"，即言"盖为宾主之食"也。《孔丛子·连丛子下》说："崔驷学于大学而种之，邓卫尉欲馂焉而未果"。即言"邓卫尉欲食焉而未果"也。

氪，义又训"馈"，《小尔雅·广言》说："馉，馈也"，《玉篇·食部》说："馉，云气切，馈饷也"，馈、饷互训。馈，亦"食"之义，《淮南子·氾论训》说："禹……一馈而十起，一沐而三捉发"，高诱注："馈者，食也"，《荀子·正论篇》说："曼而馈"，杨倞注，"馈，进食也"，《淮南子·诠言训》说："浣而后馈"，许慎注："馈，进食也"。是"氪"字之义训为"馈"，而"馈"为"进食"，故《群经音辨·皀部》说："既，馈食也"，《说文笺识四种·说文同文上》说"馈同氪"、"氪同馈"也。

此文"人之所受氣者，谷也"之"氣"字，乃动词，为"馈食"、"进食"之义也。《灵枢·营卫生会第十八》所谓"中焦亦并胃中（口），出上焦之后，此所受氣者……"之"氣"，与《灵枢·决气第三十》所谓"中焦受氣，取汁变化而赤，是谓血"之"氣"，皆当与此文"氣"字义同。

膀胱之胞薄以懦

《灵枢·五味第六十三》说："酸入于胃，其气涩以收，上之两焦，弗能出入也，不出，即留于胃中，胃中和温则下注膀胱，膀胱之胞薄以懦，得酸则缩绻，约而不通，水道不行，故癃。阴者，积筋之所终也，故酸入而走筋矣。"

【按】 此文"膀胱之胞薄以懦"之句，诸注均不清晰，特别是对"胞"之为物，解释得含混不清，如马莳注说："膀胱为胞之室，胞在其中，其体薄，其气懦，得此酸味则缩而且绻，所以约而不通、水道不行而为癃也"，张介宾注说："膀胱得酸则缩，故为癃也。愚按《阴阳别论》有云'女子胞'者，《气厥论》有云'胞移热于膀胱'者，《五音五味篇》有云'冲脉任脉皆起胞中'者，凡此'胞'字，皆音'包'，乃以'子宫'为言也；此节云'膀胱之胞'者，其音'抛'，以'溲脬'为言也。盖'胞'音有二，而字则音同，恐人难辨，故在本篇附加'膀胱'二字，以明此非子宫，正欲辨其疑似耳！奈何后人不解其意，俱读为'包'，反因《经》语遂认'膀胱'与'胞'为二物，故在《类纂》则曰'膀胱者，胞之室'，王安道则曰'膀胱为津液之府'，又有'胞居膀胱之室'之说，甚属不经。夫'脬'即'膀胱'、'膀胱'即'脬'也，焉得复有一物耶？"其马莳谓此文"膀胱"与"胞"为二物，这是对的，然谓"胞居膀胱之中"，则是错误的；张介宾谓"胞音有二"：有音"包"则为"子宫"，音"抛"则为"溲脬"，这是对的，然谓此文"膀胱"与"胞"为一物，"脬即膀胱，膀胱即脬"而曲释"膀胱之胞"义，则是错误的。"胞"字在古代，虽可作为膀胱讲（见《说文·肉部》及段玉裁注等），但本节的"胞"字却不是指的膀胱。考《备急千金要方》卷二十六第一引此文，于"胞"字断句，其下又重一"胞"字连下句读，作"膀胱走胞，胞薄以濡"，说明本节"膀胱之胞薄以懦"句中，原脱一"胞"字。《尔雅·释诂》说："之，往也。"而"往"，字有"走"字之义。膀胱走胞，是说酸味入胃中而下注膀胱，又由膀胱而至于胞也。"胞"与"膀胱"为二物，亦见于本书《淫邪发梦第四十三》，它说："（厥气）客于膀胱则梦游行；……客于胞、䐱，则梦溲、便"。这里"胞"与"膀胱"二者并称，表明了"胞"与"膀胱"为二物，且《备急千金要方》卷十一第一说："夫人禀天地而生，故内有五脏六腑精气骨髓筋脉，外有四肢九窍皮毛爪齿咽喉唇舌肛门胞囊，以此揔而成躯"，明谓"五藏六腑"之外还有一个"胞囊"，何得说此文"胞即膀胱，膀胱即胞"？！《诸病源候论·小便病诸候·尿床候》说："小便者，水液之余也，从膀胱入于胞为小便。"水液之余，从膀胱入胞为小便，亦明谓"膀胱"之外还有一个"胞"，又何得说此文"胞即膀胱，膀胱即胞"？！

此文之"胞",《金匮要略》称作"胞系",《备急千金要方》称作"胞囊",其与"膀胱"为二物,这一点已如上述。然"胞"之所居,实不在于"膀胱之中",而是在于"膀胱之外"的前下方前阴之中,并于前阴水道紧密连接在一起。前阴为宗筋之聚,酸入走筋,故胞缩绻而水道不通为癃,若《金匮要略》所谓"胞系了戾"的"转胞",《诸病源候论》及《备急千金要方》等所谓"胞屈辟"的"胞转"而"小腹胀急,小便不通"之病也。《备急千金要方》卷二十第三说:"胞囊者,肾膀胱候也"。胞既是肾和膀胱的外候,它就只能如"咽门者,肝胆之候也"(见《备急千金要方》卷十二第三),而"咽门"不居于"胆腑之中","舌者,心主小肠之候也"(见《备急千金要方》卷十四第三)而"舌"不居于"小肠之中","喉咙者"脾胃之候也(见《备急千金要方》卷十六第三)而"喉咙"不居于"胃府之中","肛门者……肺大肠候也"(见《备急千金要方》卷十八第三)而"肛门"不居于"大肠腑之中"一样,绝对不会居于膀胱这个"腑"之中的。上面所引《备急千金要方》卷十一第一之文所谓"内有五藏六腑精气骨髓筋脉,外有四肢九窍皮毛爪齿咽喉唇舌肛门胞囊",也明谓五藏六腑属内,胞囊属外,其"胞"何能"居于膀胱之中"?唯"胞为膀胱之候"而从属于膀胱,有时称"膀胱"概括为"胞"在内,而"膀胱"又有"胞"之名耳!

变 呕

《灵枢·五味论第六十三》说:"黄帝曰:苦走骨,多食之令人变呕,何也?少俞曰:苦入于胃,五谷之气皆不能胜苦,苦入下脘,三焦之道皆闭而不通,故变呕。齿者,骨之所终也,故苦入而走骨,故入而复出,知其走骨也。"

【按】 《甲乙经》卷六第九载此文"故入而复出"之句无"故"字,其下有"必齾疏"三字,是。此"故"字当移冒于下句。此文所论"变呕"一证,历代注家均释之为"呕吐",如杨上善、马莳、张介宾、张志聪等均作如是注,这是不妥当的。在日常生活中,未尝见其"多食苦"而定为"呕吐"之变者,且"呕吐"为"胃气之逆",其与"走骨"何与?再说,此果为呕吐,亦是苦入于胃而复出于口,又何必定要扯到了"齿"上?惜历代注家缺乏训诂学知识而不识此文"呕"字之训,遂将其误注为"呕吐",以致这段文字之义长期以来不可全文贯读而"变呕"一证被误解!

考此文所述,于多食"酸",则曰令人"癃";于多食"咸",则曰令人"渴";于多食"辛",则曰令人"洞心";于多食"甘",则曰令人"悗心",唯于此多食"苦"下,则曰令人"变呕",在"呕"字上加了一个"变"字。这种情况,似乎不是偶然的,因为人在正常情况下,是无"癃"、无"渴"、无"洞心"、无"悗心"的,但却是有"呕"存在的,而这个"呕"又是可以"变"的。然而此文之"呕"究竟何所解释呢?《方言》卷十三说:"姁,色也",郭璞注:"姁煦,好色貌",戴震疏证:"姁亦作呕";《广雅·释诂》说:"呕煦,色也",王念孙疏证:"《逸周书·官人解》云:'欲色姁然以愉',《大戴礼》'姁'作'呕'……呕、姁、岖古通用"。是"呕"字通"姁"而其义训"色",则此文所谓"变呕"者,即"变色",亦即"色变"也。然此处所说的"色",当是指"齿色"。唯其是指"齿色"之"变",所以下文特释之曰:"齿者,骨之所终也。故苦入而走骨,入而复出,故知其走骨也"。齿为骨之余,故苦味入胃走骨而复出于齿,以致齿色变焉,其齿变为色黑黄而理粗疏,唯其齿色有变,故知其苦走骨也。这就是此文"苦走骨,多食之令人变呕"的本来意义。也只有这样读,此段文字才能文贯而理周。

忧恚无言

《灵枢·忧恚无言第六十九》这一篇，篇名题曰"忧恚无言"，而一般说来，"无言"者，犹"失语"也。然此篇中内容却未见有"类似失语病证"之记述，是此文之"无言"，非谓"不能言语"之"失语"矣。然则其文究何耶？考《说文·音部》说："音，声也。生于心有节于外，谓之音。……从言含一。"此文"言"字乃"音"字省去所含之"一"，故其当读为'音'。"言"、"音"二字亦声转可通。《甲骨文字释林·释言》说："言与音初本同名，后世以用各有当，遂分化为二。周代古文字'言'与'音'之互作常见（详吴大澄说文古籀补三·三，罗振玉增考中五九，郭沫若甲研释龢言）。先秦典籍亦有'言'、'音'通用者，例如：《墨子·非乐上》之'黄言孔章'即'簧音孔章'；《吕览·顺说》之'而（读"如"）言之与响'，即'如音之与乡'，又《听言》之'其与人穀言也'，《庄子·齐物论》'穀言'，作'觳音'（以上详《诸子新证》）。《甲骨文》之'言其出疒'（掇三三五），'出疒言'（后下一·三），二'言'字应读作'音'。'音其出疒'与'出疒音'，指喉音之将嘶哑言之。"可证。《管子·五行篇》所谓"大扬惠言"，郭沫若集校亦谓其"犹《诗》言'德音孔昭'也"，唯彼谓"言，殆'音'字之误"非是。其"言"乃借字，非误也。《素问·评热病论篇第三十三》所载"肾风病"之"壅害于言"句，亦即"壅遏于音"也。是"言"字可读为"音"字无疑。此篇内容所讨论者正是"无音"之候："黄帝问于少师曰：人之卒然忧恚而言无音者，何道之塞，何气出行，使音不彰？愿闻其方。少师答曰：……人卒然无音者，寒气客于厌，则厌不能发，发不能下至，其开阖不致，故无音。"是此篇题名"忧恚无言"，即谓"忧恚无音"也。唯少师所答乃"寒客会厌而言无音"，非"忧恚"所致之"无音"也，其故安在？尚待进一步考究之。

阳重脱者易狂

《灵枢·通天第七十二》说："太阳之人，多阳而无（无，原作"少"，今据《甲乙经》卷一第一文改）阴，必谨调之，无脱其阴写其阳，阳重脱者易狂，阴阳皆脱者，暴死不知人也。"

【按】 此文"阳重脱者易狂"句中之"易"、"狂"二字为误倒，当乙转而作"狂易"。在古代文献里，"狂"、"易"二字，每有连用而为"狂易"一词者，如《汉书·五行志》说："万事失在狂易"，《白虎通·考黜》说："而得有狂易之疾"，《周礼·天官冢宰·阍人》说："奇服怪民不入宫"，郑注引《春秋传》："怪民，狂易"，《国语·晋语九》说："今臣一旦有狂疾"，韦昭注："……犹人有狂易之疾"，《甲乙经》卷十一第二说："狂易，多言不休，及狂走欲自杀，及目妄见，刺风府"，又说："狂易，鱼际及合谷，腕骨（谷），支正，少海，昆仑主之"，又说："狂易，见鬼与火，解溪主之"，《神农本草经》说："白头翁，味苦温，主温疟，狂易"，又说："蜣螂，味咸寒，主……大人癫疾狂易"，《千金翼方》卷二十七第八说："内踝上三寸绝骨宛宛中灸五十壮，主……狂易"，《外台秘要·脚气门·服汤药色目方》引苏恭说："紫雪，疗……狂易叫走"，《黄帝内经明堂》说："短气，心痹，悲怒，气逆，恐，狂易"，杨上善注："狂易者，时歌时笑，脱衣驰走，改易不定"等等皆是。所谓"狂"者，乃泛指"性理颠倒，神志失其常用"的病证，非独谓"踰腧垣上屋，骂詈不避亲疏"之"狂"也，故高诱注《吕氏春秋·孟夏纪·尊师》说："阆行妄发谓之狂"，许慎注《淮南子·主术训》说："狂，犹乱也。"所谓"易"者，《淮南子·俶真训》说："昔公牛哀转病也，七日化为虎"，许慎注："转病，易病也，江淮之间公牛氏有易病化为虎，若中国有狂疾者发作有时也"。是"易"亦"狂"也，故《国语·吴语》说："员不忍称疾辟易，以见王之亲为越之禽也"，韦昭注："辟易，狂疾"。

《韩非子·内储说下》说："公惑易也"。惑易，亦"狂易"也，或作"狂惑"，《神农本草经》卷二说："白薇，味苦平，主……忽忽不知人，狂惑"是其例。

易，与"瘍"通。《说文·疒部》说："瘍，脉瘍也，从疒，易声"，段玉裁注："脉瘍，叠韵。善惊之病也"；《广雅·释诂》说："狂，瘍，癡也"（《说文·疒部》说："癡，不慧也，从疒，疑声"），狂训癡，瘍亦训癡，是"狂"、"瘍"二字义同。"狂易"为一相同联合词，诸注对《灵枢》此文"易"字均遗而未释，其于义虽无伤，然于文则未得耳！

凡性理颠倒、神志失常而为出的病证，皆曰"狂易"。狂易之病，有多种不同表现，但总起来可分为"虚证"、"实证"两大类。《灵枢》此文所论述的"狂易"之病，则为"阳气重脱"的"虚证"。阳脱则神伤而失守不聪，从而发为狂易之病，这在《黄帝内经》一书中并不是绝无仅有的，《灵枢·九针十二原第一》所谓"夺阳者狂"、《素问·腹中论篇第四十》所谓"石之则阳气虚，虚则狂"等文，均是论述"阳虚而病狂易"的。

腘然未偻

《灵枢·通天第七十二》说："太阴之人，其状黮黮然黑色，念然下意，临临然长大，腘然未偻，此太阴之人也。"

【按】 《甲乙经》卷一第十六载此文"腘然未偻"作"腘然未偻"，误；历代注家于此"腘然未偻"之释亦多牵强，如马莳注说："临临然，长大之貌也。其腘虽长大，然直身而非伛偻之状也"；张介宾注说："临临然，临下貌。腘然未偻，言膝腘若屈而实非伛偻之疾也"；张志聪集注载赵氏说："身半以下为阴，是以临临然明胫之长大也"，又载朱卫公说："腘胫长大，故俯恭于身半之上，而腘未伛偻也"。他们将这里的"腘"字均释为人体的"腘窝"部位，从而将"伛偻"和"腘脚"连在了一起，说什么"言膝腘若屈而实非伛偻之疾也"，什么"其腘虽长大，然直身而非伛偻之状也"，什么"腘胫长大，故俯恭于身半之上而腘未伛偻也"等等。考"伛偻"者，乃"背曲"也，试问其与"腘脚"何与？尤其马莳、朱卫公辈均为"腘长大"之说，竟将"腘"字连到了上文的"临临然长大"读，遂使其文句亦乱而不通矣。本来，这几句的文字非常有规律而一看即可清楚的，其"黮黮然"是形容"黑色"的，"念然"是形容"下意"的，"临临然"是形容"长大"的，"腘然"是形容"未偻"的。所谓"腘然未偻"者，其"未偻"乃"末偻"之误，以"末"、"未"二字形近而致也。《淮南子·地形训》说："其人面（此处当有脱文）末偻脩颈"；《庄子·外物》说："有人于彼，脩上而趋下，末偻而后耳"，郭象注："耳却近后而上偻"。是"末偻"又称"上偻"，故《春秋·左昭三年传》说："顾而见人黑而上偻"，《春秋·左哀十四年传》说："有陈豹者，长而上偻望视"。

末偻，又称"背偻"，《说文·人部》"偻"字条下说："周公韈偻，或言背偻"，《小尔雅·居卫》说："禹、汤、文、武及周公……或秃背骭偻"，《诸病源候论》卷五载有"背偻候"是也。

《庄子·达生》说："见痀偻者承蜩"，《列子·黄帝》中作"见痀偻者承蜩"，张湛注："痀偻，背曲疾也"。是"痀偻"或"痀偻"，亦"末偻"也。

末偻，又通称"伛偻"。《广雅·释言》说："伛，偻也"，《广韵·上声·九麌》说："偻，伛疾也"。是"伛"、"偻"二字可互训，故连用之而为"伛偻"，叠词同义也。《广雅·释诂》说："伛，偻，曲也"。"伛"、"偻"二字均为"曲"义，故"伛偻"即为"背曲之疾"，或为

"背脊弯曲之象"，《灵枢·厥病第二十四》说："……伛偻者，肾心痛也"，《素问·刺禁论篇第五十二》说："刺脊间，中髓为伛"，王冰注："伛，谓伛偻，身踡屈也"，《小学钩沈》引《通俗文》说："曲脊谓之伛偻"。

由于"末偻"为"背脊之弯曲"，故此文特以"腘然"形容之。《荀子·富国篇》说："詘要桡腘"，杨倞注："腘，曲脚中"；《太素》卷五首篇说："人有腋腘"，杨上善注："戈麦反，曲脚也"；《玉篇·肉部》说："腘，曲脚也"；《骈雅·释诂》说："腘胂，曲却也"；《广韵·入声·二十一麦》说："腘，曲脚中也"，是"腘"训"曲脚"或"曲脚中"也。既然"腘"训"曲脚"或"曲脚中"而人体"腿弯"称"腘"，则是"腘"有"曲"义无疑，故此文以"腘然"形容"背曲"之"末偻"，自是文用有据矣。《广雅·释亲》说："腘胂，曲脚也"，王念孙疏证："腘者，曲貌也，《灵枢·通天篇》云：'太阴之人，其状腘然末偻'是也"，更证明了这一点。

寒 热 淋 露

《灵枢·官能第七十三》说："寒热淋露，以输异处。"

【按】 此文"淋露"一词，亦见于后面《九宫八风第七十七》中，所谓"病则为淋露寒热"者是也。诸家于此均误释其义，如张介宾注说："淋于雨，露于风，邪感异处，当审其经也"，又注《九宫八风第七十七》说："其病则或因淋雨，或因露风，而为寒热"；张志聪注说："寒热，阴阳血气也，淋露，中焦所生之津液也"，又注《九宫八风第七十七》说："淋露寒热者，汗出而为寒为热也"；丹波元简注说："淋露与淋沥同义，谓如淋下露滴，病经久不止。……《九宫八风篇》'淋露寒热'亦'淋沥寒热'之谓。"其张介宾注"淋露"为"淋于雨，露于风"，实属望文生义；张志聪注"淋露"忽而为"中焦所生之津液"，忽而为"汗出"，尤为荒唐；丹波元简注"淋露"为"与淋沥同义"似是，然谓"如淋下露滴"则又误矣。"沥"与"露"二字声近，疑"淋沥"借为"淋露"。

淋，原作"癃"，乃后汉人避殇帝刘隆讳而改，观《汉书·高后纪》说："南越侵盗长沙，遣隆虑侯灶将兵击之"，应劭注："隆虑，今'林虑'也，后避殇帝讳，故改之"；《汉书·地理志》说："隆虑"，应劭注："隆虑山在北，避殇帝讳，改曰'林虑'也"；《后汉书·耿弇列传》说："宝弟子承袭公主爵为林虑侯"，李贤注："林虑，即上'隆虑'也，至此避殇帝讳改焉"，等等，可以证明。是"淋露"即"癃露"也。

《说文·疒部》说："癃，罢病也，从疒，隆声"。是"癃露"即"罢露"，故《韩非子·亡徵》有"罢露百姓"、《吕氏春秋·审应览·不屈》有"士民罢潞"之语。罢，读曰"疲"（见《荀子·成相篇》杨倞注），《淮南子·览冥训》说："平公癃病"，高诱注说："癃病，笃疾"，笃，困也，（见《后汉书·光武帝纪》李贤注引《尔雅》）。说明"癃"为"疲困"之义。《素问·刺疟篇第三十六》王冰注："癃，谓不得小便也"为另一义。

《方言》卷三说："露，败也"，《春秋·左昭元年传》说："勿使壅闭湫底，以露其体"，杜预注说："露，羸也"。露，又作"潞"，作"路"，《吕氏春秋·审应览·不屈》说："士民罢潞"，高诱注："潞，羸也"；《孟子·滕文公上》说："是率天下而路也"，赵岐注："是率导天下人以羸路之困也"。露，潞，路，三字古可通用，（见《广雅·释诂》王念孙疏证）。说明本节"露"为"羸败"之义，与"癃"为"疲困"之义同。"癃露"为一"相同联合词"，其义为"羸弱疲困"。此文"淋露"，即"癃露"，又称"罢露"、"罢潞"，为身体"羸弱疲困"的病证，故《医心方》卷十四第十一有"病苦淋路消瘦，百节酸疼"的记述。

中其眸子

《灵枢·刺节真邪第七十五》："刺此者，必于日中，刺其听宫，中其眸子，声闻于耳，此其输也。"

【按】 此文"中其眸子"句之"眸子"，张介宾、马莳之注似均指"两目"之"珠子"，唯张志聪注谓"眸子，耳中之珠"。然曰人丹波元简又引《说文》所载"眸，目童子也"之文为据而斥张志聪说："志以为'耳中之珠'者何？"据此，则此文之所谓"眸子"者，在人体上究竟何所指，实有加以考察的必要。

考《说文·目部》说："眸，目童子也，从目，牟声"，《广韵·下平声·十八尤》说："眸，目童子"，《孟子·离娄上》说："莫良于眸子"，赵岐注："眸子，目瞳子也"。"童"、"瞳"字通，故古代或作"童"，或作"瞳"。眸，亦作"牟"。《淮南子·说山训》说："杯水见牟子"，《荀子·非相篇》说："尧舜参牟子"，杨倞注："牟，与'眸'同。参牟子，谓有二瞳之相参也。"是"眸子"即"瞳子"也。《释名·释形体》说："瞳子……或曰眸子"，《汉书·陈胜项籍传》说："舜盖重童子，项羽又重童子"，颜师古注："童子，目之眸子。"是"瞳子"即"眸子"也。从而表明古时"眸子"、"瞳子"二者通用。唯古之所谓"眸子"或"瞳子"，有指为"瞳人"或"瞳神"者，有指为"目珠"或"眼珠"者。然"眸子"或"瞳子"指为"瞳人"已为人们所习知，其指为"目珠"则例见下文：《小学钩沈》卷八说："瞳，目珠了也"，《广雅·释亲》说："珠了谓之眸"，《说文·目部》"眸"字条下徐颢笺亦说："盖目珠谓之眸子"等等。

《论衡·列通》说："眸子如豆，为身光明。"其"眸子"如"豆"，是"眸子"之所以又叫做"目珠子"者，以其"形体圆"故也。《淮南子·人间训》说："又利越之犀角象齿翡翠珠玑"，许慎注："员者为珠"，可证。形圆者为"珠"，珠子谓之"眸"，则"眸子"似不必限于"目珠"矣，若"耳珠"当亦可称为"眸子"也。

此文"刺其听宫，中其眸子"者，是言针刺其听宫之穴，当刺中在其眸子上也。如谓此文"眸子"必指"目珠"，则针刺耳前缘之听宫穴，未见有中于目珠者，且目珠亦不能为之针刺也。张介宾、马莳以"听宫""其脉与目相通"或"其气与眸子相通"为释，实属牵强之至！盖未见古文献上有如是意义之记述也。

其实，张志聪"眸子，耳中之珠"之注不误，听宫穴正在耳中珠子上。听宫穴又叫"多所闻穴"。《素问·气穴论篇第五十八》说："耳中多所闻二穴"，王冰注：听宫穴也，在耳中珠子，大如赤小豆"，《甲乙经》卷三第十一说："听宫，在耳中珠子，大明（"明"字疑衍）如赤小豆"，《备急千金要方》卷二十九第一说："听宫，在耳中珠子，大如赤小豆"，《铜人腧穴针灸图经》卷一说："听宫，在耳中珠子，大如小豆是"，《针灸聚英》卷一上说："听宫（原误为'会'，今改），一名'多所闻'，耳中珠子，大如赤小豆"等，均说明"听宫穴"在"耳中珠子"上。珠子谓之眸，"目中珠子"称为"眸子"，此"耳中珠子"亦称为"眸子"也。故此文说"刺其听宫，中其眸子"也。其所谓"刺其听宫，中其眸子"者，正谓"听宫穴"在"耳中珠子"上，刺其穴则当刺中其珠子也。然所谓"耳中珠子"者，即今人之所谓"耳屏"是也。

乃下留于睾

《灵枢·刺节真邪第七十五》说："故饮食不节，喜怒不时，津液内溢，乃下留于睾，血道不通，日大不休，俛仰不便，趋翔不能，此病荥然有水，不上不下，铍石所取。"

【按】 此文"血道不通"句，《甲乙经》卷九第十一、《太素·五节刺》皆作"水道不通"，是。上文明言"津液之道也"，可证。唯此文"乃下留于睾"之"睾"，为人体部位之义，尚有待进一步阐明之。

《列子·天瑞篇》说："睾如也"。睾，殷敬顺释文："音皋"，桃宏本《战国策·秦策三》说："五国罷成睾"，鲍彪本"睾"作"臯"，黄丕烈谓"睾"即"臯"字也。臯，《说文·本部》作"皋"，《玉篇·本部》谓"臯"同"皋"，音"古刀切"。是"睾"、"皋"、"臯"三字形虽异而字则同也。

此文"睾"字，马莳注说："睾音皋……阴丸"，张介宾注说："睾，音高，阴丸也"。睾，即"睪"之俗焉。"睪"之为义，本可训为"阴丸"，《灵枢·邪气藏府病形第四》说："腰脊控睾而痛"，史崧音释："睾，音高，阴丸也"；《素问·缪刺论篇第六十三》说："邪客于足厥阴之络，令人卒疝暴痛"，王冰注："其支络者，循经上睾，结于茎，故令人卒疝暴痛。睾，阴丸也"，是其例。阴丸，今通称之为"睾丸"，故此文之"睾"，不当训为阴丸。如训此文"睾"字为"阴丸，则此文所谓'津液内溢，乃下留于睾'，即为水邪留积于睾丸之中矣，如此，其水必不能多，何致于胀大得使人"俛仰不便，趋翔不能"？果为睾丸胀大得以致阴囊亦充大无已而碍于人之俛仰趋翔，则睾丸部痛苦其人亦必不堪者矣；且睾丸居于阴囊之内，又何以能"铍石所取"？此文"睾"字必不指"睾丸"无疑矣。

张志聪注此文"睾"字为"睾囊"，而未详明其义，如是与《黄帝内经灵枢译释》所说："津液不能正常运行而流溢，聚于睾丸，水道不通，阴囊日渐肿大……"则亦未是，以阴囊之肿大，不必因水之聚在睾丸也。故杨上善《太素·五节刺》注此文谓"水溢流人阴器囊中也"之文，亦嫌其浑然而欠详。

考：《灵枢经·经脉第十》说："足厥阴气绝，则筋绝。厥阴者，肝脉也，肝者，筋之合也；筋者，聚于阴气（器）而脉络于舌本也，故脉弗荣则筋急，筋急则引舌与卵，故唇青舌卷卵缩"。《素问·诊要经终论篇第十六》说："厥阴终者，中热，嗌干，善溺，心烦，甚则舌卷、卵上缩而终矣"，王冰注："足厥阴络，循胫上臯，结于茎……"据此，则"睾"又称作"卵"矣。今俗犹谓"睾丸"曰"卵子"。《玉篇·卵部》说："卵，力管切"，与"囊"声转相通，故"卵缩"，《素问·热论篇第三十一》作"囊缩"，说"伤寒……六日，厥阴受之，厥阴脉循阴器而络于肝，故烦满而囊缩"。是"睾"与"卵"通，而"卵"、"囊"声转，例可通假，则此文"睾"字义当为"囊"，"津液内溢，乃下留于睾"者，谓"水液内溢，而下溜聚于阴囊"也。故阴囊因水留结而肿大，以致人身"俛仰不便，趋翔不能"也。临床上每见阴囊及阴茎水肿而睾丸无苦，何必望文生训而定要加病于睾丸？

《金匮要略》考义

《金匮要略》一书，是后汉张仲景所著《伤寒杂病论》的杂病部分。它记述了内、妇等科各种疾病的病因、证候、诊断和治疗。它和《伤寒论》一样，理、法、方、药全备，理论结合实际，辨证施治原则贯穿于全书的始终。它在内容的叙述上，对疾病"分类简明，辨证切要"，实为中医治疗内、妇科疾病的宝贵典籍。然它写成于一千七百年以前，文字比较简奥，内容脱误甚多，令人实难卒读，故历代注释《金匮要略》者辈出，而对《金匮要略》之义颇多阐发，但也见到其中注释对《金匮要略》的内容，望文生义者有之，随文敷衍者有之，牵强附会者有之，妄改原文者有之，这就有必要对《金匮要略》中的某些内容从新加以探讨。

其脉如蛇

《金匮要略·痉湿暍病脉证（并治）第二》说："病者身热足寒，颈项强急，恶寒，时头热，面赤目赤，独头动摇，卒口噤，背反张者，痉病也。若发其汗者，寒湿相得，其表益虚，即恶寒甚。发其汗已，其脉如蛇。"原注："一云'其脉浛浛'。"

又说："暴腹胀大者，为欲解；脉如故，反伏弦者，痉。"

【按】 此两条文字，前一条上段即从"病者"句起，至"痉病也"句止，在《伤寒论》《金匮玉函经》和《脉经》中，均为独立一条，乃论述痉病主证，其下段和后一条，文字讹误错乱较甚。故历代注家未能解释甚或遗而未释。其"若发其汗者，寒湿相得，其表益虚，即恶寒甚"等句，《伤寒论》《金匮玉函经》《脉经》等书均未载，故日人丹波元坚《金匮玉函要略述义》引轩邨宁熙"'若发其汗'以下十七字，盖《湿病》中之文，今错在此也"之说似是。"发其汗已，其脉如蛇"两句，《脉经》卷八第二、《金匮玉函经》卷二第一所载，均冒于后一条之首，作"痉病，发其汗已，其脉浛浛如蛇，暴腹胀大者，为欲解；脉如故，反伏弦者，必痉"（伏，《金匮玉函经》误为"复"）。其说"暴腹胀大"为痉病"欲解"之候，有些注家还做了机制解释，但终于临床无征，故吴谦等《订正仲景全书》以"暴腹胀大者"一句为衍文，主张删去。然据《五十二病方·婴儿病间（痫）方》"间（痫）者，身热而数惊，颈项强而复（腹）大"之文，则"腹胀大"乃痉病证候，当居于"为欲解"一句之下，其"暴"、"者"则属上句读，作"其脉浛浛如蛇暴者，为欲解"。下文"脉如故，反伏弦者"二句，既曰脉象"如故"，又曰脉象"反伏弦"，于文实有未安，故丹波元坚《金匮玉函要略述义》说："按'如故'二字难解。"其实，按文义，"脉"字当移于"反伏弦者"句上，"如故"二字连上"腹胀大"为句，作"腹胀大如故，脉反伏弦者"。这样，此两条文字，除论述痉病主证之文为一条外，其余文字理顺为"痉病发其汗已，其脉浛浛如蛇暴者，为欲解；腹胀大如故，脉反伏弦者，必痉。"

本文"其脉如蛇"或"其脉浛浛如蛇暴者"之义，周扬俊《金匮玉函经二注》注："试言其脉，则因误汗逼令真阳脱入湿中，所以形容其'如蛇'也。言脱出之阳，本疾急亲上，轻矫若龙，为湿气所纽，则迟滞如蛇之象，尽力奋进，究竟不能奋飞矣"，尤怡《金匮要略心典》注："其脉如蛇者，脉伏而曲，如蛇行也。脉本直，汗之则风去而湿存，故脉不直而曲也"，陆

173

渊雷《金匮今释》注引沈氏说："其脉坚劲，动犹如蛇，乃譬挣纽奔迫之状"，今人谭日强氏《金匮要略浅述》注："其脉如蛇，即筋脉拘急已极的真藏脉，参见《五藏风寒积聚篇》'肝死藏'条"，杨百茀氏《金匮集释》注："脉如蛇，指脉来坚劲，脉象起伏屈曲如蛇状"等。总之皆谓其脉"坚劲拘急，纽结奔进，屈曲而如蛇行"。然细察本文，只言"其脉如蛇"。而无"行"字，试问其"蛇"何来之"行"？其"蛇"既无"行"，其体未必定"屈曲"？且既尚在论其"蛇"之"行"，又何必定有"坚劲"之象？诸家注"蛇"添"行"，实亦"画蛇添足"之比也。注解《金匮要略》之书，见一"蛇"字，即视为《五藏风寒积聚病篇》之"曲如蛇行"，岂不太粗疏乎！

蛇，一作"虵"，《集韵·平声一·五支》说："蛇……或作虵"，可证。其实；古"它"、"也"作字之偏旁常通用，如"华陀"又作"华他"、"呼沱"又作"呼池"是也。蛇、施声转，二字可通，《刘涓子鬼遗方·治痈疽神仙遗论·决生死法》说："发于股阴，曰赤蛇疽"，《灵枢·痈疽》、《太素·痈疽》均作"发于股阴，名曰赤施"，明"蛇"、"施"二字义通无疑。又作"弛"，故《甲乙经》卷十一第九下、《千金翼方》卷二十三第一均作"发于股阴，名曰赤弛"。施，亦与"弛"通，《周礼·地官司徒·小司徒之职》说："凡征役之施舍"，郑玄注：'施，当为弛'；《集韵·上声上·四纸》说："施，舍也，改易也，通作弛"，是"施"通"弛"也；《春秋·左襄十八年传》说："乃弛弓而自后缚之"，陆德明释文："弛，式氏切，本又作施，音同"，《集韵·去声上·五寘》说"弛，改易也，通作施"，是"弛"通"施"也，故郝懿行《尔雅·释诂下》"弛，易也"义疏说："施、弛古通"。又通作"㢮"，《后汉书·光武帝纪》说："遣骠骑大将军杜茂将众郡施刑屯北边"，又说："遣谒者分将施刑补理城郭"，李贤注前者说："施，读曰拖"，注后者："施，与'㢮'同"。㢮、弛字又同，《广雅·释诂》卷二上说："㢮，缓也"，王念孙疏证："㢮，本作弛"，《广雅·释诂》卷四下说："㢮，舍也"，王念孙疏证："《周官·大司徒》云：'舍禁弛力'。弛与㢮同。"是"蛇"、"虵"、"施"、"弛"、"㢮"并字异而义同也。

本文"蛇"字，既与"施"、"弛"、"㢮"等字通，然其义果为何哉？《广雅·释诂》卷二上说："㢮，缓也"，《素问·皮部论篇第五十六》说："热多则筋㢮骨消"，王冰注："㢮，缓也"。又训"纵"，《淮南子·齐俗训》说："纵体施发"，许慎注："施，纵也"，而"纵"亦"缓"也，故《说文·糸部》、《群经音辨·糸部》并说："纵，缓也"。纵、缓义同，故古每连用而为"纵缓"之词，《素问·生气通天论篇第三》说："有伤于筋，纵"，王冰注："筋络内伤，机关纵缓"，《素问·刺要论篇第五十》："肝病则春病热而筋㢮"，王冰注："㢮，犹纵缓也"等是其例。字又训"解"，《汉书·翟方进传》说："其后少㢮威严"，颜师古注："㢮，解也"，《文选·潘安仁西征赋》说："于是弛青鲲于网钜"，李善注："杜预《左氏》注曰：'弛，解也'"，《文选·曹子建七启》说："收荏弛箷"，李善注："弛，解也"。解，亦"缓"也，《周易·序卦传》说："解者，缓也"，《周易·序卦传》说："解者，缓也"，《周易·杂卦传》说："解，缓也"。

总之，蛇、虵，字通"施"、"弛"、"㢮"。其"施"训"纵"、"㢮"训"缓"训"解"、"弛"训"解"，而"纵"、"解"又皆训"缓"。是本文"其脉如蛇"者，乃谓"其脉如缓"也。《素问·通评虚实论篇第二十八》说："乳子中风，热……喘鸣肩息者，脉实大也，缓则生，急则死"，王冰注："缓，谓如纵缓；急，谓如弦张之急，非往来之缓急也"。本文痓病发汗已"其脉如缓"者，亦谓其"脉体纵缓"，非谓其脉来迟缓也。

此文原注谓"一云'其脉浛浛'。"或据《脉经》调整后此文作"其脉浛浛如蛇暴者"之"浛浛"二字，《金匮》诸家多未之释，福州市人民医院《脉经校释》谓："浛，水和泥也。浛浛，形容滑利之象"。训"浛"为"水和泥"，盖本《玉篇·水部》。然则"浛浛"为"滑利"，不知其何所据。

考：洛，字通"涵"，《诗·小雅·巧言》说："乱之初生，僭始既涵"，毛苌传："涵，容也"。涵，与"涵"同，《说文·水部》说："涵，水泽多也，从水，圅声。《诗》曰：'僭始既涵'。"段玉裁注："《小雅·巧言》文。传曰：'僭，数。涵，容也。按：'涵'训'容'者，就'受泽多'之义而引申之"。且"洛"、"鋡"俱谐"含"声，二字可通，《方言》卷六说："鋡，受也"，钱绎笺疏："鋡之言含也"，《广雅·释诂》卷三上说："鋡，受，盛也"，王念孙疏证："鋡，通作'含'。凡言堪受者，即是容盛之义"。是"含"有"容"义也。钱绎《方言》卷六笺疏："《释名》：'含，合也，合口亭之也'。通作'函'。《文选·张平子南都赋》说："巨蟒函珠"，李善注："函，与'含'同"。《礼记·曲礼上》说："席间函丈"，郑玄注："函，犹'容'也"，《广韵·下平声·二十二覃》、《集韵·平声四·二十二覃》亦皆说："函，容也"。洛、涵、涵、鋡、含、函并字异而义同。"含"训"容"，"容"亦训"含"，《史记·乐书》说："广则容奸"，张守节正义："容，含也"。含、容互训，二者义通，故可同训，《广雅·释诂》卷三上说："含，容，宽也"。事既宽容，其情缓矣，故"容"有"缓"意。今人犹谓"宽容"曰"包涵"，得到包涵，则情势必缓解矣。容，缓意也，重言之则曰"容容"，《汉书·翟方进传》说："何持容容之计"，《后汉书·左雄传》说："容容多后福"，《楚辞·山鬼》说："云容容兮而在下"，马茂元注："容容，通作'溶溶'……"，《汉书·扬雄传》说："沈沈容容，遥噱虖紘中"，《文选·扬子云羽猎赋》则作"沇沇溶溶，遥噱乎紘中"，可证。《楚辞·九叹·逢纷》说："扬流波之潢潢兮，体溶溶而东回"，《楚辞·九叹·愍命》说："心溶溶其不可量兮，情澹澹其若渊"，《素问·离合真邪论篇第二十七》说："此邪新客，溶溶未有定处也"。其"溶溶"，"容容"，犹"洛洛"也。洛，通"涵"，训为"水泽多"，故"洛洛"则用以形容"广大混同无定"也。然"洛"又训"容"，而"容"有"缓"意，则"溶溶"又用以形容"缓懈松弛"之象，《难经·二十九难》说："带之为病，腹满，腰溶溶若坐水中"，吕广注："带脉者，迥带人之身体，病则其腹缓，故令腰溶溶也"，滑寿注："溶溶，无力貌"。无力，亦即"弛缓"也。

本文"如"字，与下"按之紧如弦"之"如"同，读为而，《经传释词》卷七说："如，犹'而'也"。至于本文"暴"字之义，《后汉书·桓谭冯衍列传》说："远征万里，暴兵累年"，李贤注："暴，露也"，《汉书·扬雄传下》说："今乐远出以露威灵"，颜师古注："露，谓显暴不深固"。是"暴"、"露"可互训，故每连用而为"暴露"，《春秋·左襄三十一年传》说："亦不敢暴露"、《汉书·田叔传》说："吾王暴露"，是其例。《广雅·释诂》卷四上说："襮，外，表也"，王念孙疏证："……'暴'与'襮'声近而义同"，《尚书·尧典》说："光被四表"，蔡沈注："表，外（也）"。是"暴"为"显露表见"之义也。

如上所述，则所谓"其脉洛洛如蛇暴"者，乃谓"其脉缓懈无力而纵弛显见"也。痉脉沉伏而紧急弦直，发汗后变为缓懈无力而纵弛显见，为邪去而正亦受损之象。痉为邪实之病，正虽有损而邪已消除，无邪则正将自复，故其病"为欲解"。

下文"腹胀大如故"，为痉病之一证候。故，乃"鼓"字之借。"故"、"鼓"声同，例得通假，故《金匮要略·水气病脉证并治第十四》说："皮水……其腹如鼓"，而《诸病源候论·水肿病诸候·皮水候》则作"腹如故"。痉邪内盛，气机窒塞，故其病见"腹胀大如鼓"也。

一物瓜蒂汤

《金匮要略·痉湿暍病脉证第二》说："太阳中暍，身热疼重，而脉微弱，此以夏月伤冷水，水行皮中所致也，一物瓜蒂汤主之。一物瓜蒂汤方：瓜蒂二十个。右剉，以水一升，煮取五合，去滓，顿服。"

【按】　此条"一物瓜蒂汤"之治"中暍……伤冷水，水行皮中"之病，诸注均未确。以其皆未究瓜蒂之为药，因给药方式之不同，而在人体之作用亦异也。其混同瓜蒂散视之，无怪乎其释此条之义为乖误。

瓜蒂，又作"瓜蔕"，一名"瓜丁"，一名"瓜当"。以其为"甜瓜"之"蒂"，故又名"甜瓜蒂"，以其味"极苦"，故又名"苦瓜蒂"、"苦丁香"也。瓜蒂之药，常因其给药方式之殊，在人体发生之作用有别，而主治之病证亦不同。瓜蒂为散内服，则涌吐，以治胸膈中痰涎宿饮或食停上脘，如《伤寒论·辨太阳病脉证并治下第七》所谓"病如桂枝证，头不痛，项不强，寸脉微浮，胸中痞鞕，气上冲咽喉，不得息者，此为胸有寒也，当吐之，宜瓜蒂散"和《金匮要略·腹满寒疝宿食病脉证并治第十》所谓"宿食在上脘，当吐之，宜瓜蒂散"等是其例；瓜蒂研末外用嚔鼻，则引出鼻流黄水，以治黄疸病，如《千金翼方》卷十八第三所载"黄疸，目黄不除，瓜丁散方：瓜丁细末，如一大豆许内鼻中，令病人深吸取入，鼻中黄水出，差"是其例；瓜蒂研末布包塞鼻，以治鼻中息肉，如《备急千金要方》卷六上第二所载"治齆鼻有息肉，不闻香臭，方：瓜丁、细辛，右二味各等分，末之，以绵裹如豆大许，塞鼻中，须臾即通"是其例；瓜蒂研末为丸内服，则大便泻下，以治鼓胀病证，如《医方考·鼓胀门》所载"香枣丸：苦丁香一物为末，熟枣肉和丸，梧子大，每三十丸，空心枣汤下。诸鼓胀内热者，此方主之"是其例；瓜蒂全物为汤内服，则利小便，以治夏月伤水，水行皮中而身面四肢浮肿和湿热郁蒸肌肤而面目身体黄疸等病证，如此文所谓"太阳中暍，身热疼重，而脉微弱，此以夏月伤冷水，水行皮中所致也，一物瓜蒂汤主之"和《金匮要略·黄疸病脉证并治第十五》所载附方"瓜蒂汤，治黄疸"等是其例。

《神农本草经》卷一说："瓜蒂，味苦寒，主大水身面四肢浮肿，下水，杀蛊毒，咳逆上气，及食诸果病在胸腹中，皆吐下之。生平泽。"此条瓜蒂一物为汤内服，利其小便，以泄行于皮中之水，使其尽从小便而出，且苦寒以清暍，正与《神农本草经》所述瓜蒂主治之证合，何得谓此"方与证不对"或"药证不相对"？丹波元简、陆渊雷、谭日强等氏，皆谓《伤寒论》《金匮玉函经》《脉经》三书载此条之文并无"一物瓜蒂汤主之"七字，以其七字为衍文，盖亦疏矣！殊不知《伤寒论》载《辨痉湿暍脉证》一篇，止以其三病"与伤寒相似"，列之以为辨，非论其三病之治疗，故通篇无方药，不得独谓"无瓜蒂汤"也，而《金匮玉函经》《脉经》二书于此文下，均载有"瓜蒂汤主之"之字，何得谓之"无"？著述带着随意性，不严肃认真，似不是一种良好之学风，时至今日，可以休矣！

身体魁羸

《金匮要略·中风历节病脉证并治第五》所载"桂枝芍药知母汤证"中，其"诸肢节疼痛"文下一句，明代流传下来三个版本记载各异，赵开美本作"身体魁羸"，徐镕本作"身体尪羸"，俞桥本作"身体尪羸"。而三者都是叙述历节病"桂枝芍药知母汤证"的同一证候，但"魁羸"、"尪羸"、"尪羸"三者的含义却不相同，其中必有讹误。兹特为之考证如下：

1. 魁羸　赵开美本所作"魁羸"二字，正与元刊本《金匮要略》之文同，而《脉经》卷八第五作"魁瘰"。魁羸，魁瘰，字异而义同，叠韵字也。又作"陮隗"，《说文·𨸏部》说："陮隗，高也"。段玉裁注："陮隗，犹'崔巍'、'縩䕨'，叠韵字也"；又作"磈碨"，《文选·江赋》说："玄蛎磈碨而碨硋，"李贤注："磈碨，碨硋，不平之貌"，又作"鎨鐕，《骈雅·释诂》说："鎨鐕，不平也"；又作"膧朏"，《玉篇·肉部》说："膧朏，肿皃"；又作"胎朏"，《玉篇·肉部》《广韵·上声·十四贿》并说："胎脆，大肿兑"，《骈雅·释训》作"大癯也"；又作"魁垒"，《楚辞·九思·疾世》说："魁垒挤摧兮常困辱"，洪兴祖补注："魁垒，盘结也"；又作"魁瘣"，"傀磊"，"傀偏"，《尔雅·释木》说："抱遒木，魁瘣"，郭璞注："谓树木丛生，根枝节目盘结魄磊"，邢昺疏："木丛攒迫而生者，名枹遒木。魁瘣，读若魄磊，谓根节盘结处也"，郝懿行义疏："……魄磊，本或作'傀偏'。然则'魁瘣'、'魄磊'皆字之叠韵，亦论声不论字也。其树木根节盘结则自曲屈而不平也。是则"魁赢"、"魁瘰"、"魁垒"、"魁瘣"、"魄磊"、"魄磏"、"鎴鑎"、"䑋脆"、"胎脆"、"傀偏"、"陮隗"、"崔巍"、"豢皋"等，皆字之叠韵，以声训而不论字，其义高而肿起不平，正状历节病"桂枝芍药知母汤"的"身体魁赢"也。此所谓"身体"者，乃指上文"诸肢节疼痛"之"诸肢节"也，所谓"身体魁赢"者，是谓历节病发作时的肢体关节疼痛肿大而不与关节上下部位相平也。

2. 魁赢　徐镕本作"魁赢"之"魁"，不成字，字书皆无载，乃"魁"字之坏文无疑。

3. 尪赢　俞桥本作"尪赢"之"尪"字，本作"尣"，作"尪"，亦作"尫"，古文作"兀"。"尪"、"尣"、"尪"、"尫"、"兀"五者形虽异而字同也。《说文·尢部》说："尢，尣也，曲胫人也，从大，象偏曲之形，凡尢之属皆纵尢。尣，篆文从𡴞"，段玉裁注："本从'𡴞'声，省作'尢'。"大徐本《说文·人部》说："偻，尢也，从人，娄声。周公韈偻，或言背偻"，《礼记·檀弓下》说："天久不雨，吾欲暴尪而奚若"，郑玄注："尪者面向天"，《吕氏春秋·季春纪·尽数》说："苦水所，多尪与伛人"。高诱注："突胸仰向疾也"，《尚书·洪范篇》说："六曰弱"，孔安国传："尪劣"，《春秋·左僖二十一年传》说："夏大旱，公欲焚巫尪"，杜预注："巫尪，女巫也"，孔颖达疏："并以巫尪为女巫，则尪是劣弱之称，当以女巫尪弱，故称尪也。或以为尪非巫也，巫是祷神之人，尪是瘠病之人，二者非一物也"，《通俗文》卷上说："短小曰尪"。是"尪"字之义训，为"人之一侧胫曲而见跛"，为"脊骨前曲而偻俯"，为"脊骨后曲而面仰向天"，为"短小"，为"劣弱瘦瘠"也。足证"尪"之一字有多义。此文"尪"字下连"赢"字构成"尪赢"之词，《说文·羊部》说："赢，瘦也"，则此"尪"字之义，唯训之为"劣弱瘦瘠"始较恰当。然训为"劣弱瘦瘠"，其历节病患者有的可能出现劣弱瘦瘠，但劣弱瘦瘠之证不是历节一病所专有，而是许多疾病都有可能出现的证候，因而它不体现出历节病的临床证候特征，它未与历节病的证候特征相符，是此文"尪"字为误也，乃浅人不识"尪"为"魁"字之坏而又见其下有"赢"字，遂妄改之作"魁"也，殊不可从。自当是以赵开美本"身体魁赢"之文为确。历节病每次发作则肢体关节疼痛肿大而不与关节上下部位相平，久久不愈，则肢体关节皮肉虽不肿起，而骨节亦显见其突起不与其上下部位相平，成为《千金要方》卷八第三所论"历节病"之"骨节蹉跌"，今人所谓之"骨节变形"也。

酸削不能行

《金匮要略·血痹虚劳病脉证并治第六》说："劳之为病，其脉浮大，手足烦，春夏剧，秋冬瘥，阴寒精自出，酸削不能行。"

【按】　此文"酸削不能行"句，《金匮衍义》《金匮要略心典》等随文敷衍，顺笔带过，未为之释，而释之者又多有望文生训之嫌，如《金匮要略本义》注说："腿脚酸软，肌肉瘦削，遂不可行立而骨痿不能起于牀矣。"《金匮要略浅述》注说："酸削，指腰膝酸疼瘦削，无力行走。"1985年10月版高等医药院校教材《金匮要略讲义》注说："酸削，指两腿酸痛消瘦，"又说"故两腿酸痛瘦削，不能行动。"诸注谓"酸"为"酸疼"或"酸痛"则是，谓"削"为

"瘦削"或"消瘦"于此文义则似未确。虚劳病人尽管在临床上可有"消瘦"一证出现，但此文"削"字与"酸"字连用而构成古代常用之"酸削"一词，则不当望文生训以分而释之也。朱骏声《说文通训定声·小部第七》谓"酸削双声连语"，可证。

在我国古代文献里，"酸削"一词是屡见不鲜的，如《周礼·天官冢宰下·医师职》："春时有痟首疾"，郑玄注："痟，酸削也"；《备急千金要方》卷八第二说："寸主心风，腹胀满，食不消化，吐血，酸削……"；《备急千金要方》卷十二第六说："吐血，酸削，灸肝输百壮"；《备急千金要方》卷十四第五说："鳖甲汤，治邪气梦寐，寤时涕泣，不欲闻人声，体中酸削……"；《千金翼方》卷十五第四说："建脾汤，治脾气不调，使人身重如石，饮食即呕，四肢酸削不收"；《外台秘要·蛊注方三首》说："范汪疗蛊注百病，癥瘕积聚酸削……"等等。这充分表明"酸削"在我国古代是一个常用之词。

酸削，一作"酸消"，《备急千金要方》卷四第二"干姜丸，治妇人寒热羸瘦，酸消……"。《医心方·治虚劳梦泄精方》僧深方云："禁精汤，主失精，羸瘦，酸消……"。《神农本草经》卷二"慈石，味辛寒，主……洗洗酸消"等文是；又作"酸痟"，《说文·疒部》"痟，酸痟"、《列子·黄帝篇》殷敬顺释文"痟瘵，酸痟也"等文是；又作"酸㾓"，《备急千金要方》卷四第一"紫石英柏子人丸，治女子……酸㾓，恍惚，不能起居"、《神农本草经》卷二"木虻，味苦平，主……寒热，酸㾓，无子"等文是；又作"酸嘶"，《周礼·天官冢宰下·医师职》贾公彦疏"酸削则酸嘶"文是；又作"酸痟"，《备急千金要方》卷十九第五"……手足酸痟，耳鸣色黑，是骨极之至也"，《千金翼方》卷十五第一"七伤为病，令人……身寒汗出，肌肉酸痟"等文是；又作"酸㾹"，《玉篇·疒部》"㾹，思移、思兮二切，酸㾹也"，《龙龛手镜·疒部·平声》"酸，苏官反，酸㾹也"，《广韵·上平声·五支》"㾹，酸㾹"、《广雅·释诂》卷一上王念孙疏证"酸削犹酸㾹"等文是。酸削，酸消，酸痟，酸㾓，酸嘶，酸痟，酸削，酸痟，酸㾹，并字异而义同。然则临床上其证为何？《广韵·上平声·五支》及其《十二齐》皆说："酸㾹，疼痛也"，《龙龛手镜·疒部·平声》亦谓："酸㾹，疼痛也"。是此文"酸削"之义为"疼痛"无疑也。

至于此文"不能行"之义，必不如诸注所谓"不可行立"、"不能行动"之说。虚劳失精之证，何必皆有如此之甚！其虽"春夏剧"，然仍能"秋冬瘥"也，何至于"不能起于床"？此文"不能行"之"能"字当读为"耐"。《汉书·食货志上》说："能风与旱"，颜师古注："能读曰耐也"，《词诠》卷二说："能，外动词，与'耐'同。"《素问·阴阳应象大论篇第五》说："能冬不能夏"，《甲乙经》卷六第七载之则作"耐冬不耐夏"；《荀子·正名篇》说："能有所合谓之能"，杨倞注："能，当为耐，古字通也。耐，谓堪任其事。"是此文"不能行"，当读为"不耐行"，乃谓其"不堪任行走"，即是"难以坚持正常行走"而非"不能行动"也。

桂枝加龙骨牡蛎汤

《金匮要略·血痹虚劳病脉证并治第六》说："夫失精家，少腹弦急，阴头寒，目眩，发落，脉极虚芤迟，为清谷、亡血、失精。脉得诸芤动微紧，男子失精，女子梦交，桂枝（加）龙骨牡蛎汤主之。桂枝加龙骨牡蛎汤方：桂枝、芍药、生姜各三两，甘草二两（炙），大枣十二枚（擘），龙骨、牡蛎各三两。右七味，以水七升，煮取三升，分温三服。"

【按】 此条前段即从"夫失精家"句起，至"为清谷、亡血、失精"句止，和后文"天雄散方"为一条，是论述"滑精"的证治；后段即从"脉得诸芤动微紧"句起，至末尾"分温三服"句止为一条，乃论述"梦遗"的证治，余已在下文"天雄散"中考证而详述，唯对其病机未置一词，这里特将"桂枝加龙骨牡蛎汤证"的病机加以阐述。

关于桂枝加龙骨牡蛎汤证的病机，历代《金匮要略》注家中，有释为"阳虚"者，有释为"阴虚"者，有释为"阴损及阳"者，有释为"阴虚阳强"者，有释为"阴阳两虚"者，有释为"阴阳并乖而伤及其神与精"者，有释为"精虚火浮"者，黄坤载之释虽有"郁而生风"之说，但却以其为"阳虚"所致，总之，均以其证的病机属"虚"也。恐非是。

考此文"桂枝加龙骨牡蛎汤方"所主治之病证。除"芤动微紧"之脉象外，其证在"男子"则为"失精"，在"女子"则为"梦交"。从"女子梦交"句，可知"男子失精"句之"失精"字上有"梦"字，而为"梦失精"，殆即后世之所谓"梦遗"。其无"梦"者，省文耳，以"男子失精""女子梦交"为对句也。《外台秘要》引深师方，称此文曰"桂心汤"，言其主治病证即为"虚喜梦与女邪交接，精为自出"，而《外台秘要》也正载此方证于"虚劳梦泄精"门中。是"桂枝加龙骨牡蛎汤"之主治病证为"梦失精"无疑。

然则此文"梦失精"形成之病机如何？《诸病源候论·虚劳病诸候下·虚劳梦泄精候》说："肾虚为邪所乘，邪客于肾则梦交接。肾藏精，今肾虚不能制精，因梦感动而泄也。"据此，则"梦失精"一证之形成，乃"肾虚"而又"为邪所乘"使然，非独"虚"也。此正是"邪之所凑，其气必虚"之义。所谓"邪"者，本泛词，指一切不正之气，《群经音辨·邑部》说："邪，不正也"，颜师古《汉书·元帝纪》注说："邪者，言非正气也"，《素问·藏气法时论》王冰注说："邪者，不正之目，风寒暑湿饥饱劳逸皆是邪也，非唯鬼毒疫疠也"等等，均说明此点。其例尚多，不胜枚举。但有时却又单指"风"邪，如《灵枢·邪气藏府病形篇》说："身半已上者，邪中之也，身半已下者，湿中之也"，而《素问·太阴阳明论》则说"故伤于风者，上先受之，伤于湿者，下先受之"；再如《金匮要略·五藏风寒积聚病篇》说："邪入（原作'哭'，误，今改）使魂魄不安者，血气少也。血气少者属于心，心气虚者其人则畏，合目欲眠，梦远行而精神离散，魂魄妄行。阴气衰者为癫，阳气衰者为狂"。而《诸病源候论·风病诸候下》中之《风癫候》与《风狂病候》则说："风癫者，由血气虚，邪入于阴经故也。人有血气少则心虚，而精神离散，魂魄妄行，因为风邪所伤，故邪入于阴则为癫疾"，"狂病者，由风邪入并于阳所为也。风邪入血，使人阴阳二气虚实不调，若一实一虚，则令血气相并，气并于阳则为狂"；《诸病源候论·妇人杂病诸候·癫狂候》也说："……皆由血气虚，受风邪所为。人禀阴阳之气而生，风邪入并于阴则为癫，入并于阳则为狂"；又如《灵枢·九针论》说："邪入于阴则为血痹"，而《金匮要略·血痹虚劳病篇》则设为问答说："问曰：血痹病从何得之？师曰：夫尊荣人骨弱肌肤盛，重因疲劳汗出，卧不时动摇，加被微风，遂得之"，《诸病源候论·风病诸候上·血痹候》也说："血痹者，由体虚邪入于阴经故也。血为阴，邪入于血而痹，故为血痹也。其状形体加（原作"如"，误，今改）被微风所吹，此由优乐之人，骨弱肌肤盛，因疲劳汗出，卧不时动摇，肤腠开，为风邪所侵也"等等，皆其例。然"邪"既可是"风"，则此条"桂枝加龙骨牡蛎汤"所治"梦失精"之证，上引《诸病源候论·虚劳病诸候下·虚劳梦泄精候》所说"肾虚为邪所乘"之"邪"，自可属之"风邪"矣。《素问·阴阳应象大论篇》说："风气通于肝"，肝藏魂，风邪乘肝则魂扰而喜梦，肾藏精，为生殖之本，风邪客肾则因梦而交接精失，以致形成"梦失精"之证发生。《伤寒论·辨太阳病脉证并治中》说："欲救邪风者，宜桂枝汤。"此条"梦失精"之证，乃"风邪乘于肝肾"所致，故治用"桂枝加龙骨牡蛎汤"方，以"桂枝汤"治风去邪，加"龙骨、牡蛎"收涩固精，且以安镇神魂。本篇上文所载之"小建中汤证"，亦以"桂枝汤"治风去邪而除其"梦失精"，唯彼之重心在中气虚弱，故特加"膠饴"为君以补虚而建立中气也。有谓"桂枝汤"，外感得之"调营卫"，内伤得之"和阴阳"者，其言是则是矣，然只是言其末耳，未能究其本也。其所以能使"营卫调"或"阴阳和"者，实在于桂枝汤之治风去邪以奏效也。

天 雄 散

《金匮要略·血痹虚劳病脉证并治第六》载："天雄散方：天雄三两炮，白术八两，桂枝六两，龙骨三两。右四味，杵为散，酒服半钱匕，日三服，不知，稍增之。"

【按】 本方刁然独立于此，未载明其所主病证，与本书他方之例不合。本书原方均为先述病证后列方，附方则均为方名下述其主治病证，而本方"天雄散"之体例独异，故除各注家有"原方"、"附方"之争外，其《医宗金鉴》竟疑而删之。其实，天雄散一方，实为张仲景之原方，唯文字讹误而致人生疑窦耳。

考本方上文所载："夫失精家，少腹弦急，阴头寒，目眩（原注："一作目眶痛"），发落，脉极虚芤迟，为清谷亡血失精。脉得诸芤动微紧，男子失精，女子梦交，桂枝（加）龙骨牡蛎汤主之。桂枝加龙骨牡蛎汤方：桂枝、芍药、生姜各三两，甘草二两，大枣十二枚，龙骨、牡蛎各三两。右七味，以水七升，煮取三升，分温三服。"这里"男子失精"与"女子梦交"并称，且同治以"桂枝加龙骨牡蛎汤"之方，说明其"失精"为"梦失精"，殆即后世之所谓"梦遗"，与首句"夫失精家"之"失精"指后世之所谓"滑精"者不同。在这一条文字中，前半既曰"失精家"（指滑精），后半又曰"男子失精"（指梦遗）；前半既曰"脉极虚芤迟，后半又曰"脉得诸芤动微紧"（疑此句亦有字误），这样的文章结构，明是两条而被讹误并混在一起的，《脉经》卷八第六载此说："夫失精家，少腹弦急，阴头寒，目眶痛（原注："一作目眩"），发落，脉极虚芤迟，为清谷亡血失精。"又说："脉得诸芤动微紧，男子失精，女子梦交通，桂枝加龙骨牡蛎汤主之。"正作两条，可为明证。如此，则其文通而理亦顺矣。

《外台秘要·虚劳梦泄精方》载："深师……桂心汤，疗虚喜梦与女邪交接，精为自出。方：桂心、牡蛎熬、芍药、龙骨、甘草各二两炙，大枣三七枚（一方十枚），生姜五两。右七味咬咀，以水八升，煎取三升，去滓，温分三服。忌海藻、菘菜、生葱。"又载："《小品》龙骨汤，疗梦失精，诸脉浮动，心悸，少（腹）急，隐处寒，目眶痛，头发脱者，常七日许一剂，至良。方：龙骨、甘草炙各二分，牡蛎三分熬，桂心、芍药各四分，大枣四枚擘，生姜五分。右七味切，以水四升，煮取一升半，分再服。虚羸浮热汗出者，除桂，加白薇三分、附子三分炮，故曰'二加龙骨汤'。忌海藻、菘菜、生葱、猪肉、冷水。"此"桂心汤"、"龙骨汤"二方的药用分量，虽与"桂枝加龙骨牡蛎汤"一方有异，但其三方均为"桂枝"、"芍药"、"甘草"、"大枣"、"生姜"、"龙骨"、"牡蛎"等七味药物所组成，观"桂枝加龙骨牡蛎汤方"文下之注，是宋人已认《小品》"龙骨汤"即仲景"桂枝加龙骨牡蛎汤"矣。这就进一步表明"桂枝加龙骨牡蛎汤"所治"男子失精"为后世之所谓"梦遗"更无疑义。

《诸病源候论·虚劳病诸候下·虚劳失精候》说："肾气虚损，不能藏精，故精漏失。其病小腹弦急，阴头寒，目眶寒，发落"。此足证"夫失精家，少腹弦急……"等文乃论述后世之所谓"滑精"者，而非桂枝加龙骨牡蛎汤所主治。《外台秘要·虚劳失精方》中载"范汪疗男子虚失精，三物天雄散方：天雄三两炮，白术八分，桂心六分。上药捣，下筛，服半钱匕，日三，稍稍增之。忌猪肉、冷水、桃、李、雀肉、生葱。"原注："张仲景方有'龙骨'。"这就清楚地告诉人们"夫失精家，少腹弦急……"之证是治以"天雄散"，而"天雄散"一方是用以治疗"夫失精家，少腹弦急……"之滑精证的。从而不难看出：在"夫失精家，少腹弦急……"等文之下脱落了"天雄散主之"一句，而"天雄散"全方之文又被误置于"桂枝加龙骨牡蛎汤"方药之后，且前后两条之文又被并混在一起，遂致"天雄散"之方刁然独立而无所归属矣。

综上所述，本方"天雄散"和上条之文，如改正后则应作："夫失精家，少腹弦急，阴头寒，目眩，发落，脉极虚芤迟，为清谷亡血失精，天雄散主之。天雄散方：天雄三两炮，白术八两，桂枝六两，龙骨三两。右四味，杵为散，酒服半钱匕，日三服，不知，稍增之。"

"脉得诸芤动微紧，男子失精，女子梦交，桂枝加龙骨牡蛎汤主之。桂枝加龙骨牡蛎汤方：桂枝、芍药、生姜各三两，甘草二两，大枣十二枚，龙骨、牡蛎各三两。右七味，以水七升，煮取三升，分温三服。"

弦则为减　减则为寒

《金匮要略·血痹虚劳病脉证并治第六》说："脉弦而大，弦则为减，大则为芤，减则为寒，芤则为虚，虚寒相搏，此名为革。妇人则半产漏下，男子则亡血失精。"

【按】　此文亦见于本书《惊悸吐衄下血胸满瘀血病脉证并治第十六》、《妇人杂病脉证并治第二十二》和《伤寒论·辨脉法第一》等篇。其中"弦则为减"、"减则为寒"句之两个"减"字，诸注均释为"减少"、"减损"之义，如尤怡注说："脉弦者，阳不足，故为减为寒"，陈念祖注说："弦则为阳微而递减……减则阳不自振为诸寒"，吴谦等注说："弦则为劲，减其中取之劲，外急象也"等等。其诸注之文虽各异，而对此文"弦则为减"、"减则为寒"之"减"字释为"减少"之义则相同，这是与此文原意不相合的。此文原意，是以"弦"、"大"二脉以形容"革"脉的形状，又以"弦则为减，大则为芤，减则为寒，芤则为虚"等四句阐明"弦"、"大"之义，并进一步阐明"革"脉形状及其病变机理。然这"弦则为减，大则为芤，减则为寒，芤则为虚"四句，是一种对偶性文句，其"弦则为减"、"大则为芤"二句相对为文，"减则为寒"、"芤则为虚"二句相对为文。这里"芤"字，是一个脉象名词，如把"减"字释为"减少"之"减"，就成了一个量动词而与文理不顺了。

《伤寒论·辨脉法第一》说："脉浮而紧者，名曰弦也。弦者，状如弓弦，按之不移也；脉紧者，如转索无常也。"说明"弦"、"紧"二脉劲急相类，唯"弦"脉"状如弓弦，按之不移"，而"紧"脉则"按之如转索"左右弹也。据此，本节"减"字，当为"紧"之借字。"紧"、"减"一声之转，故本节"紧"字借作"减"。所谓"弦则为减"者，即"弦则为紧"也；所谓"减则为寒"者，即"紧则为寒"也。

本书《腹满寒疝宿食病脉证治》说："胁下偏痛（此下原衍'发热'二字，今删），其脉紧弦，此寒也"是"弦"、"紧"二脉均主寒，且该篇还说："寒疝绕脐痛，若发则白汗（原误为'白津'，今改正）出，手足厥冷，其脉沉紧者，大乌头煎主之"，而《外台秘要·寒疝腹痛方门》引此文"沉紧"作"沉弦"，脉象弦急如转索即为"紧"脉，故本节说："弦则为紧"；寒邪伤人可见紧脉，紧脉每见于寒邪，故《伤寒论·平脉法第二》说："诸紧为寒"，而本节说："紧则为寒"。关于"紧则为寒"之句，在本书和《伤寒论》中是屡见不鲜的，如本书《中风历节病脉证并治第五》说："寸口脉浮而紧，紧则为寒……"本书《黄疸病脉证并治第十五》说："趺阳脉紧而数……紧则为寒"，《伤寒论·辨脉法第一》说："寸口脉浮而紧……紧则为寒"，《伤寒论·平脉法第二》说："趺阳脉微而紧，紧则为寒……"等等均是。

本节"减"字读为"紧"，为一脉象名词，始与"芤"为对文。这样，"弦则为紧"与"大则为芤"为一对偶句，"紧则为寒"与"芤则为虚"为一对偶句，文理始通。如把"减"字读为"减少"之"减"，则于文理为未通而与医理亦牵强矣！正因为本节"减"为"紧"之借字，故《妇人良方·崩中漏血生死脉方论》引此文作"寸口脉弦而大，弦则为紧，大则为芤，紧则为寒，芤则为虚，虚寒相搏，其脉为革"而把"减"字直接写作"紧"字了。

肺　癰

《金匮要略·肺痿肺痈咳嗽上气病脉证治第七》说："肺痈，胸满胀，一身面目浮肿，鼻塞，清涕出，不闻香臭酸辛，咳逆上气，喘鸣迫塞，葶苈大枣泻肺汤主之。"原注："方见上。三日一剂，可至三四剂，此先服小青龙汤一剂乃进。"

【按】　本节文后林亿等注谓"方见上"，即指本篇前文"肺痈，喘不得卧，葶苈大枣泻肺汤主之"后所列药方："葶苈大枣泻肺汤方：葶苈熬如黄色捣丸如弹丸大，大枣十二枚。右先以水三升，煮枣取二升，去枣，内葶苈煮取一升，顿服。"据《备急千金要方》卷十七第七所载此文，则本节当紧接前文"肺痈，喘不得卧，葶苈大枣泻肺汤主之"一节之次，乃承其文进一步论述肺痈病葶苈大枣泻肺汤的证治。然本节现居于本篇之末者，当为后人编次之误也。《金匮要略》注家有据之以为附者，盖疏于考核耳。

本节"葶苈大枣泻肺汤"之治的所谓"肺痈"一病，《金匮要略》注家多释为肺部"蓄结痈脓"的"肺痈病"，如赵良、尤怡、吴谦、魏念庭、陈念祖等均是。他们谓"葶苈大枣泻肺汤"是治"肺痈病"始萌之时"血结而脓未成"者，似属望文生训，实有商榷的余地。

考本篇前文说："问曰：病咳逆，脉之何以知此为肺痈，当吐脓血，吐之则死？其脉何类？师曰：寸口脉微而数，微则为风，数则为热，微则汗出，数则恶寒。风中于卫，呼气不入；热过于荣，吸而不出。风伤皮毛，热伤血脉。风舍于肺，其人则咳，口干，喘满，咽燥不渴，时唾浊沫，时时振寒；热之所过，血为之凝滞，蓄结痈脓，吐如米粥……"，这表明"蓄结痈脓"的"肺痈病"，其病因病机，是风热之邪始伤皮毛而后入于肺之血脉，遂壅塞于血脉之中蓄结不解，腐败气血而化为痈脓的。如果本节所述确为这个"肺痈病"的"血结而脓未成"，治疗上为何不"活血以散结"，而用葶苈大枣泻肺汤"以泻肺之气闭"？如果本节所述确为"蓄结痈脓"的"肺痈病"，其风热未全入里而表证尚在时，自当先服以辛凉解表药，而《备急千金要方》卷十七第七于此文后何谓"先服小青龙汤一剂"以辛温发表？林亿等此文后何以偏据《备急千金要方》卷十七第七注谓"此先服小青龙汤一剂"以辛温发表？说实在话，亦未见有用"葶苈大枣泻肺汤"治愈"蓄结痈脓"的"肺痈病"者。

本篇两节"葶苈大枣泻肺汤"之治的所谓"肺痈"，实在都不是指的"风热壅遏，蓄结痈脓"的"肺痈"一病，而是指"水饮之邪逆于肺中"所导致的"肺气壅塞"。是"肺癰"者，言"肺壅"也。特此文之"肺壅"兼有寒邪束表之证也。

癰，壅也。在古代医学文献里，"壅塞"之"壅"，每有写作"癰"字者，如：

《素问·大奇论》说："肺之雍，喘而两胠满"。雍，古与"壅"通，《汉书·元帝纪》说："是故壬人在位而吉士雍蔽"，颜师古注："雍读曰壅"；《骈字分笺》说："辟雍；……雍之为言壅也"，可证。是"肺之雍"，即"肺之壅"也，然《甲乙经》卷十一第八载此文，即作"肺之癰"。

《难经·五十六难》说："令人洒淅寒热，喘咳，发肺壅"，而《脉经》卷六第七引此文，即作"令人洒淅寒热，喘咳，发肺癰"。

还有《灵枢·论疾诊尺》说"视人之目窠上微癰，如新卧起状"，即"视人之目窠上微壅，如新卧起状"也；《素问·病能论》说"夫癰气之息者，宜以针开除去之"，即"夫壅气之息者，宜以针开除去之"也。

综上所述，是"癰"字在古代可作为"壅"用，则此文之所谓"肺癰"，据其"先服小青龙汤一剂"又治以"葶苈大枣泻肺汤"方，自当是"肺气壅闭"之"肺壅"，而不是"蓄结痈脓"的"肺痈"。现在再来考察一下本节的葶苈大枣泻肺汤。其方在张仲景的《伤寒论》和《金匮要略》里，除见于本篇两节治疗所谓"肺痈"外，还见于本书《痰饮咳嗽病脉证并治第十二》"支饮不得息，葶苈大枣泻肺汤主之"一节。葶苈大枣泻肺汤方中主药为"葶苈"，《神农本草经》谓其"主癥瘕积聚结气，饮食寒热，破坚逐邪，通利水道"（见顾观光辑本卷四），陶弘景谓其"下膀胱水，伏留热气，皮间邪水上出，面目浮肿，身暴中风热痱痒，利小腹，久服令人虚"，甄权谓其"疗肺痈上气咳嗽，止喘促，除胸中痰饮"（均见《本草纲目》卷十六引）。汉唐时期这三家"本草"，只谓"葶苈"能除"饮食寒热"，"面目浮肿"，"风热痱痒"，"上气咳嗽"等证，均未述其有主治痈脓之效，而张仲景之用"葶苈"，除"葶苈大枣泻肺汤"一方之外，尚用于"鳖甲煎丸"方中，以治疗"疟母"的"外有寒热，内有癥瘕"（见本书《疟病脉证并治第四》）；用于"己椒苈黄丸"方中，以治疗"痰饮"的"水流肠间，腹满口干"（见本书《痰饮咳嗽病脉证并治第十二》）；用于"大陷胸丸"方中，以治疗"水结胸胁"的"结胸项强"（见《伤寒论·辨太阳病脉证并治下第七》）；用于"牡蛎泽泻散"方中，以治疗"大病瘥后，水溢下焦"的"腰以下肿"等，全与上述三家"本草"之论合，且甄权明谓葶苈"疗肺痈"，更足以证明本节所谓的"肺痈"，不是"蓄结痈脓"的"肺痈"，而是指的"肺气壅闭"。本节肺气壅闭，乃饮邪逆于肺部，息道闭塞难通，肺气失调，故症见"胸胀满……不闻香臭酸辛（"酸辛"二字乃衍文，当删，《备急千金要方》卷十七第七载此无"酸辛"二字），咳逆上气，喘鸣迫塞"，饮邪从肺之合而浸渍于皮肤，故证又见"一身面目浮肿"。葶苈大枣泻肺汤逐饮泄闭，正为的对之方，因本节之证兼有"鼻塞，清涕出"的"风寒表证"；故林亿等据《备急千金要方》卷十七第七之文于本节后注曰："此先服小青龙汤　剂乃进"。这既符合于中医学的基本理论和治疗原则，又符合于临床实际，如某女，17 岁，住湖北省黄陂县。1963 年秋，因突然发生全身浮肿而来汉就治于中医，症见恶寒，发热，咳嗽，气粗，小便短少色黄，全身洪肿，苔白，脉浮，面呈急性病容，西医检查血压增高，诊断为"急性肾炎"而收留住院治疗，一医投以小青龙汤 1 剂，寒热已而余证不减，另一医改为利水药加降压药服至数十剂而不效，后更一医本"葶苈大枣泻肺汤"之法，于前方利水药中加入"葶苈三钱"，服后即小便如涌，旋而诸证悉退而血压亦降至正常，病愈出院。这表明本节是张仲景给我们留下的宝贵遗产，惜历代《金匮要略》注家不识其义，有的曲为之释，有的删而不论，都给本节医学内容在指导临床医疗工作方面带来了不利作用，故这里特撰此文以析其疑。

胸痹缓急

《金匮要略·胸痹心痛短气病脉证治第九》说："胸痹缓急者，薏苡附子散主之。薏苡附子散方：薏苡仁十五两，大附子十枚炮。右二味，杵为散，服方寸匕，日三服。"

【按】　本节"薏苡附子散"之治"胸痹缓急"，其所谓"胸痹"者，根据本节的读法，当然是指本篇前文所述的胸痹主证："喘息咳唾，胸背痛，短气"等，这是毫无疑义的，已为前代《金匮要略》注家所公认，然其"缓急"之义，则前代《金匮要略》注家的见解却颇有一些分歧：有谓是胸痹病的痛势时而急剧时而缓解，如李彣、吴谦、程云来等；有谓是"缓"字义从"急"，乃胸痹病的痛势危急已甚，如周扬俊、丹波元坚等；有谓是胸痹病兼有筋脉或缓或急，如尤怡、陈念祖等。前两种见解虽有不同，但对本节"缓急"之义，则均是作为形容词，形容胸痹病证痛势的，而第三种见解则把本节"缓急"释为"筋失养而或缓或急"，是作为一个临床证候。我是同意这第三种见解的，本节"缓急"之词，是疾病的临床证候。但"筋脉"的"或缓或急"，如不充分阐明，则仍易于被误为"痛势"的"或缓或急"。这里我对本节"缓急"证候补充一些古代文献根据。

本节的"缓急",是胸痹病的临床证候。所谓"缓",就是"筋脉缓纵不收",所谓"急",就是"筋脉拘急不伸"。这种"筋脉或缓或急"之证,亦见于其他疾病。一些疾病的这两种相反表现,一方面,可以各自出现,如《外台秘要·风湿方》中所载"七物独活汤"之治"中风湿缓纵不随"、《伤寒论·太阳病》中所载"桂枝加附子汤"之治"四肢微急,难以屈伸"说明了这一点;另一方面,也可以交互存在,《素问·生气通天论》所谓"大筋䠥短,小筋弛长,䠥短为拘,弛长为痿"者是也。在临床上,一般情况下,常是"筋脉'急'已即'缓'、'缓'过又'急'。"所以在医学文献上"缓"、"急"二字每连用而为"缓急",如《神农本草经》卷一载"芎䓖"治"寒痹筋挛缓急",载"狗脊"治"腰背强机关缓急",《神农本草经》卷三载"天雄"治"历节痛拘挛缓急",《千金翼方·本草上·草部上品之下》载"续断"治"腰痛关节缓急",《千金翼方·草部上·草部中品之上》载"麻黄"治"五藏邪气,缓急",《外台秘要·风半身不随方》中载《古今录验》"小续命汤"治"中风入藏,身缓急不随",《本事方》卷三载"续断丸"治"筋脉缓急"等等,还有《神农本草经》卷一载"干漆"治"五缓六急,风寒湿痹",载"黑雌鸡"治"风寒湿痹,五缓六急"等,这些"缓急"或"五缓六急"均为疾病的临床证候,从而也就证明本节的"缓急"是胸痹病伴有的一个临床证候了。

再说,本节"胸痹缓急",是治以"薏苡附子散"方,而其方为"薏苡仁"、"附子"二药所组成,《神农本草经》明谓薏苡仁主"筋急拘挛,不可屈伸"(见卷一),附子主"寒湿,踒躄拘挛,膝痛,不能行步"(见卷三),二者合方,正是用以治疗"胸痹病"伴以"筋脉缓急"之证的。

两 胠 疼 痛

《金匮要略·腹满寒疝宿食病脉证治第十》说:"趺阳脉微弦,法当腹满。不满者,必便难,两胠疼痛,此虚寒从下上也。当以温药服之。"

【按】 此文"两胠疼痛"之义,诸注均理解为"两胁疼痛",将"胠"字释为"侧胸部"的所谓"胠胁",如吴谦等注说:"趺阳,胃脉也,当缓而和,今见弦脉,是肝脉也,肝脉见于脾部,是木盛土虚也,法当腹满。今不腹满者,肝脉微弦不盛而脾不虚,故脾未受病也。肝自郁则失其条达之性,必本经自病,故便难、两胠痛也。然非肝火实病,此乃虚寒从下上也,当以温药服之";尤怡注说:"趺阳,胃脉也。微弦,阴象也。以阴加阳,脾胃受之,则为腹满。设不满,则阴邪必旁攻胠胁而下闭谷道,为便难,为两胠疼痛。然其寒不从外入而从下上,则病自生,所谓'肾虚则寒动于中'也,故不当散而当温";徐彬注说:"趺阳脉微弦,微者阳虚,弦者客寒,虚而受寒,腹者脾主之,焉得不满?《内经》曰:'脏寒生满病'。设不满,是脾胃素有热,邪即避实而袭虚,故寒束其热,而便反难;邪袭两胁而结于其下,乃两胁胠痛。微弦见于下之趺阳而痛发于胁胠,自比风从上受者异,故曰此虚寒从下上也";《金匮要略学习参考资料》引沈明宗注说:"脾与胃为表里,诊趺阳脉,则能定其虚实寒热。但脉微者,是脾胃之阳微,弦乃肝邪乘于脾胃,肾寒相随肝气上逆,即'脏寒生满病'之义,故当温药服之。或不满者,脉必弦数,乃挟心相来乘脾胃,与肾寒上逆不同,本经气滞,故作便难,两胠疼痛,又当凉剂之治矣"等等。诸注既误把"胠"释为"胠胁",又不知"此虚寒从下上也"之句乃是"此虚寒从上向下也"之误,故诸注或曰"肝郁失其条达之性",或曰"阴邪旁攻胠胁",或曰"肝邪乘于脾胃",或曰"肾虚则寒动于中",或曰"挟心相来乘脾胃",或曰"脾胃素有热"等等,不一而足,真是节外生枝,画蛇添足!

考《诸病源候论·大便病诸候·大便难候》说："跗阳脉微弦，法当腹满。不满者，必大便难而脚痛，此虚寒从上向下也。"《外台秘要·淋并大小便难病门·大便难方》说："跗阳脉微弦，法当腹满。不满者，必大便难而脚痛，此虚寒从下而上也。"说明本节的"胅"字，不应当读为"胅胁"之"胅"，而应当读为"脚"字。"胅"乃"脚"之省文。马王堆汉墓出土帛书载"却谷食气"的"却"字省"卩"作"去"（见《文物》1975年第6期），则"脚"字自然也可以省"卩"作"胅"，故《灵枢·经脉》载足太阳经脉所生病的"脚痛"，马王堆汉墓出土医书则作"胅痛"（见《文物》1975年第6期）；《素问·大奇论》载"肾雍脚下至少腹满"，其"脚下"二字，《甲乙经》卷十一第八、《太素·五脏脉诊》则均作"胅下"。正因为"胅"字是"脚"字的省文，故本节"必便难，而两胅疼痛"之句，在《诸病源候论》和《外台秘要》中均作"必大便难而脚痛"。本节"微弦"之脉加于"跗阳"，说明"虚寒"之邪病于"脾"，脾居中焦而主腹，故"法当腹满"。如腹不满者，乃虚寒不留于腹而下趋，其邪结于下焦，阳气不通，故为"便难"，为"脚痛"，是即所谓"此虚寒从上向下也"。在中医学里，"脾病"而有"脚痛"之证，已早见于《黄帝内经》，如《素问·藏气法时论》所载"脾病者……脚下痛"之文，就是一例。

这里"脚"字，不只是指"足部"，而是指的"整个下肢"，殆即所谓"腿"也。脚，又作"腳"。《汉书·高五王传》说："股战而栗"，颜师古注说："股，脚也"；《韩非子·难言》说："孙子膑脚于魏"，所谓"膑脚"者，谓摘除其"膝盖骨"也；《玉篇·肉部》说："腘，曲脚也"；《广雅·释亲》说："脚，胫也"，王念孙疏证说："凡对文则膝以上为股，膝以下为胫"；《急就篇》说："股脚膝膑胫为柱"，颜师古注说："脚，足也"。"股"训"脚"，"膝"训"脚"，"腘胅"训"曲脚"，而"脚"又训"胫"，训"足"，是"脚"指"整个下肢"无疑。本书《跗蹶手指臂肿转筋狐疝蚘虫病脉证治第十九》说："转筋之为病，其人臂脚直"，这里把"脚"与"臂"对举，亦可证"脚"为"整个下肢"。

若发则白汗出

《金匮要略·腹满寒疝宿食病脉证并治第十》说："腹痛，脉弦而紧，弦则卫气不行即恶寒，紧则不欲食，邪正相搏，即为寒疝绕脐痛，若发则白汗出，手足厥冷，其脉沈紧者，大乌头煎主之。"

【按】　《湖北中医杂志》1981年第3期所载"《金匮要略》断句一则"之文，指出了《金匮要略·腹满寒疝宿食病脉证治第十》中第十七条"寒疝绕脐痛，若发则白汗出"的"白汗"如释之为"冷汗"则欠妥，这是有一定道理的。因为此条所述寒疝痛甚而致"汗出"的"汗"虽然可能是"冷汗"，但"白汗"一词的本身意义并不是冷汗。然而，该文作者说"……再看其他中医典籍，亦只有'汗出'、'绝汗'、'劳汗'、'自汗'或单写'汗'字者，未曾出现'白汗'一词"，主张将"若发则白汗出"一句的读法改为"若发则白，汗出"，这却是值得商榷的。

首先其文如改作"若发则白"，则其义是未足的，必须于"白"字上，或加一"面"字，或加一"色"字，或加上"面色"二字，始能使其文句之义足，《金匮要略》一书正是这样用文的。如其《脏腑经络先后病脉证第一》所载"色白者，亡血也"和"肝色青而反色白"，其《百合狐惑阴阳毒病证治第三》所载："其面目乍赤乍黑乍白"，其《血痹虚劳病脉证并治第六》所载"面色白，时目瞑兼衄"等等，均是如此。即如该文作者所引《灵枢·决气》和《素问·诊要经终论》之文，亦均于"白"上有一"色"字。可见，如其句只作"若发则白"，则于文即欠周而于义即嫌未足矣。然该文作者对其句作了"若发则白，汗出"这样的断句之后又接着解释说："……'白'者系指面色苍白；'汗出'则指冷汗出"。这是在"加字"以"足义"，似不是妥善的解经之法，我故未敢苟同！

至于说"再看其他中医典籍……未曾出现'白汗'一词"，这实在不合实际。"白汗"一词，在中医典籍里是有记载的，如《素问·经脉别论篇第二十一》所载："厥气留薄，发为白汗"，《备急千金要方》卷七第二所载"风湿相薄……白汗出而短气"等是其例。白汗，在《内经》一书里，又常写作"魄汗"，如《素问·生气通天论篇第七》说："魄汗未尽，形弱而气烁"，《素问·阴阳别论篇第七》说"魄汗未藏，四逆而起"，《素问·通评虚实论篇第二十八》说："魄气不尽，胞气不足，治在经俞"，《素问·至真要大论篇第七十四》说："魄汗不藏，四逆而起"，等等。这些所谓"魄汗"者，均是说的"白汗"，盖古时"魄"、"白"二字可通也。

考"白汗"一词，不仅每见于我国古代医学典籍里，而且在我国其他古代典籍中也是常被使用的。《淮南子·修务训》说："挈一石之尊，则白汗交流"，《论衡·主毒篇》说："孔子见阳虎，却行，白汗交流"，《战国策·楚策》说："蹄申膝折，尾湛胕溃，漉汁洒地，白汗交流"。鲍彪注："白汗，不缘暑而汗也。"根据中医学的观点，"暑则皮肤缓而腠理开"（见《灵枢·岁露论》），人身当出汗。其不缘暑而汗出，必因他故相迫使然，所以称其"汗"为"白汗"。是所谓"白汗"者，犹言其为"迫汗"也，他故迫然而致其汗出也。本条所述寒疝之"大乌头煎证"，乃寒实内盛而非暑热，其"汗出"乃痛甚所致，宜其称之谓"白汗出"也。

《淮南子·精神训》说："盐汗交流，喘息薄喉"，许慎注："白汗咸如盐，故称盐汗"。是"白汗"古时又称为"盐汗"也。

据上所述，"白汗"乃我国古代典籍里的一个常用之词，而《金匮要略·腹满寒疝宿食病脉证治第十》中第十七条之文，如读为"若发则白，汗出"，其"汗出"之义固可通，但"若发则白"之文实未足义，所以我的意见，还是按照历代注家的读法，读作"若发则白汗出"为句，似更恰当些，不知吴、陈二同志以为然否？

邪哭，阴气衰者为癫，阳气衰者为狂

《五藏风寒积聚病脉证并治第十一》说："邪哭使魂魄不安者，血气少也；血气少者，属于心，心气虚者，其人则畏，合目欲眠，梦远行，而精神离散，魂魄妄行，阴气衰者为癫，阳气衰者为狂。"

【按】

（1）邪哭，诸注归纳起来约有两种解释：一谓病人无故哭泣，如邪所凭，如尤怡、吴谦、陈念祖等；一谓"哭"字乃"入"字之误，"邪哭"当作"邪入"，如徐彬、沈明宗、黄坤载等。然病人妄言妄哭，仲景于"热入血室"而症见"昼日明了，暮则谵语"者，则曰"如见鬼状"；于"脏躁"而症见"喜悲伤欲哭"者，则曰"像如神灵所作"，均不以"邪哭"之文为用，盖因"邪哭"之字为义则于文理不通也。是此文之所谓"邪哭"者，当如徐彬等人所说，乃"邪入"之讹，以"入"、"哭"二字声近易于致误也。《素问·宣明五气篇第二十三》所载"邪入于阳则狂"、《灵枢·九针论第七十八》所载"邪人于阳则为狂"之文，正作"邪入"，可证。

王冰注《素问·藏气法时论篇第二十二》说："邪者，不正之目，风寒暑湿饥饱劳逸皆是邪也，非唯鬼毒疫疠也。"是"邪"的概念较广泛，凡不正之气皆为"邪"。然此文之"邪"，乃具体疾病的致病因素，实是指"风"。病因之"风"字，在古文献中，时有写作"邪"字者，如《素问·太阴阳明论篇第二十九》说："故伤于风者，上先受之；伤于湿者，下先受之"，而

《灵枢·邪气藏府病形第四》则说："身半以上者，邪中之也；身半以下者，湿中之也"。此《素问》之文"风"与"湿"对，《灵枢》之文"邪"与"湿"对，是"邪"为"风"无疑。《金匮要略》此文"邪入"者，言"风入"也。"风入"者，言"风邪侵入人体之中"也。风邪侵入人体，致令阴阳气相并，或并于阴或并于阳以致人体或阴盛或阳盛，从而发生或癫或狂的病证。《诸病源候论·妇人杂病诸候·癫狂候》说："癫者，卒发仆地，吐涎沫，口㖞目急，手足缭戾，无所觉知，良久乃苏；狂者，或言语倒错，或自高贤，或骂詈不避亲疏，亦有自定之时。皆由血气衰，受风邪所为。人禀阴阳之气以生，风邪入并于阴则为癫，入并于阳则为狂。"正与《金匮要略》此文互发其义。根据其所述"癫"、"狂"临床证候看，《金匮要略》此文的"血气少"，与《素问·评热病论篇第三十三》中"邪之所凑，其气必虚"之义相类，所谓血气的"虚"、"衰"、"少"，只是相对的，是"邪实"而"正虚"，是所谓"邪去而正自复"的"正虚"，不是"虚则补之"而需要补益气血药物治疗的虚证。在张仲景的著作里，论邪实的病证而述病机为"虚"是不乏其例的，如《金匮要略·惊悸吐衄下血胸满瘀血病脉证治第十六》说："心气不足，吐血衄血，泻心汤主之。"张仲景用"大黄"、"黄连"、"黄芩"三药组成的"泻火清热"的"泻心汤"方，治疗"吐血衄血"，其病机明是邪热实盛，而说的却是"心气不足"；又如《金匮要略·血痹虚劳病脉证并治第六》说："五劳虚极羸瘦，腹满不欲饮食……内有干血，肌肤甲错，两目黯黑，缓中补虚，大黄䗪虫丸主之。"张仲景用"大黄"、"䗪虫"、"水蛭"、"虻虫"、"干漆"、"桃仁"等药物组成的"破血攻瘀"的"大黄䗪虫丸"方，治疗"腹满不欲饮食……肌肤甲错，两目黯黑"，其病机明是"内有干血"，而说的却是"五劳虚极"，且把治法叫做"缓中补虚"。这就足证此文"癫"、"狂"之病，乃风邪入侵，阴阳气相并的实证。有人丢掉此文"邪哭"二字，只据"血气少"、"心气虚"读两"衰"字为"衰弱"之"衰"而谓此文所述"癫"、"狂"为虚证，其乃望文生训，不识文字古义，特于仲景之学未通耳！

（2）此文"阴气衰者为癫，阳气衰者为狂"二句，诸注均误释其"衰"字，故于其二句之义亦多曲解，如吴谦等注说："'阴气衰者为癫'之'癫'字，当是'狂'字；'阳气衰者为狂'之'狂'字，当是'癫'字……心之血，阴也，阴过衰则阳盛，阳盛则为病狂也；心之气，阳也，阳过衰则阴盛，阴盛则为癫也"；唐宗海注说："夫魂附于阴血之中，阴气衰者，则阳魂浮而为癫；魄寓于阳气之内，阳气衰者，则阴魄扰而为狂"；魏荔彤注说："阴气衰者，正阴衰而邪阴盛也，癫乃不识不知之状，阴邪凝闭，而灵明之窍塞矣，故为癫；阳气衰者，亦正阳衰而邪阳亢也，犯乃如鬼如神之状，阳邪暴发，而礼让之意绝矣，故为狂"。是诸注均把"阴气衰者为癫，阳气衰者为狂"二句之"衰"字误释为"衰弱"之义，且吴谦等还以'癫'、"狂"二字为互错。如依吴谦之说，治狂则当补阴血，而治癫则当补阳气；如依唐宗海之说，则治癫当补阴血，而治狂又当补阳气；如依魏荔彤之说，则治癫当补正阴、泻邪阴，而治狂则当补正阳、泻邪阳。然在临床上，治疗"癫"、"狂"之病，多有用催吐、通下、化痰、泻火、开郁、通窍、重镇、安神等法者，用补法治"癫"、"狂"之病固不乏其例，但它毕竟不是治疗"癫"、"狂"的一般规律；尤其所谓"正阴衰而邪阴盛"、"正阳衰而邪阳亢"之说，治疗要用"补正阴而泻邪阴"或"补正阳而泻邪阳"之法，实属荒唐！黄树曾《金匮要略释义》一书，把《难经·二十难》所谓"重阴者癫"，指为"阴盛之癫"，所谓"重阳者狂"，指为"阳盛之狂"，而把本节所谓"阴气衰者为癫"，指为"心阴气衰之癫"，所谓"阳气衰者为狂"，指为"阳气衰之狂"，从而把本节"癫"、"狂"之义，同《难经·二十难》中的"癫"、"狂"之义对立起来，这是不对的。考《伤寒论·伤寒杂病论集》中张仲景自己说过，他写《伤寒杂病论》是"撰用《素问》、《九卷》、《八十一难》……"的。本书是《伤寒杂病论》的杂病部分，在撰写过程中，自然是参考过《难经》一书的。《难经》所述如不误，张仲景在利用时就只会把它加以发展，而不会同它对立。在所论'癫'、"狂"这一点上正是如此。本节"阴气衰者为癫，阳气衰者为狂"，正与《难经·二十难》"重阳者狂，重阴者癫"完全同义。因这里两个"衰"字，不应作"衰弱"讲，而当是"重叠"之义。《说文·草部》说："草，雨衣，一日'衰衣'，从衣，象形"；《说文·衣部》说："衰，草雨衣，秦谓之'草'，从衣，象形"；《群经音辨》卷三说："衰，雨衣"；《广雅·释器》说："草谓之衰"，王念孙疏证："《越语》曰：'譬如衰笠，时雨既至必求之'。《经》、《传》或从草作'蓑'……"，是"衰"即"蓑"字，《管子·禁藏》说："被蓑以当铠襦"，房玄龄注："蓑，雨衣，被著之，所惧雨露"；《山海经·西山经》说："其毫如被蓑"，郭璞注："蓑，辟（避）雨之衣也，音梭"。是"衰"乃以"草"编织而成的"避雨之衣"，今谓之"蓑衣"。衰，古作"𠫚"，像草织雨衣重叠襞复，故"衰"字有"重叠"之义。本节"衰"字读"蓑"而作"重叠"讲，则本节'阴气衰者为癫，阳气衰者为狂'，亦即《难经·二十难》所谓"重阳者狂，重阴者癫"之义也。

三焦竭部　上焦竭　下焦竭

《金匮要略·五藏风寒积聚病脉证并治第十一》说："问曰：三焦竭部，上焦竭善噫，何谓也？师曰：上焦受中焦气未和，不能消谷，故能噫耳；下焦竭即遗溺失便，其气不和，不能自禁止，不须治，久则愈。"

【按】本文三"竭"字，诸家均误释其义，如赵良仁《金匮方论衍义》注："竭者，涸也"，程林《金匮直解》注："竭，虚也"，而吴谦《医宗金鉴·订正仲景全书》训其为"虚竭"，尤怡《金匮要略心典》训其为"乏竭"，1985年10版高等医药院校教材《金匮要略讲义》则亦训之为"机能衰退"。这些注释，总起来说均认为本文三"竭"字之义，为"正气衰乏"。果如此，则此证已见"遗溺失便"，何仲景告之为"不须治"而其病会"久则愈"？吴谦不是说下焦虚竭而"遗溺失便，未有不治能愈者"吗？

考：《说文·立部》说："竭，负举也，从立，曷声"，又《辵部》说："遏，微止也，从辵，曷声"。从而表明了"竭"、"遏"二字俱谐"曷声"。《尔雅·释言》"遏，遾，逮也"条下郝懿行义疏说："凡借声之字，不论其义，但取其声"。是"竭"、"遏"二字可声借而为用矣。《墨子·脩身篇》说："藏于心者无以竭爱"，于鬯《香草续校书》注彼文说："竭当读为遏。《诗·文王篇》：'无遏尔躬'，注释云：'遏或作竭'。明'遏'、'竭'二字通用。《书·汤誓》云：'率遏众力'。彼'遏'当读为'竭'，说见前校。'竭'之读为'遏'，犹'遏'之读为'竭'矣。……下文云：'动于身者无以竭恭，出于口者无以竭驯'。两'竭'字并当一例读'遏'。"然则本文三"竭"字亦并当读为"遏"也。所谓"三焦竭部"者，乃言"三焦遏部"也；所谓"上焦竭善噫"者，乃言"上焦遏善噫"也；所谓"下焦竭即遗溺失便"者，乃言"下焦遏即遗溺失便"也。其实，在我国古典医学著作里，其"遏"字每有写作"竭"字而"竭'"字借为"遏"字用者，如《素问·汤液醪醴论篇第十四》中所谓"五藏阳以竭也"者，即是言"五藏阳以遏也"也；《素问·举痛论篇第三十九》中所谓"阴气竭，阳气未入"者，即是言"阴气遏，阳气未入"也；《素问·缪刺论篇第六十三》中所谓"五络俱竭"者，即是言"五络俱遏"也。

然则"遏"字之为义若何？《说文·辵部》说："遏，微止也"，微止者，言"止"之于"幽微"也，故《尔雅·释诂下》亦谓"遏，止也"。"止"有"阻塞"意，而"阻塞"则为"壅遏"矣，故在我国古代文献中，"遏"字上每有冠以"壅"字而用为"壅遏"之词者，如《灵枢·决气第三十》中所载"壅遏营气，令无所避"、《灵枢·癰疽第八十一》中所载"壅遏而不得行"、《淮南子·主术训》中所载"守官者，雍（通"壅"字）遏而不进"者是。字又作

"蔼"，如郝懿行《尔雅·释诂下》义疏引《周景功勳碑》中所载"畎隅壅蔼"者是。又通作"害"，如《素问·评热病论篇第三十三》中所载"壅害于言"者是。

据上所述，本文三"竭"字俱读为"遏"，义为"滞塞壅阻"也。人体上、中、下三焦分部阻遏，气机不顺，导致发生疾病，且随其阻遏部位之不同而临床见证各异。其阻遏在中焦者，气机不降而逆升于上焦，出于咽嗌，症见噫气；其阻遏在下焦者，气机不升而二便失其约束之用，不能自禁，症见遗溺失便。其病乃气机壅遏，正气未损，而人体正气总是以"流行不止"为特性，待正气流通，营卫气血和调，壅遏消去，气机复常，则其证自己，无论如本文所述其壅遏于何部而见何证也，故本文末特结而嘱之曰"不须治，久则愈"。

淋秘不通

《金匮要略·五藏风寒积聚病脉证并治第十一》说："师曰：热在上焦者，因咳为肺痿；热在中焦者，则为坚；热在下焦者，则尿血，亦令淋秘不通。"

【按】此文"淋秘不通"之证，赵良仁《金匮方论衍义》注谓"热在气，气郁成燥，水液因凝，故小便赤而淋闭不通。"其"淋"字仍连"闭不通"以读而上添出了"小便赤"三字，这就使此文"淋秘不通"为临床的一种表现而变成两种表现矣。若然，试问其既见"小便赤"，何以又谓其小便"闭不通"？如其小便果真"闭不通"，又何以能见其为"小便赤"？因为小便之色虽"赤"仍为"有尿"，而小便"闭不通"则为"无尿"。"无尿"不可谓"有尿"，"有尿"不可谓"无尿"。无尿，有尿，二者不可能同时兼见之。然而今人之注，却更于此文抽出"淋"、"秘"二字而明确分为之释，如《金匮要略浅述》注说："淋秘：淋指小便淋漓涩痛，秘指癃闭不通"，"下焦有热，热结膀胱，津液被伤，故小便出血，或淋漓涩痛，癃闭不通。"1985年10月版高等医药院校教材《金匮要略讲义》注说："淋秘：淋是指小便滴沥涩痛，秘作闭字解，小便闭塞不通，就是癃闭"，"热在下焦者，肾与膀胱受到影响，络脉伤则尿血，热结气分，气化不行，则小便淋沥尿道刺痛或癃闭不通。"实属未妥。殊不知上句所谓"尿血"，就是"热在下焦"导致"小便淋漓涩痛而有血"的所谓"血淋"之病，《诸病源候论·淋病诸候·热淋候》说："热淋者，三焦有热，气搏于肾，流入于胞而成淋也。其状小便赤涩；亦有宿病淋，今得热而发者。其热甚则变尿血。"又《血淋候》说："血淋者，是热淋之甚者则尿血，谓之血淋"可证。是此文上句"尿血"既为"血淋病"，而此句"淋"字必不得训为"小便淋漓涩痛"之义，当连下"秘不通"三字合读作"淋秘不通"。其"不通"二字，正状"淋秘"之证候也。

淋秘，《备急千金要方》卷二十一第二载此文作"淋闭"，《素问·六元正纪大论篇第七十一》于此病则作"淋闷"。秘，闭，闷，字虽异而义则同。然则此文"淋"者，乃读为"癃"也，后汉人避殇帝刘隆讳而改"癃"作"淋"，故《伤寒论》、《金匮要略》两书中均只用"淋"而未用"癃"字也。《汉书·高后纪》说："南越侵盗长沙，遣隆虑候竈将兵击之"，应劭曰："隆虑，今林虑也，后避殇帝讳，故改之。"《汉书·地理志》说："隆虑"。应劭曰："隆虑山在北，避殇帝名改曰林虑也。"《后汉书·耿弇列传》说："宝弟子承袭公主爵为林虑候"，李贤注："林虑，即上隆虑也，至此避殇帝讳改焉。"这可以充分证明后汉人因避殇帝刘隆讳而改"癃"作"淋"，故此文"淋"即读为"癃"。是此文"淋秘"即"癃秘"而"癃秘"即"癃闷"或"癃闭"也。然"癃闷"一词，则见之于《黄帝内经》中，如《素问·五常政大论篇第七十》说："涸流之纪，是谓反阳……其病癃闷"，《素问·六元正纪大论篇第七十一》说："凡此阳明司天之政，气化运行后天……民病……癃闷"是；而"癃闭"一词，《黄帝内经》则倒言之而作"闭癃"，如《灵枢经·本输第二》说："三焦下输……并太阳之正，入络膀胱，约下焦，实则闭癃"，《灵枢经·经脉第十》说："是主肝所生病者……闭癃"，"足少阴之别，名曰大钟……其病气逆则烦闷，实则闭癃"等是。然则《灵枢经·经脉第十》之"闭癃"，《甲乙经》卷二第一上、下载之又作"癃闭"。癃闭，闭癃，其义一也，其临床证候则为"不得小便"，故此文特著"不通"二字形容其"淋秘"之候而作"淋秘不通"。将此文"淋秘"一词，析为"淋"、"秘"二字分而释之，于文实不通之甚也。

消渴小便利淋病脉证并治

《金匮要略·消渴小便利淋病脉证并治第十三》这一篇的内容包括三种病，就是消渴、小便利和淋病。这三种病有时单一出现，有时相兼而现，如：文蛤散证等是消渴病独现，蒲灰散证等是淋病独现，肾气丸证是消渴、小便利二病并现，五苓散证等是消渴、淋病二病并现。因为如此，《金匮要略》才将这三种病合为一篇。有些《金匮要略》的注家见到篇中没有"小便利病"的专证专方而有"小便不利"之文，就不加研究而贸然地把篇题中"小便利"中加一个"不"字，改为"小便不利"，这是非常不妥当的。因为这样做，可以模糊本篇三种疾病的真象，可以贬低本篇在临床上的真实价值。有些人不是已经喊叫本篇文蛤散证、五苓散证、猪苓汤证、栝蒌瞿麦丸证等"非为"真消渴、淋病是"有论无方"吗？其实，本篇的篇题并没有错。现在所流传的《金匮要略》一书几个白文本均是作的这样一个篇题。另外，晋代王叔和《脉经》载此也没有这个"不"字，是作"平消渴小便利淋脉证第七"。表明这一篇题没有错，应是毋庸置疑的。

本篇所述的一般消渴证的主要特点，是在于"善消而大渴"，不在小便的多少。篇中肾气丸证言渴而小便反多，五苓散证、猪苓汤证、栝蒌瞿麦丸证言渴而小便不利，文蛤散证、白虎加人参汤证言渴而不及于小便，这有力地表明了本篇所论述的一般消渴病证的主要证候并不关于小便之多。当然，消渴病也有尿多现象的，如本篇第四节里说："男子消渴，小便反多，以饮一斗，小便一斗"，《素问·气厥论》里说："心移寒于肺，肺消。肺消者，饮一溲二……"但这前者只是肾气丸证的"男子消渴"，后者只是死不治的"肺消"，它绝不能代表所有消渴病证的小便现象。然有的《金匮要略》注家认为消渴病一定要小便多，认为消渴病的主证是"善渴而多尿"，这种理解是不全面的。

至于病渴而又小便利多者，这不是消渴之病，而是《诸病源候论》《备急千金要方》《外台秘要》等书所记载的"随饮、小便是也"的"渴利"病证。

本篇所载"小便利"一病，除与消渴并现的肾气丸证之外，别无专文论述，这可能是本篇内容有所脱落之故。但是，绝对不能因此就把"小便利"中加一个"不"字，改为"小便不利"，也不能因此就认定"小便利"不是一个病。《诸病源候论》一书中载有"内消候"和"小便利多候"，前者说："内消病者，不渴而小便多是也"，后者说："小便利多者，由膀胱虚寒……不能温其脏，故小便白而多"，等等，这充分证明了"小便利"一病的确实存在。

本篇所载"淋病"包括"小便不利"，"小便不利"也包括"淋病"。篇中第八节至第十二节的排列及其内容的论述，清楚地表明了这一点。特别是第十二节，更有力地说明着篇中淋病和小便不利的关系。第十二节说："小便不利者，蒲灰散主之，滑石白鱼散、茯苓戎盐汤并主之。"本节证状只说"小便不利"，其方却可以治"淋病"，《神农本草经》载滑石"主癃闭，利小便"，发"主五癃，关格不通，利小便水道"，这就说明了本篇"淋病"和"小便不利"的密切关系，足为本篇"淋病"包括"小便不利"，"小便不利"包括"淋病"的有力证明；另外，《中国医学大辞典》也载本节各方和栝蒌瞿麦丸等方于淋病条下。因此，说本篇淋病有论无方是无根据的。

在中医学古典著作里，"淋"又作"癃"。"淋"字和"癃"字，在古代是同声通用的，《黄帝内经》和《神农本草经》用"癃"多而"淋"少，至后汉张仲景的著作——《伤寒论》和《金匮要略》尽用"淋"而未用"癃"，这可能是汉代因避汉殇帝名"隆"的所谓"御讳"所使然。《神农本草经》说："贝母主淋沥邪气（见卷二），白鲜主淋沥（见卷二），车前子主气癃（见卷一），斑蝥破石癃（见卷三），马刀破石淋（见卷二），桑螵蛸通五淋（见卷一），石龙子主五癃邪结破石淋（见卷三），石胆主石淋（见卷一），冬葵子主五癃（见卷一），燕屎破五癃（见卷二），豚卵主五癃（见卷三），贝子主五癃（见卷三），瞿麦主关格诸癃结（见卷二），发髲主五癃关格不通（见卷一），石韦主五癃闭不通（见卷二），滑石主癃闭（见卷一），石龙刍主淋闭（见卷一）；《黄帝内经》说："有癃者，一日数十溲"（见《素问·奇病论》），"膀胱不利为癃"（见《素问·宣明五气篇》），"胞移热于膀胱，则癃溺血"（见《素问·气厥论》），"三焦者……入络膀胱，约下焦，实则闭癃"（见《灵枢·经脉篇》），"是主肝所生病者……闭癃"（见《灵枢·经脉篇》），"涸流之纪……其病癃闭"（见《素问·五常政大论》），"民病……癃闭"（见《素问·六元正纪大论》），"……小便黄赤，甚则淋"（见《素问·六元正纪大论》），"热至则……淋闷之症生矣"（见《素问·六元正纪大论》），《金匮要略》说："热在下焦者，则尿血，亦令淋秘不通（见《五藏风寒积聚病篇第十九》），"淋之为病，小便如粟状……"（见本篇第八节）。这些就是"淋"、"癃"二字在古医书上互用的明证。从《金匮要略·呕吐哕下利病脉证治》篇的"下利"包括连续大便而排出胶黏物的所谓"痢疾"和连续大便而排出水样便的所谓"泻泄"来看，本篇的"淋病"，包括"小便不通"和'小便涩痛"以及"小便不畅"等，也是一种自然的现象。有些《金匮要略》注家硬说本篇淋病"有论无方"，硬把本篇题中"小便利"的"利"字上面加个"不"字改为"小便不利"，而把"小便不利"和"淋病"对立起来，抹杀"小便利"一病的存在，这是非常不恰当的。

寸口脉浮而迟　趺阳脉浮而数

《金匮要略·水气病脉证并治第十四》说："寸口脉浮而迟，浮脉则热，迟脉则潜，热潜相搏，名曰沈；趺阳脉浮而数，浮脉即热，数脉即止，热止相搏，名曰伏。沈伏相搏，名曰水。沈则络脉虚，伏则小便难，虚难相搏，水走皮肤，即为水矣。"

【按】　此文以"寸口脉浮迟"、"趺阳脉浮数"之脉象论述水气病形成之机制。然其"脉迟"、"脉数"同时并见于一人之手足者，诸注或以"文义不属"，置而不释，如吴谦、丹波元简等；或者随文敷衍，空论一通，如赵良仁、徐彬等，均未明释其义也。考《脉经》卷一第一说："数脉，去来促急"，小注："一日一息六七至"。《脉经》同篇又说："迟脉，呼吸三至，去来极迟"。是"脉数"者，谓"脉来一息六至以上"也；"脉迟"者，谓"脉来一息三至以下"也。据斯，则此文"脉迟"、"脉数"二者同时并见于一人之身虽分之于手足亦殆不可能也。然细审此条全文及《脉经》卷八第八所载此文，亦未见其有讹误，因而必须进一步深究之，才能明其义。

寸口脉"浮而迟"者，上文说："浮则为风"，风为阳邪，《素问·阴阳应象大论篇第五》说："阴胜则热"，故此曰"浮脉则热"。《说文·辵部》说："迟，徐行也，从辵，犀声……遟，籀文遲从屖"，《说文·禾部》说："'稺'，幼禾也，从禾，屖声"。是"稺"和籀文"遲"俱谐"屖"声，例得通假。《广雅·释诂》卷三上说："遟，稺，晚也"，王念孙疏证："稺，亦遟也"，足证"稺"、"遟"二字可通。此文乃假"遟"为"稺"也。《方言》卷二说："稺，小也"，张湛注《列子·天瑞篇》亦谓"稺，小也"。脉"小"为气血不充，乃阳气受阻而退藏所致，故此曰"迟脉则潜"。风邪激动水气上冲于外，阻遏阳气不用而退藏于内，故此曰"热潜相搏，名曰沈"。沈者，《国语·周语下》："水无沈气"，韦昭注："沈，伏也。"水邪横溢，阳气失用而伏藏于下也。此乃病机，非谓脉象。

趺阳脉"浮而数"者，《伤寒论·辨脉法第一》说："浮为风……风为热"，故此曰"浮脉即热"。《说文·攴部》说："数，计也，从攴，娄声"，《说文·宀部》说："窭，无礼居也，从宀，娄声"。二字俱谐"娄"声，义可通也。《释名·释姿容》说："窭数，犹局缩，皆小意也"，又通作"娄"，《诗·鱼藻之什·角弓》说："莫肯下遗，式居娄骄"，毛苌传："娄，敛也"。敛，亦有"小"意，王念孙《广雅·释诂》卷二上疏证说："物敛则小"，可证。是此脉之所谓"浮而数"者，为"浮而小"，与上"浮而迟"同义，乃变文耳。此"数"字之义训"小"，而脉小乃阳气深藏于下使然，故此曰"数脉即止"。止者，王念孙《广雅·释诂》卷三下疏证说："止谓之底"，《说文·止部》说："止，下基也，象草木出有址，故以止为足"。而"足"居人体之"下"部，下极为底，故底有"下"意，《说文·广部》说："底，止居也，一曰下也"，《玉篇·广部》说；"底，丁礼切，止也，下也"，可证。其"止"字义训为"下"，而"下"有"潜"意，故此文之"数脉即止"者，亦犹上之"迟脉则潜"也。风邪激动水气泛滥于肌肤，阳气失却主外之用而退藏于下，故此曰"热止相搏，名曰伏"。伏者，《国语·晋语》说："龙尾伏辰"，韦昭注："伏，隐也"，《国语·晋语》说："物莫于伏蛊"，韦昭注："伏，藏也"，水邪充斥体表，阳气不用于外而藏隐于内也。此为病机，非谓脉象。是此文"热止相搏，名曰伏"者，亦犹上"热潜相搏，名曰沈"也。总之，此文"浮而数"云云者与上"浮而迟"云云，文虽异而义不殊也，只是仲景行文之变耳。

《庄子·外物篇》说："慰㥘沈屯"，陆德明音义引司马云："沈，深也"，《国语·晋语八》说："物莫于伏蛊"，韦昭注："伏，藏也"，而《广雅·释诂》卷三上说："藏，深也"。是"沈"、"伏"二字义同，均为"深藏"。其二字虽同训，然于此文则"沈"属"寸口脉"之病机，"伏"属"趺阳脉"之病机。阳气受遏而退藏，水被风激而外侵，故此曰"沈伏相搏，名曰水"。

阳气郁遏退藏，失其主外温络之用，而络脉不充，故此曰"沈则络脉虚"；失其化气行水之能，而水道艰涩，故此曰"伏则小便难"。络脉虚则易受邪，小便难则水无下出之路，于是水邪避实而走虚，浸渍于皮肤肌腠之中，而形成水气之病，故此曰"虚难相搏，水走皮肤，即为水矣"。此条文虽长而证不杂，只"身体浮肿，小便不利，寸口、趺阳脉均见浮而小"，似不必烦劳陈念祖先生为之创立"消水圣愈汤"即"桂甘姜枣麻辛附子汤加知母"以为治也。

阳前通　阴前通

《金匮要略·水气病脉证并治第十四》说："师曰：寸口脉迟而涩，迟则为寒，涩为血不足；趺阳脉微而迟，微则为气，迟则为寒，寒气不足，则手足逆冷。手足逆冷，则荣卫不利，荣卫不利，则腹满胁鸣相逐，气转膀胱，荣卫俱劳，阴气不通即身冷，阴气不通即骨疼，阳前通则恶寒，阴前通则痹不仁。阴阳相得，其气乃行，大气一转，其气乃散，实则失气，虚则遗尿，名曰气分。"

【按】　此文"阳前通则恶寒，阴前通则痹不仁"二句，《金匮方论衍义》注说："阳虽暂得前通，身冷不得即温，斯恶寒也。阴既前通，痛应少愈，然营气未与卫合，孤阴独至，故痹而不仁"，《金匮要略心典》注说："阳前通则恶寒、阴前通则痹不仁者，阳先行而阴不与俱行，则阴失阳而恶寒；阴先行而阳不与俱行，则阳独滞而痹不仁也"，《金匮要略浅述》注说："阳前通则恶寒，阴前通则痹不仁，阴阳两字恐系颠倒互误，只有阴前通而阳不与之俱通，才会恶寒；阳前通而阴不与之俱通，才会麻痹不仁"。诸注望文生训，故前者牵强，后者改字，殊为无谓之至。唯1985年10月出版之《金匮要略讲义》注说："前通：前，《说文解字注》：'前，齐断也……前，古假借作剪。'前通，即断绝流通之意。"不蹈古人窠臼，义颇新颖。惜其不识字，谓"前"借作"剪"，还强加在段玉裁头上；且又不知书，混汉代许慎之文与清代段玉裁之注而不分。殊不知"前"乃"剪"之本字。其字从"刀"，见于《说文·刀部》，义训为"齐断"，正是"剪刀"之功用也。唯每有借此"前"字为"前后"之"前"者，然不能因此而抹杀"前"字之本读。至于"剪"者，乃后出之俗字耳。其"前，齐断也"等字，乃许慎之文，而非段玉裁之注也。

考此文之"前"，乃"歬"字之借。"歬"乃"前后"之"前"的本字。《说文·止部》说："歬，不行而进谓之歬，从止在舟上"。徐颢笺："人不行而能进者，唯居于舟为然，故从止舟。止者，人所止也"。人止在舟上，舟行而"止"亦进矣。然就"止"之本身言，止而不动，本当有行也，故"歬"有。"止"意。《说文·止部》说："止，下基也……故以止为足。凡止之属皆从止"。徐颢笺引戴氏侗曰："进止由足，故不行因谓之止"。是"止"乃"不行"也。常所谓"止水"者，乃"不流之水"也，所谓"止血"者，乃"不使血出"也；所谓"止步"者，乃"不让再进"也，是"止"有"不"义无疑也。

综上所述，此文"前"乃"歬"之借字，"歬"有"止"意而"止"有"不"意，则此文之所谓"阳前通"、"阴前通"者，乃谓"阳不通"、"阴不通"也。然何以为之文作"阳前通"、"阴前通"者，是于上文"阳气不通"、"阴气不通"之变文也。

汗出必额上陷脉紧急

《金匮要略·惊悸吐衄下血胸满瘀血病脉证治第十六》说："衄家不可汗，汗出必额上陷脉紧急，直视不能眴，不得眠。"

【按】 此文亦见《伤寒论·辨太阳病脉证并治第六》，文字虽有小异，而义理则相同。其所谓"汗出必额上陷脉紧急"一句，诸注多于"陷"字读断，作"汗出必额上陷"，殊为无当。余在上文《伤寒论考义》第三则中已详论，兹再就"额上"之义补述之。此文所谓"额上"者，乃言"额部"，非谓"额部"之"上方"也。此文"上"字正与《素问·风论篇第四十二》所谓"诊在鼻上，其色黄"之"上"字同义。

《方言》卷十说："额，颡也，中夏谓之额，东齐谓之颡"，《说文·页部》说："额，颡也，从页，各声"，徐铉等曰："今俗作额"，《玉篇·页部》即作"额"，说："额，雅格切，《方言》云：'中夏谓之额，东齐谓之颡'。……额，同上"，是"额"本作"额"，义训为"颡"，而《广雅·释亲》说："颡，额也"，则"额"、"颡"二字可互训，义为"前额"，相书之所谓"天庭"也。

《素问·三部九候论篇第二十》说："上部天，两额之动脉"，其"额"曰"两"，故王冰注："在额两旁，动应于手，足少阳脉气所行也"，而《灵枢·经脉第十》说："胆足少阳之脉，起于目锐眦，上抵头角"，是"前额"两傍"头角"之处亦可称"额"也，故《素问》谓其"上部天"之"动脉"，可"以候头角之气"，盖以其"位在头角之分"（王冰注）也。且《素问·刺疟篇第三十六》亦说："先刺头上及两额、两眉间出血"，王冰注："两额，谓悬颅"，而注《素问·气府论篇第五十九》"额颅发际傍各三"句说："悬颅，在曲角上、颞颥之中"。是

"额"之义可训"角"无疑。

《礼记·内则》说:"男角女羁",郑玄注:"夹囟曰角",《灵枢·经脉第十》说:"三焦手少阳之脉……上项,系耳后,直上出耳上角"。是"角"在头囟之两侧、两耳之上方也。《素问·气府论篇第五十九》说:"足少阳脉气所发者……两角上各二",王冰注:"谓天冲、曲鬓左右各二也",其"角"曰"两",则头囟左右皆称"角",故《素问·缪刺论篇》、《灵枢·经筋》皆有"左角"之称也。

《汉书·诸侯王表》说:"汉诸侯王厥角稽首",应劭注:"厥者,顿也。角者,额角也。稽首,首至地"。"稽"、"稽"字同。谓"首至地",则其所谓"角"或"额角"自当为"前额"无疑,盖人之"稽首"从无"左角"或"右角"至地之说也。《后汉书·光武帝纪》说:"身长七尺三寸,美须眉,大口,隆准,日角",李贤注:郑玄《尚书中侯注》云:"日角,谓庭中骨起,状如日",《灵枢·五色第四十九》说:"庭者,颜也",《广雅·释亲》说:"颜,额骨也",则"庭中骨"即"额骨"也,额骨隆起,形圆如日,曰"日角",故《小知绿·形体》注"日角"说:"角,额也"。《通雅·身体》也说:"角者,额也。"

据上所述,其"额"字,义为"颡额",亦可训作"头角",而"角"字,义为"头角",亦可训作"颡额"。二字之义,浑言之则通,析言之则别也。因其"额"、"角"二字之义可通,故古书每将其二字连用而构成"额角"之词。唯"额角"一词,或用作"头角",《释名·释形体》谓"角者,生于额角也"之文是;或用作"颡额",上引应劭注《汉书·诸侯王表》"厥角稽首"句谓"角者,额角也"之文是。

此文"必额上陷脉紧急"句中之"额",义为"头角",所谓"两额"也。两额陷中之脉紧急,累见之于临床,如将此文"额"字训为"颡额"读作"额上陷,脉紧急",衄家发汗后,寸口脉紧急者固可见,而"庭中骨塌陷"者实于临床无征也。我国文字,一字数义者多矣,何得于此文"额"字训"角"而少见多怪耶?

气 利

《金匮要略·呕吐哕下利病脉证治》说:"气利,诃梨勒散主之。"

【按】 此文"气利"之临床证候,诸注皆与前文"下利气者,当利其小便"之"下利气"证候混同,如《金匮要略心典》说:"气利,气与屎俱失也",《医宗金鉴》说:"气利……若所利之气不臭,所下之物不黏,则谓气陷肠滑,故用诃梨勒散以固肠",《金匮要略浅述》说:"气利,指气虚久利,气体与黏液杂下如蟹渤者而言",高等医药院校教材《金匮要略讲义》(1985年10月版)说:"气利,指下利滑脱,大便随矢气而排出",等等,殊觉未当。考:利,俗作"痢",《玉篇·疒部》说:"痢,泻痢也",泻与泄通。《集韵·去声上·六至》说:"痢,下病",《类篇·疒部》说:"痢,力至切,下病",其"下"同"疒",亦与"泄"通。"下"、"泄"二字声转,故可通用。是"利"之义为"泄"也。《急就篇》卷四说:"寒气泄注腹胪胀",颜师古注:"泄,利也",泄,又作"瘥",作"瘦",《集韵·入声·十七薛》说:"瘥,痢病",《龙龛手镜·疒部·去声》说:"瘦,痢病也",《集韵·去声下·四十祃》说:"疒,利疾",是"泄"之义为"利"也。"利"、"泄"二字互训,曰"利",曰"泄",其义一也,故《素问·平人气象论》曰"后泄",其《素问·玉机真藏论》曰"后利"。后泄,后利,皆状大便之漏泄也。唯其"利"、"泄"义同,故古代每以二字连用,构成叠词复义之"泄利"一词而用之,如《素问·玉机真藏论篇第十九》所谓"泄利前后",《伤寒论·辨厥阴病脉证并治第十二》所谓"泄利不止",《释名·释疾病》所谓"泄利,言其出漏泄而利也"等等皆是也。

此文"利"字之义训为"泄",则"气利"即"气泄"也。《玉篇·水部》说:"泄……私列切,漏也",《广韵·入声·十七薛》说:"泄,漏泄也"。是"泄"之为义乃"漏泄",故人身中凡水谷气血失常漏出于外皆曰"泄",水谷下漏者,曰"水谷泄";血漏下出者,曰"血泄";气漏下出者,曰"气泄"。气虽无形,漏而外出,亦可曰"泄",《龙龛手镜·水部·入声》说:"泄,私列切,歇也",而"歇"者,《说文·欠部》说:"歇,息也,一曰气越泄",《广韵·入声·十月》说:"歇,气洩也",可证。《素问·玉机真藏论篇第十九》说:"下为气泄",杨上善《太素·四时脉形》注彼文说:"谓广肠洩气也"。从而表明此文"气利"乃"广肠泄气",即《伤寒论》所谓"矢气",俗所谓"放屁"也,故《玉篇·尸部》亦说:"屁,匹避切,泄气也"。由于"气利"或"气泄"之证,是指气从后阴泄出,故又曰"气下泄",《灵枢·癫狂》说:"骨癫疾者……气下泄","筋癫疾者……气下泄",《广韵·去声·六至》亦说:"屁,气下泄也。"

此文"气利",明谓其"利"皆"气",乃肠滑失固而致其频频矢气,故用"诃梨勒散"一方,涩肠固滑以治之。然前文之"下利气"者,言其"下利而又矢气"也;此文之"气利"者,言其"利"止有"气"而毫无粪便也。二者有别,何得于此文"气利"之证添其"蛇足"以与前文"下利气"之证相混耶?

甘草粉蜜汤

《金匮要略·趺蹶手指臂肿转筋阴狐疝蛔虫病脉证治第十九》说:"蛔虫之为病,令人吐涎心痛,发作有时。毒药不止,甘草粉蜜汤主之。甘草粉蜜汤方:甘草二两,粉一两,蜜四两。右三味,以水三升,先煮甘草取二升,去滓,内粉、蜜,搅令和,煎如薄粥,温服一升,差即止。"

【按】 本节"甘草粉蜜汤"方中的"粉",究竟应该是一种什么药物?是一种什么"粉"?长期以来,一直存在着两种不同的见解。一种见解认为是"铅粉",一种见解认为是"米粉"。前者所持的理由是,米粉没有杀蛔的作用,只有铅粉才可能毒死蛔虫;后者的理由,则是方中单称"粉",在古代即为"米粉",而方后又有"煎如薄粥"句,这唯有米粉才能如此,铅粉是无论如何也不可煎如薄粥的,且文中明谓"毒药不止"为已服毒药未见效果而又中毒,不能再服用有毒的药物铅粉,应该用米粉甘缓解毒而治蛔。两种意见相持不下,认识久久未能统一。我在1963年也曾经撰写过但未发表的《"甘草粉蜜汤"方中之"粉"辨疑》一文,以较充足的论据阐明了其方中的"粉"只能是"米粉"。但对本节文字存在的问题未予揭出,对甘草粉蜜汤的作用仍然说为和胃而治蛔,这是不确切的。因而,现在有必要再在这里发表一点看法。

本节"甘草粉蜜汤"方中的"粉",我的看法是"米粉"仍然不变,因为方后"煎如薄粥"一句,就是"米粉"的一个不可动摇的证据,只要我们对"米粉"、"铅粉"二药的质态具有常识,就是不会产生疑义的,加之《备急千金要方》《千金翼方》《外台秘要》等书载此方均作"粱米粉"或"白粱粉"。为了弄清楚本节所含的医学内容,揭露其文的本来面貌,进一步确定甘草粉蜜汤方中是"米粉",阐明甘草粉蜜汤主治的确切病证,这里且把它们所载此方的全文抄录在下面。

(1)《备急千金要方·解毒并杂治·解百药毒第二》载:"解鸩毒及一切毒药不止,烦懑方:甘草、蜜各四分,粱米粉一升。右三味,以水五升,煮甘草取二升,去滓,歇大热,内粉汤中,搅令匀调,内白蜜,更煎令熟如薄粥,适寒温,饮一升,佳。"

(2)《千金翼方·杂病下·药毒第三》载:"毒药不止,解烦方:甘草二两,粱米粉一升,蜜四两。右三味,以水三升,煮甘草取二升,去滓,歇大热,内粉汤中,搅令调,内白蜜煎,令熟如薄粥，适寒温，饮一升。"

（3）《外台秘要·解诸药草中毒方》载："《千金翼方》疗药毒不止，解烦闷方：甘草二两炙切，白粱粉一升，蜜四两。右三味，以水三升，煮甘草取二升，去滓，内粉汤中，搅令调，下蜜，煎令熟如薄粥，适寒温，饮一升。"

根据上面所引《千金翼方》和《外台秘要》所载之文，则本节和《备急千金要方》的"毒药不止"句，均为"药毒不止"之误，似乎已无疑义，特别是《备急千金要方》《千金翼方》《外台秘要》三书所载本方均见于解药毒门中，且无"蚘虫之为病，令人吐涎心痛，发作有时"等文，这就清楚地表明了本节上文"蚘虫之为病，令人吐涎心痛，发作有时"三句，是论述蚘虫病的临床证候的；本节下文"药毒不止，甘草粉蜜汤主之。甘草粉蜜汤方：甘草二两，粉一两，蜜四两。右三味，以水三升，先煮甘草取二升，去滓，内粉、蜜，搅令和，煎如薄粥，温服一升，差即止"等文为另一节，是一个解毒药方，因而"甘草粉蜜汤"方中的"粉"是"米粉"，就更是没有什么可疑的了。张仲景在其著作里，论述蚘虫病的证候和甘草粉蜜汤之解药毒，这本来是两回事，然却因文字脱误而在这里被混在一起了，从而使人们对"甘草粉蜜汤"方中的"粉"产生了疑窦，也对甘草粉蜜汤的主治病证产生了误解，以致数百年来莫衷一是而聚讼纷纭，争论不休。今特据古文献对其校而正之，恢复张仲景甘草粉蜜汤方证的本来面貌，以便正确地发挥"甘草粉蜜汤"的医疗作用，更好地为人民的健康服务。

又按：《金匮要略》一书里"甘草粉蜜汤"方中之"粉"究竟是何物，从明代赵良仁《金匮方论衍义》以来，一直就存在着两种不同的见解，一种见解认为是"米粉"，一种见解认为是"铅粉"。这两种不同见解曾在1958年的《中医杂志》上发生过激烈的争论，但可惜没有得到争论的结果而问题仍然存在。

这两种不同见解在争论中，虽各言之成理，持之有故，但张仲景在"甘草粉蜜汤"方中所用之"粉"总只是一种，是"米粉"就不会是"铅粉"，是"铅粉"就不会是"米粉"，绝对不会像颜师古注《急就篇》"芬薰脂粉膏泽筩"句之"粉"那样"粉，谓铅粉及米粉"两种同时存在，因为"甘草粉蜜汤"是在治疗一定证候的具体疾病，和装饰有所不同。

既然"甘草粉蜜汤"方中之"粉"只能是一种，这两种不同见解中就总有一种是不正确的，无论其怎样坚持自己的见解。《列子·说符》中记载着一个故事："昔齐人有欲金者，清旦衣冠而之市，适鬻金者之所，因攫其金而去，吏捕得之问曰：人皆在焉，子攫人之金何？对曰：不见人，徒见金。"《淮南子·氾论训》亦早简载此故事，且评其为"志所欲则忘其为"。研究问题，包括研究"甘草粉蜜汤"方中之"粉"在内，不能但凭其"志所欲"，而无视客观事物的真实存在，应该根据"甘草粉蜜汤"的"方证"全面研究，根据《金匮要略》一书的内容及其形成过程全面研究。否则，将会发生"忘其为"之举动矣，可不慎哉？

根据马克思主义的要求，讨论任何一个问题，都应该让资料来讲话，研究古文献内容尤其要这样。现在就从"甘草粉蜜汤"的"方证"中，从古文献记载的内容中，来对"甘草粉蜜汤"方中之"粉"加以讨论。为了讨论方便起见，还是将《金匮要略》此条全文抄录在下面：

"蚘虫之为病，令人吐涎，心痛，发作有时。毒药不止，甘草粉蜜汤主之。

甘草粉蜜汤方：

甘草二两　粉一两　蜜四两

右三味，以水三升，先煮甘草取二升，去滓，内粉、蜜，搅令和，煎如薄粥，温服一升，差即止。"

细读原文，加以考核，其方之"粉"，只能是"米粉"，而绝对不可能是"铅粉"。理由如次：

（1）《释名·释首饰》："粉，分也，研米使分散也"，《说文·米部》："粉，傅面者也，从米，分声"，徐锴："《周礼》馈食有粉餈，米粉也。古傅面亦用米粉，故《齐民要术》有傅面粉，渍粉为之也"，段玉裁："许所谓傅面者，凡外曰面，《周礼》傅于饵餈之上者是也"，朱骏声："米末谓之粉……傅于饵餈之上，亦所谓傅面欤"。故《金匮玉函要略辑义》注中"古单称粉者，米粉也"之语，是有根据的。

（2）本方在《备急千金要方》《千金翼方》和《外台秘要》的蚘虫门中俱不载，而载在解毒门中。且看三书是怎样记载的：

1）《备急千金要方》卷二十四第二载，"解鸩毒及一切毒药不止，烦懑方：

甘草、蜜各四分　梁米粉一升

右三味，以水五升，煮甘草取二升，去滓，歇大热，内粉汤中，搅令匀调，内白蜜更煎，令熟如薄粥，适寒温，饮一升，佳。"

2）《千金翼方》卷二十第三载，"药毒不止，解烦方：甘草二两　梁米粉一升　蜜四两

右三味，以水三升，煮甘草取二升，去滓，歇大热，内粉汤中，搅令调，内白蜜，煎令熟如薄粥，适寒温，饮一升。"

3）《外台秘要·解诸药草中毒方》引《千金翼》"疗药毒不止，解烦闷方：

甘草二两炙切　白梁粉一升　蜜四两

右三味，以水三升，煮甘草取二升，去滓，内粉汤中，搅令调，下蜜，煎令熟如薄粥，适寒温，饮一升。"

上列三方，均作"梁米粉"或"白梁粉"；是本方之"粉"为"米粉"无疑，且本方明谓用于"药毒不止"，自当不是杀虫之剂，而为一和胃解毒之方。考古方多有用米粉解毒者，如：

1）《肘后备急方》卷七第六十八载："中酖毒已死者方：

粉三合，水一升，和饮之。口噤，以竹管强开灌之。"

2）《千金翼方》卷二十第三载："一切诸毒方：

甘草三两　梁米粉一合　蜜半两

右一味，以水五升，煮取二升，内粉一合，更煎，又内蜜半两，服七合，须臾更服之。"

3）《外台秘要·解诸药草中毒方》载："疗一切诸药毒方：

甘草三两炙，以水五升，煮取二升，内粉一合，更煎三两沸，内蜜半两，分服，以定止。"

根据以上各方所述，表明了此方有缓解一切药毒之效，从而也表明了此文"毒药"二字，包括能够毒杀蚘虫的各种毒药在内。如谓系指铅粉以外的毒药，这就不无"想当然"之嫌了。

（3）此文方后有"煎如薄粥"之句，亦可证明此方之"粉"是"米粉"。有谓"如薄粥，并不等于是粥"。的确，有一"如"字，表明它不等于就是粥，但究竟怎样理解它呢？这就只有先来考证一下"粥"。徐灏笺《说文解字注》说："……粥，本有鬻字，唯鬻字艰于书写，故以鬻代，又省为粥耳"，《说文·鬲部》说："鬻，鬻也"，《尔雅·释言》说："鬻，糜也"，《说文·米部》说："糜，糁也"，段玉裁注："以米和羹谓之糁，专用米粒为之谓之糁，糜亦谓鬻"，《广雅·释器》："糜，米屑也"，王念孙疏证："米屑之言屑屑也，《玉篇》：'米屑，碎米也'"，《释名·释饮食》："糜，煮米使糜烂也；粥，濯（段注《说文》引此作"淖"——笔者）于糜粥粥然也"，说明"粥"是用米加水在鼎中煮得糜烂而成。换言之，即米煮至糜烂致水亦胶黏如糊者为粥。只有米粉之性恋滞，加水煮熟即成糊状而如薄粥，唯其如糊状而无糜烂之米屑，似粥而非粥，且其究竟是用于治病的药方，故仲景说"煎如薄粥"。

（4）"本草"之书谓"米"之味甘而功可益气，此方用"米粉"补中和胃，缓解药毒，可以长服久服，直到毒解为止。如果认为方后"仲景说'差即止'这三字大可体味，仲景只有使用毒性药时才会郑重提出，比如用乌头是。倘然是米粉，决不如此写法，因为'即止'二字是非常有力的笔调"（见《中医杂志》1958年4月号）。"'差即止'三字，是说明本方乃有毒之

剂，中病即止"（见《中医杂志》1958年12月号）而为仲景"谆谆告诫之语"的话，这是和此文原意不相合的。考张仲景所用"乌头"的几个方子，确实比较慎重，总是指出要从少量服起，视服后效果逐渐增加，在"乌头汤"方后说"服七合，不知，尽服之"，在"赤石脂丸"方后说"先食饮一九，日三服，不知，稍加服"，在"赤丸"方后说"先食酒饮下三丸，日再夜一服，不知，稍增之"，在"大乌头煎"方后说"强人服七合，弱人服五合，不差，明日更服，不可一日再服"，在"乌头桂枝汤"方后说"初服二合，不知，即服三合，又不知，复加至五合"，并没有"差即止"这样的语句。《广雅·释言》说："则，即也"，《经传释词》卷八说："'则'与'即，古同声而通用"。据此，则"差即止"的"即"字，可作"则"字读，而"差即止"之句，则是说"这个病用这个方，'差，则止；不差，则更作服'"，和《备急千金要方》卷二十一第一中所载"栝蒌粉治大渴秘方"的"取差止"，上引《外台秘要·解诸药草中毒方》中所载"疗一切诸药毒方"的"以定止"同义，一直服到病愈为止。

所谓"差即止"这种文句，在古典医学著作里是时常见用的。《备急千金要方》卷十五第七载："治积久三十年常下痢神方：赤松皮，去上苍皮，切一斗，为散，面粥和一升服之，日三，差即止"；《外台秘要·口疮方》载："疗口舌生疮，含煎方：升麻、大青、射干各三两，栀子、黄檗各一升，蜜八合，蔷薇白皮五两，苦竹叶一升切，生地黄汁五合，生玄参汁五合，无，用干者二两，右十味切，以水六升，煎取二升，去滓，入生地黄汁、蜜，煎成一升如饧，细细含之，瘥即止"；《外台秘要·痈疽方》载："……阳气凑集，寒化为热，热盛则肉腐为脓也。又以酢和蜂蛤灰涂之，干即易，差即止"。难道此三方也都是"有毒之剂"，而方后所谓"差即止"也是孙思邈、王焘等人"谆谆告诫"之语？

至于仲景对人谆谆告诫之语，倒是在"桂枝汤"方后说过"若一服汗出病差，停后服，不必尽剂"的话，但"桂枝汤"并不是"有毒之剂"；在"百合地黄汤"方后也说："中病，勿更服"，而"百合地黄汤"更不是什么"有毒之剂"。其实，无论何物，只要是用于治病，就成为药物，而药物终究是药物，绝对不能无原则地长期用下去而用为人们生活之需。在达到其治病目的以后，当然没有必要再继续服用下去了。

（5）张仲景《伤寒论》和《金匮要略》二书用"粉"治病共有四方，即"温粉方"、"猪肤汤"、"蛇床子散"和此方。《伤寒论·辨太阳病脉证并治法》载服大青龙汤后"汗出多者，温粉粉之"，山田正珍氏在《伤寒论集成》中注说："温粉者，熬温之米粉也，同温针温汤之温"。是方中单称"粉"而与此方同。用于止汗，当然只有山田正珍氏所说之"米粉"，而不可能会是铅粉。用"米粉"止汗，在古代方书里确是屡见不鲜的，如：

1)《外台秘要·黄疸遍身方》引《小品》"疗黄疸身目皆黄，皮肤曲尘出，三物茵陈蒿汤方：

茵陈蒿一把　栀子二十四枚

石膏一斤　《千金》加大黄三两

右三味，以水八升，煮取二升半，去滓，以猛火烧石膏，令正赤，投汤中沸定取清汁，适寒温，服一升，自覆令汗出周身遍，以温粉粉之则愈。"

2)《备急千金要方》卷五上第五载：

"治少小头汗，二物茯苓散方：

茯苓　牡蛎各四两

右治，下筛，以粉八两，合捣为散，有热辄以粉，汗即自止。"

"治少小盗汗，三物黄连粉方：

黄连　牡蛎　贝母各十八铢

右以粉一升，合捣，下筛，以粉身，良。"

3)《备急千金要方》卷十第一"治盗汗及汗无时……方：

麻黄根　牡蛎　雷丸各三两

干姜　甘草各一两　米粉二升

右六味，治，下筛，随汗处粉之。"

4)《外台秘要·盗汗方》载：

"崔氏疗盗汗，夜睡中即汗，汗不休，止汗粉方：

麻黄根　牡蛎粉　败扇灰

栝蒌根各三两　白术二两　米粉三升

右六味，捣，诸药下筛为散，和粉搅令调，以生绢袋盛，用粉身体，日三两度……汗即渐止。"

"《古今录验》疗盗汗，麻黄散方：

麻黄根三分　故扇烧屑一分　右二味，捣，下筛……又以干姜三分，粉三分，捣合，以粉粉之，大善。"

上述止汗各方，证明了张仲景用于止汗的"温粉方"中是"米粉"，而"温粉方"之"米粉"单称"粉"与此方同，则又证明此方所用之"粉"是"米粉"无疑。

(6) 阅读任何一部古典医学著作，都首先应该忠实其原文，认识其本义，并进而给以发扬或批判，因而首要的任务就只能是暴露其本来面貌，如以别的东西来掩盖或改变其本义，是不恰当的。《本草经集注》和《备急千金要方》等书都明谓"铅粉"是一种"不宜入汤、酒"的药物，"甘草粉蜜汤"是一个"汤剂"，方中之"粉"怎么会是"铅粉"而不是"米粉"呢？

在一定历史时期内的文化艺术（包括语言文字），有一定历史时期的特点。用汉唐时代的文献来研究《金匮要略》中"甘草粉蜜汤"方中之"粉"为何物，是比较可靠的。

医药论述

我国古代对疫病的认识与防治

一、疫病的定义

在我国商代甲骨文里，已出现有"疫"字。然则所谓"疫"者，《说文·疒部》说："疫，民皆病也，从疒，役省声"。《释名·释天》说："疫，役也，言有鬼行役也"，《玉篇·疒部》说："疫，俞壁切，疠鬼也"，又说："疠，力誓切，疫气也"，《素问·补遗刺法论》说："五疫之至，皆相染易，无问大小，病状相似"，《素问·六元正纪大论》说："温疠大行，远近咸若"，《集韵·去声上·六至》说："疫，《字林》：病流行也"，《温疫论·正名》说："又名疫者，以其延门阖户，如徭役之役，众人均等之谓也，今省去'亻'加'疒'（原作'疫'，误，今改）为'疫'，又为时气时疫者，因其感时行戾气也，因其恶厉，又谓之疫疠"，《温疫论·原病》说："疫者，感天地之疠气，在岁运有多少，在方隅有轻重，在四时有盛衰。此气之来，无老少强弱，触之者即病，邪从口鼻而入"。是"疫"之为病，具有很强的传染性，一旦发生则易于在人群中传播流行，病势凶猛，延门阖户，一乡一区如鬼厉之行使，患者无远近长幼，病状率皆相似也，而且表明我国在商代已经流行过疫病。

二、疫病的发生原因及传染途径

我国古代通过对自然现象与人类发病的长期观察，认为疫病的发生和流行，下列5种为其主要原因：

第一，《楚辞·天问》说："伯强何处？惠气安在？"王逸注："伯强，大厉，疫鬼也，所至伤人"，《后汉书·礼仪志中》说："大傩，谓之逐疫"，李贤等注引《汉旧仪》曰："颛顼氏有三子，生而亡去为疫鬼"，《释名·释天》说："疫，役也，言有鬼行役也"，《玉篇·疒部》说："疫，俞壁切，疠鬼也"，《诸病源候论·疫疠病诸侯·疫疠病候》说："其病与时气、温热等病相类，皆由一岁之内，节气不和，其寒暑乖候，或有暴风疾雨，雾露不散，则民多疾疫，病无长少，率皆相似，如有鬼疠之气，故云疫疠病"。疾疫流行，无远近少长，患者之病状率皆相似，如有一种无形之鬼怪精物作祟，使之相互染易，因呼之为疫疠之鬼。

第二，动物为人类疫病的传染之源，导致疫病流行，《山海经·东山经》说："磹山……有鸟焉，其状如凫而鼠尾，善登木，其名曰絜鉤，见则其国多疫"，《山海经·中山经》说："复州之山……有鸟焉，其状如鸮，而一足彘尾，其名曰跂踵，见则其国大疫"，《山海经·东山经》又说："太山……有兽焉，其状如牛而白首，一目而蛇尾，其名曰蜚，行水则竭，行草则死，见则天下大疫"，《山海经·中山经》又说："乐马之山，有兽焉，其状如彙，赤如丹火，其名曰䝞，见则其国大疫"，《太平御览·疾病部五·疫疠》引《盛弘之荆州记》曰："始安郡有鸟焉，其形似鹊，白尾，名为青鸟，常以三月自苍梧而度，群飞不可胜数，山人未见其来，多苦疫气"。是禽类、兽类的某些动物皆可导致人类疫病的流行。

第三，阴阳错位，四时失序，气候变异，产生乖戾恶厉之气，造成疫病流行。《吕氏春秋·孟春纪》说："孟春……行秋令，则民大疫"，又《季春纪》说："季春……行夏令，则民多疾疫"，又《仲夏纪》说："仲夏……行秋令，……民殃于疫"，又《仲冬纪》说："仲冬……行春令……民多疾疠"，《春秋繁露·五行变数》说："火有变，冬温夏寒……则寒暑失序，而民疾疫"。是时气不和，而人病疫也。

第四，《春秋·左襄元年传》说："在国，天有菑疠"，杜预注："疠，疾疫也"，《汉书·食货志下》说："古者天降灾戾"，颜师古注："戾，恶气也"。菑、灾形异字同，疠、戾声同字通，是"灾戾"亦"菑疠"也。《伤寒翼·商瘟疫非六淫之邪·四时不正之气》说："瘟疫者何？乃天地之疠气也。疠气伤人，令人壮热，故曰瘟疫。其为病也，轻者乘人之虚怯则着病，亦不沾染，重者则老幼皆同，沿门相似。少则一隅俱有，多则合郡皆然。其邪非风寒燥火暑湿之六淫，又非寒热温凉四时之不正。盖六淫之邪、不正之气，必触冒之而始病。至于厉气之来，从天而降，杂于雾气之中，著于水物之内，无知无觉，呼吸饮食，入人肺胃，或即发而暴亡，汤药不及；或淹留而垂毙，治疗无方……"。

第五，空气失于洁清，秽浊腐臭，触之伤人，尤其是战争后，尸横遍野，未及掩埋，化为腐臭秽浊，弥漫于空气之中，病原体微生物最易滋生繁殖，传播疾病，导致人类疫病的流行。故《老子》第三十章中有"大军之后，必有凶年"之文也。

三、古代疫病流行举例

根据我国文献资料记载，在我国古代时有疫病的发生和流行，兹举例如下：《甲骨文字典·殳部》："役，用为疫。'甲子卜㱿贞疒役不延'、'丙子卜古贞御役'。"是殷商已流行过疫病。

《春秋·庄公经二十年》说："夏，齐大灾"，公羊传："大灾者何？大瘠也。大瘠者何？**痢**也"，何休注："瘠，病也，齐人语也"，"**痢**者，民疾疫也"。"**痢**"与"疠"声转字通，读"疫疠"之"疠"，故傅隶朴《三传比义》说："齐之瘟疫，流传及于鲁国"。是公元前674年鲁庄公20年岁在丁未，齐、鲁两国流行疫病，涵盖了今之山东全省。

《后汉书·刘玄列传》载：新莽地皇二年，王匡、王凤军攻拔竟陵，转击云杜、安陆后，还入绿林山中，至有五万余人，迨第二年即新莽地皇三年，其军中"大疾疫，死者且半"，竟疫死2万多人。

《备急千金要方》卷九第二说："汉建宁二年，太岁在酉，疫气流行，死者极众"。《后汉书·灵帝纪》于此疫病流行失记，而记载有汉灵帝刘宏在位22年的建宁四年大疫、熹平二年春正月大疫、光和二年春大疫、光和五年二月大疫、中平二年春正月大疫等还有五次之多。

《后汉书·献帝纪》说："建安……二十二年……是岁大疫"。《太平御览·疾病部五·疫疠》载曹植说此次疫气曰："建安二十二年，厉气流行，家家有僵尸之痛，室室有号泣之哀，或阖门而殪，或覆族而丧……"。可见疫病为人灾害之惨状。

《晋书·武帝纪》说："咸宁元年……十二月……大疫，洛阳死者大半……二年春正月，以疾疫废朝"。

《南史·梁本纪上》说：南齐末"郢城之闭，将佐文武男女口四十余万人，疾疫流肿死者十（之）七八"。郢城，即今之"武昌"也。

《文物·上海嘉定宋赵铸夫妇墓·墓志》说："皇祐中疫戾为衅，民中之，疾必不起、死者仅千计，骼胔盈路"。

《谷山笔麈·杂记四》说："金末，汴京大疫，诸门出柩九十余万，贫不能葬者，不在是数，其灾可谓至矣"。

《万病回春·瘟疫》龚廷贤说："万历丙戌年，余寓大梁属瘟疫大作，士民多毙其症，间巷相染，甚至灭门"，《谷山笔麈·杂记四》亦谓"万历丙戌、丁亥间，汴梁大旱且疫，诸门出死亦且数万，即宗室男妇，死几五百，此亦近世一大阳九也"。

根据《二十六史医学史料汇编》引《清史稿·灾异志》记载，清代，只载淳在位13年中，只湖北省各地就发生了7次疫病大流行，如同治元年江陵大疫，三年夏应山大疫、秋公安大疫，八年七月麻城大疫，九年秋麻城大疫，十年六月麻城大疫，十一年武昌县大疫等。

四、古代的防疫措施

在我国历史上，由于疫疠时常肆虐，为灾于我国人民，智慧勇敢的我们祖先，与疫疠展开了针锋相对的斗争。并在与疫疠的长期斗争中创造了许多防止疫疠传染的有效方法。

（一）驱疫

《周官》设有"方相氏，掌蒙熊皮，黄金四目，玄衣朱裳，执戈扬盾，帅百隶而时难，以索室殴疫……"。郑玄注："冒熊皮者，以惊殴疫疠之鬼，如今魌头也。时难，四时作方相氏以难却凶恶也"。《论语·乡党》说："乡人傩，朝服而立于阼阶"，何晏集解引孔安国曰："傩，驱逐疫鬼"，邢昺疏："难，索室驱逐疫鬼也"。殴，读作"驱"。难，与"傩"同。是我国古代设有专人定时化装为惊怖可畏之形以搜逐室内疫鬼，而冀免于疫病。其法虽嫌荒唐，然在两三千年前的我国周代产生的防疫思想则是非常可贵的。正是在这种防疫思想指导下，我国古代人民在与疫病斗争的实践中，创造了丰富的防疫方法，积累了宝贵的防疫经验，尤其在宋代发明了人工种痘术，从土耳其再传到欧洲，促成了西方免疫学的萌芽，后改进为牛痘疫苗接种，从而在世界范围内消灭了天花。

（二）隔离

古人为了控制疾病传播，阻断疾病传染途径，对具有传染性质的病人实行隔离措施，《睡虎地秦墓竹简·法律答问》载："今甲疠，问甲可（何）以论？当迁疠所处之"，又："城旦、鬼薪疠可（何）论？当迁（迁）疠迁（迁）所"。可见秦代已有法律规定，对有罪的麻风病人迁至"疠所"进行隔离，在西汉后期汉平帝刘衎在位的元始二年，疫病大流行，开始采取了对疫病病人隔离治疗，《汉书·平帝纪》说："民疾疫者，舍空邸第，为置医药"，可证。之后，各代多有隔离以治疫病者。

（三）逃疫

《竹叶亭杂记》卷三说："云、贵边境常有瘟气，气之至也，鼠必先灾，鼠灾必吐血而死。人家或见梁上鼠奔突随地吐血者，其人即奔，莫回顾，出门或横走，或直驰，竭其力奔数十里，或可免。人有中之者，吐血一口即死"。在1347～1351年，鼠疫第一次袭击西欧时，西欧人主要亦是逃离疫区才获得了幸免，故被16世纪的意大利人概述为：抗鼠疫的"药片由三种成分构成，即跑得快、去得远、回得晚"。

（四）净化水源

（1）《续信验方·内科》说："预防瘟疫法，用贯众、降香、朱砂、雄黄浸水缸内饮之，或随便放一二味。"

（2）《仙方合集·辟瘟诸法》说："闻邻里沾疫，宜用贯众置水缸内浸，用此水造饮食，亦能辟瘟不染。"

（3）《经验良方大全·瘟疫时症门》，说："辟瘟……又方：大贯众一个，浸水缸内加白矾少许，不染瘟疫。"

（4）《经验良方大全·瘟疫时疫门》说："时疫大行，自家水缸内，每早投黑豆一撮，全家无恙。五更时潜投黑豆一大握于井中，勿令人见，凡饮水家，俱无传染。"

（5）《经验良方大全·瘟疫时症门》说："除夕日夜以红小豆、川椒各十七粒，投井中，勿令人知，能却瘟疫。或以大麻子二十一粒，于元旦投井中，亦良。"

（6）《经验良方大全·瘟疫时症门》说："或正七日新布囊盛赤小豆置井中三日，取出，男吞十粒，女吞十四粒，竟年无病。"

（7）《备急千金要方·辟温》说："治温令不相染……又方：正旦吞麻子、赤小豆各二七枚，又以二七枚投井。"

（8）《千金要方·辟温》说："辟温气，令人不染温病及伤寒，岁旦屠苏酒方：大黄十五铢，白术十八铢，桔梗、蜀椒各十五铢，桂心十八铢，乌头六铢，菝葜十二铢。（一方有防风一两）右七味㕮咀，绛袋盛，以十二月晦日日中悬沉井中，令至泥，正月朔日平晓出药，置酒中煎数沸，于东向户中饮之，屠苏之饮，先从小起，多少自在。一人饮，一家无疫；一家饮，一里无疫。饮药酒得三朝，还滓置井中。能仍岁饮，可世无病。当家内外有井，皆悉著药，辟温气也。"

（五）净化空气

（1）《济众新编·瘟疫》说："不传染法：门户并开，水二升置堂中心，煎苏合香丸二十丸，其香能散疫气，医者诊视不染。"

（2）《肘后备急方·度瘴气疫疠温毒诸方》说："虎头杀鬼丸，虎头骨五两，朱砂、雄黄、雌黄各一两半，鬼臼、皂荚、芜荑各一两，捣筛，以蜡蜜和如弹丸，绛囊贮系臂，男左女右，家中悬屋四角，月朔望夜半中庭烧一丸。"按《备急千金要方·辟温》载此方，首句"虎头杀鬼丸"作"辟温虎头杀鬼丸方"八字。

（3）《备急千金要方·辟温》说："辟温气杀鬼烧药方：雄黄、丹砂、雌黄各一斤，羚羊角羖羊角亦得、芜荑、虎骨、鬼臼、鬼箭羽、野丈人、石长生、猳猪屎、马悬蹄各三两，青羊脂、菖蒲、白术各八两，蜜蜡八斤。右十六味末之。以蜜蜡和为丸如弹许大，朝暮及夜中户前微火烧之。"

（4）《万病回春·瘟疫》说："太仓公辟瘟丹，凡官舍久无人到，积湿容易侵人，预制此烧之，可远此害，极宜于暑月烧之，以却瘟疫，并散邪气。茅术一斤，台乌、黄连、白术各半斤，羌活半斤，川芎、草乌、细辛、紫草、防风、独活、藁本、白芷、香附、当归、荆芥、天麻、官桂、甘松、三奈、干姜、麻黄、牙皂、芍药、甘草各四两，麝香三分。上为末，枣肉为丸，如弹子大，每丸烧之。"

（5）《鸡鸣录·颠狂痫厥疫》说："辟疫，红枣一斤，茵陈切四两，大黄剉八两，合处焚之，如加麝香烧更妙。"

（6）《经验良方大全·瘟疫时症门》说："辟瘟丹，此丹烧之能不染瘟疫，久空房屋烧之可辟秽恶，用乳香、苍术、细辛、甘松、川芎、降香，各等分，为末，枣肉为丸如芡实大，遇瘟疫大作之时，家中各处焚之即不染患。"

（7）《经验良方大全·瘟疫时症门》说："解瘟丹，凡端午、夏至前后烧二三丸，能远瘟鬼及蛇、蝎等物。苍术半斤，明雄黄二两，白芷四两，肉桂一两，艾叶四两，乳香、檀香、甘松、三奈、唵叭香各一两，硫黄五钱。共为细末，阴干收好，勿令泄气，遇有时疫，日焚二、三丸，极妙（须端午日制）。"

（8）《经验良方大全·瘟疫时症门》说："辟瘟丹，红枣二斤，茵陈切碎八两，大黄切片八两，加水安息（系外洋来者，大药店方有。如无亦可不用）。上药三味合放一处，清早常烧，能却时气瘟疫。"

(9)《经验良方大全·瘟疫时症门》说:"辟瘟……又方:苍术、红枣,各一斤,研末,杵为丸,弹子大,遇疫每日烧一二丸。"

(10)《种福堂公选良方·瘟疫》说:"神圣辟瘟丹:苍术为君倍用,羌活、独活、白芷、香附、大黄、甘松、山柰、赤箭、雄黄各等分。上为末麦糊丸,如弹子大,黄丹为衣,晒干,焚之。"

(11)《仙方合集·辟瘟诸法》说:"凡遇天行时气,须迟出早入,房中常烧苍术,鼻孔、唇吻涂雄黄末,口中嚼大蒜最佳。"

(六) 悬药门户及带药身上

(1)《肘后备急方·治瘴气疫疠温毒诸方》说:"断温病令不相染着……又方:正月上寅日,捣女青屑,三角绛囊贮,系户上,账前,大吉。"

(2)《备急千金要方·辟温》说:"辟温气,太一流金散方:雄黄三两,雌黄二两,矾石一两半,鬼箭羽一两半,羖羊角二两烧。右五味,治,下筛,三角绛袋盛一两,带心前,并挂门户上。若逢大疫之年,以月旦青布裹一刀圭,中庭烧之。温病人亦烧薰之。"

(3)《鸡鸣录·癫狂痫厥疫》说:"辟疫,羚羊角一角,雄黄、白矾、鬼箭羽各七钱五分,为粗末,三角绛囊盛一两,带心前,并挂户上。或以青布裹少许,中庭烧之。亦治尸厥,名流金散。"

(4)《备急千金要方·辟温》说:"辟温……又方:正月旦,取东行桑根,大如指,长七寸,以丹涂之,悬门户上。又令人带之。"

(5)《类证活人书》卷十七说:"务成子萤火丸,主辟疾疫恶气百鬼虎狼蛇虺蜂蠆诸毒……等,萤火、鬼箭削去皮羽、蒺藜各一两,雄黄、雌黄、矾石烧汁尽各二两,羖羊角、煅灶灰、铁锤柄入铁烧焦各一两半。右九味,捣筛为散,以鸡子黄并丹雄鸡冠一具和之,如杏仁大,作三角绢囊盛五丸,带左臂,仍更挂户上。"

(6)《备急千金要方·辟温》说:"辟温杀鬼丸,熏百鬼恶气方:雄黄、雌黄各二两,羖羊角、虎骨各七两,龙骨、龟甲、鲮鲤甲、蝟皮各三两,樗鸡十五枚,空青一两,芎藭、真朱各五两,东门上鸡头一枚。右十二味末之,烊蜡二十两,并手丸如梧子,正月门户前烧一丸,带一丸男左女右,辟百恶,独宿、弔丧、问病各吞一丸小豆大,天阴大雾日烧一丸于户牖前,佳。"

(七) 涂药鼻口耳

(1)《保命歌括·瘟疫》说:"凡瘟疫之家,自生臭秽之气,所谓伤寒五种,气味相传者是也。当选光明雄黄,不拘多少,细研,以笔浓点鼻孔内两旁陷中,则疫气不能入,虽与病人同床,亦不相染也。五更洗面后,及临卧点之。设若鼻中闻其气,即便以纸纽入鼻中,嚏出之为准,不尔,邪气上入泥丸宫,遂百脉成斯病也。以雄黄点之,则自不闻其气,并避诸恶怪梦,神良。"

(2)《备急千金要方·辟温》说:"辟温气,雄黄散方:雄黄五两,朱砂一作赤术、菖蒲、鬼臼各二两。右四味,治,下筛,以涂五心、额上、鼻人中及耳门。"

(3)《济众新编·瘟疫》说:"不传染法:雄黄、朱砂末,涂耳、鼻内。"

(4)《鸡鸣录·癫狂痫厥疫》说:"辟疫,雄精,以水磨浓,盥洗后及临卧时涂鼻孔内。"

(5)《经验良方大全·瘟疫时症门》说:"入病家不染疫,雄黄末、苍术末以香油调搽鼻孔,既出病家用纸条探鼻取嚏,饮雄黄调绍酒一杯,自无传染。烧酒调服更妙。"

(6)《急救良方·伤寒时疫》说:"若亲戚乡里有患瘟疫,欲去看问,先将清油抹鼻孔,后出外,又将纸捻于鼻内探取喷嚏三五个,则不传染。"

（7）《赤水玄珠·瘟疫门》说："辟疫丹：雄黄末一钱，麝半分，用黑枣肉捣为丸，刺核大，朱砂为衣，绵包塞入鼻中，男左女右，入病家不染疫气。"

（8）《经验丹方汇编·虾蟆瘟》说："川雄黄末，菜油，调涂鼻中，空腹再服雄黄酒一杯，永不染。"

（9）《验方新编·辟瘟诸方》说："雄黄研细末，水调，多敷鼻孔中，与病人同床，亦不传染，神方也。"

（10）《文堂集验方·暑症》说："太乙紫金锭，通治百病，功效甚速，寒热皆投，真能起死回生，仙传至宝，修制济人，奇效不可尽述。山慈姑洗去毛皮切片焙研细末三两，五倍子槌破揉净研细二两，麝香拣净毛皮三钱，千金子去壳取仁色白者研碎用纸数十层夹去油数易成霜一两，红芽大戟去芦根洗净晒干研细末一两，朱砂水飞净一两二钱，雄黄水飞净三钱，山豆根晒燥研六钱。各药先期制就，宜端午、七夕、或上吉日，净室修合，将各药秤准入大乳钵内，再研数数百转，方入石臼中，加糯米粉糊调和，燥湿得中，用木杵捣千二三百下，至光润为度，每锭三五分、一钱不拘。……遇天行疫症传染者，用桃根煎汤磨浓入鼻孔，次服少许，任入病家，再不沾染。时常佩带，能祛诸邪。"

（八）服药

（1）《素问·遗篇·刺法论》说："将欲入于疫室……又一法，小金丹方：辰砂二两，水磨雄黄一两，叶子雌黄一两，紫金半两，同入合中，外固，了地一尺筑地实，不用炉，不须药制，用火二十斤煅之也，七日终，候冷，七日取，次日出合子，埋药地中，七日取出，顺日研之三日，炼白沙蜜为丸，如梧桐子大，每日望东吸日华气一口，冰水下一丸，和气咽之，服十粒，无疫干也。"

（2）《济众新编·瘟疫》说："瘟疫预防：清酒一瓶，浸苏合香丸九丸，时时饮之。又绛囊盛三丸当心带之，妙。"

（3）《肘后备急方·瘴气疫疠温毒诸方》说："度瘴散，辟山瘴恶气，若有黑雾郁勃及西南温风，皆为疫疠之候，方：麻黄、椒各五分，乌头三分，细辛、术、防风、桔梗、桂、干姜各一分，捣筛，平旦酒服一盏已，辟毒诸恶气，冒雾行尤宜服之。"

（4）《肘后备急方·瘴气疫疠温毒诸方》说："辟天行疫疠，雄黄、丹砂、巴豆、矾石、附子、干姜、等分，捣，蜜丸。平旦向日吞之一丸如胡麻大，九日止。令无病。"

（5）《备急千金要方·辟温》说："断温疫转相染着，乃至灭门，延及外人，无收视者，方：赤小豆、鬼箭羽、鬼白、丹砂、雄黄，各二两。右五味末之，以蜜和，服如小豆一丸，可与病人同床传衣。"

（6）《仙方合集·集补诸瘟方治》说："雄黄丸，治疫，不相传染：明雄黄一两研，赤小豆炒熟，丹参、鬼箭羽，各二两。共为细末，炼蜜丸如梧子大，每日空心以温水下五丸。虽同床共屋，亦不相染。"

（7）《种杏仙方·瘟疫》说："治瘟疫，不相传染……用朱砂研末，炼蜜和丸麻子大，常以太岁日，一家大小勿食诸物，面向东立，各吞三七丸，勿令近齿，永无疫疾。"

（8）《备急千金要方·辟温》说："天气不和，疾疫流行，预备一物柏枝散方：取南向社中柏东南枝，暴令干，捣末，酒服方寸匕，神良。"

（9）《经验良方大全·瘟疫时症门》说："六月六日采马齿苋瀹过晒干，元旦煮熟同盐、醋食之，可解疫气。"

（10）《经验良方大全·瘟疫时症门》说："时行不染，车前子隔纸焙为末，水调服二钱，即不染。"

(11)《备急千金要方·辟温》说："治温令不相染……又方：松叶末之，酒服方寸匕，日三服。"

(12)《备急千金要方·辟温》说："治温令不相染……方：桃树蠹屎，末之，水服方寸匕。"

(13)《备急千金要方·辟温》说："治温令不相染……又方：常以七月七日，合家吞赤小豆，向日吞二七枚。"

(14)《山海经·中山经》说："堇理之山……有鸟焉，其状如鹊，青身白喙，白目白尾，名曰青耕，可以御疫。"

(15)《山海经·东山经》说："栒状之山……沢水出焉，而北流注于湖水，其中多箴鱼，其状如鯈，其喙如箴，食之无疫疾。"

（九）粉身

《备急千金要方·辟温》说："辟温病，粉身散，常用方：芎䓖、白芷、藁本，各等分。右三味，治，下筛，内米粉中以粉身。"

（十）洗浴

《备急千金要方·辟温》说："凡时行疫疠，常以月望日，细锉东引桃枝，煎汤浴之。"

（十一）调摄

《时方妙用·瘟疫》说："避疫法：避疫之法，唯在节欲、节劳，仍勿忍饥，以受其气。胆为中正之官，胆气壮，则十一经之气皆壮，邪不能入。"

（十二）返观

(1)《诸病源候论·疫疠病诸候·疫疠病候》引《养生方》说："延年之道，存念心气赤，肝气青，肺气白，脾气黄，肾气黑，出周其身。又兼辟邪鬼。欲辟却众邪百鬼，常存心为炎火如斗煌煌光明，则百邪不敢干之，可以入温疫之中。"

(2)《素问·遗篇刺法论》说："黄帝曰：余闻五疫之至，皆相染易，无问大小，病状相似，不施救疗，如何可得不相移易者？岐伯曰：不相染者，正气存内，邪不可干，避其毒气，天牝从来，复得其往，气出于脑，即不邪干。气出于脑，即室先想心如日，欲将入于疫室，先想青气自肝而出，左行于东，化作林木；次想白气自肺而出，右行于西，化作戈甲；次想赤气自心而出，南行于上，化作焰耀明；次想黑气自肾而出，北行于下，化作水；次想黄气自脾而出，存于中央，化作土。五气护身之毕，以想头上如北斗之煌煌，然后可入于疫室。"

【按】 返观五藏出五色气周于身，则眼珠内视刺激视丘分泌大量激素，《玄境——道学与中国文化》说："根据现代医学的现有知识认为，位居脑中央的脑下垂腺总统整个免疫系统，胸腺则为大将军。由胸腺造出 B 细胞而产生抗体，再由胰腺和脾依照抗体所提供的资料造出 T 细胞（免疫细胞），周行全体各个部位，祛除入侵的细菌、滤过体病毒、虫和其他有害入侵物。……脑下垂腺的功能与视丘有着密切的关系。视丘分泌一种荷尔蒙，名叫可体可托芬，进入脑下垂体后，脑下垂体才开始它的运作。中国古代道家的"内视"也是回光返照，是一种眼球运动。利用眼球向里看（闭着眼）来刺激视丘分泌大量可体可托芬，从而促进脑垂的功能，增强免疫功能。这是可以在实验室内得到证明的，不过这个知识在西方还是非常新的。"

（十三）熏蒸衣物

(1)《仙方合集·辟瘟诸方》说："天行时疫传染，凡患疫之家，将病人衣服于甑上蒸过，则一家不染。"

（2）《经验良方大全·瘟疫时症门》说："时疫传染……又将初起病人贴肉布衫置蒸笼内蒸一柱香时，举家不传染。"

（十四）视病不正对

（1）《景岳全书·杂病谟·瘟疫》说："《医统》曰：男子病邪气出于口，女人病邪气出于前阴，其相对坐之间，必须识其向背，或以雄黄末涂鼻孔中，行动从容察位而入。凡入病家，此亦医人之不可不知也。"

（2）《万病回春·瘟疫》说："凡入病家，须避其邪气，不受染着，亦医者之惠不可不知，以雄黄末涂鼻孔中，或香油涂鼻孔亦妙，然后入病家行动从容，在位而入，男子病秽气出于口，女子秽气出于阴户，其相对坐立之间，必须识其向背，既出自以纸条探鼻深入，喷嚏为佳。"

（十五）痘苗接种

《世界古代发明·医学》说："为了取得非凡的成果，中国的古代医学肯定也在理论与实践的结合上下了功夫。公元10世纪，中国的炼金术士研制了最早的天花接种疫苗，为免疫学奠定了基础。涂有含菌物质的棉球往往被放置在鼻孔内。16世纪，这种技术在中国得到广泛的应用并从那里传到土耳其，进而使西方人对预防接种有了初步的认识。"《三千年疫情·明代疫情》说："明朝万历年间聂久吾就擅长种痘，而且还传授了门人。大概在明朝后期，弋阳也有两位痘医，一位叫黄受曙，另一位叫徐成吉，两人懂得种痘的方法。此方法是用棉絮沾取痘浆，而且此痘浆要比较好的（估计是凭他们的经验判断的），再将它送入未出痘的人鼻子中，等到痊愈后，也有瘢痕，而且经常十分灵验。"

五、古代疫病的方治

疫气之为病，凶猛而急速，是人类的一种严重灾害，也使我国先民较早对它有了认识，并发现了治疗疫病的药物，如《山海经·西山经》就记载有"英山……有鸟焉，其状如鹑，黄身而赤喙，其名曰肥遗，食之已疠"，郭璞注："疠，疫病也"。可见在战国时就有了药物治疗疫病的方法。随着医疗实践的发展，在疫病的治疗上，几千年来积累了丰富的经验，创造了很多的方药和方法，《痘疹心法·疫疠》指出："疫疠是以一岁之中彼此传染，大小相似……治疫疠，以解毒为主"，而《宋史·方技下·王克明列传》则记述了："张子盖救海州，战士大疫，（王）克明时在军中，全活者几万人，子盖上其功，克明力辞之"。可见中医药学的辨证施治中寓以解毒之法，是可以治愈疫病的。兹选择部分治疗疫病的方证列述如下：

（一）内服方

（1）《类证活人书》卷十七说："败毒散，治伤风，温疫，风湿，头目昏眩，四肢痛，憎寒壮热，项强，目睛疼……羌活、独活、前胡、柴胡、芎䓖、枳壳、白茯苓、桔梗、人参，已上各一两，甘草半两炙，右件捣罗为末，每服三钱，入生姜二片，水一盏，煎七分，或沸汤点亦可。老人、小儿亦宜，日三、二服，以知为度。瘴烟之地，或温疫时行……此药不可阙也。"《疫疹一得》谓"姜乃暖胃之品，疫乃胃热之病，似不宜用，以葱易之"。

（2）《温病条辨·上焦篇》说："太阴温病，脉浮洪，舌黄，渴甚，大汗，面赤，恶热者，辛凉重剂白虎汤主之。辛凉重剂白虎汤方：生石膏（研）一两，知母五钱，生甘草三钱，白粳米一合。水八杯，煮取三杯，分温三服，病退，减后服，不知，再作服。"又说："太阴温病，脉浮大而芤，汗大出，微喘，甚至鼻孔扇者，白虎加人参汤主之；脉若散大者，急用之，倍人参。白虎加人参汤方：即于前方内，加人参三钱。"

（3）《疫疹一得·疫疹诸方》说："清瘟败毒饮，治一切火热，表里俱盛，狂躁烦心，口干咽痛，大热干呕，错语不眠，吐血衄血，热盛发狂，不论终始，以此为主。生石膏大剂六两至八两、中剂二两至四两、小剂八钱至一两二钱，小生地大剂六钱至一两、中剂三钱至五钱、小剂二钱至四钱，乌犀角大剂六钱至八钱、中剂三钱至四钱、小剂二钱至四钱，真黄连大剂四钱至六钱、中剂二钱至四钱、小剂一钱至一钱半，生栀子、桔梗、黄芩、知母、赤芍、玄参、连翘、竹叶、甘草、丹皮。疫证初起，恶寒发热，头痛如劈，烦躁谵妄，身热肢冷，舌刺唇焦，上呕下泄，六脉沉细而数，即用大剂；沉而数者，用中剂；浮大而数者，用小剂。如斑一出，即用大青叶，量加升麻四、五分引毒外透。此内外化解，降浊升清之法，治一得一，治十得十。"

（4）《重订广温热论·验方》说："普济消毒饮，专治大头天行，初觉憎寒体重，次传头面肿盛，口不能开，气喘舌燥，咽喉不利等证，川柴胡一钱、苏薄荷一钱、炒牛蒡钱半、白芷八分、板蓝根钱半、白僵蚕、苏马勃五分、升麻五分、小川连三分、青子芩八分均用酒炒、广桔红八分、生甘草八分、白桔梗一钱、玄参钱半，水煎，食远徐服，或炼蜜为丸，每重一钱，禽化尤妙。"《温病条辨·上焦篇》谓"温毒咽痛喉肿，耳前耳后肿，颊肿，面正赤，或喉不痛但外肿，甚则耳聋，俗名大头温、虾蟆温者，普济消毒饮去柴胡、升麻主之，初起一、二日，再去芩、连，三、四日加之佳。……上共为细末，每服六钱，重者八钱，鲜苇根汤煎，去渣服，约二时一服，重者一时许一服。"

（5）《温热经纬·方论》说："甘露消毒丹一名普济解毒丹，治湿温时疫之主方……温湿蒸腾，更加烈日之暑，铄石流金，人在气交之中，口鼻吸受其气，留不去，乃成湿温疫疠之病，而为发热倦怠，胸闷腹胀……但看病人舌苔淡白，或厚腻或干黄者，是暑湿热疫之邪，尚在气分，悉以此丹治之立效。飞滑石十五两，绵茵陈十一两，淡黄芩十两，石菖蒲六两，川贝母、木通各五两，藿香、射干、连翘、薄荷、白豆蔻各四两。各药晒燥，生研细末（见火则药性变热），每服三钱，开水调服，日二次，或以神曲糊丸如弹子大，开水化服，亦可。"

（6）《温疫论·温疫初起》说："温疫初起，先憎寒而后发热，嗣后但热而不憎寒……宜达原散主之。达原散：槟榔二钱，厚朴一钱，草果仁五分，知母一钱，芍药一钱，黄芩一钱，甘草五分。右用水二锺，煎八分，午后温服。"《温热经纬·叶香岩外感温热篇》载："若舌白如粉而滑，四边色紫绛者，温疫病初入膜原，未归胃腑，急急透解，莫待传陷而入为险恶之病，且见此舌者，病必见凶"，注谓"此五疫中之湿疫，又可主以达原散，亦须随证加减，不可执也。"

（7）《疫证治例·备急方》说："雷击散，治朱砂证又名心经疔，初起脉散，牙关紧闭，心内发慌，手足麻木，闭目不语，喉肿心痛……并治一切感冒、瘟疫、痧证，皆能立效如神。牙皂、北细辛各二钱半，朱砂、明雄黄各三钱半，枯矾、白芷各一钱，藿香三钱，桔梗、防风、木香、贯众、陈皮、苏薄荷、制半夏、甘草各二钱。共研极细末，贮瓶中，勿泄气，随带身傍，凡遇急证，取二、三分，吹入鼻中，再用一、二钱，姜汤冲服，服后安卧片时，汗出而愈。"

（8）《续信验方·内科》说："丹平散，治感受瘟气，霍乱吐泻，喉肿，心慌，闭目不语，手足麻木，发冷转筋，牙关紧闭，脉气闭塞，黑痧、红痧等症：牙皂三钱五分，北细辛三钱五分，朱砂二钱五分，雄黄二钱五分，藿香二钱，苏薄荷二钱，防风二钱，白芷二钱，贯众二钱，制半夏二钱，广陈皮二钱，广木香二钱，桔梗二钱，甘草二钱，枯矾一钱五分。共研细末，装磁瓶内，以防泄气，遇症先用药二、三分吹入鼻孔，再用药一钱或数分姜汤冲服，外用红纸捻照两胳膊弯、两腿弯、背心各处，如有红点、红线，用针挑破见血为度。但此症甚急，药宜早备，若病至求药则迟。乾隆年间贵州瘟疫传染死者甚众，照方配施，复多全活。"此"丹平散"方，与上方"雷击散"药味全同，唯药物用量稍有差异，所述治症亦稍有别，故并录之。

(9)《鲁府禁方·瘟疫》说："二圣救苦丸，治伤寒瘟疫，不论传经过经，俱可服。大黄四两切片酒拌蒸，牙皂二两。上为细末，水打稀糊为丸，如绿豆大，每服三、五十丸，绿豆煎汤，待冷送下，即汗而愈。众人病一般者，此瘟疫也。即服此药，汗出立已。"《奇方类编·伤寒门》载此作"二圣救苦丹，专治时行瘟疫，恶心吐酸，身体疼痛，发热"，而牙皂"去皮弦"。

(10)《医经会解·瘟疫》说："治四时瘟疫，头痛项强，憎寒壮热，发斑烦躁，大渴面赤，目红，或面紫黑，狂言等证，宜用代天宣化汤：甘草甲巳年君，黄芩乙庚年君，栀子丁壬年君，黄柏丙辛年君，黄连戊癸年君，香附、紫苏叶各减半，大黄酒蒸用三倍，人中黄一倍，雄黄、朱砂各用少许为末。水煎，去滓，调雄黄、朱砂末冷服。"

(11)《仙方合集·集补诸瘟方治》说："逐毒丹，治疫气流行，一乡人多发热、内热、烦躁、呕渴、昏愦等证，又名运气五瘟丹：川连（戊癸年为君倍加），黄柏（丙辛年为君倍加），甘草（甲巳年为君倍加），山栀（丁壬年为君倍加），黄芩（乙庚年为君倍加），香附、苏叶（俱以等分为则），大黄（三倍）。七味生用，于冬至日为末，将大黄滚汤去粗片，捣药末为丸，如弹子大，水飞朱砂、雄黄为衣，每一丸取泉水化服。急则用煎剂，但须冷服。"此即上方代天宣化汤去人中黄，变汤为丸服。

(12)《奇方类编·伤寒门》说："辟温丹，紫苏二两，香附四两（童便、醋、盐水、酒四制），苍术二两（土炒），麦冬一两（去心），木香一两（忌火），白扁豆二两（炒黄色），雄黄五钱（研末），薄荷二两，管众八两（洗净煎膏），连翘二两，山楂肉三两（炒黑），广藿香叶一两（晒燥研），降香末三两。上药共为细末，用姜一斤捣汁，拌入药内，再用炼蜜为丸，朱砂飞净为衣，每丸重三钱。治一切时症伤寒，四时瘟疫。"

(13)《万病回春·瘟疫》说："内府仙方，治肿项大大头瘟、虾蟆瘟病：僵蚕二两，姜黄二钱半，蝉蜕二钱半，大黄四两。上共为细末，姜汁打糊为丸，重一钱一枚，大人服一丸，小儿半丸，蜜水调服，立愈。"

(14)《仙方合集·集补诸瘟方治》说："疙瘩瘟者，发块如瘤，遍身流走，旦发夕死者是也，急以三棱针刺入委中三分出血，及服人中黄散。人中黄散：辰砂、雄黄（要透明者）各一钱五分，人中黄一两。为末，薄荷、桔梗汤下二钱。"

(15)《温病条辨·上焦篇》说："安宫牛黄丸"治"温毒，神昏谵语"，或"热入心包，舌蹇肢厥"，或"于厥阴暑温，身热不恶寒，精神不了了，时时谵语"等；"牛黄一两，郁金一两，犀角一两，黄连一两，朱砂一两，梅片二钱五分，麝香二钱五分，珍珠五钱，山栀一两，雄黄一两，金箔衣，黄芩一两。上为极细末，炼老蜜为丸，每丸一钱，金箔为衣，蜡护。脉虚者加人参汤下，脉实者银花、薄荷汤下，每服一丸。"

(16)《太平惠民和剂局方·治诸风》说："至宝丹，疗卒中急风不语，中恶气绝，中诸物毒暗风，中热疫毒，阴阳二毒，山岚瘴气毒，蛊毒水毒……又疗心肺积热，伏热呕吐，邪气攻心，大肠风秘，神魂恍惚，头目昏眩，睡眠不安，唇口干燥，伤寒狂语，并皆疗之。生乌犀角（研）、朱砂（研、飞）、雄黄（研、飞）、生玳瑁屑（研）、琥珀（研）各一两，麝香（研）、龙脑（研）各一分，金箔（半入药、半为衣）、银箔（研）各五十片，牛黄（研）半两，安息香一两半。为末，以无灰酒搅澄飞过，滤去沙土，约得净数一两，慢火熬成膏，上将生犀、玳瑁为细末，入余药研匀，将安息香膏重汤煮凝成后，入诸药中和成剂，盛不津器中，并旋丸如桐子大，用人参汤化下三丸至五丸。"

(17)《千金翼方》卷十八第六说："紫雪，主脚气毒遍内外，烦热，口生疮，狂叫走，及解诸石草热药毒发，卒热黄等瘴疫毒，最良方：金一斤，寒水石、石膏、磁石各三斤并碎，右四味，以水一石，煮取四斗，去滓，内后药：升麻一升，玄参一斤，羚羊角屑、青木香、犀角屑、沉香各五两，丁香四两，甘草八两炙。右八味，哎咀，于汁中煮取一升，去滓，内消石四升、朴消精者四升，于汁中煎取七升，投木器中，朱砂粉三两，麝香粉半两，搅令相得，寒之二日，成于霜雪紫色。强人服三分匕。服之当利热毒。老、小以意增减用之。一剂可十年用之。"按：此文"卒热黄等瘴疫毒"七字，《外台秘要·服汤药色目方一十九首》作"邪热卒黄等瘴疫毒疠"。

（18）《温热经纬·叶香岩外感温热篇》说："其热传营，舌色必绛……纯绛鲜色者，包络受病也……延至数日，或平素心虚有痰，外热一陷，里络就闭，非菖蒲、郁金等所能开，须用牛黄（清心）丸、至宝丹之类以开其闭，恐其昏厥为痉也……牛黄清心丸：西牛黄二分五厘，镜面朱砂一钱五分，生黄连五钱，黄芩、山栀各三钱，郁金二钱。为末，蒸饼为糊，丸如黍米大，每服七、八丸。"

（19）《温热经纬·方论》载王士雄曰："温热暑疫诸病，邪不即解，耗液伤营，逆传内陷，痉厥昏狂，谵语发斑等证，但看病人舌色干光，或紫绛，或圆硬，或黑苔，皆以此丹救之。神犀丹：乌犀角尖磨汁、石菖蒲、黄芩各六两，真怀生地冷水洗净浸透捣绞汁、银花各一斤，粪清、连翘各十两，板蓝根九两，香豉八两，玄参七两，花粉、紫草各四两。各生晒研末，以犀角、地黄汁、粪清和捣为丸，切勿加蜜，如难丸，可将香豉煮烂，每丸重三钱，凉开水化服，日二次，小儿减半。如无粪清，可加人中黄四两研入。"

（20）《普济本事方·中风肝胆筋骨诸风》说："苏合香丸，疗传尸、骨蒸、殗殜、肺痿、疰忤、鬼气、卒心痛、霍乱吐利、时气鬼魅、瘴疟……鬼忤中人、小儿吐乳、大人狐狸（迷）等病。苏合香油一两（入安息香膏内）、白术二两、丁香二两、朱砂（研水飞）二两、木香二两、白檀（锉）二两、薰陆香（别研）二两、沉香二两、乌犀（镑屑）二两、荜拨二两、安息香二两（别为末，用无灰酒一斤熬膏）、香附（去毛）二两、河黎勒（煨去核）二两、龙脑（研）一两、麝香（研）二两。上为细末，入研药匀，用安息香膏并炼白蜜和剂，每服旋丸如梧桐子大，早朝取井华水温令任意，化服四丸，老人、小儿可服一丸，温酒化服亦得，并空心服之。"

（21）《重订广温热论·验方》说："太乙紫金丹：山慈菇二两、川蚊合二两、苏合香油两半，大戟两半，白檀香两半，安息香两半，千金霜一两，琥珀五钱，明雄黄五钱，当门子三钱，梅冰三钱。上十一味，各研极细，再合研匀，浓糯米饮杵丸，每重钱许，外以飞金为衣"，并引薛一瓢先生曰："此丹比苏合丸而无热，较至宝丹而不凉，兼玉枢丹之解毒，备二方之开闭，专治霍乱痧胀，岚瘴中恶……鬼胎魔魅，及暑湿温疫之邪，弥漫熏蒸，神明昏乱，危急诸症。"

（22）《续信验方·内科》说："文昌玉局妙香丸，苏合香二两（如无，以藿香叶代，晒干勿见火），草河车六钱（白面调裹，炭火煨熟，去面），紫苏叶一两，晚蚕砂二两，紫厚朴一两，制半夏一两，川贝母一两（去心），橘红五钱，枳壳五钱麸炒，白滑石一两五钱水飞，朱砂八钱水飞，明雄黄五钱水飞，茅苍术五钱米泔水浸，赤茯苓五钱，青皮五钱，真麝香一钱五分，生甘草三钱，粳米粉升半。上者生研成粉，用生姜、葱各半斤捣自然汁，和粳米粉为丸，如绿豆大，如遇瘟气流行、痧气陡发，开水下五丸，重者九丸。"

（23）《良方集腋·暑痧门》说："八宝红灵丹，功专时疫，霍乱吐泻，骤中痧暑，绞肠腹痛，上下不通，面青，手足厥冷，甚至六脉皆伏，针刺无血者，亦屡服屡验，朱砂一两水飞，明雄黄六钱水飞，礞石四钱煅，马牙硝一两，硼砂六钱，梅花冰片三钱，麝香三钱，真赤金箔五十小张。上药，择吉日于净室中共为极细末，磁瓶收贮，熔蜡封口，勿令泄气，每服一分，开水送下，小儿半分。"

（24）《疫症治例·备急方》说："川督普济丹（治疫病染易，无问少长，病状相似），真茅山苍术三两，锦纹大黄六两，麝香上好者三钱，丁香六钱，真蟾酥九钱，烧酒化，甘草去皮微炒二两四钱，明天麻、朱砂细研水飞、明雄黄细研水飞、麻黄去节各三两六钱。右各为细末，须端阳日午时于净处制，以蟾酥烧酒化为丸，如不胶黏，酌和以糯米粥浆，丸如莱菔子大，用朱砂为衣，候干，磁瓶收贮。"

（25）《肘后备急方·瘴气疫疠温毒诸方》说："赤散方，牡丹皮五分，皂荚五分，炙之，细辛、干姜、附子各三分，肉桂二分，真朱四分，踯躅四分。捣筛为散，初觉头强邑邑，便以少许内鼻中，吸之取嚏，温酒服方寸匕，覆眠得汗即差。晨夜行及视病，亦宜少许以内粉粉身，佳。"

（26）《备急千金要方·辟温》说："乌头赤散，治天行疫气病，方：乌头一两半，皂荚半两，雄黄、细辛、桔梗、大黄各一两。右六味，治，下筛，清酒若井华水服一刀圭，日二，不知，稍增，以知为度。除时气疫病……人始得病一日时，服一刀圭，取两大豆许吹着两鼻孔中。"

（27）《圣济总录·伤寒疫疠》说："治伤寒辟毒气疫病，七物赤散方：丹砂别研、乌头炮制去皮脐各二两，细辛去苗叶、羊踯躅、干姜炮制、白术切炒各一两，栝楼一两半。右七味，捣罗为散，每服半钱匕，温酒调服，汗出解；不解，增至一钱匕。"

（28）《簪曝杂记》卷六说："治疫气、伤寒等证。麦门冬三钱，乌梅三枚，枣三枚，芫荽梗三十寸，灯心三十寸，竹叶三十片，煎服。"

（29）《香祖笔记》卷八说："治疫，肿头面，方：金银花二两，浓煎一盏，服之，肿立消。"

（30）《万病回春·瘟疫》说："治大头瘟病，肿脸颈项者，用福建靛花三钱，烧酒一钟，鸡子清一个，入内打匀吃，不时而愈，肿即消，神方也。"

（二）外治方

1. 搐鼻

（1）《保命歌括·瘟疫》说："救苦散，专治伤风、伤寒，头目不清，如被疫气所侵之人，少觉头昏脑闷，急取嚏之，毒气随散，永无染着。川芎、藿香、藜芦各三钱，牡丹皮、玄胡、朱砂水飞各二钱，雄黄水飞、白芷、牙皂各四钱。右为细末，每用一些先噙水在口中，以竹筒吹两鼻，嚏出清涕，佳。"

（2）《续信验方·内科》说："救瘟散，皂荚、肉桂、蟾酥、千里马，等分，麝香十分之一。共研细末，觉有时症，入鼻少许，得嚏即愈。男左女右。孕忌。"

（3）《保命歌括·瘟疫》，说："杨氏一字散，治时行缠喉风，渐入咽喉，水谷不下，牙关紧闭，不省人事者。雄黄（水洗）、蝎梢、白枯矾、藜芦、牙皂（炙焦）各等分。右为末，每用一豆大，纳鼻内，搐之立效。"

2. 点眼 《经验良方大全·瘟疫时症门》说："太乙救苦散，治一切瘟疫无汗，头痛身热，口渴心烦等症。火硝三钱，雄黄（水飞）三钱，麝香五分。同研极细末，入磁罐收贮，男左女右，点大眼角内。"《奇方类编·伤寒门》载此方后有"登时汗出而愈"一句。

3. 掩脐阴 《经验良方大全·瘟疫时症门》说："瘟疫外治，凡病人汗气入鼻透脑及散布经络，初觉头痛即用：苍术、良姜、枯矾各等分，为末，每用一钱，以葱白一大个捣匀涂手心，男左女右，将手掩肚脐上，手须窝起，勿使药出脐；又以一手兜住外肾前阴，女子亦如之，煎绿豆汤一碗饮之，点线香半炷久可得汗。如无汗，再饮绿豆汤催之，汗出即愈。又刺少商穴即愈。"

4. 熨法 《经验良方大全·瘟疫时症门》说："疫病初发但觉头痛，即以水调芥菜子填脐内，用热物隔布一层熨之，汗出而愈。"

论中医的科学性

什么叫"科学"？有正确的、系统的知识叫科学。祖国医学有着自己的一套完整的理论体系，它用整体观念系统地阐述了医学上有关生理、病理、病因、诊断、治疗、预防等各个方面的知识，指导着人们的医疗实践并且通过长期的医疗实践的检验，证明了它是正确的，是具有科学性的。

祖国医学的特点是"辨证施治"，在医疗实践活动中，从来就是：对于同一个人先后患的几种不同疾病，就是用几种不同的治疗方法处理；对于几个人患的同一种疾病，在同一种治疗原则下又分别各个病人的年龄大小、体质强弱、受邪轻重和患病久暂而照顾差异；就是同一个人患的同一种疾病的发展过程中，也是按照其不同发展阶段的各个具体情况，采用不同的方法治疗，此即古人所谓"病万变药亦万变"。祖国医学的辨证施治，既有着严格的原则性，又有着高度的灵活性，完全符合辩证法"对于具体问题要具体分析，具体矛盾要具体解决"的原则。这怎么能说"中医不科学"呢？

毛泽东主席曾经指出过："中国医药学是一个伟大的宝库"。祖国医学是在长期治疗病人的医疗实践中积累起来的知识。内容特别多彩，经验非常丰富，过去保证了我国民族的繁衍昌盛，现在仍然是我国广大人民赖以治病的重要手段。"中医能治世界上大夫所不能治的病"（见《健康报》第412期），里面就有真理，就是科学。这怎么能说"中医不科学"呢？

对待祖国医学，必须以辩证唯物主义的立场、观点和方法来认识它，研究它。实践是检验真理的最可靠标准，而祖国医学是从实践中产生，又为医疗实践所反复检验，它有真理。如果以西医现有理论机械地对号入座地来套祖国医学，套不上就说"中医不科学"，并从而加以否定，这是错误的，这本身就是一种极端"不科学"的武断。这种用民族虚无主义思想对待祖国医学的人，其结果只会有损于民族利益，也有害于自己。

我们要以正确态度做好整理中医药学遗产工作

在继承发扬中医药学遗产的过程中，"继承"和"发扬"这两者之间并没有一条鸿沟，并不是截然分开、互不联系，而是在继承中寓有发扬，不排斥发扬；在发扬中仍然要继续继承。两者既对立，又统一，其中有着辩证的关系。

《矛盾论》一文告诉我们："矛盾着的两方面中，必有一方面是主要的，他方面是次要的。"在中医药学里，"继承"和"发扬"这两个方面，在一定时间内，就只有一方面是主要的，另一方面是次要的。因而，这就规定了在这一时间内，只能着重进行这方面的工作；在另一时间内，又只能着重进行另一方面的工作。这是马克思主义的革命发展阶段论，是客观事物向前发展的规律。

大家知道，在发扬中医药学遗产的过程中，整理工作比起继承工作来是更加繁重得多。它不仅如继承工作那样要对祖国医学全面学习、全面了解、全面掌握，而且更重要的是，要在全面掌握中医药学的基础上，对中医药学加以认真的分析和研究，进行吸取精华，弃其糟粕的工作，从而把其中不合理的部分扬弃，而把有用的部分接受下来并给以发扬。这不是一件轻而易举的简单事情，它要求我们具有更高的中医药学知识水平，要求我们具有更强的辩证唯物论和历史唯物论观点。

我们为了既不把糟粕当作宝贝吸收，也不把精华当作渣滓抛弃，就必须以马克思主义的哲学思想为指导，对中医药学进行刻苦钻研，积极学习，把敢想敢说敢做的革命精神和严肃态度、严格要求、严密方法结合起来，和实事求是的科学分析结合起来，认真地进行中医药学的整理工作。然而，我们在进行这项工作的过程中，曾经遇到过严重的障碍。在我们中医队伍里，有一些人违背马克思主义的观点，对发扬中医药学遗产采取严重不负责任的态度。不懂得世界事物都是不断发展的，人们知识总是后来者居上，一切科学上的成就都是后人对前人的东西加以继承、加以批判、加以发展才出现的。对别人新见解，总是抱着怀疑态度，抱着否定态度，认为"古人都没有这样说过……"。他们对古书上的一个字，也不准提出异议，明是文字上的错误，讲不通，也要跟着古人绕上几个圈子给予强解。认定古人没有说过的话，今人不能说，说了就是在标新立异，就是错误。知识是在社会实践中逐渐积累起来的，后人的发明创造都是建立在前人的基础之上的。不能唯自己是信，认为任何东西都是孤立的，互不联系的。在发扬中医药学遗产的道路上，如再裹足不前，甚至拉着历史车轮往后走，那是会被历史淘汰的；如再不勤勤恳恳学习，老老实实读点书，也是会在历史前进的车子里摔出车外的。

上面讲述的有一个共同的特征，就是都反对马克思主义观点，都是唯心主义观点，是阻碍中医工作前进的有害思想，都是发扬祖国医学遗产道路上的绊脚石。我们都必须正确地分析和批判。

马克思主义者认为，世界上一切事物都不是托空发生、各自孤立、停滞不前的，相反，却都是在原的基础上发生，并与周围联系而不断向前运动、向前发展的。祖国医学也是如此。任何一门科学，都是依据自己的特势和优点，在各个历史进程里，淘汰渣滓，吸收新的养料，促使不断地发展。

中医药学的内容丰富多彩，是个博大的宝库。根据中医药学本身的发展需要，根据中国社会主义事业的建设需要，根据我国亿万人民的健康需要，必须以马克思主义的立场、观点和方法加以整理。我们知道，在科学领域里，是没有平坦大路可走的，对整理中医药学简单从事是不行的。必须用马克思主义哲学作为思想指导，勤奋读书，刻苦钻研，钻到学术里面去，再从学术里面跳出来。因为不钻到学术里面去，就无法真正掌握学术，也就根本没有整理学术的可能；如钻到学术里面去了，不能再从学术里面跳出来，也就无法很好整理学术。我们认为，在整理中医药学遗产的今天，对待中医药学的古典著作，首先只应该是既不抹灰，也不搽粉，而用实事求是的态度，然后用马克思主义的观点加以分析、批判、继承。吸取其精华，扬弃其糟粕。然而，怎样才能够正确的揭露出它的本来面目呢？马克思主义者认为，在一定历史时期内的文化艺术（包括语言文字），是有一定历史时期内的特点的。因此，我们只有以科学的态度，辩证唯物论和历史唯物论观点，严肃地认真地利用地下出土的古代文物和现存的古代文献，尤其是应从和其古典著作同一时期或者前后相距不远时期的东西中去探求它的本义，并从实践经验中把它加以检验，才有可能得出一个比较接近正确的结论。只有这样，才能够真正地认识它、掌握它，并从而研究它的发展。如果把后世的东西（无论是好的，还是错的），强加在古人身上，硬说成是古人的，企图修改或者掩饰古典著作的原意，都将是不恰当的，错误的。因为这种抹灰或者搽粉的做好，都是违背历史事实、缺乏历史观点而背离马克思主义原则的。

学习毛泽东同志"中国医药学是一个伟大的宝库，应当努力发掘，加以提高"的几点初步体会

一、中国医药学为什么是"一个伟大的宝库"

中国医药学，是我国古代劳动人民在长期生活、生产、实践中创造出来的，是我国古代劳动人民长期与疾病作斗争的经验总结。它有着丰富的实践经验和系统的理论知识，有一个比较完整的理论体系。

中国医药学，在我们这个地大物博、人口众多、历史悠久、文化发达的文明古国里得到了广泛的发展，写出大量的具有丰富内容的医学著作，素有"浩如烟海"、"汗牛充栋"之说，是我国"丰富的文化典籍"（见《中国革命和中国共产党》）之一。这些医学典籍，记述了我国历代劳动人民的医学成就——即广大劳动人民在长期与疾病作斗争的过程中逐渐积累起来的丰富的医疗实践经验和解剖实验以及在这些经验基础上产生出来的有关解剖、生理、病因、病理、诊法、治疗、预防等各个方面的医学理论知识。它以五脏、六腑为中心，通过经络系统运行气血，把人体表里上下各部组织联结成一个统一的有机整体，并通过脏腑及其各组织功能活动，使人体与外界环境保持着对立的统一。它充满了我国古代朴素辩证法的思想内容，体现了东方医学的特色。

中国医药学的发展，分出了解剖生理学（所谓"内景图"）、病源病理学、预防卫生学、饮食卫生学、药物学及药物炮炙学、方剂学及制剂学、伤寒学、温病学、内科、外科、妇科、产科、儿科、伤科、眼科、喉科、口齿科等，对医学领域里的各个部分提供了深入具体的理论和经验。它具有动物、植物、矿物的近 3000 种药物和数以几万计的经验药方。在治疗上，除药物疗法外，还有精神、体育、金针、烧针、芒针、梅花针、艾灸、火罐、推拿、捏脊、熏蒸、洗浴、热熨、割脂、薄贴、刮痧、发泡、嗅气、冷水等疗法，真是应有尽有，丰富多彩！

这些治疗方法和药物、方剂的运用，不是简单地固定一方或一法治疗一种病，而是用中国医药学的基本理论作指导，在医疗活动中根据"不同质的矛盾，用不同质的方法来解决"的原则进行选用。近几年来，在中国医药学基本理论指导下，按照具体问题具体分析的辨证施治原则，运和这些治疗方法和药物方剂，治愈了不少疑难重病，如针刺治疗聋哑、小夹板固定治疗骨折、针拨套出术治疗白内障、针刺治疗急性黄疸型肝炎及中医药治疗宫外孕、胃穿孔、肠梗阻、急性阑尾炎等急腹症、中医药治疗流行性乙型脑炎、流行性脑脊髓膜炎及中医药治疗血小板减少性紫癜、慢性粒细胞性白血病，甚至还治愈了再生障碍性贫血和癌症，它能治"世界上大夫所不能治的病"（见《健康报·短评》，1955 年 11 月 18 日），尤其针刺麻醉，更是轰动了全世界，确实它是一个"伟大的宝库"！

二、为什么对中国医药学"应当努力发掘"

中国医药学，是我国劳动人民在长期与疾病作斗争实践中创造出来的。它在长期发展的过程中，经受过几千年无数次的医疗实践的检验，证明了它是完全可以治病而具有科学内容的。它不仅过去对我国民族的繁衍昌盛起到过巨大的保证作用，而且直到现在，我国广大城乡劳动人民，仍然赖以治疗疾病。它与我国广大劳动人民有着血肉相连的联系。祖国医学的宝藏，不仅蕴藏在我国丰富的医学典籍里，并且在广大的中医药工作者和劳动人民身上，也蕴藏有十分宝贵的活的医药经验。但是，中国医药学产生于我国古代，在其发展过程中，经历了我国封建社会的漫长岁月，不可避免地混进了一些不切实际的东西，掺入了一些泥沙，给中国医药学造成了金、沙混杂，既有宝石，又有泥沙，两者搅杂在一起；加之从汉末以来的 1700 多年中，一般人士都不屑于为医，医药逐渐被列之"技艺"而遭到一般人士所轻视。尤其是近百年来，帝国主义侵入了中国，买办资产阶级为了适应帝国主义文化侵略的需要，对中国医药学进行了严重的摧残和打击，从而使中国医药学的不少宝贵内容被湮没，限制了中国医药学在保障人民健康的事业上发挥它应有的作用，束缚了中国医药学在祖国社会主义革命和建设事业上作出它应有的贡献。我们为了贯彻"自力更生"的伟大方针，在医药学上走我国自己的道路，必须继承发扬祖国医药学遗产，对中国医药学进行"努力发掘"，充分发挥中国医药学的作用。只有努力发掘中国医药学，才能在医药上节约大量外汇开支，保证把钱用到最需要的地方去，加速祖国社会主义建设；在和平年代里，可以巩固农村合作医疗制度，改变农村医药卫生面貌，保障城乡劳动人民的身体健康，促进工农业生产的迅速发展。一句话，努力挖掘中国医药学宝藏，这对于加速我国社会主义经济建设和巩固我们党的政权是有其不可忽视的重要意义的。

三、为什么对中国医药学要"加以提高"？又把它提到什么样的高度

根据辩证唯物主义的观点："在生产斗争和科学实验范围内，人类总是不断发展的，自然界也总是不断发展的，永远不会停止在一个水平上。因此，人类总得不断地总结经验，有所发现，有所发明，有所创造，有所前进。"（毛泽东主席语，见《周恩来总理在第三届全国人民代表大会第一次会议上的政府工作报告》所引）中国医药学虽然是内容丰富多彩，蕴藏有大量的宝藏，是一个伟大的宝库，但它毕竟是产生在我国古代，由于当时社会历史条件的限制，它的理论未能也不可能建立在现代科学研究的基础上，这就使它的理论缺乏时代性，而它理论的思想基础为我国古代辩证法。毛泽东主席指出："古代的辩证法，带着自发的朴素的性质，根据当时的社会历史条件，还不可能有完备的理论，因而不能完全解释宇宙……"。我国古代朴素辩证法指导下的中国医药学的基本理论，虽然从整体观念出发，阐明了医学世界的统一性，但解释医学的具体事物则很笼统，很抽象，很不清楚，不能适应它自己所要求的在医疗实践中对于具体问题进行具体分析的辩证施治的需要，从而阻碍了较多的人对它的掌握和正确运用，限制了它的发展，不能完全满足我们今天社会主义革命和建设的要求。因此，必须把它"加以提高"，以便让它能够发挥更大的作用。

对中国医药学的提高，绝对不能关在房子里面进行，也不能把它提高到半空中像空中楼阁一样使它失去基础，只能随着广大劳动人民的需要去提高，按着它自己的发展规律去提高。因而，这就要求我们从下列三个方面去进行工作：第一方面，在辩证唯物主义思想指导下，以现在的知识水平，根据中国医药学的传统观点，把它的基本理论和实际经验一个一个地加以整理，使之系统化，并用现代语言加以阐述，以便于新学者的易于接受和迅速掌握，为第二、第三两个方面的工作创造有利的条件；第二方面，在辩证唯物主义思想指导下，根据中国医药学的传统理论，在辩证施治的基础上，从临床医疗实践中，对心电图、脑电图、扫描仪、X线以及各种化验检查等现代检查方法加以运用，努力在这方面积累临床实际的新资料，进行分析研究，找出新的规律，使之为辩证施治服务，充实辩证施治的内容，扩大辩证施治的应用，促进辩证施治的发展；第三方面，也是更重要的一个方面，在辩证唯物主义思想指导下，在临床医疗实践的基础上，用现代科学的知识和方法，对中国医药学的基本理论和实际经验加以研究，探讨出它的实质，给予现代的说明，从而显现出东方文化的现代面貌。

辨证施治是医疗工作的思想方法

所谓"辨证论治"，就是在祖国医学的理论指导下，根据病人的临床表现辨别其病的性质，确立治疗的方法。这是祖国医学的特点，也是祖国医学的精髓。祖国医学认为，人体发病，都有某一定的内在因素和外在因素；而其发病后人体所表现出来的每一临床现象都不是各自孤立的，而是与其他各个临床现象有着密切的内在联系，并且各个临床现象的出现，也不是杂乱无章的，而是有其规律性。因此，临床上对疾病的"施治"必须"辨证"，而"辨证"则又必须"在祖国医学析理论指导下"进行。这是祖国医学的整体观念。它里面包含有非常宝贵的辩证法内容。

祖国医学在临床活动中，运用望、闻、问、切等"四诊"方法，全面收集其疾病资料，然

后在祖国医学的理论指导下，对占有资料进行细致的研究和分析，找出疾病的本质，并依此而确立其战胜疾病的方针。例如，我们收集到头痛、项强、发热、恶风、汗出、脉浮缓等征象的时候，并不能理解它是一个什么病证，也不能理解它的发生原因，只有当我们用祖国医学的基本理论为指导进行分析之后，我们对它具有了理性认识，才会懂得它是"中风病"，它是风邪中于人体太阳经的所谓"表虚证"，才能判别它和伤寒病的头痛、项强、发热、恶寒、无汗而喘、脉浮紧等所谓"表实证"的麻黄汤方的证治不同。又如，《伤寒论·辨太阳病脉证并治》："伤寒、脉结代，心动悸，炙甘草汤主之"。在临床上疾病所表现出来的征象除心动悸，脉结代外，可能还会有头昏、目眩、失眠、多梦以及面色㿠白、肢体无力等征象出现，但这些都是次要的，只有心脏真气虚的"脉结代，心动悸"是其主证，是其主要矛盾，所以用炙甘草汤方补中焦之汗以资益真气。

　　正虚容易受邪，邪伤必定害正。人体患病，是既有邪气的存在，同时也是正气的衰弱。在治疗工作中，必须依据疾病的临床表现进行分析，辨别出其病是偏于邪气之盛抑是偏于正气之衰，从而确定其攻邪抑是补正的治疗方法。《伤寒论·辨霍乱病脉证并治》："霍乱，头痛，发热，身疼痛，热多欲饮水者，五苓散主之；寒多不用水者，理中丸主之"。二者都是湿邪扰于中焦，中焦之气挥霍缭乱使然。但前者"欲饮水"，标志着其主要的矛盾方面在外邪偏盛，用五苓散宣阳化气、驱除外邪；后者"不用水"，标志着其主要的矛盾方面在正阳偏虚，用理中丸温阳助正、调理中气。

　　表证可以入里，里证可以出表。疾病在其发展过程中，总是依赖自己的内部规律在不断地传变或转化。而疾病在其传变或转化的时候，由这方面飞跃到另一方面，就具有了另一方面的特点，具有了不同质的内容。因此，在临床工作中，要不断地根据疾病新的情况，采取相应的新的治疗方法。《伤寒论·辨太阳病脉证并治》："脉浮者，病在表，可发汗，宜麻黄汤"（按《伤寒论》的一般读法，本节当寓有头痛、体痛、发热、恶寒、无汗、脉紧等征象在内）同篇："病发热头痛，脉反沉，若不差，身体疼痛，当救其里，宜四逆汤"。前者"脉浮"是伤寒病的太阳表证，用麻黄汤发表泄卫以散寒；后者"脉反沉"，是其病已伏少阴之机，是伤寒病的太阳表证正向少阴里证转化，用四逆汤温里助阳以驱寒。

　　疾病的发展和变化，既然都不是以人们的意志为转移，而是以它自己的规律在发展，我们就绝对不可用一个方套定一个病、一个病固定一个方，而应该认识并掌握住它的规律。祖国医学的基本理论，就是对各种疾病的普遍规律的总结。掌握了它，就能很好地在临床上辨证施治，就能正确地认识疾病，从而战胜疾病。

　　我们知道，每一疾病在其发展过程的每一阶段，都有自己的一定的特点；而许多互不相同的疾病在其发展的过程中，时常又可有相同的病理机制。因此，在临床工作中，往往一个治疗方法，不能适用于一个疾病发展的全部过程，如麻黄汤方只能适用于伤寒病的太阳表证，不能适用于伤寒病的少阴里证；而一个治疗方法，却又可能适用于许多疾病发展过程中的在病理机制上相同的某一过程，例如真武汤方既能适用于伤寒病中的肾阳虚弱不能制水，又能适用于水气病中的肾阳虚弱不能制水。这就是祖国医学"同病异治"、"异病同治"的客观基础。

　　《金匮要略·血痹虚劳病脉证治》说："虚劳腰痛，少腹拘急，小便不利者，八味肾气丸主之。"《金匮要略·消渴小便不利淋病脉证治》说："男子消渴，小便反多，以饮一斗，小便一斗，肾气丸主之。"这两者虽是两种疾病，且小便症状一是"不利"、一是"反多"，但它们的本质却是一个，在发病原因上都是房劳伤肾，在病理机制上都是肾气虚弱，所以都可以用肾气丸滋阴补阳以蒸化肾气。应该指出，病人的临床症状，只是疾病的现象，而非疾病的本质，一个医学临床工作者，在医疗活动中，只触及到疾病的外部现象，不深入到疾病内部，不抓住疾病的本质，是不能认识疾病、战胜疾病的。但是，另一方面，研究疾病的本质，又得从疾病的现象入手，现象也是本质的反映。

祖国医学在长期的医疗实践中，根据各种疾病发展的规律，创立了各种不同的辨证方法，如八纲辨证、脏腑辨证、六经辨证、卫气营血辨证和三焦辨证等，分别适用于治疗各类不同的疾病。

八纲辨证是概括性的辨证纲领，用以说明疾病的大体性质和总趋向，而脏腑辨证、六经辨证、卫气营血辨证和三焦辨证，是杂病、伤寒和温病的具体辨证方法，各有其特点和应用范围。它们都是以脏象学说为其理论基础的，并在医疗实践中充实和发展了脏象学说。

1. 脏腑辨证 一般用于杂病。它是以疾病过程中正、邪斗争和脏腑机能失常所反映出的证候作为辨证依据，来判断疾病的病因、病位和性质。它是直接受脏象学说指导的一种辨证方法。例如肾阴虚、肾阳虚，就是研究肾机能失调的一系列表现而得出的结论。

2. 六经辨证 是《伤寒论》所用的辨证方法。《伤寒论》是一部阐述由六淫之邪引起的外感疾病的书籍。《伤寒论》中以"太阳"、"阳明"、"少阳"、"太阴"、"少阴"、"厥阴"六经的名称分别概括各种不同类型的病证，反映脏腑及其所属经络在受病邪侵袭时所出现不同类型的病理变化和临床征象。太阴病主要反映脾的病变，少阴病主要反映心或肾的病变，厥阴病主要反映肝或心包的病变，少阳病主要反映胆或三焦的病变，阳明病主要反映胃或大肠的病变，太阳病主要反映膀胱或小肠的病变，但也有部分太阳表证是反映肺的病变的。由于六经辨证紧密联系脏腑，所以它也可应用于杂病。

3. 卫气营血辨证和三焦辨证 两者同是温病的辨证方法。温病学主要是研究温热之邪侵犯人体后引起的疾病的科学。卫生气营血辨证，根据温病过程中病变深浅及其传变情况而分卫分、气分、营分、血分。三焦辨证，是根据温病的不同阶段脏腑病变的重心所在及其传变关系而划为上焦、中焦、下焦。两者是温病过程中脏腑机能失常及正、邪斗争情况的概括。如叶香岩《外感温热篇》中就指出："温邪上受，首先犯肺，逆传心包，肺主气属卫，心主血属营"；"若斑出热不解者，胃津亡也"，"热邪不燥胃津，必耗肾液"等。卫分病，一般指肺及所主皮毛的病变；气分病，主要指胃腑的病变，但也包括其他五腑和肺、脾两脏的病变；营分病，主要指心与心包络的病变；血分病，主要指心及所主血脉的病变。叶氏察舌、验齿方法也是以齿龈、舌与脏腑之关系为其理论根据的。吴瑭在《温病条辨·中焦篇》第一节自注说："温病由口鼻而入，鼻气通于肺，口气通于胃，肺病逆传则为心包，上焦病不治则传中焦，胃与脾也，中焦病不治即传下焦，肝与肾也。始上焦，终下焦。"明确地指出上、中、下三焦证候与心肺脾胃肝肾的关系及传变过程。总的说来，卫气营血辨证详于从病变深浅、疾情轻重来论述脏腑机能变化的总的情况，而三焦辨证则详于各阶段脏腑病变的重心所在，它在一定程度上补充了卫气营血辨证的不足。因此，两者纵横联系，相辅相成，相得益彰。

4. 八纲辨证 八纲即阴、阳、表、里、寒、热、虚、实。其中阴、阳二纲为总纲。八纲是概括性的辨证纲领，用以概括疾病的大体性质和发展的总趋向，它是应用"四诊"和各个具体辨证方法对病情进行调查研究之后得出的，适用于分析归纳一切病证。八纲辨证概括了六经辨证、脏腑辨证、卫气营血辨证和三焦辨证等具体辨证方法所反映疾病的基本性质。但临床应用八纲辨证，又不能代替各种具体辨证方法。八纲辨证必须与这些具体辨证方法中任何一个相结合，才有实际意义。例如：八纲辨证属里、热、实（阳证），可以在六经辨证中的阳明腑实证出现，可以在卫气营血辨证中的逆传心包（营分）和三焦辨证中的上焦病出现，也可以在脏腑辨证中的膀胱湿热证出现。所以说，光凭八纲辨证，尚不能确定疾病的具体部位和具体性质，当然也就不能拟定出具体的治疗方法。八纲与这些辨证中的任何一种结合，就能更深入地认识疾病的性质、部位、正邪斗争情况与疾病发展趋势，从而指导治则的确立和方药的选择。这说明八纲辨证和各种具体辨证方法的关系是共性和个性的关系，且这种关系是建立在脏象学说的基础之上的。

综上所述，我们可以看出，脏象学说是辨证施治的理论基础，而辨证施治则是祖国医学基本理论在临床工作中的具体运用，是辩证法"具体问题具体分析"的原则在医学领域中的体现。我们必须在祖国医学的基本理论指导下，利用现代科学的方法，积累新的资料，找出新的规律，为发展祖国医学的辨证施治而努力。

论"毒药"

医药之"药"字，原作"藥"，《说文解字·草部》说："藥，治病草"。古人以治病之物常以草类为多，故藥字从"艸"，然实概诸草木金石鸟兽虫豸等一切治病之物在内。其记述治病诸物的性味功用的书籍称之曰"本草"即是其证。

《神农本草经》说："上药一百二十种，为君，主养命以应天，无毒，多服久服不伤人，欲轻身益气，不老延年者，本上经；中药一百二十种，为臣，主养性以应人，无毒有毒，斟酌其宜，欲遏病补虚羸者，本中经；下药一百二十五种，为佐使，主治病以应地，多毒，不可久服，欲除寒热邪气，破积聚愈疾者，本下经。"《素问·五常政大论》说："病有久新，方有大小，有毒无毒，固宜常制矣，大毒治病，十去其六；常毒治病，十去其七；小毒治病，十去其八；无毒治病，十去其九……。"是治病元物，自古即分为"无毒药物"和"有毒药物"两类。其"无毒药物"固亦可以"益气"、"遏病"而治疗一些疾患，但真正的"起沉疴，疗痼疾"则唯有赖于"有毒药物"，逐邪救危，舍却"有毒药物"是不能为功的。只有"有毒药物"，才能真正治病愈疾。所以古人每以"毒药"为言，《鹖冠子·环流》说："聚毒成药，工可以为医"；《周礼·天官冢宰·医师》说："聚毒药以共医事"；《素问·异法方宜论》说："其治宜毒药"；《灵枢·九针十二原》说："余欲勿使被毒药"等莫不以毒药论医事。然所谓"毒药"者，乃谓药物之有毒者也。毒，古文作"𠚄"，从刀，所以害人也（见《说文解字·屮部》"毒"字条下段注），故《鹖冠子·环流》说："味之害人者谓之毒"，郑注《周礼·天官冢宰·医师》说："毒药，药之辛苦者"，辛苦，亦"伤害"之义。这说明毒药之为物，对人体固有其杀伤毒害之作用。根据文献记载，在我国历史上，人被毒药伤害的事情是屡见不鲜的，《淮南子》中就有"古者茹草饮水，采树木之实，食蠃蛖之肉，时多疾病毒伤之害，于是神农乃如教民播种五谷，相土地宜燥湿肥垆高下，尝百草之滋味，水泉之甘苦，令民之所避就。当此之时，一日而遇七十毒"的记载。这个记载向我们表明：在神农之前，"民茹草饮水，采树木之实，食蠃蛖之肉"，时多"毒伤之害"，迨至神农之世，民则"尝百草之滋味，水泉之甘苦"，也曾"一日而遇七十毒"。所谓"一日而遇七十毒，"就是在一天之中有七十个人发生了中毒事故。这些"遇毒"而受"毒伤之害"的现象，都是人们在与大自然的斗争中，在生活实践中误食毒物使然。人们经过无数次的毒伤之后，逐渐地积累了经验，产生了对它的认识，认识了毒药可以伤害人体这样一个特性，于是就在社会生活中有意识地利用毒药杀人而达到自己的目的，秦国的李斯遣药杀韩非子，就是利用毒药作孽杀人而残害生命的。

人们在被毒药伤害的过程中，在和毒药以及疾病斗争的过程中，由于大量经验的积累，逐步认识和掌握了各种毒药的各个特点，认识和掌握了各种毒药对人体发生作用的规律。因而发明了各种毒药伤人后的解救方法，同时发现了各种毒药在一定条件下可以发生对人有益的作用。

毛泽东同志的《矛盾论》一文中说："一切事物中包含的矛盾方面的相互依赖和相互斗争，决定一切事物的生命，推动一切事物的发展，没有什么事物是不包含矛盾着的，没有矛盾就没有世界，""客观事物中矛盾的诸方面的统一或同一性，本来不是死的、凝固的，而是生动的、有条件的、可变动的、暂时的、相对的东西，一切矛盾都依一定条件向它们的反面转化着。"毒药是可以伤害人体的，这已被无数事实所证明，这是毫无疑问了的。但是世界上的一切事物都是要在一定条件下向它自己的对立方面转方化的。具有害人作用的毒药也是如此，它也是要在一定条件下向它自己的对立方面转化的，向有益于人体的方面转化的，转化成为有益于人体的东西，成为挽救人类生命的灵丹妙药。所以"毒"字之为义，一方面有"伤害"之训，即所谓"所以害人也"，另一方面又可训为"治"。《素问·六元正经大论》说："妇人重身，毒之何如？"这里的"毒"，即训为"治"，所谓"毒之何如？"者，是问"治之何如？"或者叫做是问"怎样治之？"《庄子·人间世》说："无门无毒"，郭象注说："毒，治也"，更是"毒"训为"治"的明证。毒字有"治"之义而毒药也是可以治病的。我们知道，毒药固然可以害人，但并没有什么可怕，人们可以利用对毒药的认识，根据毒药的毒性和特点，加以改造，把毒药置之于一定条件之下，用以治疗人体的疾病，使其转化为济危救困的东西而为人类服务。《淮南子·缪称训》说："天雄乌喙，药之凶毒也，良医以活人"。这正是说害人的毒药经过医生之手加以正确运用可以转化为活人的东西。关于毒药疗病的内容，在祖国医学典籍里有着非常丰富的记载。这些记载，清楚地论述了各种毒药分别治疗各种不同的病证，论述了怎样改造和使用毒药，论述了某些病证应用各种毒药治疗的方法。在我国广大人民群众中间也蕴藏有许多关于使用毒药治病的活的经验知识。所有这些，都给我们留下和保存了宝贵财富，给我们继承发扬祖国医学遗产奠定了良好的基础，提供了有利条件。我们应当很好地加以利用，充分发挥毒药的有益作用，使之为我们社会、为人民、为医学科学的发展作出应有的贡献。

毒药毕竟是会害人的。我们使用毒药，必须正确地掌握各种毒药的特性和功能，必须正确地辨别各种病证的过程和性质，做到下药务必对证，才能准确地发挥各种毒药的有益作用，收到攻邪祛病的积极效果。否则，以药试药，以病试病，把病人当试验，滥用毒药是错误的，是会很容易产生不良恶果的。

诚然，毒药是不应该滥加施用的，但是这决不就等于说在医疗活动中，不能使用毒药。相反，我们在实际治疗过程中，应该根据医疗需要积极地使用毒药，积极地正确使用毒药，让毒药在维护人体健康、保障人的生命方面放出异彩。我们认为，祖国医学的毒药里面是蕴藏有很宝贵的医学内容的，水银之绝育、蝮蛇之疗病、乌头之止痛、莨菪之愈狂、大戟之逐水、砒石之取齿、曼陀罗之作麻醉剂等，都说明了这一点。我们对于毒药必须很好地给予继承、整理和发扬。然而数百年来，由于形而上学观点的影响，有些人对于毒药缺乏"一分为二"的态度，没有看到毒药具有益人作用的积极方面，只是看到毒药害人的消极方面，把毒药的毒性害人绝对化、视毒药如蛇蝎，见而生畏，从而弃置毒药于不同；尤其近百年来，加上帝国主义的文化侵略，祖国医学惨遭摧残，更有一些人视毒药为洪水猛兽，不敢使用，甚至听到毒药名字即咋舌三寸，把毒药当成纯消极的东西而打入了冷宫，几陷毒药于湮没的境地。他们对于病人，无论是轻病或重病，无论是易病或难病，一年四季地总是在那里茯苓、山药、山药、茯苓地开处方，轻描淡写，不痛不痒，四平八稳，敷衍了事，虽遇垂危重笃的病人也不例外，他们宁肯宣布病人为"不治"，为"死刑"，放弃治疗，以等待病人死亡的到来，也不肯"冒险"使用一下毒药，也不肯认真地考虑一下使用毒药的作用或可挽回病人的生命。事实上有些疾病，不用毒药也是死，用毒药治疗还可能不死，那为什么不可以用毒药争取一线希望呢？

毒药是中国医药学的一个组成部分，只有研究和使用毒药，才能全面地发掘中国医药学。在祖国医学里，那种很多毒药不被人用、而很多人又不使用毒药的现象，再也不能继续下去了。我们每一个医务工作者，都应该用辩证唯物主义的立场、观点和方法，正确地对待祖国医学遗产中的毒药部分，把毒药加以研究，加以分析，加以使用，加以发掘，使之在我国医疗卫生事业中发挥其应有的作用，在医学科学领域里放出耀眼的光彩。

略论中医学的历史发展

我国的国家，是一个历史悠久、土地辽阔、物产丰富、人口众多的文明古国。我们的民族，是一个勤劳勇敢、聪明智慧的伟大民族。我们的祖国医学，是我们劳动祖先在长期与疾病作斗争的过程中创造出来的；它是我们祖先与疾病作斗争的经验总结；它包含着丰富的实际经验和理论知识；它有着比较完整的理论体系，内容丰富多彩，确实是一个"伟大的宝库"；它数千年来，对我们这个伟大民族的繁衍昌盛起过保证作用，也对世界人民的健康事业作出过的贡献；它具有东方医学的特色；1840年鸦片战争后的近百余年中，它虽然遭受过不断摧残，但由于它的实践价值和科学内容，具有较强的生命力，因而至今它仍然屹立在世界东方。这里我们简略地论述一下祖国医学历史发展的概况。

马克思主义者认为，自从有了人类的出现，就有了医疗的活动。我们祖先，在原始社会里，就创造了砭石、火灼以及药物疗法等多种治疗方法。

根据地下出土的甲骨文，在3000年前的殷商时代，我国已认识到头病、耳病、眼病、鼻病、口病、齿病、舌病、喉病、心病、肠胃病、手病、臂病、关节病、足病、骨病、瘤病、跌伤、妇产科病、小儿科病以及流行病等，认识到人体某些生理现象，如天癸等，出现了针刺治疗法（竹针、骨针），并用文字记录了下来。

在周代，我国医师职已开始分科，分为食医、疾医、疡医、兽医等，而且对医师实行了考核制度，确定了考核标准。《周礼》中记载了四时流行病的"痟首疾"、"痒疥疾"、"疟寒疾"、"嗽上气疾"等，疡科的"肿疡"、"溃疡"、"金疡"、"折疡"等；《周易》中记载了"残疾"、"疑疾"、"受伤"、"流产"、"不孕"以及"勿药"等；《诗经》中记载了"热病"、"疟疾"、"头病"、"昏迷"、"溃疡"、"浮肿"、"顺产"和"逆产"，以及"妊娠小便不利"的治疗，还记载了50余种药品，《尚书》中有"服药瞑眩"的记载。

在周后期的所谓"春秋战国时代"，由于铸铁的发现，促进了我国古代农业、手工业的巨大发展，医学也发展到了一个相当高的水平，医和创立了阴淫寒疾、阳淫热疾、风淫末疾、雨淫腹疾、明淫心疾、晦淫惑疾的"六气病因说"，阐述了阴、阳、风、雨、晦、明六种致病因素所导致的疾病性质和证候。竹针、骨针发展到铁制金属针，针术发展到九种不同形制的镵针、员针、锋针、铍针、圆利针、毫针、长针、大针，且产生了各种针刺手法，而分别用于治疗各种不同病证。按摩、艾灸、气功、导引等方法，更是非常普及地用于人们的治病和强身。

《黄帝内经》一书的出现，标志着我国医学在当时发展到了一个新的阶段。它阐述了有关人体的解剖、生理、病因、病理、诊法、治疗和摄生等方面的基本理论，讨论了伤寒、中风、温病、疟疾、痢疾、霍乱、偏枯、瘖痱、积聚、痿证、痹证、疠风、疠疫、鼓胀、浮肿、呕吐、呕吐、泻泄、惊痫狂证、癫痫、瘰疬、痔疮、痈疽、黄疸、脾瘅、胆瘅、消渴、肠痈、浸淫疮、瘾疹、疣赘、劳风、厥证、癃闭、遗溺、癥瘕、狐疝、咳嗽、关格、阴痿、溢饮、失精、脱营、鼻渊、痉病、大腹水肿、跌坠损伤、疝瘕、石瘕、肠覃、血枯、经闭、血崩、胎前痦疾、产后中风、食饮、失眠、嗜卧、噎膈、蛕虫病、出血证以及诸痛等数百种病证，记载了砭石、针法、灸焫、汤液、汤药、药酒、丸剂、膏法、熨法、浴法、熏蒸、薄贴、束末、按摩、导引、行气以及腹部放水和手术切除等治疗方法的应用。它已经形成了比较完整和比较系统的理论体系。《山海经》一书，则比较大量记述了药物的产地和功效。医缓、医和、义妁、扁鹊等都是这一时期很有成就的名医。

云梦秦简所载，秦代已对麻风病人有了隔离措施。根据篆文，至迟在秦代，我国对脑的部位形态和功能就有了认识，如"窗"、"思"、"虑"、等字所示。

在汉代前期，即所谓"西汉"，据《汉书·艺文志》记载：有医经7家，即《黄帝内经》18卷，《黄帝外经》37卷，《扁鹊内经》9卷，《扁鹊外经》12卷，《白氏内经》38卷，《白氏外经》36卷，《旁经》25卷，共216卷；有经方11家，即《五脏六腑痹十二病方》30卷，《五脏六腑疝十六病方》40卷，《五脏六腑瘅十二病方》40卷，《风寒热十六病方》26卷，《秦始黄帝扁鹊俞拊方》23卷，《五脏伤中十一病方》31卷，《客疾五脏狂颠病方》17卷，《金创疭瘛方》30卷，《妇人婴儿方》19卷，《汤液经法》32卷，《神农黄帝食禁》7卷，共274卷。现在这些文献除《黄帝内经》一书外虽然都已散失，但此记载已足以说明的经验总结和理论创造都有了发展，出现了"痹"、"疝"、"瘅"、"伤中"、"狂颠"、"金创疭瘛"以及"妇人婴儿"等病治疗的各个专门方书，特别是对精神病、破伤风等病有了治疗方法，认识到妇人婴儿病的独立性，更是可贵的。长沙马王堆汉墓出土了多种医书，其中一部《胎产书》是论述妇人胎产疾患的专科文献。西汉宫庭中还设有专职产科医生。《史记》记载了仓公淳于意的"诊籍"25则，表明了这时已开创了病历的书写，记录了医案。

以汉代后期，即所谓"东汉"，出现了阐发《黄帝内经》中疑难问题的专门著作《八十一难经》。专门论述五运六气而载于今本《素问》中的"运气七篇"，第一次全面阐述了我国古代的气象病理学说，讨论了气候反常导致人体发生的数百个病证以及对这些病证的治疗原则。甘肃武威出土了一部完整的"汉简医方"。到东汉末叶，我国古代伟大的外科学家华佗发明了"麻沸散"，使病人在全身麻醉的情况下抽割积聚进行手术治疗而无疼痛之苦；他还利用情志活动作为治疗手段以愈病人。伟大的医学实践家张仲景，勤求古训，博采众方，在自己医疗实践的基础上，写出一部划时代的医学著作《伤寒杂病论集》，创造了理、法、方、药全备的辨证施治体系，以六经或病名为纲，指出了外感热性急性病和内、外、妇、儿等科疾病的治疗。此书不仅在国内至今还为人们所称赞，而且尤其还为日本现代汉医学家所推崇。因为它在指导人们医疗实践上仍然在发挥着重要的有益的作用。

在两晋，王叔和《脉经》，总结前人脉学经验，提出了"浮"、"芤"、"洪"、"滑"、"数"、"促"、"弦"、"紧"、"沉"、"伏"、"革"、"实"、"微"、"涩"、"细"、"软"、"弱"、"虚"、"散"、"缓"、"迟"、"结"、"代"、"动"等24脉及其各个脉的形状，并列出了八组相类的脉，提起人们的注意辨别；他还说明了切脉的方法和必要的知识，使我国古代脉学归于系统化，促进了我国古代脉学的发展并影响到国外，对世界医学作出过贡献。《针灸甲乙经》之书，是皇甫谧撰集《针经》、《素问》、《明堂孔穴针灸治要》三部，使"事类相从，删其浮辞，除其重复，论其精要"而成的。他根据针灸专著化的需要，将上述三书内容按解剖、生理、病理、诊断、治疗进行条理；确定了穴位总数654个，其中单穴48，双穴308（此据《目录》所载数。据其各线所列数统计，只有625穴），并分别确定了身体各线的穴位数及其穴位名称；论述了针灸的操作方法、宜忌、顺逆和治疗各种疾病的取穴，为我国第一部比较系统、完整而又理论联系实际的针灸学专著。葛洪《抱朴子·内篇》里有《金丹》、《仙药》、《黄白》三卷，专门论述炼丹。它指出丹砂长烧立成水银，积变又还成丹砂。这表明硫化汞制水银，我国在公元二世纪就做了记录。葛洪还观察到铁与铜盐的取代作用，又制成外表像黄金和白银的几种合金。他在前人的基础上，把炼丹的理论系统化，把炼丹的方法也具体化了。他在我国古代化学史上具有承先启后的作用。葛洪《肘后备急方》，在世界上第一个记载了"天花病"，还记载了"马鼻疽"、"沙虱病"以及"痨病"的传染，并记载了病犬咬伤用该犬之脑敷其咬伤处的治疗方法。

《神农本草经》一书，亦当为这一时期的著作。它用上、中、下三品的归类方法，记述了365种药物的生长环境和治疗作用。

在南北朝时期，梁代陶弘景（公元452~536年）对《神农本草经》原有365种药物进行了整理，用"红"字书写，又搜集了365种药物加进去，用"黑"字书写，共730种，进一步奠定了本草学的基础。北齐徐之才，根据祖国医学方剂学的规律，提出了"宣"、"通"、"补"、"泄"、"轻"、"重"、"滑"、"涩"、"燥"、"湿"等十剂，并指出这十剂分别作用：宣可去壅，通可去滞，补可去弱，泄可去闭，轻可去实，重可去怯，滑可去著，涩可去脱，燥可去湿，湿可去枯。这种调剂学的精密分类，揭示了药物治疗上一个治疗用药的新规律。他还对妇人妊娠十月提出了"逐月养胎"的理论和方法。

这时一部外科专著《刘涓子鬼遗方》也问世了。从而发展了疮疡的理论和治疗。

在隋代，我国第一部病因病理学专著诞生了（公元610年），即巢元方等所撰的《诸病源候论》一书。全书共计50卷，分病源为67门，列证候1720条。它较详细地论述了天花、霍乱、伤寒、中风、疟疾、痢疾、水肿、黄疸、虚劳、消渴、风湿痹、咳嗽上气、疫疠、寄生虫病、痈疽……以及妇产科病、小儿病等各个病候的病因、病机、证候、诊断和预后。表明了我国在7世纪已差不多较全面地掌握了内科、外科、妇科、儿科、五官科、神经精神科等各种疾病的知识。它提出了传染性疾病是感"乖戾之气"发生的，"病气转相染易，乃至灭门，延及外人，"必须预先服药和设法防免，用预防的方法加以控制。

这时，全元起对《黄帝内经素问》进行了全面注释，从而出现了我国第一部《黄帝内经素问》注释本。

在唐代，孙思邈于唐高宗永徽三年（公元652年）写出了《千金方》，稍后又写出了《千金翼方》。两书各30卷。在《千金方》里，继承了初唐以前的医学理论，总结了初唐以前的医疗经验，也吸收了外来文化，同时提出了人命贵于千金，医生必须知识广博、医德高尚、不分贫贱，不贪钱财，不辞辛劳，才能成为一个"大医"，执行医生业务。《千金方》全书共分232门，合方论5300首。其中载有"食治"、"养性"两个专章，突出地体现了注重饮食卫生和精神调慑的医学思想。它还记载了"导尿法"和治疗金创肠出的"缝合术"。它论述的范围，包括了预防医学、诊断学、治疗学以及针灸学等。在《千金翼方》里，对张仲景《伤寒杂病论》中治疗急性热性病资料，以"方证同条，比类相附"的原则，进行了重新整理。对本草，在上、中、下三品分类的基础上，作了进一步比较细的分类，且补充了一些初唐以前《本草》中没有收载的药物。

王焘《外台秘要》一书，写成于唐玄宗天宝十一年（公元752年），共有40卷，分1104门，都是先论后方，秩序井然有理。它论述了有关内科、外科、骨科、妇产科、小儿科、精神病科、皮肤科、眼科、耳鼻喉科、牙科以及中毒、螫咬伤、急救等等的病源和治疗。从所论伤寒、天行温病、疟疾等所占的大量篇幅，足以说明当时对传染病所掌握的知识已有相当程度。它还记载了"人工急救"的有关"护理"方面的处理方法。它保存了许多古书的内容。它不仅在医学学术上贡献很大，而在医学历史价值上，也是相当大的。

《千金方》、《外台秘要》二书，对朝鲜、日本的影响极大。朝鲜的《医学类聚》、日本的《医心方》，不仅以此二书为重要参考资料，而且在体裁编制方面，也是仿照此二书。

杨上善《黄帝内经太素》一书，旧题著于隋代，实际是写于唐高宗乾封元年之后，它揉合了《素问》、《针经》两书的内容，重新编撰，全面注释，是《黄帝内经》的一个全面注释本。王冰《黄帝内经素问》次注本，成书于唐肃宗宝应元年（公元762年）。它对《素问》的内容进行系统整理，且据其先师张公秘本补填了《素问》之遗缺，提出了"冲为血海，任主胞胎"，"人动则血行于诸经，人卧则血归于肝"，"益火之源，以消阴翳；壮水之主，以制阳光"等理论，补充了《素问》之不及。从而促进了"内经学"的发展，和发展了中医学的基本理论。

昝殷《经效产宝》三卷，论述了妇人胎前和产后的诸种病症的治疗，共41论，252方，是一部产科的专门著作。

《新修本草》，李勣奉勅修撰的，使药物增加到了 847 种，在唐高宗显庆四年（公元 659 年），由政府颁布，是我国第一部国家药典，也是世界第一部国家药典。

私人撰述的本草著作，有孟诜《食疗本草》、陈藏器《本草拾遗》、郑虔《胡本草》、肖炳《四声本草》、杨损之《删繁本草》、甄立言《本草药性》、殷子严《本草音义》、王方庆《新本草》、李珣《海药本草》及苏敬《本草音》、《本草图经》等、《新修本草图》，表明了唐代本草学有了很大成就。

在唐玄宗天宝年间，鉴真和尚被邀过海到日本传授医学，至今日本人尊之为传授医学的始祖。这时中国医学还传到了印度、波斯等国家。

在宋代，宋徽宗大观二年（公元 1108 年），唐慎微把历史本草正文与图经合二为一，且在每药之后附入制药法及古今单方，收入药品达 1558 种，名为《经史证类备用本草》，使中国本草具有了现代药物学的情势。

《太平圣惠方》，是由王怀隐、王祐、郑彦、陈昭遇等，广泛搜集唐以前的方书，仿照《外台秘要》分 1670 门，共载 16834 方，于宋太宗淳化三年（公元 992 年）完成。至宋仁宗庆历六年（公元 1046 年），令何希彭将此书精简编为《圣惠选方》，作为标准医书，且用作教科书。

《圣济总录》，乃宋徽宗赵佶组织海内名医，根据《圣惠方》，并出御府所藏禁方秘论纂辑而成。其书共收录 2 万多药方，分为 200 卷，有 200 多万字。

陈无择《三因极一病证方论》18 卷，为病因学专著。它把病因分为三类：喜、怒、忧、思、悲、恐、惊等七情为内因，风、寒、暑、湿、燥、火等六淫为外因，饮食饥饱、叫呼伤气以及虎狼毒虫金疮压溺之类为不内外因。每类有论有方，类分 180 门，得方 1500 余首。

王惟一《铜人腧穴针灸图经》3 卷，乃在宋仁宗时（公元 1023～1063 年）奉敕所撰，与其所铸铜人相辅而行。铜人全像以青铜为之，府藏无一不具，外表用金字书写穴名在孔穴旁边，凡背、面二器相合，便浑然全身。用此法试验医生时，外涂黄蜡，中实以水，使被试者以分寸按穴试验，针入而水出，若部位稍差，则针不能入而无水出。这对我国针灸学，无疑是作出卓越的贡献。另外尚有不著撰人姓氏的《铜人针灸经》7 卷，《西方子明堂灸经》8 卷。

陈自明《妇人大全良方》24 卷，乃一部妇产科学专著，共分 8 门：首调经，次众疾；次求嗣，次胎教，次妊娠，次坐月，次产难，次产后。每门数十证，总 260 余证，论后附方案。于妇产科证治，颇为详备。另有朱端章《卫生家宝产科备要》8 卷，乃集诸家产科经验方而成帙。

钱仲阳《小儿药证直诀》3 卷，乃一部儿科学专著。其书上卷言证，中卷叙其治病，下卷为方。它第一次论述了小儿五脏补泻的证治。陈文中《小儿痘疹方论》1 卷，董及之《小儿斑疹备急方论》1 卷，为我国最早的斑痘专书。

陈直《寿亲养老新书》4 卷（第一卷为陈直撰，第二卷以后乃元代邹铉续增），为一部老年学专著。它提出了老年人的精神休养，娱乐活动，饮食营养以及疾病的饮食治疗等。

宋慈《洗冤集录》，宋理宗淳祐七年（公元 1076 年）成书，为我国法医学专书的创始，也是世界上第一部法医学专著。

庞安常《伤寒总病论》，许叔微《伤寒发微论》、《百证歌》，朱肱《南阳活人书》，韩祗和《伤寒微旨》，杨士瀛《伤寒活人总论》，郭雍《伤寒补亡论》等等，都对张仲景的伤寒学说进行了研究整理，或阐述其意义，或补述其方药，促进了伤寒学的发展。

据《医宗金鉴》，宋真宗时就有峨眉山人为丞相王旦之子进行种痘。

在金元时代，我国医学出现了学术争鸣，产生了医学派别，《四库全书提要·医家类》说："儒之门户分于宋，医之门户分于金元"。刘、张、朱、李等所谓"金元四大家"的不同学术主张，正表明了金元医学流派的学术争论。

刘完素《素问玄机原病式》1 卷，举 288 字，注 2 万余言，阐明六气皆可化火之理，又著

《宣明论方》3卷,其用药多主寒凉,以降心火、益肾水为主,故后人称之为"寒凉派"。

张子和《儒门事亲》,主张治病在祛邪,邪去则正安。善用汗、吐、下法,尤其对下法更为注重,故后人称之为"攻下派"。

朱震亨《格致余论》、《局方发挥》,创"阳常有余,阴常不足"之说,治疗疾病主重滋阴,故后人称之为"养阴派"。

李杲《脾胃论》,根据土为万物之母,治病多主补脾益胃,发明补中益气和升阳散火之法,故后人称之为"补土派"。

上述刘、张、朱、李四家,在学术各有发明,各从一个方面发展了医学,通过争鸣,促进了当时医学的发展。

成无己《注解伤寒论》,阐明了《伤寒论》中所载证候的机理和方药的理论原则,是一部最早的《伤寒论》注释本。

齐德之《外科精义》2卷,为外科专著。上卷为论辨及方法35篇,下卷为汤丸膏丹145方,附以论炮制诸药及单方主疗疮肿方法等。它对于痈疽诊候,将护忌惧,述之颇详。窦汉卿《疮疡经验全书》12卷,论述痈疽的色脉、逆顺、吉凶、浅深,亦颇明晰。

忽思慧《饮膳正要》,成书于元文宗天历二年(公元1330年),为一部营养学专著。它讲求正常人的膳食,先述一般卫生法则。如夜晚不可多食,食后漱口、清早刷牙不如夜晚刷牙以及齿疾不生等;次述妊娠食忌和乳母食忌;再述各种点心、果肴和烹调方法;最后论述营养治疗、饮食卫生及食物中毒等。还附有版画20余幅。

危亦林《世医得效方》,专辟《正骨兼金镞科》之章,论及骨折、脱臼和整复方法,并记有整复所用器械如剪、刀、铁钳、麻线、桑白线等,其正骨麻醉止痛药,为乌头、曼陀罗、乳香、没药等。

赵大中《风科集验名方》28卷。其方632,分为10集,共77类。赵素订补增至242类,续添1347,通计1979方。风科诸方,于此略备。

倪维德《原机启微》2卷,附录1卷,是一部眼科学专著。上卷为论凡18条,下卷为君臣佐使逆从反正说及方药,附录为论10条。

在明代,李时珍《本草纲目》52卷,总为16部,60类,1892种药,附方11096首,插图1109幅。每药以正名为纲,释名为目,次集解,辨疑,正误;详述生长环境、形态、气味、主治、附方等等。它所载的内容及其内容的分类方法,不仅对中医药学有很大的指导作用,而且对于研究植物学、植物分类学、动物学、古代矿物学以及化学、生物化学、甚至社会学,都有一定的参考价值。近百年来,它已被译成多种文字在国外流传,成为世界上的有名著作,对世界科学作出了贡献。李时珍像也被嵌刻在苏联莫斯科大学的廊壁上。

王肯堂《证治准绳》,集明以前医学之大成,包括内外妇儿各科,于寒温攻补,无所偏主。

楼英《医学纲目》40卷,特创按人体内脏分类法;阴阳脏腑部9卷,肝胆部6卷,心小肠部5卷,脾胃部5卷,肺大肠部2卷,肾膀胱部2卷,又伤寒部4卷,妇人部2卷,小儿部4卷,运气部1卷。每部之中,病证治法方药,又各有区别。治法皆以正门为主,支门为辅。其叙述最有条理。

江瓘《名医类案》12卷,为我国第一部医案专著。共分25门,搜罗繁富,多所辨证,很有参考价值。此外,尚有《石山医案》、《孙氏医案》和《薛氏医案》。

吴有性《瘟疫论》2卷,《补遗》1卷,撰于明思宗崇祯十五年(公元1642年)。提出了伤寒从毛窍而入,中于脉络,从表入里,所以传经有六,从阳到阴,以次而深;瘟疫是戾气从口鼻而入,伏于膜原,在不表不里之间,其传变有九,或表或里,各自为病,有但表而不里者,有表而再表者,有但里而不表者,有里而再里者,有表里而分传者,有表里分传而再分传者,有表胜于里者，有先表而后里者，有先里而后表者。其中有与伤寒相反十一事，又有变证兼证种种不同，并著论制方，一一辨别。对流行性传染性疾病的认识，有了进一步的发展。

卢之颐《痎疟论疏》一书，为论疟疾的专书，所论痎疟证治，于虚实寒热四项，最为详尽，而治疟方法，也已略尽于此。

魏直《博爱心鉴》2卷，为痘疹而作。上卷为图说方论，下卷为证治。提出治痘用药，在始出之前，宜开和解之门；既出之后，当塞走泄之路；痂落已后，清凉渐进；毒去已尽，补益莫疏。郭子章《博集稀痘方论》2卷，分为二门，并附以痘疹辨论。其以婴孩之病，唯痘最厉，防之不豫，待其发而后为之，未必其万全也。乃搜集稀痘方论，辑以成帙，间以饮未痘儿，辄饮辄效。明穆宗隆庆年间（公元1567～1572年），发明了人工种痘法，以预防天花。这是一个伟大的发明。这个方法，后来传到欧洲，成为西方牛痘的始祖。

薛己《疠疡机要》3卷，是一部治疗麻风病的专书。上卷分本证、变证、兼证、类证治法和治验；中卷为续治诸证，大多为治验；下卷为各证方药。条分缕析，颇为详尽。沈之问《解围元薮》一书，明确指出了麻疠（即麻风）是传染病，而大风子有治愈麻风病的疗效。

陈司成《霉疮秘录》，是我国第一部治疗梅毒的专书。其论述梅毒病证和治法都设为问答之辞。接受了以前医书治疗梅毒的经验，采用水银、轻粉作为涂布、吸剂和熏剂，并且提出了用砒制剂治疗梅毒，这是世界上最早采用砒毒治疗梅毒的。

龚居中《红炉点雪》，为治疗肺痨病的专书。在此前后，已认识到空气、日光、环境、休养等在治疗上的重要，如李梴《医学入门》等；也提出了不与肺痨患者及其衣物接触，以防传染，如徐春甫《古今医统大全》等。

葛可久《十药神书》，内载10方，以十天干之序排列，体现其治疗出血病证的原则，为一部治疗血证的专书。

汪机《外科理例》、薛己《外科枢要》、陈实功《外科正宗》、陈文治《疡科选粹》等，都是中医外科学专著，表明了外科学的进一步发展。《外科正宗》还记载了气管缝合法、下颌骨脱臼整复法等。

傅仁宇《审视瑶函》6卷，乃眼科学之专著，首为统论2卷，次为一百又八证以隶治法及方4卷。

这时内经学的研究也有了发展，如马莳《灵枢注证发微》、《素问注证发微》，张介宾《类经》、李念莪《内经知要》，杨慎《素问纠略》等。

在清代，吴鞠通《温病条辨》，内容多采自《临证指南医案》一书中温热病部分，以上、中、下三焦为辨证纲领，论述温热病传变的浅深轻重，为温病学的一部专著。王孟英《温热经纬》一书，以《内经》及张仲景论温病者为经，以《温证论治》、《湿热条辨》及陈平伯、余师愚之论为纬，集温热病学之大成。还有周杓元《温证指归》，柳宝诒《温热逢源》等等。清代温热病学得到了巨大的发展，有成效地指导了中医治疗急性热病的临床实践。

清张宗良《喉科指掌》6卷，为我国最早的一部喉科专著。郑梅涧《重楼玉钥》4卷，第一卷总论证，第二卷论方药，第三四卷论针法，刊于清宣宗道光十九年（公元1839年）。金德鉴《喉科枕秘》、赵振沄《喉科方论》等等，也都是喉科专书。

耐修子《白喉忌表抉微》，乃治白喉专书，然其内容实是从《重楼玉钥》诸书中取出的。陈耕道《疫痧草》一书，写成于清仁宗嘉庆六年（公元1801年），确立了疏达、清散、清化、下夺、救液诸法，完备了白喉的治法。还有张振鋆《痧喉正义》等。

赵学敏《本草纲目拾遗》，成书于清高宗乾隆三十年（公元1765年）左右，对《本草纲目》一书作了详尽的补充。吴其濬《植物名实图考》38卷，列植物计1714种；《植物名实图考长编》22卷，列植物计838种，对世界药物学和植物学都有一定贡献。另有周岩《本草思辨录》、姚澜

《本草分经》、费伯雄《食鉴本草》等。

张銮《幼科诗赋》，许佐延《活幼珠玑》，冯汝玖《惊风辨误三篇》等，均是儿科专著。

陈念祖《女科要旨》，单南山《胎产指南》，刘文华《保产金丹》，倪东溟《产宝家传》，傅山《女科》等，均是妇产科专著。

王文选《外科切要》，何景才《外科明隐集》等，均是外科专著。

赵廉《伤科大成》，为伤科专著。

陈国笃《眼科六要》，黄庭镜《目经大成》等，均为眼科专著。

唐宗海《血证论》，大大发展了《十药神书》治疗血证的理论和经验。

熊笏《中风论》、曾超然《脚气刍言》均为一病之专论。

张振鋆《厘正按摩要术》，为按摩学专著。

还有研究内经学、伤寒学、金匮学以及医案、医话等方面的许多专门著作。在清代，中医药学也确有很大的发展。

然在清宣宗道光二十年，即1840年鸦片战争以后，帝国主义侵入了中国，使中国沦入了半封建半殖民地。由于帝国主义侵略政策的结果，中国出现了一个买办阶级，他们一方面倡导民族虚无主义的"中国文化外来说"，一方面极力主张"废止中医"，甚至在1929年南京政府向全国发布了"废止中医令"。中医界有志之士，除一部分人按我国传统医学思想继续发展中医学术、努力实践为病人解除疾病痛苦外，另一部分人则努力运用西医学知识来论证中医学理论和解释中医临床现象，如唐宗海、张锡纯、陆渊雷等，企图说明中医学术科学性或使中医学术科学化，以使能够存在而不被废止，这就是我国医学历史上的"中西汇通派"。

新中国建立后，党中央和老一辈无产阶级革命家都非常重视祖国医学，把"团结中西医"作为我国卫生工作的四大方针之一。由于一些错误思想，1950年在全国卫生工作会议上通过了《改造旧医实施步骤草案》即40年消灭中医的计划，使中医严重受到限制，普遍存在着轻视、歧视、排斥中医的现象。党中央发现后，于1954年及时纠正了这一错误思想，中医工作开始有了起色，先后创办了中医高等教育，建立了中医研究机构和医疗机构，开展了西医学习中医，提出了中西医结合，促进了中医事业和中西医结合工作的发展。但由于在继承发扬祖国医学上对中医信任不够，使中医长期处于从属地位，没有充分调动中医的积极性而真正发挥中医自己的作用，因而中医问题始终没有得到根本解决；加之在十年动乱期间中医又受到严重摧残，这就必然导致了中医乏人而又乏术的严重局面。

党的十一届三中全会以来，拨乱反正，为中医工作下了文件和召开了多次会议。1978年发出（56）号文件，提出了解决中医后继乏人的问题；1980年在北京召开了全国中医、中西医结合工作会议，提出了"中医、西医、中西医结合这三支力量都要发展，长期并存"的方针，消除了中医的从属地位，而使中医有了独立发展的可能；1982年在衡阳召开了中医高等教育和中医医院工作会议，提出了"保存和发扬中医特色"，明确了中医独立发展的方向。同时，发展我国传统医学，也已写入了我国宪法。中医工作形势一派大好！但是，"冰冻三尺，非一日之寒"。在发展中医事业上还有很大阻力，有那么一些人对中医药学总是怀着严重的偏见。因此，希望各级领导同志，能以改革的精神，狠抓中医政策的落实，采取切实有力的具体措施，真正解决中医问题，以促成中医事业的发展。否则，工作会无成效，而中医事业不是不会衰落的。中医果真衰落了，则我们就愧为一个炎黄子孙，对不起祖先，对不起后代；且目前国外的"中医热"正方兴未艾，整个中医学术有可能和人工种痘法一样在国外得到发扬，那时我们再向国外"进口"中医，就不能不说这是我们这个民族的奇耻大辱了！

总之，振兴中医，发扬中医，是我们这一代人的光荣任务，我们务必抓紧现在的这个大好形势，排除干扰，克服阻力，把中医事业推向前进，为开创我们省中医工作新局面贡献出自己的力量!

论我国"崇洋媚外"思想的产生及其对我国民族传统医药学的危害

江泽民总书记在党的十三届四中全会的讲话中指出:"几年来……计较个人私利而不顾国家、民族整体利益,鄙薄自己的祖国和人民而崇洋媚外思想倾向滋长了……。"崇洋媚外必然不顾国家、民族整体利益,必然鄙薄自己的祖国和人民,看不起自己民族的文化和科学技术,主张推行"全盘西化"。过去曾经称它为"殖民地奴化思想"、"民族虚无主义"和"洋奴哲学"等。现在我们来追溯一下它在我国产生的历史及其对我国民族传统医药学的危害,或许不是没有益处的。

本来,我们的国家,是具有数千年文明史的一个伟大的东方文明古国;我们的民族,是创造了灿烂的中国古代文化并为世界人民作出过一定贡献的一个伟大的中华民族。但是近一百多年来产生了崇洋媚外思想,并时起时伏。

我国历史悠久,地大物博,人口众多,为我国人们的社生会实践、创造经验和积累经验准备了优越条件。我们伟大中华民族的一份宝贵财富——中医药学,就是在这个条件下产生和发展起来的,它是我国民族的传统医药学。

中医药学是我国古代劳动人民在长期与疾病作斗争中创造出来的,是我国古代劳动人民长期与疾病作斗争的经验总结。它包含着我国人民与疾病作斗争的丰富经验和理论知识,具备比较完整而独立的理论体系,内容丰富多彩,具有东方医学的特色,是一个"伟大的宝库"。几千年来,它保证了我国民族的繁衍和昌盛,受到了实践的严格检验,并在这个严格检验过程中,得到了巩固、丰富和发展,它总是随着时代的前进,吸取时代的养料一步一步地把自己推进到一个新的高度,它是在我国民族的临床医疗实践中创造和发展起来,符合我国民族医疗的实际,同时它在 1000 多年以前也开始了走出国门,为世界一些国家的人民健康服务,并不断地对一些国家民族中符合中医药学需要的有关医药内容加以吸收消化而充实了自己,这表明中医药学从来就具有不断发展的观点和开放的性质。但由于我国历史条件的限制,长期没有产生现代科学,从而使它没有可能和现代科学结合,而在理论体系上仍然保持着中国传统医学的面貌。虽然如此,但其理论是从大量临床实践的基础上总结出来的,有牢靠的临床实践基础,又长期有效地指导了临床实践,证明了它是具有科学内容的,因为实践是检验真理的最可靠标准。然自 1840 年鸦片战争后,帝国主义侵入了中国,使中国沦为半封建半殖民地社会,而由于帝国主义侵略的结果,在中国产生了一个思想,宣扬"中国有的,外国都有,中国所没有的,外国所独有。"竭力鼓吹帝国主义文化,诬蔑和摧残我国民族文化,因而在满清末季就开始出现"废除中医"的荒唐主张,继之以余云岫为代表的我国医学界的仅对人物,攻击我国民族的中医药学,竟说保存中医是什么"国耻",且必欲消灭中医而后快。至 1929 年,旧政权南京政府竟颁布了一个违背人民心愿、损害民族利益的所谓"废止中医令",企图一举在全国范围内把中医废除掉,结果遭到了全国中医药界的强烈反对,不得不被迫取消这个短命的"废止中医令",于是,他们就对中医采取听之任之不问不闻,让其自生自灭的态度,使中医事业陷于无人过问而逐渐衰落的境地。至 1949 年 10 月 1 日,中华人民共和国建立了,改变了我国半封建半殖民地的社会面貌和社会性质,建成了社会主义的社会,党中央和中央人民政府对我国民族的中医药事业十分重视,提出"团结新老中西各部分医药卫生工作人员,组成巩固的统一战线,为开展伟大的人民卫生工作而奋斗",并把"团结中西医"列为我国卫生工作四大方针之一,制订了中医政策,中医药事业有了待兴的希望。但是，一些思想却也在一定程度上遗留下来了。1950年，在第一届全国卫生工作会议上，余云岫等三人联合提出了一个"四十年消灭中医"的计划，即所谓《处理旧医实施步骤草案》，旋而在全国得到了贯彻执行，采用登记、审查、考试（西医学）的方法，对中医淘汰多数，留下少数，加以改造，变成西医；王斌也发表了《在一定的政治经济基础上产生一定的医药卫生组织形式与思想作风》的文章，认为中医为"封建医"，"只能在农民面前起到精神上有医生治疗的安慰作用"，而对中医采取了轻视、歧视和排斥的政策。于是，党中央开展了公开批判这种错误思想，中医药工作得到了发展，陆续创建了"中医研究院"、"中医学院"和"中医医院"；西医综合医院也设立了"中医科"。中医有了自己的教学、医疗和科研机构，有了活动的舞台。然而，不幸的是，看不起中医药学的思想依然存在，阻碍着中医政策的彻底贯彻，他们在中医药事业前进的道路上依然限制发展，中医始终被放在从属地位。有些人否定中医治疗效果，对中医治好的病，说是"自然转归"；对中医治好疑难病证则说是以前的论断错了，也不承认是中医治好的；对不能否认其诊断的，则认为"只是近期疗效，远期疗效靠不住"。在中医教育上，为了让学生掌握科学知识，塞进大量西医课程的内容，几乎占有整个学习专业学时的一半，以致学生在六年学习过程中，除政治、体育、劳动、放假和毕业实习外，实际学习中医药专业知识时间不到两年。有的人对待中药，不愿管理。有的在"文革"中，更是严重摧残中医药事业，大砍中医医院，拆拼中医学院，批斗中医药人员，致使我国中医药事业出现后继乏人、后继乏术的严重局面。党的十一届三中全会后，党中央拨乱反正，重申了中医政策，下达了"（1978）56号文件"，提出解决中医队伍后继乏人的问题；全国中医、中西医结合工作会议确定了"中医、西医、中西医结合这三支力量要大力发展、长期并存"的方针；全国中医医院和中医高等教育工作会议又决定"保持和发扬中医特色"，党中央和国务院还决定和批准成立了"国家中医药管理局"，以统一管理中医药，改变中医、中药长期分离的状态，中医有了独立发展的机会，有了明确的发展方向，也有了自己的管理机构，从而开始了恢复和发展。中医医院得到了恢复和较普遍的建立，中医高等教育机构也得到了恢复，中医队伍人数也有了上升，并随着中央要求"干部四化"的落实，在中医专业机构里，基本改变了"西医在朝，中医在野"的状况。

近些年来，世界药源性疾病猛烈增多，数百种化学药品被禁止使用，这就显示了我国民族中医药学的无比优越性。现在我国中医药学正以它自己的治病效果和科学内容大踏步地走向了世界，受到各国人民的欢迎，引起了各国医药学家的浓厚兴趣，开展了积极学习和认真研究。作为中医药学发源地的中国，应该切实地贯彻党和政府的中医政策，大力扶植中医药事业，用现代科学知识和方法，根据中医学内部规律认真研究中医学，积极发扬中医药学的特色，使之迅速走向现代化。这既有利于中医药学在我国人民的保健事业上发挥更大作用和为世界人民健康服务，也可培养我国民族自豪感，提高我国民族自信心。但是，"冰冻三尺，非一日之寒"，而我们中华人民共和国建立的时间还很短，才只有40年，经济基础薄弱，人数达10亿之多，加上前些年一些认识不足和"文革"的折腾，致使我国建设事业没有得到应有的发展，科学技术和人民生活水平，同西方发达国家比较，还存在一个很大的差距。一些人对待民族的中医药学仍然怀有严重的偏见，在中医药事业发展的规模和经费上，依然受到歧视；比如，在评定技术职称和科研成果时，对中医不组织同行评议，而是绝大多数西医专家参加投票表决。导致了老中医受到排挤现象的出现。尤其在《中国医药学向何处去》一文和《近代中西医论争史》一书，攻击了民族的中医药学，否定中医政策，较有代表性地反映了我国医药卫生系统内崇西排中医的心理。

由此，可以看出我国中医药学一直是在艰难曲折的道路上发展，故其教学、医疗、科研等各种专业机构普遍都是起步晚，规模小，底子薄，设备简陋，经费不足；以致疗效不高，作用不大，步履艰难，困难重重，这种影响，是根本无法激发起我国人民的民族自豪感。中医学院的学生专业思想也不巩固,捧着厚本西医书读,中医学院附属医院有的中医大夫感到自己专业都比别人矮一截,可能就是这种心理的反映。因此,我国应加强对中医药事业的支持,以促进其得到较快的发展,并加强对中医药学的宣传,提高人们的认识,以改变对中医药学的看法和态度,这样将从一个侧面有利于我国人民的思想建设。

转变观念、提高认识、正确对待民族传统医药学

我国民族传统医药学——中医药学,是一门具有数千年历史的古老的医学科学。它经验丰富,疗效确切,理论系统,文献充实,蕴藏着不可估量的科学内容,具有东方医学的特色。在世界一些古医学早已消亡的今天,它仍然屹立在世界东方,并以它自己的独特疗效和科学价值正在走向世界,从而显示出了它的强大生命力!

然而由于近100多年来半封建半殖民地奴化思想的影响,使一些人思想深处潜伏着一种民族自卑的心理,看不起自己的民族文化,鄙视我国民族传统的中医药学,虽然新中国成立后得到了中央重视,制订了中医政策,创建了中医医疗、教学和科研机构,中医有了活动的舞台;1980年提出了"中医、西医、中西医结合这三支力量都要大力发展,长期并存",中医药学有了独立发展的可能;1982年提出了"保持和发扬中医特色",明确了中医药学发展的学术方向;1986年建立了国家中医管理局,使中医药学独立发展有了管理体制的保证;1988年组成国家中医药管理局,实行中医中药统一管理,为中医中药紧密结合、同步发展创造了有利条件,加之新中国成立后40多年来中医药学的社会实践,使一些人清楚地看到了中医药学的卓越疗效和强身保健的优胜作用,而改变过去认为"中医治病,是鸡叫天亮,鸡不叫天也亮"的错误看法。但是,在承认中医药学确有疗效的同时,仍然认为中医药学"不科学"。某些科学家,也一直声言中医药学是一种"经验医学,不是科学"。这在对待我国民族传统中医药学的态度本身,也是非常不科学的。中医药学来源于长期社会实践,除有丰富实际经验外,还有完整的理论体系,有正确的思维方法,这何以谓之"不是科学"?何以只是一种"经验医学"?诚然,中医药学产生于我国古代,由于我国古代社会历史条件的限制,它未能也不可能和现代科学结合,因而其理论术语仍保持了固有的面貌,而缺乏我们这个时代的时代特征,其学术也有不足之处,但是,绝不应该因此就得出结论说中医药学只是一种"经验医学,不是科学"。这是不符合唯物史观的。我们认为,中医药学是一门古代科学,而不属于现代科学概念的科学。但令人遗憾的是,正是这种很不正确的观点,却在一部分人中有着较大的市场。他们对中医药学始终抱着偏见,认为中医药学"落后"。我们从不隐讳,中医药学产生于数千年前的我国古代,没有能够得到现代科学的阐释,缺乏现代科学的语言和特征,不易为人们所理解,所掌握,所利用,妨碍了中医药学对人类保健作用的充分发挥,且难以赶上时代的步伐,因而有必要在保证和提高中医药学疗效的原则下,运用现代科学的知识和手段,根据中医药学内部规律,对中医药学的理论知识和实际经验进行客观地认真研究,使其进入现代科学的营垒,促进中医药学的迅速发展。这是中医药学发展的正确方向,也是我们应该长期努力的目标。我们知道,发展中医药学的过程,既是保障我国人民健康,为四化建设服务的过程,也是提高我国人民民族自信心、培养我国人民民族自豪感的思想建设过程。因此,加快发展中医药事业的步伐,充分发挥中医药学的作用和优势,是体现民族感情和爱国主义的一个方面。有些人无法认识到这一点,也看不到中西医学各有所长,也各有所短,总鄙薄民族传统医药学,40多年来一直不把中医放到西医同等重要的地位上。要实现中医药学真正现代化,人们必须转变观念,提高对继承发扬民族传统医药学在我国人民思想建设和医学

科学发展方面的重要意义的认识，克服对中医药学的偏见，认真贯彻党的中医政策，根据中医药学自身规律和我国中医药事业发展的当前实际，分别情况，制订切实措施，增加投入，加强领导，端正方向，讲求实效，脚踏实地、一步一个脚印地前进，以保证中医药学和中医药事业得到真正发展，并逐渐走上现代化，从而促进世界科学的进步。这是我们这几代炎黄子孙一项光荣而艰巨的伟大任务！

熨斗疗法发明在中国

1991年7月7日《文摘报》第4版"体育与健康"栏中，转载了6月23日《珠海特区报》一则消息，即所谓"日本的熨斗健康法"，说"日本出现了一种新式健康法——用熨斗熨人身。发明这种新颖健康法的日本大阪健康顾问名田茂说，用熨斗疗法对肩膊疼痛、便秘、发冷等症十分有效。不过并非身体每个部位都可以熨……。"这里把熨斗疗法的发明，说成是日本人名田茂，是不符合历史事实的。只要翻开中国历史，就可以清楚地看到，早在2000多年以前，熨斗疗法就被中国古代医学家发明出来而运用于临床治疗上了。现在这里就来稽考一下熨斗之为物及其在我国用于治疗疾病成为一种治疗方法的情况。

"熨斗"一词，从所见到的文献看，它首先见于《晋书·韩伯传》，所谓"母方为作襦，令伯捉熨斗"者是也（《太平御览》载，《帝王世纪》有"纣先作大熨斗"，《三辅故事》有"董卓环铜人十枚为小钱熨斗"之文）。然则何为"熨斗"？熨字本作"尉"，隶书作"尉"，其"熨"乃俗体。尉、尉、熨三字，形虽异而义则同也。《玉篇·火部》说："尉，于贵切，申帛也"；《广韵·入声·八物》说："尉，火展帛也"；《说文·火部》说："尉，从上按下也，从尾又持火，所以申缯也"。段玉裁注，"尾，古文仁。尾又，犹'亲手'也。"是"熨"乃"亲手持火以伸展缯帛使其皱折舒平"也。所谓："亲手持火"者，实有所依也。如谓亲手直接操持其火，则火必先灼其手，何能伸展其缯帛为？然其所依者，则"斗"是也。何谓"斗"？《说文·斗部》说："斗，十升也，象形，有柄"，是"斗"乃"有柄"之"量器"也。其既为量器，则必可受盛，而能用作"容器"矣。《诗·大雅·生民之什·行苇》说："酌以大斗，以祈黄耇"，毛苌传："大斗，长三尺也"，孔颖达疏："大斗，长三尺谓其柄也"，《大戴礼记·保傅》说："太宰持斗而御户右"，王聘珍解诂："斗，所以斟也"。是"斗"乃"有柄之酌酒容器"也。斗为容器，既可盛酒以酌，亦可盛火以熨，《晋书·韩伯传》所载"火在斗中，而柄尚热"之语，正证明了这一点。唯其斗中盛火，故称其曰"火斗"。斗中盛火而熨以伸展缯帛，故《广韵·去声·八未》引应劭《风俗通》说："火斗曰尉"，《小学钩沉》卷七载《通俗文》亦说："火斗曰尉"手持火斗以伸展缯帛曰"熨"，故后又称其火斗曰"熨斗"。

熨斗之为用，本在于用其温热效应以伸展缯帛皱折，而我国古代医家则援之以治人体因寒邪所致气血不平的疾病，从而发明了治疗疾病的"熨法"，现又称之为"熨斗疗法"。

我国发明熨法治病的时间，这里且撇开《史记》所载虢国中庶子所言上古医家俞跗就已掌握熨法治病的传说不论，至迟在春秋战国时代，熨法已被发明出来而常用以治疗疾病，扁鹊治疗虢太子尸厥病，在针刺三阳五会太子苏醒后，就使子豹为其进行了"五分之熨"以治之。我国现存战国末期的一部划时代医学著作《黄帝内经》，就把熨法作为重要治病方法之一，《灵枢经·病传第四十二》所载"余受九针于夫子，而私览于诸方，或有导引、行气、乔、摩、灸、熨、刺、炳、饮药之一者，可独守耶？将尽行之乎？"等文可证。《黄帝内经》还指出了多种病证都适宜于熨法治疗，《素问·玉机真藏论篇第十九》说："今风寒客于人……或痹不仁肿痛，当是之时，可汤熨及火灸刺而去之"；《素问·血气形志篇第二十四》说："形苦志乐，病生于筋，治之以熨引"等是也。《黄帝内经》并记载了古代医家在熨法基础上，又发明了"药熨法"，《素问·调经论篇第六十二》说："病在骨，焠针、药熨"，《灵枢·寿夭刚柔第六》说："……刺大人者，以药熨之。黄帝曰：药熨奈何？伯高答曰：用醇酒二十升，蜀椒一升，干姜一斤，桂心一斤，凡四种，皆㕮咀，渍酒中，用棉絮一斤，细白布四丈，并内酒中，置酒马矢煴中，盖封涂，勿使泄，五日五夜，出布，棉絮曝干之，干复渍，以尽其汁，每渍必晬其日乃出干，并用滓与棉絮，复布为复巾，长六七尺、为六七巾，则用之生桑炭炙巾，以熨寒痹所刺之处，令热入至于病所，寒复炙巾以熨之，三十遍而止，汗出以巾拭身，亦三十遍而止，起步内中，勿见风。每刺必熨，如此病已矣。"这种药熨法，用药酒渍布以为巾，炙而置于肌肤而行熨，无疑加大了熨法的作用。是故病在筋肉者，可治以熨法，而病在骨者，则必用药熨为治，此《黄帝内经》之所以有"药熨"之创也。长沙马王堆汉墓出土的《五十二病方》也记载了多种病证用熨法治疗，如：

（1）《伤痓》："痓者，伤，风入伤，身信（伸）而不能诎（屈），治之，燔（熬）盐令黄，取一斗，裹以布，卒（淬）醇酒中，入即出，蔽以市，以熨头。熬则举，适下。适下为口裹更（熨熨）寒，更燔（熬）盐以熨，熨勿绝。一熨寒汗出，汗出多，能燔（屈）信（伸），止。熨时及已熨四日内，口口衣，毋见风，过四日自适。熨先食后食次（恣）。毋禁，毋时，令。"

（2）《婴儿索痓》："索痓者，如产时居湿地久，其育（肙）直而口钿，筋垄难以信（伸）。取封殖土冶之，口口育二，盐一，合挠而（蒸），以扁（遍）熨直育（肙）挛筋所。道头始，稍口手足而已。熨寒口口复（蒸），熨乾更为。令。"

从以上引文，可以清楚地看出，这时熨法治病，已扩展到不用熨斗，而根据不同病情，选用不同药物，加热，布裹，乘热以烝病体。故其又有"烝熨法"之称，《华氏中藏经》卷中第四十七所谓"夫病……有宜蒸熨者"是也。该书卷中第三十九、第四十七中还对熨法的治疗作用、治证和禁忌，都作了简明阐述，熨则助其阳也"，"蒸熨，辟冷煖，洗生阳"，"脉迟则熨之"，"宜蒸熨而不蒸熨，则使人冷气潜伏，渐成痹厥"，可见熨法在临床上的治疗作用。但"皮肤不痹，勿蒸熨"，则熨法又不可滥用矣。《金匮玉函经》也记述了熨法的治证和禁忌，前者如《辨可火病形证治》所载"下利，谷道中痛，当温之，以为宜火熬末熨之，一曰炙枳实熨之"之文是；后者如《辨不可火病形证治》所载"伤寒，脉阴阳俱紧，恶寒发热，则脉欲厥……熨之则咽燥"之文是。《伤寒论·辨太阳病脉证并治中》还记载了熨法误例："太阳病二日，反躁，反熨其背，而大汗出，大热入胃，胃中水竭，躁烦，必发谵语……。"

在两汉魏晋南北朝时期，我国熨法治病，已经逐渐积累了丰富的经验，成为医家治病的重要手段之一，以致一些官吏论事也喜援之以为说，《南史·郭祖深列传》所谓"医诊则汤、熨、散、丸"是其例。隋代巢元方所著《诸病源候论》一书每谓"其汤、熨、针石，别有正方"也可证熨法在当时医疗上的地位。宋代《圣济总录·治法篇》也对熨法作了专题论述。

熨法使用简便，不仅为医家所掌握，而且亦为广大民间所使用。在我国农村，常可看到人们肢体寒痹，则用瓦砾置桑柴火中烧热，取出，布裹，乘热以蒸熨；腹部寒痛，则用麦麸炒热，盛小碗中，布裹，乘热以蒸熨。两者均注意防止烫伤。这与熨法发明早期以熨斗盛火行熨治病在工具形态上虽不相同，但其利用温热治病则完全一致，犹如起初用有柄之铜斗盛火以申缯，后改用有柄之铁制长方形板块俗所谓"烙铁"者置火中烧热取出以申缯，今又改用有柄之金属棱形熨具通电以申缯。三者形虽异，而其用热申缯并行熨时缯上垫以含湿之布则一，故其虽已无盛火之处，至今仍称之曰"熨斗"也。从而有力地证明了"熨斗疗法"乃是中国古代医家早在数千年前已发明，而不是日人今日所初创也。

论我国文字学知识之意义

文字，是人类社会实践之产物，是表达思想、传递信息、记录史事之工具，是一种无声之语言。

在太古时期，我国先民是结绳记事。随着社会实践之发展，我国先民依据其所观察之自然现象和社会现象，开始发明了象形图画，进而创造了形、声、义兼备之我国古代文字。因而，我国古代文字之出现，是我国古代社会发展之需要。它反映了客观事物之实际，记录和传递了人们社会实践之经验和对事物之认识，促进了古代社会生产之发展。

在我国社会不断发展之历史长河中，我国文字之形制也经历了从甲骨文、金石文、篆文、隶书、草书以至楷书之多次演变，字之声读，也产生了古今之异；字之义训，则有本义、引申义和假借义，所谓"一字多义"者也。

我国文字结构缜密奇巧，声义规范严格。根据许慎《说文解字·叙》，我国文字学知识之基本规律有六：一指事，"上"、"下"是也；二象形，"日"、"月"。是也；三形声，"江"、"河"是也；四会意，"武"、"信"是也；五转注，"考"、"老"是也；六假借，"令"、"长"是也。这就和世界其他国家民族之文字具有了质的差别，独有优异性，体现了东方伟大中华民族文字文化之特色。

我国"出则汗牛马，入则充栋宁"之丰富古代文献，是研究我国古代政治、经济、历史、文化、科学技术和语言文字等之宝贵资料，是先民们给我们留下之珍贵遗产，我们必须以唯物辩证法的立场、观点和方法，认真加以研究，准确地而不是曲解地，完全地而不是片面地吸取其精华，以提高民族自信心，推进我们今天之事业。

古代文献所包含之任何方面内容，都是由文字记载而存在，因而研究其任何内容，都应懂得我国文字学之基本规律，运用文字训诂知识去进行，才能具有成功之基本可能性。否则，就会难以想像，或者说是根本不可能。在古代文献中研究中医药学内容，当然也不会例外。

例如，"天"之一字，甲骨文作""，为人之正面形，而"身"之一字，篆文则作""，为人之侧身形。二者虽一为"正面人形"，一为"侧身人形"，然皆为"人身之形"，故"天"字之义可训为"身"。《吕氏春秋·孟春纪·本生》说："以全其天也"，高诱注："天，身也"；《淮南子·原道训》说："故圣人不以人滑天"，许慎注："天，身者（也）"，是"天"可训为"人身"之"身"，亦即"人之全身"之"身"之义也。

《灵枢·阴阳系日月第四十一》说："腰以上为天，腰以下为地"，是"天"字之义，为人之"身半以上"，即俗所谓人之"上半身"也。

《说文·一部》说："天，颠也，至高无上，从一大"。其"天"训"颠"，而"颠"即"头"也。是"天"训为"头"。《灵枢·邪客第七十一》说："天圆地方，人头圆足方以应之"。《素问·阴阳应象大论篇第五》说："唯贤人上配天以养头，下配地以养足"，皆证"天"有"头"字之义也。唯其谓"天"字"从一大"，似未确。据高氏研究，当言"从大，一声"。一，即"丁"字。《说文·页部》"颠"、"顶"二字互训，亦可为高说之一证也。

《周易·睽·六三》说："其人天且劓"。虞翻注："黥额为天"，则"天"又具有"额"字之义矣。

据上所述，"天"作为人体部位名词，训"身"，训"身之上半"，训"头"，训"额"。此我国文字一词多义之一例。

再如"心"字，《说文·心部》说："心，人心，土藏，在身之中，象形，博士说'以为火藏'。凡心之属皆从心"。心居于膈上胸中，有系上连于肺，主全身血脉，藏神，为五神藏之一。

心，读"息林切"，与"囟"字声近，故可假借为"囟"，而"囟"为"脑盖"，且为"脑"字之构成部分，是故"心"之为字亦有"脑"义也。

《金匮要略·疟病脉证并治第四》中"鳖甲煎丸"方后说："空心服七丸"，同书《血痹虚劳病脉证并治第六》中"薯蓣丸"方后说："空腹酒服一丸"。前者曰"空心服"，后者曰"空腹酒服"，是"心"与"腹"同义，皆指"胃"也。是"心"又有"胃"义。且俗有所谓"五心不定"之语，则是五藏皆可称为"心"，而"心"又具有五藏之义矣。此一词多义之又一例。

又如"脑"，字本作"䐉"，《说文·匕部》说："䐉，头髓也，从匕，巛象髮，囟象䐉形"。匕，即"比"字，表明大脑两半球比着存在于人体头骨腔中而为头骨之髓，其上有髮相护，"囟"为"脑盖"。又为"脑"字构成之部，故其每用作"脑"。《说文·心部》说："思，虑也，从心，囟声"，就是人之心气入脑发挥神用而产生思想。然心主神用，其义通"脑"，而"头之髓"为"脑"。古有"头为心神所居"之论，则"头"即指"脑"矣。

人之"头髓"称"脑"，亦可称"囟"，称"头"，称"心"。此我国文字多词一义之一例也。其实，"头髓"一物，还有"髓海"、"明堂"、"泥丸宫"、"上丹田"等之称。

脑为元神之居，元神乃混元一体的"先天之神"，与生俱来，以此为根基，人在后天环境中乃产生"识神"，为"后天之神"。浅人不识我国文字"脑"和"思"字之义以及文字运用之妙，妄谓古人不知"脑之思维意识"功能，岂非数典忘祖耶！

他如"歕"字，通作"额"，义为头之前额部。然此"额"部，亦称"题"，称"颡"，称"天"，称"颜"，称"角"，称"颠"等。此我国文字多词一义之又一例。

我国古代童子七岁就小学，必先修习我国文字学知识，以进入文字宝库之堂奥，作为尔后入太学修习礼义，增长才干和立世创业之基础，且修习文字学知识之本身，亦可以启发心智，添加聪慧，此已为外国学者所认识。

人体心脑皆慧知所藏

《尔雅·释言》说："谋，心也"，郭璞注："谋虑以心"，郝懿行义疏："心者，《释名》云：'心，纤也，所识纤微，无物不贯也'，《白虎通》云：'心之为言任也'，《管子·心术篇》云：'心者，智之舍也。然则智藏于心，心任于思，思与智即谋虑所从出矣"。谋从心出，此《尔雅·释言》本之于《孟子·告子上》"心之官则思"之为说也。《尔雅·释诂上》说："悠、伤、忧，思也"，郭璞注："皆感思"也，郝懿行义疏："《说文》云：'思，容也（皆当为睿），从囟声'。按从囟声兼意，囟，脑盖也。人从囟至心如丝相贯。心、囟二体，皆慧知所藏。人之思虑生于心而属于脑，故善记忆者，谓之脑盛，多思虑者，或言伤脑焉"。至迟在汉代，中国人首先发现了人体大脑的功能活动，在《说文解字》一书里，《心部》次于《思部》，《思部》次于《囟部》，囟、思、心三字之排列次序，其本身就是智慧之反映，"思"字正是心气上凝于囟，故字从心、囟。在15～16世纪后，伽利略发明了显微镜，魏尔啸氏创立了细胞学。在西方建立了实验科学，才知道脑主思维。在实验科学研究的基础上，对脑的功能活动的认识取得了突飞猛进的成就，但它在"原还论"思想指导下，彻底否定了"心气藏慧知"的作用。殊不知脑始终不能抹杀掉心与慧知的关系。例如，1998年1月2日《长江日报》第4版刊载：56岁的美国妇女克莱尔·塞尔维亚从小就有健康问题，心脏一直有杂音……随着年龄的增长，她的心肺功能日益恶化，常常要靠氧气维持生命，整天躺在病床上。1988年5月29日，塞尔维亚接受医生建议成为新格兰地区第一个心脏移植手术患者，经过5个半小时的手术治疗，塞尔维亚终于从死神的阴影中逃脱出来，获得了新生。然而，使人意想不到的是，这个手术不仅把她从多年的疾病中拯救过来，而且她的生活也由此发生了巨变。譬如，她以前是喜欢喝茶而厌恶啤酒，可当她手术后苏醒过来的第一件事就是想喝啤酒；原来她曾经憎恨的绿胡椒粉现在喜欢了；她还特别钟情于炸鸡，手术复原后她第一次开车就着魔似的到一家炸鸡店买了几块炸鸡。更奇怪的是她的行为举止也发生了变化，她变得具有过去从来没有过的攻击性，更加自信，敢作敢为，更具有男子气概，喜欢开快车……塞尔维亚通过一份报道那场车祸的报纸找到了捐赠者的家，死于车祸的小伙子18岁，叫蒂姆·拉明德兰，小伙子生前爱吃的食物就是炸鸡，就在车祸现场，他还抱着刚刚买来的一盒炸鸡块。同时，小伙子的家人还证实了许多发生在她身上的奇怪现象都是蒂姆生前的所作所为"。这就足资证明"心藏慧知"是有事实根据的。再说，"从事人体器官移植研究的医学家告诉我们，人类皮肤结构和多个器官都与猪相似，猪的皮肤组织、心脏瓣膜甚至可以移植到人身体上来"（见2014年2月13日《光明日报》第12版）。钱学森先生生前也说过："意识的产物和心脏的跳动有着密切的对应关系"（见《钱学森论中医现代化问题》）。

  大约在40年前，美国哥伦比亚大学医学中心的迈克尔·格申提出了肠内神经系统，是"人体第二大脑"的观点，现在钱学森先生遗留的《论中医现代化问题》一文，更是明确地提出了"大脑是人体的信息处理中心"。钱学森先生说："人体所有的信息都是从全身各处汇聚在这里进行处理，然后通过神经将处理过的信息传递到全身各处，从而统一整体的活动。在许多人看来，大脑是自主处理信息的，实则不然。大脑自身并不会自由地处理信息，它只不过是体现整体意志的一个容器，来自全身各处的信息在这里进行竞争，与整体意志相合的信息就会被选出来，并最终上升为整体的意志统治全身……体现整体意志的是以心脏为中心的脏腑系统"。又说："意识的产生是大脑随机性的产物。而在中国传统医学中，意识的产生是和心脏单位时间内的供血有密切关系的，这是因为中国的先哲们一直相信'整体决定局部'这种必然性的存在，阴阳学说就是对这种必然性的一种高度概括。大脑虽然是'高'居于整体之上的，但它不可能超越于整体的控制，整体的意志就体现在以心脏为中心的脏腑系统的功能态上，它具体的体现是心脏的泵血对全身各处的血液的不对称供应之上"。从而可见大脑并不是人体最高主宰。从另一方面考虑，假设承认大脑是人体最高主宰的话，在人体大脑死亡后一刹那间，全身各脏器都应随着脑的死亡而停止生命活动，然而事实是，有人脑死亡后其他脏器的生命活动在一定时间内存在延续，2013年《新华网》发布了以《孕妇脑死亡3个月后产下健康婴儿》的一则消息，"匈牙利东部德布勒森大学医学和健康科学中心告诉媒体说，今年4月，这位31岁，怀孕15周的孕妇突患脑中风，随后进入脑死亡状态，但超声波显示，其胎儿依然健康，并且胎动频繁。孕妇的家人和医务人员觉得可以维持孕妇的生命，让胎儿尽可能充分发育后再出生。在怀孕27周时，孕妇的生命体征再次不稳定，医生通过剖宫产让一名1420g重的健康婴儿出生……。此次病例中的婴儿在今年10月已经出院，目前发育状况良好，未出现多发于早产儿的任何疾病"（《中国新闻周刊》第一期余泽民的文章：在我居住的匈牙利，刚发生了一桩"死人分娩"的奇迹，转载于《报刊文摘》）。美国亦有脑死亡者分娩的报道："现年26岁的美国歇根州女子克里斯蒂娜·鲍尔顿，今年3月6日在与家庭成员散步时突发疾病，在医院检查后医生宣布为脑死亡。但在脑死亡42天后的4月17日，怀孕25周的克里斯蒂娜通过剖宫产，在当地医院产下了一对双胞胎，家人说'这真是一个奇迹'。"是脑已死亡而全体各个脏器未死也，何云脑为人体最高主宰？何能排斥"心主神明"的作用？必其"心、囟结合"才为思也，唯有"思"才能深通也。《孟子·告子上》所谓"思则得之，不思则不得也"。

学术思考

对发展中医学的一点看法

中医学早在我国历史上的战国时期就形成了它自己的理论体系。它以我国古代朴素的辩证法思想为指导，以医疗实践为基础，以辨证施治为特点，2000多年来在保障人民健康的医疗工作中一直发挥着积极作用，受到了医疗实践的严格检验，促进了我国古代医学的不断丰富和发展。近代以来，由于我国现代自然科学的发展缓慢，以致它没有能够和现代科学相结合以奠定它迅速发展的牢靠基础，又加之半封建半殖民地的思想影响，使它的发展受到了严重的阻碍而一直停滞不前。

在现代自然科学迅速发展的今天，中医学必将有一个大的发展，才能跟上现代科学日新月异的步伐，以发扬祖国医学的优势，发挥祖国医学的更大作用。

根据30年的实践经验，"中西医结合"这句话的本身还不算错，但若搞成"以西医理论代替中医理论"或"以西医理论夹杂中医理论"这就是不对的。因为多年的事实证明了：把它用于治疗，中医临床疗效降低了；把它作为教学内容，其中无内部联系，讲课不能深透，教学效果不好，教出来的学生中医质量不高。它确实没有使祖国医学的发展向前跨进一步；也没有使人们对世界医学的认识提高半点。如把它当作是我国医学发展的唯一道路，它就成为了发展祖国医学的桎梏。发展祖国医学，如果不是把祖国医学的理论加以提高，而是丢掉了它的理论或是把它的理论搞得支离破碎，这还如何"发展"。我们现在必须解放思想，端正态度，实事求是，冲破这个框框，让祖国医学在其传统理论的基础上，根据自己的特点，按照自己的面貌，沿着自己的道路去发展。只有这样，才能符合它的发展规律，也才有可能使它得到真正的发展。

在发展中医学理论过程中，我们还有一个最为重要的继承问题。没有继承就没有发扬。我们必须认真地钻研中医学，踏踏实实地学习和掌握中医学的传统理论，把继承工作切实做好，从而奠定发展中医学理论的基础。现在我们必须在唯物辩证法的思想指导下，对中医学在继承的基础上，努力发展它的理论，发展它的优势，发展它的经验，丰富它的内容，提高它的素质和效能，以促进它的飞速发展。因此，我们在发展中医学的工作中应当紧紧把握住下列三点：

第一，努力学习和掌握中医学理论，并以现代的知识水平，根据中医学的传统观点，把它的基本理论一个一个地加以整理，使之更加系统化，并用现代语言加以阐述，以便于初学中医学的人易于接受易于理解和迅速掌握，为中医学的现代化创造有利的条件。

第二，根据中医学的传统理论，在辨证施治的基础上，从临床医疗实践中，对现代各种科学检验方法加以运用，摆脱西医学在这方面所作的已有结论，而努力从这方面积累中医学临床实际的新资料，进行分析研究，找出新的规律，使之为辨证施治服务，充实辨证施治的内容，扩大辨证施治的应用，从而促进辨证施治的发展。

第三，贯彻"实践第一"观点，采用现代科学而不是现代医学的知识和方法，对中医学的基本理论和实际经验加以切实的研究，揭示出它的科学内涵，给以科学的解释，把它提高到现代科学水平上来使之现代化，从而把它的理论牢靠地置于现代科学研究的基础之上。近年来的"气功研究"给我们树立了良好的榜样。

上述三点，第一点是发展中医学的基础，第二点是丰富辨证施治的内容，第三点是使中医学理论现代化，为其后的飞速发展奠定可靠基础。只有做好了这三点，中医学就会迅速发展了。所谓"中西医结合"，也必须从这三点做起，也必须是做好了这三点才有可能。因为中医学现代化了，水到则渠成，中西医也就自然而然地会结合了。自然科学史早已证明：任何科学的发展，都有它自己的内部规律。违反了它的规律，无论任何人都是要碰壁的。

论中医学的多学科思想及其研究设想

中医学是在古代多学科思想渗透下发展起来的一门科学，它虽然以医药学为其主体，却蕴藏着丰富的多学科知识。因此，开展多学科协作，从多学科范围研究中医学，对于促进我国医学发展，具有重要的现实意义。

1. 中医学中的多学科思想 在汗牛充栋的古代医学著作中，成书于战国后期的《黄帝内经》（以下简称《内经》），称得上是一部以医学为主体的古代百科全书。现以《内经》为主，结合古代有关医籍，对中医学的多学科思想作一初步探讨。

（1）哲学：中医学吸收和发展了中国古代哲学——阴阳五行学说，并把它作为认识人体生理病理，指导疾病诊断治疗的思想方法。它认为阴阳二气是产生一切事物的根源，即所谓"生之本，本于阴阳"（《素问·生气通天论》）；任何事物的内部都包含着阴和阳两个矛盾着的方面，阴阳的对立统一是自然界的普遍规律，所以说"阴阳者，天地之道也"（《素问·阴阳应象大论》），"道者，阴阳之理也；阴阳者，一分为二也"（《类经》）。对于有生命的人来说，"人生有形，不离阴阳"（《素问·宝命全形论》）。人们患病，不是因为鬼神作祟，而是由于外感邪气，内伤正气，导致阴阳失调的结果。这些朴素的唯物论和辨证思想对中医学的发展起到了指导作用。

（2）心理学：心理因素与疾病的关系，素来为中医学所重视。中医学认为，心理活动对整个生命来说，有着极为重要的影响，指出"志意者，所以御精神，收魂魄，适寒温，和喜怒者也；……志意和，则精神专直，魂魄不散，悔怒不起，五脏不受邪矣"（《灵枢·本脏》）。过度或持久有害的心理刺激，便会损伤气机而致病，怒则气上，喜则气缓，悲则气消，恐则气下，惊则气乱，思则气结；不同的心理刺激能选择性地损伤某些脏器，怒伤肝，喜伤心，思伤脾，忧伤肺，恐伤肾。对于心理因素所致之疾病，既要针对病人的思想实际进行开导式的心理治疗，"告之以其败，语之以其善，导之以其所便，开之以其所苦"（《灵枢·师传》），又要利用以情胜情的心理治疗，如忧伤肺者以喜胜之等，即用一种正常的情志活动去调整另一种异常的情志活动，使其恢复正常，达到治疗目的。

（3）地理学：因地制宜是中医学的治疗原则之一。不同地区，其水土性质各异，环境气候有别。就我国而言，东方是鱼盐之地，海滨傍水；南方是低洼之地，雾露所聚；西方遍布沙石，气候多风；北方地势高亢，风寒凛冽。受不同地理环境影响的人，其体质特点，易发疾病均不一样，"西北高原之地，风高气燥，湿证稀有；南方卑湿之地，更遇久雨淋漓，时有感湿者"（《温疫论》）；"轻水所，多秃与瘿人；重水所，多尰与躄人；甘水所，多好与美人；辛水所，多疽与痤人；苦水所，多尪与伛人"（《吕氏春秋》）。因此，治疗上就要因地施治，"审其土地所宜"（《注解伤寒论》）。

（4）气象学：在浩瀚的中医古籍中，有着丰富的医学气象学内容，涉及大气的运动、气候变化、天气预报、医疗气象等方面。如《内经》认为大气的运动是天与地之间相互作用的结果，"天气下降，气流于地，地气上升，气腾于天，故高下相召，升降相因，而变作矣"（《素问·六微旨大论》）。由于空间因素与地面因素的相互作用，上升运动与下降运动的互为因果，从而导致了各种天气现象的发生。并且认识到了大气层温度是呈垂直分布的，"地有高下，气有温凉，高者气寒，下者气热"（《素问·五常政大论》），"至高之地冬气常在，至下之地春气常在"（《素问·六元正纪大论》）。因为大气层基本上是直接从地面获得热量，所以气温自下向上递减，从而呈现上冷下热的分布状况。这种关于大气结构的理论，在气象科学史上具有一定的意义。

（5）天文学：在现存最早的医籍《内经》中，包含着不少对天体演化与宇宙结构的认识。它认为"道无鬼神，独往独来"（《素问·保命全形论》），天地万物都以物质性的气为本原，没有主宰物质世界的鬼神存在。"太虚寥廓，肇基化元，万物资始，五运终天，布气真灵，总统坤元，九星悬朗，七曜周旋，曰阴曰阳，曰柔曰刚，幽显既位，寒暑弛张，生生化化，品物咸章"（《素问·天元纪大论》），在天地未开之前，宇宙中只有元气，万物都是元气所合成，并非上帝所创造。并且明确认识到地球是悬浮在太空之中的，"地为人之下，太虚之中者也"；地球之所以能悬浮在太空之中，是因为有"大气举之"（《素问·五运行大论》）的缘故，从而否定了"天圆地方"的盖天说。

（6）历法：中医学非常重视疾病与时令气候的关系，因此在研究发病学过程中，就不能不涉及季节的变迁、气候的变化等与历法有关的问题。《内经》中就有不少关于历法问题的记述，指出"天气始于甲，地气始于子，子甲相合，命曰岁立"（《素问·六微旨大论》），即取甲子岁为历元。认为"天以六六为节，地以九九制会，天有十日，日六竟而周甲，甲六复而终岁，三百六十日法也"（《素问·六节脏象论》），以六十日作为计算单位，循环六次就约等于一回归年。又认为"大小月，三百六十五日而成岁，积气余而盈闰矣"（同上），一回归年有365日，每年余下的1/4日积累起来，隔几年就用置闰的方法解决。此外，有人研究认为，《内经》中还包含着一种完整罕见的古代历谱——五运六气历，这种历法是以太阳的运行为依据的，尚待进一步研究。

（7）时间生物学：人的生命活动存在着各种周期性节律变化的问题，早在《内经》中就有记述。它认为人的生理活动随着时间变化而变化，"阳气者，一日而主外，平旦人气生，日中而阳气隆，日西而阳气已虚，气门乃闭"（《素问·生气通天论》）；发病之后，病情也随时间变化而变化，"夫百病者，多以旦慧昼安，夕加夜甚"（《灵枢·顺气一日分为四时》）。因此，治疗上就要"因天时而调血气"（《素问·八正神明论》）依据不同的时间，采用适宜的方法进行择时治疗。针灸学中按时施针的"子午流注针法"，就属于中医时间治疗学的范畴。

（8）社会学：中医学历来重视社会与疾病的关系，强调了解发病的社会因素，是正确诊治疾病的重要条件，指出"凡未诊病者，必先尝贵后贱"，或"尝富后贫"，以及"饮食居处"（《素问·疏五过论》）等情况，因为这些社会因素均可影响人体导致发病，例如"故贵脱势，虽不中邪，精神内伤，身必败亡；始富后贫，虽不伤邪，皮焦筋屈，痿躄为挛"（同上）。总之，了解患者的地位变迁、贫富转化、居处环境、生活条件等社会因素，对于正确诊治疾病具有重要意义。

（9）语言学：《内经》不是一时一人之手笔，乃系众多科学家之合著，故其语言学资料十分丰富。其中包含着秦、齐、燕、楚等地方言，如"实则喘喝，胸凭（今本作'盈'）仰息"（《灵枢·本神》）句中之"凭"，即楚地方言，《楚辞·离骚》王逸注："凭，满也。楚人名满曰凭"可证。在训诂方面，不仅《内经》中有典型的正文自训，如训释"神乎神，客在门"（《灵枢·九针十二原》）句说："神客者，正邪共会也；神者，正气也；客者，邪气也；在门者，邪循正气之所出入也"（《灵枢·小针解》）；而且历代学者还在研究《内经》的基础上，积累了丰富的训诂资料，如"道者，圣人行之，愚者佩之"（《素问·四气调神大论》）句之"佩"，清代胡澍训释说："佩读为倍"。《说文》："倍，反也"。《内经》中的通借亦多，如"五脏阳以竭也"（《素问·汤液醪醴论》）句之"竭"，与"遏"相通；"能冬不能夏"（《素问·阴阳应象大论》）句之"能"，则借为"耐"等。总之，诸凡方言、训诂、音韵等语言学内容，无所不涉。

（10）军事学：古代医家在研究人的发病与治疗问题的过程中，吸收了当时的军事学思想，认识到军事学中的我与敌同医学中的正与邪十分相似。外敌是否入侵为害，决定于国力是否强大；病邪是否中人发病，决定于正气是否旺盛。在敌人入侵时，需士兵以武器驱灭之，从而保卫国家安全；当病邪入侵时，要靠针药等法祛除之，从而维持身体健康。为了不使病邪入侵，就要做到预防为主；假若"病已成而后药之，乱已成而后治之，譬犹渴而穿井，斗而铸兵，不亦晚乎！"(《素问·四气调神大论》)。这些正确医学思想的产生，无疑是受到了军事思想的启发。

除上之外，中医学还蕴藏着比较丰富的逻辑学、物候学、生态学、数学、化学、音乐及体育等科学知识，都是值得重视和研究的。

2. 多学科研究中医学的设想 中医学研究的对象是人，人是一个开放的巨系统，时刻与外界进行着信息交换，自然的运动化，如太阳黑子、宇宙射线、月球引力、地球磁场、水文地质、环境气候等都会对人体产生影响，而且人与人之间又存在复杂的社会关系。因此，人体不仅要受到自身生命活动规律的支配，而且还要受到自然规律、社会规律、思维规律的影响。中医学就在这种人与自然社会相应的思想指导下，建立了"人体—自然—社会—心理—医学"的中医学模式。由于中医学模式实际上是一个人体与自然、社会的复合体，故研究中医学就需要开展多学科协作，利用多学科的知识和方法进行研究，使之更好地造福于人类。现提出初步的研究设想如下：

（1）首先要在辩证唯物论思想指导下，探讨中医学的哲学思想和方法论，全面分析中医学与其相关科学的联系，系统整理中医学的基本理论和经验，深入研究中医学理论的基本规律，使中医学理论更加系统化和规范化，建立唯象中医学。

（2）继则利用现代多学科的知识和方法，对中医学理论的实质进行探讨，为中医学理论提供新的科学依据，并用现代科学语言表达中医学理论，使中医学与现代科学紧密结合在一起，建立现代中医学。

（3）进而用现代先进的科学技术对中医学、气功、特异功能进行多层次、高水平的综合性研究，创立人体科学。

（附：本文第二作者系周安方教授。）

保持中医药学的特色在实践中发展

依据辩证唯物论和历史唯物论的观点："一切真知都是从直接经验发源的"。我国历史悠久，地大物博，人口众多，这就给创造和积累直接经验准备了优越的条件。我们祖先就是在这种优越条件下，在生产斗争与疾病斗争的长期过程中，逐渐积累了大量的直接经验，在朴素辩证法思想指导下，通过对这些大量的医疗经验，生活经验和解剖经验的整理、总结、升华，使之上升到理性阶段，创造了我国独特的中医药学理论体系。

这个理论，来源于人们实践的直接经验，有牢靠的经验基础，在指导数千年医疗实践的活动中，又不断地创造了新经验和完善发展了理论，它以阴阳、五行、藏府、经络、营卫、气血、精、神、津液以及六淫、七情等理论知识，阐明了人体与自然和社会环境的统一性及人体各部组织的相互联系、相互依存、相互制约的整体关系；阐明了人体解剖、生理、病理、病因、发病、诊断、治则、治法、预防、养生等知识；体现了整个医学世界的变动不居。正是这一理论思维，使中医药学的临床医疗工作摆脱了"刻舟求剑"、"守株待兔"的形而上学的羁绊，而变得生动活泼、充满生机。从而构成了中医药学辨证施治的特色，构成了中医药学与其他医学的质的区别，故历数千年而未衰，至今犹屹立在世界医学之林的东方。

然而由于社会历史条件的限制，中医药学未能与现代科学结合。所幸的是，党和国家对中医药事业十分重视，尤其是近几年，对发展中医药学的各种工作都是卓有成效的。

现在大方向都明确了，一个就是继承发扬中医药学术，有继承有发扬，不继承就不好发扬。

但继承到什么时候，又怎么发扬呢？现在就有不同看法了。有人认为不能老是继承，有人则一说发扬就是西医。我认为现今的学术，一切要从病人出发，临床上中西医合作完全必要，但决不能代替学术上的中西医结合。学术上的中西医结合必须要在理论上有机地结合在一起，当然这不是在短时间内就能解决或改变的。目前临床上用中药加西药，或用西医的诊断、西医的理论，最后用中药处方，或中药与西药同时使用，这都不是中西医结合。

中医有中医的特点，目前越来越受到世界的欢迎，正说明了它的生命力，这主要是在于它的实践性，它是在实践（多数是通过人实践的）中诞生的，这与西医的实验基础不一样。

客观地讲，动物实验是必不可少的，是需要的，但这只能作为参考，如果把这些等同于人的话就错了。

中医学术越来越为世人所接受、所认识。可以说，科学越发展，则中医越易被认识，越能揭示其内涵。因此我们希望科学更快地发展。中医有不少内容，因受科学发展程度所限而未被揭示，并曾受到批判，现在则不同了，如"五运六气"，以前是被批判的，现在则创造了"气象医学"，又受到重视了。当然这只是一个例子，类似事例还有很多。

中医的确还有不少内容我们还没有认识它，准确地讲是现代科学还未认识它。有学者因此而认为中医是不科学的，这是不妥的。应当说中医学不是现代实验科学的科学，不是现代科学概念的科学。因为谁也不敢说古代科学就不是科学，否则所谓"科学史"不就成了一堆废纸了吗？所以，中医学是科学，是古代科学，它有丰富的科学内容，中医的理论术语保持着原来的固有的科学面貌，在语言上没有现在的时代特征，更有不少词汇现在还找不出相应的词句代替它，这些是需要发展的。

此外，中医的理论可以指导中医的实践，这能不能发展，我认为能发展。因为中医学在古代就是不断发展，现在仍可以发展，只是目前中医的这种发展太慢了，否则跟不上时代的步伐，别人就不能理解你，更不易掌握。

如何评价这些年来的继承工作呢？学术上是怎样发展的，我认为有以下几方面。

1. 中医要保持特色　中医的特色，简单地讲就是"辨证施治"。"辨证施治"不是中医理论，而是中医临床工作的思维方法，这种方法是非常科学的，要保持。

从理论上而言，中医需要发展。中医理论是朴素辩证法，这是中医一大缺陷。主要在于它解释事物笼统，不太清楚。如诊断"肝气郁结"或"肝气不舒"等，可能治疗原则相同，但不同的人开的药物就不会一样，这种情况西医就不存在。我认为，这就是中医理论不能适应实践工作的需要，理论的哲学基础是朴素辩证法，就决定了理论的笼统性。但临床工作中的辨证施治，又要求具体问题具体分析，非常具体，那么理论上的笼统与在临床上要求的具体就很不相适应。中医的理论是来之于临床的，所以搞基础也要搞临床，不然你就不可能对中医有深刻的理解。

就目前而言，发展中医的关键应有两方面内容（或步骤）。

（1）用中医传统思维观点，把中医的理论系统化。用传统理论思想，又用这个时代的语言来把古代的内容加以系统化，加以整理。同时在传统理论的指导下，继续实践，继续创造经验，不断总结。这样也可以丰富理论，在理论上使它更系统、更完善。

我们完全可以在不违背古代内容的基础上，把它解释得更清楚，说得更明白。只有这一工作做好了，才能为中医现代化创造条件。简言之，你系统化，完善了，又有丰富的理论，那就容易现代化了。

（2）在实践基础上，在我们的医疗实践工作中，利用现代科学手段，采用现代检查中的一切手段，来为我服务。但既不能为西医所作出的结论牵着鼻子走，更不能不相信它，因为它是客观存在的。

如治疗肾炎、蛋白尿，某些医生只知道用党参、黄芪等中药，不会辨证加减，因而时常效果不好。但当肾炎症状消除了，只有尿蛋白存在时，你又不得不相信病仍未好，有尿蛋白即是客观存在。所以，我们有时需要借助现代科学技术，来进一步认识人体内部的变化。即把这种变化当作症状之一，什么时候它占主导地位，什么情况下它是次要的，什么情况它根本没有价值。如有的发热或血压高，单纯退热、降压有时无效，而中医辨证用药效果却很好。那么为什么有些西医仪器检查还要呢？就是要大量积累资料，积累之后，再用中医理论，用中医的辨证思维方法来对这个治疗进行分析，找出新规律，把现代检查纳入到辨证施治中去，以此发展辨证施治，我讲的辨证施治发展，就是这样来发展。

我们的中医院不要怕西（医）量高，关键是我们要善于利用这些手段、这些设备来丰富中医，而不是被它牵着鼻子走。我们不能因为新东西出现而害怕，中医发展需要这些东西。我们就是要在实践中采用一切西医的检查手段，通过积累的资料和经验，做全面分析总结，肯定能找出新规律，这样才能发展中医，而不是关起门来中西医结合。

2. 中医现代化问题　中医最终要发展，必须以实现现代化。所谓现代化，不是西医化。它是要用现代的科学、技术来对中医的基本理论和实践经验，根据中医药学的内部规律，进行认真的、实事求是的科学研究，通过这样长期的研究，用现代科学揭示中医的科学内容，把它提高到现代科学水平，或者说用现代的科学来进行阐述，这个工作很漫长，我们只能一步一步走。

（注：本文是《中国中医药信息杂志》记者对李今庸教授采访的整理稿）

正确利用现代科学技术促进中医药学辨证施治的发展

——为纪念"3·17"国医节而作

中医药学，是我们祖先在长期与疾病作斗争的医疗实践中逐渐创造出来的。它在我国社会发展中，保证了我们中华民族的繁衍和昌盛，受到了长期医疗实践的严格检验，并在这个严格检验过程中得到巩固和发展。它有着比较完整的理论体系，有着丰富多彩的医疗方法，经验丰富，疗效可靠，确实是一个"伟大的宝库"。中医药学有着明显的东方医学的特色，是我们祖先遗留下来的一份宝贵的文化遗产，是我们民族的瑰宝。然而在南京政府统治的民国年间，对中医"旧医一日不除，民众思想一日不变，新医事业一日不向上，卫生行政一日不能进展"，必欲消灭中医而后快。1929年南京政府在其召开的第一次"中央卫生委员会议"上，置民族利益于不顾，竟通过了"废止旧医以扫除医事卫生之障碍案"，企图在全国范围内消灭中医，激起了全国人民的反对，各地中医药界和一些有识之士纷纷起来组织"请愿团"，并联合提出代表于1929年3月17日向南京政府请愿，迫使南京政府取消了"中央卫生委员会"议决的这一消灭中医的法案，全国中医得以保留下来，在960万km^{2}的土地上争得了生存空间，但南京政府则从此对中医不闻不问，而听其自生自灭。在中华人民共和国成立后，于1950年全国卫生工作会议上通过一个"改造旧医实施步骤草案"，对中医实行"淘汰多数，保留少数，加以改造，变为医助"的计划。继之在全国开展了中医登记工作，用西医课目考试中医。1954年10月20日《人民日报》发表了《贯彻对待中医的正确政策》的社论，接着批判了当时卫生部主要领导人轻视、歧视和排斥中医的错误思路，纠正了当时中医工作的上错误做法。于是，中医教学、科研、医疗机构在全国应运而生，中医有了用武之地，在广大人民群众的保健事业上发挥了积极作用，施展了才能。治疗疾病应坚持"病万变药亦万变"（《吕氏春秋·慎大览·察今》语）的生动活泼的医疗思想，治愈了"世界上的大夫没有能治好"的病（见《健康报》1955年11月18日第2版），把一个再生障碍性贫血患者，从死亡线上救了回来。对某些现代难治疾病，中医药学都具有一定的治疗作用，尤其在疾病康复和延缓人体衰老方面，更是具有无比优越性。

随着世界药源性疾病的不断增多，人们在医疗和保健上都要求回归自然，中医药学这就首当其选了。它以自己的可靠疗效和安全无害的特点走向了世界120多个国家和地区，分担了世界人民健康事业的责任，受到了各国人民的欢迎。

我们今天纪念国医节，就是要不忘历史，就是要不忘先贤们维护正义，不畏权势，据理力争。保存中医的历史功勋，就是要进一步继承发扬中医药学，把中医药事业推向前进。宋代医学家史崧在《灵枢经·叙》中说："夫为医者，在读医书耳。读而不能为医者有矣，未有不读而能为医者也"。中医药学典籍"出则汗牛马，入则充栋宇"，内容十分丰富，学术博大精深，全国中医药界同仁要勤于读书，勇于实践，认真总结，不断提高，努力挖掘这一"宝库"中的丰富宝藏。在充分发挥中医药传统优势的同时，还应积极吸取现代科学技术的成果，借助现代一切检查手段，来延伸我们的感觉器官，扩展中医药学"望、闻、问、切"的"四诊"，以认识人体深层的病理变化，并在实践中逐渐积累起大量资料，坚持不被别人已有的结论牵着鼻子走，用中医药学理论体系为思想指导，对占有资料进行认真细致的研究分析，找出新的规律，把它纳入辨证施治的轨道上去，从而发展中医药学的辨证施治。不以现代科学技术的知识和方法来发展中医药学，是愚蠢的；而机械地搬用现代科学技术的知识和方法，不进行中医药学的创造性劳动，被已有的结论牵着鼻子走，同样是不正确的。

中医药学在吸取、利用现代科学技术、走向现代化的过程中，要吸取教训，防止西化，切切不要丢掉了自己的特色和优势，不要丢掉了自己的活的灵魂。应该记住，数十年的经验证明：废医存药，中医西医化是绝对没有出路的。

切实把握真正中医药学及其正确发展

根据辩证唯物论的认识论观点："一切真知都是从直接经验发源的"（见《毛泽东选集》第276页）。中国历史悠久，地大物博，人口众多，这就为创造和积累直接经验准备了优胜条件。我国先民就是在这种条件下，通过与疾病的长期斗争和长期生活实践，积累了大量的直接经验。逮至春秋战国时期，古代医学家们通过对这大量实际经验的总结，创造了比较系统的中医药学理论体系，产生了一部划时代的医学巨著——《黄帝内经》，从而奠定了我国医学发展的牢靠基础，并规定了而后我国医学的发展方向。

中医药学，在我国社会发展的长时期里，保证了我中华民族的繁衍和昌盛，同时也受到了长期临床实践的严格检验，并在这个严格检验的过程中，得到了巩固和发展。它有着比较完整的理论体系，有着丰富多彩的医疗方法，经验丰富，疗效可靠，确实是一个"伟大的宝库"。中医药学有着明显的东方医学的特色，是我们祖先遗留下来的一份宝贵文化遗产，是我们中华民族的瑰宝。

中医药学理论体系以我国古代朴素辩证法为哲学基础，阐述了医学世界是一个统一的整体，并且是"变动不居"而在不断发展，不断变化。正是基于"医学世界的统一性和变动性"这一理论思维，使中医药学的临床医疗工作摆脱了"刻舟求剑"、"守株待兔"、"砍倒树捉八哥"的形而上学的羁绊，而变为生动活泼、充满生机。"病万变药亦万变"（见《吕氏春秋·慎大览·察今》)，从而构成了中医药学辨证施治的特色，并使中医药学理论紧紧依赖于临床医疗实践，医疗上确立了"唯变所适"的治疗原则，构成了中医药学与其他西方医学的质的区别。故历数千年而未衰，近百年来虽经数次摧残，然至今仍然屹立在世界东方，正体现了中医药的科学价值和强大的生命力！

中国在长期社会发展中，由于具有优胜条件的作用，创造和积累了大量的有关医事的直接经验，从而形成了"出则汗牛马，入则充栋宇"的非常丰富的中医药学典籍。前面开头引用过《毛泽东选集》第276页的话："一切真知都是从直接经验发源的"，"但人不能事事直接经验，事实上多数的知识都是间接经验的东西，这就是一切古代的和外域的知识。这些知识在古人在外人都是直接经验的东西……"。表明了中医药学各种典籍，记载了中医药学的丰富经验和理论知识，是古人和他人的直接经验。在我虽为间接经验，但毕竟是人类经验，先学之再加以实践验证之，使之变为自己的东西，变为自己的直接经验，变为自己的真正知识。

宋代史崧在《灵枢经叙》中说："夫为医者，在读医书耳。读而不能为医者有矣，未有不读而能为医者也。不读医书，又非世业，杀人尤毒于挺刃"。欲为医者，除存"治疗救人"之志外，必须认真熟究中医药学各家典籍，力求掌握较多的古代医学家的经验知识，以便为自己在这一领域的占有份额和为认识临床、处理疾病打下坚实牢固的基础，坚持理论对实践的依赖关系，坚持理论与实践的统一。要做到这一点，除认真学习《实践论》、《矛盾论》，树立辩证唯物主义和历史唯物主义的正确观点，以武装自己思想外，常言说："察往以知来，博古而通今"，必须首先学好中医药学经典著作。《黄帝内经》包括今世流传的《素问》和《灵枢经》两书。它是我国医学家长期实践经验的总结，是中医药学的理论基础，数千年来指导着中医药学的医疗实践，规定着我国医学的发展方向，还记载着丰富多彩的中医治疗方法。依据辩证唯物主义的观点，没有理论的实践，是盲目的实践。学好《黄帝内经》的内容，就能够站在理论的高度。认识实践，把握未来，并从医学理论上和读书方法上为阅读中医药学各种典籍奠定基础。《伤寒论》和《金匮要略》二书，本是后汉张仲景撰著的《伤寒杂病论》一书的两个部分，在流传过程中逐渐形成为二书的。它突出地体现了中医药学的辨证施治思想体系，比较系统地论述了临床医疗工作中辨证施治，要求治病必须"随证治之"，做到"病万变药亦万变"，给了人们医疗工作以正确的思维方法。为了正确有效地继承发扬中医药学，应当诚实地学好中医药学经典著作，以利于对或医学术的正确掌握和准确利用。然中医药学经典著作的成书年代都较早，距今已有1700~1800年甚至2000多年的时间，随着社会历史的发展，书中不少文字的义训也发生了很大变化，用文字的今义以释其古义，显然是不大可通的，而且在其长期流传过程中，亥豕鲁鱼者有之，脱落错简者有之，这就需要一定的阅读古书的方法，需要在中医药学基本理论和实际经验基础上，运用训诂学和校勘方法甚至还有古文字学、方言学以及历史学等求得解决。否则，理论不通，证候谬误，何以辨证而施治？这里且举三例以示之：如《素问·通评虚实论》说："乳子而病热，脉悬小者何如？……"、"乳子中风，热，喘鸣肩息者，脉何如？岐伯曰：喘鸣肩息者，脉实大也，缓则生，急则死"。其"乳子"一词，有释为"婴儿"者，有释为"妇人哺乳期"者，皆未是。婴儿生病的诊法，只有"望络诊"，没有"切脉诊"。此言"脉悬小"、"脉实大"，与婴儿何与？至于释为所谓"哺乳期"，其时间可长可短，不确切。《说文·乙部》说："乳，人及鸟生子曰乳，兽曰产"，《史记·扁鹊仓公列传》说："菑川王美人怀子而不乳"，司马贞索隐："乳，生也"，是"乳子"，即"产妇"也。再如《伤寒论·辨太阳病脉证并治中篇》说："衄家，不可发汗，汗出必额上陷脉急紧，直视不能眴，不得眠"。此"额上陷脉急紧"，本谓"额角部陷中之脉急紧"，却被人们读为"额上陷，脉急紧"而成了"额部下陷，寸口脉急紧"。试问谁在临床上见过：一个好流鼻血的人有表证，只一发汗就会出现"额骨塌陷"？又例如《金匮要略·五藏风寒积聚病脉证并治》说："问曰：三焦竭部，上焦竭善噫，何谓也？师曰：上焦受中焦，气未和，不能消谷，故能噫耳；下焦竭，即遗溺失便，其气不和，不能自禁止，不须治，久则愈"。此文三"竭"字，皆当读为"遏"，正气阻遏，气机失常，在上焦则噫气，在下焦则遗溺失便，一旦正气和调流畅，气机复堂，则其病即愈。如以"尽"字释此"竭"义，则于医理不通矣。

上述中医药学的几部经典著作，一直指导了中医药学的医疗实践，并促使中医学术代有发展，是每个修习中医的必读之书。但其又都是 1700 年前的经验，因而，还应当学习其后的各家医药典籍，以补充后世发展的经验知识。这些经验知识，也跨越有 1700 年之久，故其各种典籍，由于其成书年代不同，地区有别，还有作者的经验知识以及其思想方法的差异，学术思想不可能完全一致，甚至还会出现相左之处。如此，何所适从？这似乎可用下列方法取舍之：

（1）依据辩证唯物论的观点，"实践是检验真理的唯一标准"。把各典籍中不相一致的问题，放到医疗实践中去进行临床验证，以考察其是非。合乎实践者是，不合乎实践者非，两者皆合乎实践则兼收并蓄之，两者皆不合乎实践则根据"人不能事事直接经验"的规律而予以保留，其明显属于糟粕者则扬弃之。

（2）一定历史时期内的文化艺术（包括语言文学），有一定历史时期的特点。把不相一致的问题放在其典籍各自成书的特定时代去分别考察，以求解决。

（3）常言说："群言淆乱衷于圣"。各种典籍，都是其作者在《黄帝内经素问》、《灵枢经》、《伤寒论》、《金匮要略》和《神农本草经》等中医药学经典著作的指导下，通过自己的长期实践而总结其实际经验撰著的。在典籍中如遇有不相一致的问题，就放到中医药学经典著作中去加以考察，合于经典著作学术思想者则是，悖于经典著作学术思想者则非。

另外，在广泛阅读各种典籍以求得中医药学的全面知识的基础上，还得选择自己具有兴趣、社会实际需要的一或两个科目作为专攻，认真学习，深刻钻研，对其精读细究，力求占有其科的各个有关方面，达到精专，即有中医药的广博知识，又学有专长。

俗话说："久读王叔和，不如临证多"，"没有实践的理论，是空洞的理论"。因此，学习中医药学各种典籍，必须与临床医疗实际紧密结合，勇于实践，反复实践，努力把古人的经验知识变为自己的东西，做到学、验俱丰，不盗名，不窃誉，不剽窃别人成就，不占有他人果实，依靠自己辛勤劳动，掌握知识，结出硕果，使自己成为一个名副其实的真正的像样中医，并在继承发扬中医药学的道路上有所前进，为中医药学这个"伟大的宝库"再添几块砖，再加几块瓦，进一步促进中医学术的发展。切忌自暴自弃，人云亦云。

在继承发扬中医药学过程中，要努力挖掘这一"宝库"中的丰富宝藏，充分发挥中医药的传统优势，还应积极吸取现代科学技术的成果，借助现代一切检查手段，来延伸我们感觉器官的作用，扩展中医药学"望、闻、问、切"和"四诊"，以认识人体深层的病理变化，并在实践中逐渐积累起大量资料，坚持"不被别人已有的结论牵着鼻子走"原则下，积极进行中医药学的创造性劳动，用中医药学理论体系为思想指导，对占有资料进行认真细致的研究分析，找出新的规律，把它纳入辨证施治的轨道上去，从而发展中医药学的辨证施治。在这个过程中，要吸取以往的教训，防止西化倾向，坚持保证和提高中医药学疗效的原则，切切注意不要丢了自己的优势和特色，不要丢掉了自己的活灵魂。应该记住，数十年的经验证明：废医存药、中医西医化是取消传统医学、危害民族文化、害人害己，是绝对没有出路的。

中医药学发展必须解决的几个问题

中医药学早在 2000 年前就已具有了自己独特的比较完整的、系统的理论体系。它以统一观（整体观）和动态观来认识和解说医学世界观事物，强调随着疾病的不断发展变化而改变自己的认识和治疗意见，这就是中医药学的"辨证施治"。"辨证施治"是中医药学理论体系指导临床医疗活动的思想方法，是唯物辩证法"具体问题具体分析"原则在临床医疗实践中的体现。正由于中医药学这一特色的存在，使它和其他医学有了质的区别。中药在中医药学理论体系指导下，用辨证施治观点加以配方使用，能治愈包括细菌性疾病在内的许多疾病，已是不可辩驳的事实。如肺炎球菌引起的肺炎病人，在其出现某一特定证候的某一发展过程，则为麻杏石甘汤所治愈。许多疾病西医用现代检查手段查不出或一时查不出病因而束手莫治，中医药学却在其理论体系指导下，给以辨证施治从而实现了对疾病的早期治疗。中医药学正是由于具有自己独特的比较完整而系统的理论体系，长期保持和丰富了辨证施治这一特色而具有无限生命力，以自己的治疗效果和科学内容走向世界。

随着我国加入WTO，中医药学迎来了新的发展机遇，同时也面临新的挑战。诸多困惑严重影响中医药学的健康发展。中医药如何发展的问题成为首先必须解决的重要课题。

一、正确对待民族传统医药学

中医药学是一门具有数千年历史的古老的医学科学。它经验丰富，疗效确切，理论系统，文献充实，蕴藏着不可估量的科学内容，具有东方医学的特色。然而由于近100多年来一些思想的影响，使一些人忽视我国民族传统的中医药学。新中国成立后，党中央制订了一系列的中医政策，创建了中医管理、医疗、教学和科研机构，中医药学有了独立发展的空间。40多年来中医药学的社会实践，使人清楚地看到了中医药学的卓越疗效和强身保健的作用，从而改变过去认为"中医治病是鸡叫天亮、鸡不叫天也亮"的错误看法。但是，在承认中医药确有疗效的同时，仍然有人认为中医药学不科学，某些科学家一直认为中药医学是一种"经验医学，不是科学"。中医药学源于长期社会实践，除有丰富实际经验外，还有完整的理论体系，有正确的思维方法。不存在不科学。诚然，中医药学产生于我国古代，由于历史条件的限制，未能也不可能和现代科学结合，因而其理论术语仍保持了固有的面貌，其学术上也有不足之处。但是，绝不应该因此就得出结论说中医药学只是一种"经验医学，不是科学"。这种结论，是不符合唯物史观的。中医有不少内容，因受科学发展程度所限而未被揭示，未曾受到批判，如"五运六气"，以前是被批判的，现在则创造了"气象医学"，又受到重视了。中医的确还有不少内容我们还没有认识它，准确地讲是现代科学还未认识它。更有不少词汇现在还找不出相应的词句代替它，这些是需要发展的。

充分发挥中医药学的作用和优势，是体现民族感情的一个方面。中西医学各有所长，也各有所短，要实现中医药现代化，人们必须转变观念，提高对继承发扬民族传统医药学在我国人民思想建设和医学科学发展方面的重要意义的认识，认真贯彻党的中医政策，根据中医药学自身规律和我国中医事业发展的实际，制定措施，增加投入，加强领导，端正方向，讲求实效，才能完成这项光荣而艰巨的任务。

二、保持和发扬中医药学的传统特色和优势

前卫生部长崔月犁同志在日本东京举行的"中国中医研究院与日本津村株式会社中医药合作研究10周年学术会议"上所作的题为《促进中医药学的国际交流与合作》演讲中说："中医药学作为一门科学，具有独特而完整的理论体系和丰富的实践经验，在防治疾病过程中具有许多独具特色的优点和长处。中医药疗效可靠，适应证广泛，对于某些西医药目前还缺乏有效疗法的疑难疾病及高龄化社会带来的老年病等，在防治上有很大的优势。中药大多是天然动植物产品，没有或很少有毒副作用，并且能减轻或消除某些化学药物所产生的毒副作用，不少中药还具有提高机体免疫功能和保健强身、延缓衰老的作用。中医药学防治疾病的方法丰富多彩，除药物疗法外，还有针灸、推拿、按摩、气功等非药物疗法，其特点是通过调动人体固有的自我修复能

力治愈疾病，在医疗、康复、保健、预防等方面具有许多优越性。……中国医药学不仅丰富了人类保健事业的手段，而且在更高的层次上提出了关于人类健康的新思维，开拓了人类生命科学的新领域。"这就阐明了中医药学科学的内涵。近年来，药源性疾病猛烈增多，数百种化学药品被禁止使用。这更加显示了我国民族中医药学的无比优越性。现在它正以自己的治病效果和科学内容引起了世界的关注。任何一门学科总是要不断地有所发展，才能具有顽强的生命力。中医药学是一门古老而又有较大实用价值的学科，其中还蕴藏着许多尚未被现代科学所揭示的科学内容，因而就更需要有所发展。中医学术的继承和发展，我认为要做好两个方面的工作。

1. 保持中医特色 中医的特色，简单地讲就是辨证施治。辨证施治不是中医理论，而是中医临床工作的思维方法，这种方法是非常科学的，要保持。现在有些人主张"辨病施治"，要以西医学的疾病套上中医的一个或几个处方，企图以西医的"辨病"来代替中医学的"辨证"，从而否定中医学理论。说"辨病施治，把祖国医学的辨证施治提高到一个新的水平"，"辨证施治到辨病施治，是我国医学发展的必然规律"。这是错误的。据报道，日本有人用小柴胡汤治病竟治死了几个患者，这是不辨证施治的结果，是一个严重的教训。就目前而言，保持和发展中医特色的关键应有两方面：其一，用中医传统思维观点，把中医的理论系统化，为中医现代化创造条件。其二，在利用现代科学手段来为中医临床服务时，决不能为西医所做出的结论所束缚。借助现代科学仪器检查就是要收集大量的临床资料，再用中医理论，用中医的辨证思维方法来进行分析，找出新规律，把现代检查结果纳入到辨证施治中去，以此发展辨证施治。中医药学在吸取、利用现代科学技术走向现代化的过程中，要吸取教训，防止西化，切切不要丢掉了自己的特色和优势。数十年的经验证明：废医存药，中医西医化是绝对没有出路的。

2. 正确处理继承和发展的关系 党和国家对中医药事业十分重视，现在大方向都明确了，一个是继承，一个是发扬。继承是发扬的基础，发扬是继承的目的和体现。要继承，要发展，首先必须学好中医药学经典著作。宋代医学家史崧在《灵枢经·叙》中说："夫为医者，在读医书耳。读而不能为医者有矣，未有不读而能为医者也。"中医药学典籍"出则汗牛马，入则充栋宇"，学术博大精深。常言说："察往以知来，博古而通今"，学好《黄帝内经》，就能够站在理论的高度，认识实践，把握未来；《伤寒论》和《金匮要略》两书突出地体现了中医药学的辨证施治思想体系，给了人们医疗工作以正确的思维方法。

三、中医药现代化的思考

中医最终要发展，必须实现现代化。所谓现代化，不是西医化。它是要用现代的科学、技术来对中医的基本理论和实践经验，根据中医药学的内部规律，进行认真的、实事求是的科学研究，用现代科学揭示中医的科学内容，把它提高到现代科学水平。

1. 中医药理论现代化 我们应利用一切可以利用的现代科学的理论知识与方法，对中医药学理论知识和实际经验，根据其内部规律及其特点进行认真、持久、深入的研究，以揭示中医药学理论的科学实质，并用现代术语加以阐释，把它纳入现代科学的轨道，以促过现代科学的发展。在进行这项研究工作时，必须十分强调理论对实践的依赖关系，以实践为基础，离开了实践所形成的理论，就是空洞的理论；对于暂时还不能为现代科学所能解释的中医药学理论，绝对不要随便认为是糟粕而予以轻易否定，当存之。中医现代化绝对不能以西医学已有的理论为标准，绝对不能是中医西医化。

现代科学发展迅速，研制出不少先进科学仪器。随着每一种新仪器、新手段的出现，西医学都非常敏感的借用过去为其发展服务，促进了西医学的发展。那么中医药学也同样可以这样做。众所周知，中医传统诊断疾病的方法，主要是望、闻、问、切四诊。毋庸讳言，有一些更深层次的病理变化，单凭我们的感觉器官是不可能了解的，这就必须借助现代科学技术的检查手段，从而延伸我们的感官作用。问题的关键就在于我们应用什么样的观点去认识用这些科学仪器检查出来的结果。中医药学与西医药学是两个截然不同的理论体系。运用中医药学治病，自然不能靠西医学上已有的结论（或检查结果）去遣方用药。如果抛弃中医药学理论知识和临床思维方式，抛开病人的全部证候而只抓住现代手段检查的结果当作唯一对象，且根据西医学上已有的结论，想当然的拼凑几味中药去消除检查所见者，这样去治疗疾病，自然是不会收到好的疗效的。我们曾经看到，一位慢性肾炎患者，化验尿蛋白++++，某肾病专家用补脾益气药治疗一年有余，方药未变，服药数百剂，尿蛋白未消失，脉证未变，这说明补脾益气药并不足消除尿蛋白的唯一方药，更不是消除尿蛋白的特效方药。根据我们的经验，中医药治疗肾炎，消除尿蛋白，有辛温发表法、泻肺消肿法、清热利水法以及其他中医药疗法。尿蛋白只是肾炎病人的临床表现之一，因而必须将其纳入肾炎病人的全部证候中去辨析，才有可能对它得到比较正确的认识，从而创造出消除尿蛋白的有效疗法。所以，依据唯物辩证法的思想方法，是将用现代科学手段检查所获得的各种结果作为临床证候纳入辨证施治的轨道。当病人自觉症状消失，只剩下用现代科学手段检查的异常结果时，那么这些检查的异常结果此时便上升为主要矛盾。由于受时代的限制，古人没有能够发现这个矛盾，因而也就没有给我们留下解决这类矛盾可借鉴的经验，这就需要我们不断地通过临床实践，积累新的资料，总结新的经验，找出创新方法。

2. 中医诊断现代化 在中医临床医疗工作中，除运用中医传统诊断方法外，还要利用现代科学检查的一切手段和方法，以延伸我们的感官，看到人体疾病深层次的病理变化，但绝对不能被西医学已有的结论牵着鼻子走，应大量积累客观资料，然后用中医药学的基本理论作为思想指导，对其进行认真细致的整理总结，以创造性的劳动，找出新规律，把它纳入辨证论治的轨道，以发展中医药学的辨证论治。

3. 中药种植现代化 种植每一种中药，都要根据其药的要求，规范种植季节、种子、种植方法，环境条件（山区、平原、水泽）、土壤、气候、浇水、施肥、田间管理、收获等所有环节的要求。

4. 中药饮片炮制现代化 要建立质量标准体系，根据各种中药发挥最佳效用和传统炮制方法的要求，规范其中药炮制的各自标准；中药饮片加工过程中，对各种质量指标加以规范，以使其外观整洁，质量保证，确保药效。

5. 中药剂型现代化 中药治病的给药方式，用传统的煎汁服法有诸多不便，应在保持药物疗效的原则下，积极进行剂型改革，增补新的给药方式，近年生产的中药颗粒剂型，虽服用方便，但疗效欠佳。原因有二：一是生产颗粒前的中药原料未曾认真遵古炮制；二是各种中药颗粒配方均系数个单味颗粒混合兑冲服用，由于未经全方共煎合煮以充分发生综合变化，故未起到减毒增效作用。此外，价格较高。

6. 方剂配伍理论现代化 2001年11月30日《健康报·中药方剂配伍初见端倪》报道："……该研究在对六味地黄汤、清开灵等5个示范剂配伍的物质基础研究中发现，在饮片不同配伍的情况下，药材中化学成分溶出情况不同，而且有新的峰出现，揭示配伍可能引起药效成分变化，产生新的化学成分，这种新化学成分可能成为配伍疗效的基础。药效研究从整体、器官、细胞水平出发，针对药物对不同的系统、靶位的作用及其原理进行探讨，发现通过饮片配伍的变化，可以起到整体增效减毒的作用"。这项研究证实了中药方剂配伍的科学性，但只是发现了一个苗头，研究工作还要继续深入，要研究各个中药方剂不同配伍的各自特殊功效，要研究相同中药方剂内各药用量比例不同的功效变化，还要研究中药方剂配伍中的"君、臣、佐、使"理论。

四、中西医结合的思考

  大约在 1953 年，毛泽东主席提出了"把中医中药的知识和西医西药的知识结合起来形成我国统一的新医学、新医学"。大约在 1958 年，报纸上首先出现了"中西医合流"的提法，不久又以"中西医结合"取代了"中西医合流"的提法。但"中西医结合"的定义从来没有讨论过，至今概念不清楚，认识不统一，故在实践中带有极大的盲目性。所谓"中西医结合"，在实践中一般有下列几种做法。在临床方面：①中医、西医一起治疗同一病人；②中医或西医用输液加中药，或西药加针灸、按摩、导引、气功、太极拳等；③西医治疗中，先用中药后做手术；④中药西药并用；⑤针刺或中药麻醉西医外科手术；⑥小夹板固定治骨折"动静结合"；⑦所谓"辨病辨证相结合"。在书面文字方面，西医学病名、理论，附一个中药处方或附分型几个中药处方，或几句西医理论术语，再加几句中医理论术语凑合在一起。在医学教育方面，开办中西医结合专业教育。

  上列临床方面的七种情况，一类是中医西医在临床医疗工作中的合作共事，另一类是中医或西医在医疗工作中用两法治病。两者在临床需要时都是对的，但两者都不是学术上的"中西医结合"。至于"中西医结合"的定义，我认为即是毛泽东主席所提的："把中医中药的知识和西医西药的知识结合起来，形成我国统一的新医学、新药学"。上述书面文字方面的两种情况，其所述中医、西医双方的内容都是毫无内在联系的。这种形式上的中西医结合缺乏辨证思想内容，于学术、于医疗都是无意义的，既无助于提高疗效，也不能促使学术向前跨进半步。

  从长远观点和总体上看，"中西医结合"这一提法还是对的。但要达到这一目的，根据 40 多年的实践经验证明，其为期尚感十分遥远。只有待我国中医、西医的继续发展，两种医学模式的转变，才可能自然进到"瓜熟蒂落"，形成我国真正学术上的辨证的中西医结合。

  关于开办中西医结合教育的问题。20 世纪 70 年代初，在"文革"期间以"中西医结合是我国医学发展的唯一道路"这样思想影响下，中医学院复课招收工农兵学员，把"中西医结合"作为学员的培养目标。但无真正中西医结合的学术内容可供开课，只能还是中西医教师各讲各的，中医教师讲中医课，西医教师讲西医课。后又在大学本科教育中开办"中西医结合专业"，这种中西医结合专业的本科教育，实际上是培养掌握"中专水平"的"中西医两套本领"的人才，仅可供目前缺医少药基层需要（即所谓"多面手"）而已。然从医学人才而论，两个不同理论体系的中西医学的"两个中专"，即使加在一起，也提高不了其任何一种医学理论水平和治疗效果。这种中西医结合专业的本科教育，所得到的"两个中专"水平，虽集中在一人之身，但医学实质仍然是"一中一西"，并不互补。回想 20 世纪 50 年代，我国创办的"西医离职学习中医班"，在全国各地抽调具有高等医学院校毕业、临床工作数年取得主治医师以上资格的西医专业人员，脱产集中系统学习中医药理论知识和中医临床实践 2～2.5 年，以培养专门的高级中西医结合人才，结业后回到医疗单位进行中西医结合工作，有的还集中在一起进行中西医结合的研究。然至今已时逾 40 余年，仍未在学术上阐述清楚其理论机制的中西医结合的科研成果。

五、中医中药不可分割

  医与药是一对孪生兄弟，不可分割。只有医术高明，才能发挥药物的更大效能；只有药物质优，才能保证医疗的更高水平。医疗的发展，促进了药物的丰富和发展；药物的丰富和发展，又促进了医疗范围的扩展和医疗水平的提高。它们互相促进，共同提高。南京政府统治时期曾出现了一个所谓"废医存药"现象。然而既废中医，其存中药何为？新中国成立后，中央虽然把

"团结中西医"作为我国卫生工作四大方针之一，但卫生部门在相当一段时间内没有把中医摆在和西医同等重要的地位，使中医药的发展屡受波折，导致了中医中药的严重脱节和中医中药后继乏人、后继乏术的严重局面，尤以中药为甚，出现了中药品种奇缺，质量低劣，伪药充斥，从而导致医疗水平下降，效果欠佳。国家中医药管理局的成立，改变了中医、中药的脱节状况，使其两者密切配合，互相促进，同步发展。这无疑将对我国中医药事业产生积极的影响。中药多是稍事加工的天然药物，而西药则是化学制品，是有根本区别的。从学术上讲，中药的使用，是在中医理论体系指导下才能发挥其较好效用；而西药的使用，是在西医理论体系指导下，才能发挥其较好效用。

六、从民族文化的角度思考中医药学的发展方向

任何一个民族，如果没有自己的民族文化，是不能立于世界民族之林的。中华民族文化，至今已相继绵延了约5000年，成为世界史上"连续性文化"的典范。中医药学是我国优秀文化的重要组成部分，它来源于我国民族生活生产实践的直接经验，深深植根于中华文化之中，形成了独特的文化。

1840年鸦片战争后，中国人看到了西方的文明和进步，开始向西方学习，有些人坚持中国文化而学习西方，提出了"中学为体，西学为用"的主张，医学领域里则出现了"中西汇通"或"衷中参西"；另有些人一味主张"全盘西化"。1929年2月国民党政府召开第一次中央卫生委员会议，余云岫提出了"废止旧医以扫除医事卫生之障碍案"，行将在全国废止中医，当时全国中医药界和一些有识之士都纷纷起来抗议，蒋介石被迫取消了有关废止中医的一切法令，中医赢得了继续生存的空间。

新中国成立后，毛泽东主席发出了"团结新老中西各部分医药卫生人员，组成我国巩固的医药卫生统一战线"的号召，并把"团结中西医"作为我国卫生工作四大方针之一，然在1950年第一届全国卫生工作会议上，余云岫等又提出了一个"四十年消灭中医"的计划，即所谓"改造旧医实施步骤草案"，妄图彻底取消中华民族优秀文化的中医药学，取消我国医学科学的特色。党中央发展后，严厉批评了当时卫生部主要负责人对中医的错误思想，《人民日报》1954年10月25日专门发表了《正确地贯彻党的中医政策》的社论，确保了中医药文化的延续，在经济趋向全球化的今天，世界各民族文化必然发生激荡、碰撞、交流，每一民族都要在坚持和保护自己民族传统文化的同时，有选择地吸取其他民族的先进文化与自己民族文化融合以发展自己。西医药学是一门现代医学科学，我国发展西医，研究新药，为人民健康事业服务，是无可厚非的。但若只重视发展西医、创造新药，而忽视中医药学优势的充分发挥，则是不妥的，尤其在中医药的教育、医疗、科研系统内更应强调中医药。因此，我们须增强民族感情，确保中华民族优秀文化之一的中医药文化的特色和优势，并根据自己的内部规律运动，有选择地吸取于已有益的其他民族的先进文化以充实发展自己，理直气壮地以东方文化的面貌走向现代化。

中医药学是中华民族的瑰宝

根据辩证唯物论的认识论观点："一切真知都是从直接经验发源的"（《毛泽东选集》第276页）。中国历史悠久，地大物博，人口众多，这就为创造和积累直接经验准备了优胜条件。我国先民就是在这种条件下，经过与疾病的长期斗争和长期生活实践中积累了大量的直接经验的。逮至春秋战国时期，古代医学家们通过对大量实际经验的总结，创造了比较系统的中医药学理

论体系，产生了一部划时代的医学巨著——《黄帝内经》，从而奠定了我国医学发展的牢靠基础，并规定了而后我国医学的发展方向。

中医药学在我国社会发展的长时期里，保证了中华民族的繁衍和昌盛，同时也受到了长期临床实践的严格检查，并在这个严格检验的过程中得到了巩固和发展。它有着比较完整的理论体系，有着丰富多彩的医疗方法，经验丰富，疗效可靠，确实是一个"伟大的宝库"。中医药学有着明显的东方特色，是我们祖先留下来的一份宝贵文化遗产，是我们中华民族的瑰宝。

中医药学理论体系以我国古代朴素辩证法为哲学基础，阐述了医学世界是一个统一的整体，并且是"变动不居"，在不断发展，不断变化的。正是基于"医学世界的统一性和变动性"这一理论思维，中医药学的临床医疗工作摆脱了"刻舟求剑"、"守株待兔"、"砍倒树捉八哥"的形而上学的羁绊，而变为生动活泼、充满生机。"病万变药亦万变"（《吕氏春秋·慎大览·察今》），从而构成了中医药学辨证施治的特色，并使中医药学理论紧紧依赖于临床医疗实践，医疗上确立的"唯变所适"的治疗原则，构成了中医药学与西方医学的质的区别，故历数千年而未衰。近百年来虽经数次摧残，然至今仍然屹立在世界东方，这正体现了中医药的科学价值和强大的生命力！

中国在长期社会发展中，由于具有优胜条件的作用，创造和积累了大量的有关医事的直接经验，从而形成了"出则汗牛马，入则充栋宇"的非常丰富的中医药学典籍。前面开头引用过《毛泽东选集》第276页的话："一切真知都是从直接经验发源的"。"但人不能事事直接经验，事实上多数的知识都是间接经验的东西，这就是一切古代和外域的知识。这些知识在古人在外人都是直接经验的东西……"。表明了中医药学各种典籍记载了中医药学的丰富经验和理论知识，是古人和他人的直接经验。在我虽为间接经验，但毕竟是人类经验，先学之再加以实践验证之，使之变为自己的东西，变为自己的直接经验，变为自己的真正知识。

宋代史崧在《灵枢经叙》中曰："夫为医者，在读医书耳。读而不能为医者有矣，未有不读而能为医者也。不读医书，又非世业，杀人尤毒于挺刃。"欲为医者，除存"治病救人"之志外，必须认真熟究中医药学各家典籍，力求掌握较多的古代医学家的经验知识，以便为自己在这一领域的占有份额和为认识临床、处理疾病打下坚实牢固的基础，坚持理论对实践的依赖关系，坚持理论与实践的统一。要做到这一点，除认真学习《实践论》、《矛盾论》，树立辩证唯物主义和历史唯物主义的正确观点，以武装自己思想外，常言曰："察往以知来，博古而通今，"必须首先学好中医药学经典著作。《黄帝内经》包括今世流传的《素问》和《灵枢》两书，是我国医学家长期实践经验的总结，是中医药学的理论基础，数千年来指导着中医药学的医疗实践，规定着我国医学的发展方向，记载着丰富多彩的中医治病方法。依据辩证唯物主义的观点，没有理论的实践是盲目的实践。学好《黄帝内经》的内容，就能够站在理论的高度认识实践，把握未来，并从医学理论上和读书方法上为阅读中医药学各种典籍奠定基础。《伤寒论》和《金匮要略》两书，本是后汉张仲景撰著的《伤寒杂病论》一书的两个部分，是在流传过程中逐渐形成为两书的。它们突出地体现了中医药学的辨证施治思想体系，比较系统地论述了临床医疗工作中的辨证施治，要求治病必须"随证治之"，做到"病万变药亦万变"，给了人们医疗工作以正确的思维方法。为了正确有效地继承发扬中医药学，应当诚实地学好中医药学经典著作，以利于对中医学术的正确掌握和准确利用。然中医药学经典著作的成书年代都较早，距今已有1700年甚至2000多年的时间。随着社会历史的发展，书中不少文字的义训也发生了很大变化，用文字的今义以释其古义，显然是不大可通的，而且在其长期流传过程中，亥豕鲁鱼者有之，脱落错简者有之，这就需要一定的阅读古书的方法，需要在中医药学基本理论和实际经验基础上，运用训诂学和校勘方法甚至还有古文字学、方言学以及历史学等求得解决。否则，理论不通，证候谬误，何以辨证而施治？这里且举三例以示之：如《素问·通评虚实论》曰："乳子而病热，脉悬小者何如……?""乳子中风,热,喘鸣肩息者,脉何如?岐伯曰:鸣喘鸣肩息者,脉实大也,缓则生,急则死"。其"乳子"一词,有释为"婴儿"者,有释为"妇人哺乳期"者,皆未定。婴儿生病的诊法,只有"望络诊",没有"切脉诊"。此言"脉悬小"、"脉实大",与婴儿何与?至于释为所谓"哺乳期",其时间可长可短,不确切。《说文·乙部》曰:"乳,人及鸟生子曰乳,兽曰产",《史记·扁鹊仓公列传》曰:"菑川王美人怀子而不乳,"司马贞索隐:"乳,生也",是"乳子",即"产妇"也。再如《伤寒论·辨太阳病脉证并治中篇》曰:"衄家,不可发汗,汗出必额上陷脉紧急,直视不能眴,不得眠"。此"额上隐脉紧急",本谓"额角部陷中之脉紧急",却被人们读为"额上陷,脉紧急"而成了"额部睛陷,寸口脉紧急"。试问谁在临床上见过:一个好流鼻血的人有表证,只一发汗就会出现"额骨塌陷?"又例如《金匮要略·五藏风寒积聚病脉证并治》曰:"问曰:三焦竭部,上焦竭善噫,何谓也?师曰:上焦受中焦,气未和,不能消谷,故能噫耳;下焦竭,即遗溺失便,其气不和,不能自禁止,不须治,久则愈。"此文三"竭"字,皆当读为"遏",正阳阻遏,气机失常,在上焦则噫气,在下焦则遗溺失便。一旦正气和调流畅,气机复常,则其病即愈。如以"尽"字释此"竭"义,则于医理不通矣。

上述中医药学的几部经典著作,一直指导着中医药学的医疗实践,并促使中医学术代有发展,是每个修习中医的必读之书。使其又都是1700年前的经验,因而,还应当学习其后的各家医药典籍,以补充后世发展的经验知识。这些经验知识也跨越了1700年之久,故其各种典籍,由于其成书年代不同,地区有别,还有就是因为作者的经验知识以及其思想方法的差异,学术思想不可能完全一致,甚至还会出现相差之处。如此,何所适从?这似乎可用下列方法取舍之:

其一,依据辩证唯物论的观点,"实践是检验真理的唯一标准"。把各典籍中不相一致的问题,放到医疗实践中去进行临床验证,以考察其是非。合乎实践者是,不合乎实践者非,两者皆合乎实践则兼收并蓄之,两者皆不合乎实践则根据"人不能事事直接经验"的规律而予以保留,其明显属于糟粕者则扬弃之。

其二,一定历史时期内的文化艺术(包括语言文学)有一定历史时期的特点。把不相一致的问题放在其典籍各自成书的特定时代去分别考察,以求解决。

其三,常言说:"群言淆乱衷于圣"。各种典籍都是其作者在《黄帝内经》、《灵枢经》、《伤寒论》、《金匮要略》和《神农本草经》等中医药学经典著作的指导下,通过自己的长期实践而总结其实际经验撰著的。在典籍中如遇有不相一致的问题,就放到中医药学经典著作中去加以考察,合于经典著作学术思想者则是,悖于经典著作学术思想者则非。

俗语说:"久读王叔和,不如临证多"。因此,学习中医药学各种典籍必须与临床医疗实际紧密结合,勇于实践,反复实践,努力把古人的经验知识变为自己的东西,做到学验俱丰,使自己成为名副其实的真正像样的中医,并在继承发扬中医药学的道路上有所前进,为中医药学这个"伟大的宝库"再添几块砖,再加几块瓦,进一步促进中医学术的发展。切忌自暴自弃,人云亦云。

在继承发扬中医药学过程中,要努力挖掘这一"宝库"中的丰富宝藏,充分发挥中医药的传统优势,还应积极吸取现代科学技术的成果,借助现代一切检查手段,来延伸我们感觉器官的作用,扩展中医药学"望"、"闻"、"问"、"切"的"四诊",以认识人体深层的病理变化,并在实践中逐渐积累起大量资料,坚持"不被别人牵着鼻子"的原则下,积极进行中医药学的创造性劳动,用中医药学理论体系为思想指导,对占有资料进行认真细致的研究分析,找出新的规律,把它纳入辨证施治的轨道上去,从而发展中医药学的辨证施治。在这个过程中,要吸取以往的教训,防止西化倾向,坚持保证和提高中医药学疗效的原则,切切注意不要丢了自己的优势和特色,不要丢掉自己的活的灵魂。应该记住,数十年的经验证明:废医存药、中医西医化是取消传统医学、危害民族文化、害人害己，是绝对没有出路的。

中医药学应以东方文化的面貌走向现代化

任何一个民族，如果没有自己的民族文化，是不能立于世界民族之林的。我国民族的传统文化，能从上古一直传承到现在，上下延续5000年，充分表明了它具有强大的生命力。中医药学是我国优秀文化的重要组成部分，它治疗疾病根据客观实际，因时、因地、因人而辨证施治，病万变药亦万变的辨证思维的治疗思想，构成了与世界其他医学的质的区别，体现了东方医学的特色。中医药学来源于我国民族生活生产实践的直接经验，在保证我国民族繁衍昌盛过程中，受到临床实践的严格检验，并在这个严格检验过程中得到了巩固和发展。正因如此，它才在千百年前就走出国门，到日本，到朝鲜，到越南，到东南亚，而今走向了世界120多个国家和地区！

然而，1840年鸦片战争后，随着中国沦入半封建半殖民地社会，中国人看到了西方的文明和进步而自愧不如，开始向西方学习。有些人坚持中国文化而学习西方，提出了"中学为体，西学为用"的主张，办学堂，开工厂，造枪制弹。医学领域里则出现了"中西汇通"或"衷中参西"；另有些人则严重自卑，产生了民族虚无主义思想，制造了"中国文化外来说"的"殖民地文化"，叫嚷"中国有的，外国都有，中国所没有的，外国所独有"，甚至说"外国的月亮也比中国的月亮圆"。他们积极地学习西方，想在西方文明里寻找真理，他们盲目地看不起自己民族的一切传统文化，一味主张"全盘西化"。他们对中国的落后状况，不责之于当时清朝政府的政治腐败，而归罪于我国民族的传统文化，大叫"汉字落后"、"中医落后"等。甚至提出了"废止旧医以扫除医事卫生之障碍案"，虽然在当时全国中医药界和一些有识之士抗议下未得逞，但这些思想的影响却一直延续了下来。

新中国成立后，毛泽东主席发出了"团结新老中西各部分医药卫生人员，组成我国巩固的医药卫生统一战线"的号召，并把"团结中西医"作为我国卫生工作四大方针之一。《人民日报》1954年10月25日发表了《正确地贯彻党的中医政策》的社论，确保了中医药文化的延续。但是，由于100多年来一些思想影响，一些人看不起自己的民族文化，总是以西医学为标准，认为中医药学落后、不科学。随着我国对外开放，西方文化涌了进来，这些人开始在自己工作岗位上推行"全盘西化"，把"中医现代化"曲解为"中医西医化"。不以辩证唯物论和历史唯物论的立场、观点和方法去认识、研究中医药学，而是以西医药学的机械唯物论观点，审视中医药学的辨证思维和整体观念；不是以现代科学技术的知识手段根据中医药学内部规律客观地去认识、去研究、去发扬，而是以西医药学固有的理论和原则去框套中医药学。他们在"中医不科学论"的思想指导下，把西医一套科研方法，强加在中医科研头上，阻碍了中医科研的发展和提高；他们用西医理论，取代中医理论，如中医教科书《中医基础理论》，竟把"名曰奇恒之府"而具有"藏而不泻"功主"决断"的"胆府"理论，说成是"分泌胆汁输入十二指肠帮助消化"，如此，则"温胆汤"治"胆"何以愈"惊悸不眠"？"柴胡加龙骨牧蛎汤"治"胆"又何以愈"发狂奔走"？这种用西医"辨病施治"以取代中医"辨证施治"，偷换了中医临床工作的思维方式，取消了中医药学的灵魂与我国医学科学的特色。

当今，世界经济趋向全球化，文化是多元的，世界各民族文化必然发生激荡、碰撞、交流，每一民族要在坚持和保护自己民族传统文化的同时，将其他民族先进文化与自己民族文化融合以发展自己。西医药学是一门现代医学科学，我们发展西医，研制新药，为我国人民健康事业服务，这是无可厚非的。但如果只重视发展西医新药，而忽视中医药学优势的充分发挥，尤其在中医药的教育、医疗、科研系统内强调西医药、削弱中医药，则是错误的。

一些人在对待中西文化上，存在着与西方文化为上的心态，认为只有西方文化的西医是科学的、进步的，而自己民族传统文化的中医药学则是不科学的、落后的，从而抬西抑中，以西代中，削弱中医药文化。因此，我们中医药界的工作者应该增强民族感情，确保中华民族传统文化的安全与发展，确保中华民族优秀文化之一的中医药文化的特色和优势，并根据自己的内部规律运动，有选择地吸取与自己有益的其他民族的先进文化以充实发展自己，以东方文化的面貌走向现代化。

从文化的角度论中医药学的发展方向

任何一个民族，如果没有自己的民族文化，是不能立于世界民族之林的。

世界各个民族，由于各自所处的环境与条件不同，所创造的民族文化有早有晚而且各不相同。中华民族，自炎、黄二帝开创民族文化之源，成为民族的文化始祖，至今已相继绵延了约5000年。其他诸文明民族所创的古文化都已中断，未能延续，如曾经辉煌一时的古埃及文化，于2000年前趋于黯淡；印度河流域的哈拉巴文化被来自中亚的亚利安人扫灭；创建过太阳金字塔的玛雅文化，也衰败于中美洲丛林；光焰万丈的希腊文化，则被罗马所取代；罗马文化又因日耳曼蛮族入侵，而毁灭殆尽，……唯有东亚大陆崛起的一支文化，也即中国文化，却于坎坷跌宕中延绵生发，始终未曾中绝，成为世界史上"连续性文化"的典范，与那些时有中断的"突破性文化"（如苏美尔文化通过巴比伦、希腊、罗马跳跃式地演化为现代西方文化）迥然有别。

我国民族的传统文化，能从上古一直传承到现在，上下延续5000年，这绝不是偶然的。它表明了中华文化的强大生命力。中华文化博大精深，优美厚重，内涵丰富，以汉字和图书为载体的中华民族文化典籍，虽在历史上经历多次毁坏散佚，但至今流传于世的至少还有20万种以上，承载和凝结着几千年来的中华民族的智慧和语言的精华，其中《周易》、《老子》、《孙子兵法》和《黄帝内经》等，简直是世界奇书。汉字的"象形"、"会意"、"形声"、"指事"的构字文化，开发大脑，挖掘潜能，促进民族智慧的发展，它孕育出了孔子、孟子、老子、墨子、屈原、司马迁、张迁、祖冲之、张仲景、李时珍、文天祥、岳飞、李四光等伟大的思想家、教育家、文学家、史学家、科学家、医药学家和文化巨匠、民族英雄。殷墟甲骨文的研究，敦煌石窟的发展，秦始皇兵马俑的露面，随县擂鼓墩编钟的出土，长沙马王堆汉墓的挖掘，一次又一次地震惊了世界，显现了中国古代文化的繁荣与先进。中国古代"指南针"、"火药"、"印刷术"的发明，促进了中国古代社会的前进和文化的发展，传到西方，使整个世界的面貌和状况发生了改变。中国的炼丹术，是世界化学的先驱，中国发明的人工种痘术传至欧洲，启发了西方免疫医学的萌芽。这是中华民族优秀文化，对世界文明的进步，也发挥了积极作用，作出了自己贡献。

江泽民总书记2001年3月4日下午在参加全国政协九届四次会议的教育、医药卫生联组会上讲话时指出："中医药学是我国医学科学的特色，也是我国优秀文化的重要组成部分"。中医药学是我国优秀文化的重要组成部分，它来源于我国民族生活生产实践的直接经验，深深植根于中华文化之中。

1. 以人为本　《素问·宝命全形论》说："天覆地载，万物悉备，唯人为贵"，《灵枢·玉版》说："且夫人者，天地之镇也"。人是天地间最为贵重的观点，确立了人在整个医学世界的主体地位。人在认识自我、人类本身的过程中，首先是将人放在天地万物之中，与天地万物浑同为一，以观察人与天地万物的相互关系和相互影响以及人在其中的发展变化，提出了"天人合一"概念，同时，又把人从天地万物中分离出来，对人单独进行专门观察和认识，《灵枢·经水》说："若夫八尺之士，皮肉在此，外可度量切循而得之，其死可解剖而视之"。一方面，从人的尸体解剖认识，通过观察并记录人体皮肤、肌肉、经络血脉、经筋、骨骼、脑髓、肓膜脂膏、肝、心、脾、肺、肾、胆、胃、大肠、小肠、膀胱、三焦、胕、女子胞、男子精室等组织结构的部位、形态、大小、坚脆、长短和肠胃常容水谷多少；另一方面，从人的活体认识，切循度量人体皮肉和通过长期观察人体眼、耳、口、鼻和肢体以及人体生理发展和病理变化，认识人体一切组织结构功能活动，尤其五藏六府各自的功能活动特点及其在心神主导下相互为用，提出了"十二藏之相使"和"主明则下安"、"主不明则十二官危"的概念，体现了东方文化的藏府观。

2. 人参天地 人"以天地之气生，四时之法成"，与天地相参，与日月相应，与四时相副。天地万物为一，人与大自然是一个统一的整体，保持生态环境的和谐、平衡、统一、协调，为无为之事而不违反客观规律，思想恬淡，意志清静，呼吸精气，和适寒温，精神内守，真气相从，血气营卫在心神的主导下，通过十四经脉，相谐而循环运行于全身各部组织，使五藏六府、四肢百骸、五官九窍得到血气濡养以产生神用而发挥其各自的功能活动，并通过全身孔窍以与大自然息息相通，而保证和促进人身生、长、壮、老的正常发展。人身精气流通、血气循环运行在濡养各部组织过程中，总是在"弃其陈，用其新，精气日新"，处在"新陈代谢"的不断变化之中，达到养生全形，长有天命，反映了医学世界的整体性和变动性。

3. 创建中医理论体系 我国古代人民还创建了阴阳五行、藏府经络、营卫血气、精、神津液、七情、六淫以及药物四气五味、升降浮沉等中医药学理论体系，阐明人体生理、病理、诊断、治疗、预防、预后和养生知识，具有丰富多彩的治疗方法，如汤药、药酒、针刺、艾灸、按摩、熨法、行气、导引、膏敷、搐鼻、沐浴、熏蒸、火罐、刮痧、放血、发泡、手术切除、心理疗法等等。

在中医药学领域里，任何一个病证，都不是孤立的、静止的，而是与它周围事物相联系，并且是不断发展、不断变化的，治疗疾病则根据客观实际，因时、因地、因人而辨证施治，病万变药亦万变。这一辨证思维的治疗思想，构成了与世界其他医学的质的区别，体现了东方医学的特色。在我国社会长期发展中，它在保证我国民族繁衍昌盛过程中，受到临床实践的严格检验，并在这个严格检验过程中得到巩固和发展。这表明它是一种以有病的人为实验对象而巩固发展起来的医学，从人类治疗医学来讲，较之以健康的鼠、兔、狗等动物人为制造疾病为实验对象而合理而准确而有效而科学得多。正因如此，它才在千百年前就走出国门，到日本，到朝鲜，到越南，到东南亚，而今走向了世界120多个国家和地区！

然而，1840年鸦片战争后，带进了他们的文化和商品充斥于中国市场，"洋枪"、"洋炮"、"洋船"、"洋油"、"洋医"、"洋药"、"洋伞"、"洋布"、"洋火"、"洋烟"、"洋笔"、"洋烛"、"洋灯"、"洋线"、"洋锹"，等等，真是不一而足。中国人接触到了西方的文明和进步，开始向西方学习，有些人坚持中国文化而学习西方，提出了"中学为体，西学为用"的主张，办学堂，开工厂，造枪制弹，医学领域里则出现了"中西汇通"或"衷中参西"。另有些人积极地学习西方，想在西方文明里寻找真理，盲目的看不起自己民族的传统文化，一味主张"全盘西化"。他们对中国的落后状况，不责之于当时清朝政府的政治腐败，而归罪于我国民族的传统文化，认为"汉字落后"、"中医落后"等。晚清时代的一些士大夫们就竭力诋毁中医药学理论为虚妄和没有疗效；1914年北平教育总长则极力主张废去中医，遭到了余德壎等联合各地中医业者反对而未果；1922年蒋介石的民国政府为了在全国推行西化，试图取缔针灸；1929年2月国民党政府召开第一次"中央卫生委员会议"，余云岫提出了"废止旧医以扫除医事卫生之障碍案"。这一提案竟然获得了通过，行将在全国废止中医。当时全国中医药界和一些有识之士都纷纷起来抗议，并组织请愿团向南京政府请愿。全国300多位中医药代表集会在上海总商会礼堂，商讨应对并选出蒋文芳、张梅庵、张赞臣、岑志良、谢利恒、陈存仁等六位代表晋京请愿，而由国民党元老吴稚晖、于右任、陈果夫、焦易堂、陈立夫、张静江等人联合向蒋介石提出说明，蒋介石被迫取消了有关废止中医的一切法令。中医赢得了生存空间。于是，全国的中医药有关人士，为了纪念此项"成功"，遂将请愿成功的当天"三月十七日"，订为"国医节"。但全国医药联合会，却不久即被国民党政府下令解散了。而以中央国医馆成立为标志，在中医科学化口号下，一场用西医理论改造和取代中医学术思想，取消民族文化特色的医学变革积极进行着。

1940年1月毛泽东在《新民主主义论》一书中，指出"中国文化应有自己的形式，这就是民族形式"。又说："科学的，民族的，大众的文化……就是中华民族的新文化。"新中国建立后毛泽东主席发出了"团结新老中西各部分医药卫生人员，组成我国巩固的医药卫生统一战线"的号召，并把"团结中西医"作为我国卫生工作四大方针之一，然在1950年第一届全国卫生工作会议上，余云岫等联合提出了一个"四十年消灭中医"的计划，即所谓"改造旧医实施步骤草案"，继之卫生部当时主要负责人就在全国范围内对中医进行登记、考试（考西医课目），开放进修，以西医改造中医，达到对中医"淘汰多数，保留少数，加以改造，变为医助"，彻底取消中华民族优秀文化的中医药学，取消我国医学科学的特色。《人民日报》1954年10月25日发表了《正确地贯彻党的中医政策》的社论，确保了中医药文化的延续。当今，世界经济趋向全球化，文化是多元的，世界各民族文化必然发生激荡、碰撞、交流，每一民族要坚持和保护自己民族传统文化的同时，有选择地吸取其他民族的先进文化与自己民族文化融合以发展自己，但要切切防止自己传统文化受到冲击、伤害而归于消亡。然而我国随着对外开放的发展，西方先进和腐朽文化一起涌了进来，一方面，促进了我国科学技术及其管理的发展；另一方面，则使一些人产生了损人利己、唯利是图，在自己工作岗位上推行"全盘西化"，把"中医现代化"理解为"中医西医化"，不以辩证唯物论和历史唯物论的立场、观点和方法去认识、去研究中医药学，而是以西医药学的机械唯物论观点，审视中医药学的辨证思维和整体观念；不是以现代科学技术的知识和手段根据中医药学内部规律客观地去认识、去研究、去发扬，而是以西医药学固有的理论和原则去框套中医药学。……

灵魂不能丢，优势要发扬——论中医学辨证论治体系

我们的祖先通过数千年的生活实践和辛勤劳动，创造了伟大的祖国医学。这个医学，具有浓郁的东方特色，含有精深博大的辩证法科学。这份非常宝贵的文化遗产至今仍有强大的生命活力，我们必须予以继承、整理，并使之发扬光大。

我们的祖先为了生存，为了保持健康，在开始掌握劳动技能，有目的地进行生产活动之时，便伴随产生了原始的医疗活动。在长期的临床实践和医疗活动中，他们对医学现象或医学对象进行了缜密细致的观察；通过亿万次医疗经验的积累，发现了病人的每一临床现象都不是孤立存在的，而是与其他各种临床现象有着密切的联系，并且每一临床现象又都有着这种或那种的不同性质，其解除的方法也并不一样。因此，他们认识到：人体各种的疾病，都是由不同致病因素在侵害着人体的不同部位；在疾病发生和发展的各个阶段，人体发生着各种不同的病理变化。因此，必须针对具体问题进行具体分析，即根据不同疾病发展的不同过程分别给予不同的处理方法。他们将这种认识深化以后，在当时的哲学思想指导下，经过精炼提升，逐步把各种疾病发生发展的普遍规律抽象和概括了出来，创造性地确立了我国所特有的阴阳五行、脏腑经络、营卫气血以及六淫七情等一整套医学基本理论，从而为中医临床"辨证施治"奠定了牢固的基础。

什么是辨证施治呢？就是在中医学基本理论的指导下，根据病人的临床表现辨别其病症的

性质（病机），并依据辨别出来的病机确立治疗方法。这既是中医学的特点，也是其精髓，是其灵魂。中医学认为，人体发病，都有一定的内在因素和外在因素；而发病后人体所表现出来的所有临床现象都不是孤立的，而是与其他临床表现有着密切的内在联系，每一临床症象都不是彼此隔绝、互不关联的，而是互相联结贯穿，各种临床症状的出现，也不是杂乱无章的，而是一个有其发生、发展内在规律的统一体。因此，临床上的"施治"，必须"辨证"，而"辨证"则又必须在中医学的基本理论指导下进行。这就是中医学所讲的整体观念，里面涵有非常宝贵的辩证法思想。

根据辩证唯物论的认识论，人们对于客观事物的认识，总是由低级到高级，由感性认识上升到理性认识。感性认识只是人们对事物表面现象的认识，并不能直接揭示和引导人们把握事物的本质，了解事物内部的运动规律。只有人们运用正确的思维方法，通过对事物各方面反映的现象加以分析归纳和综合研究之后，使感性认识上升到理性认识，才能认识事物的本质，真正掌握客观事物运动及其变化的规律。中医学在临床活动中，运用望、闻、问、切"四诊"方法，全面搜集和掌握有关疾病的各种情况，然后以中医学基本理论为指导，对占有资料进行细致的研究分析，找出疾病的本质，并据以确立其治疗疾病的方针。例如，在临床医疗活动中，当收集到头痛、项强、发热、恶风、汗出、脉浮缓等证象时，并不能理解它是一个什么病证，也不了解它的发生原因，只有当我们把它用中医学的理论认真思考一翻，并加以整理、研究之后，我们对它具有了理性认识，才会懂得这是"中风病"，是风邪中于人体太阳经，使太阳经所总统的营卫二气不相和谐的"表虚证"，才能判别它和伤寒病的头痛、项强、发热、恶寒、无汗而喘、脉浮紧的所谓"表实证"的麻黄汤方的证治不同。

唯物辩证法告诉我们，矛盾是普遍存在于事物发展的一切过程中，又贯串于一切过程的始终，善于抓住主要矛盾，是解决问题的关键。中医学的辨证施治，就是将一切有关的临床资料进行分析研究，并找出和解决疾病主要矛盾的过程。《伤寒论·太阳病篇》第177条："伤寒，脉结代，心动悸，炙甘草汤主之。"在临床上，疾病所表现出来的证象除了脉结代、心动悸外，可能还会伴有头昏、目眩、失眠、多梦以及面色㿠白、肢体无力等证象，但只有心脏真气虚的脉结代、心动悸是主证，是其主要矛盾，所以用炙甘草汤的方法补中焦之汁以资益真气而解除其主要矛盾，其他相关证象的次要矛盾也就迎刃而解了。

表证可以入里，里证可以出表。疾病在发展过程中；总是按照其病变规律在不断地发展或传变。而疾病在其传变或转化时，往往会出现"质"的飞跃，具有了不同质的改变。因此，在临床工作中，就要随时根据疾病发展或变化了的新情况，采取相应的新的治疗方法。《伤寒论·太阳病篇》第51条："脉浮者，病在表，可发汗，宜麻黄汤。"（按《伤寒论》的一般读法，本条当寓有头疼、体痛、发热、恶寒、无汗、脉紧等证象在内），同篇第92条："病发热头痛，脉反沉，若不差，身体疼痛，当救其里，宜四逆汤。"前者"脉浮"是伤寒病的太阳表证，用麻黄汤发表泄卫以散寒；后者"脉反沉"，是其病已伏少阴之机，是伤寒病的太阳表证正向少阴里证转化，用四逆汤温里助阳以驱寒。

正虚容易受邪，邪伤必定虚正。一个人患病，即是有邪气的存在，同时也有正气的虚弱。在临床治疗中，必须依据疾病的症状表现进行分析，找出疾病的主要的矛盾方面，即辨别出其病是偏于邪气之盛，抑或偏于正气之衰，从而确定攻邪抑或补正的治疗方法。《伤寒论·辨霍乱病篇》第386条："霍乱，头痛，发热，身疼痛，热多欲饮水者，五苓散主之；寒多不用水者，理中丸主之。"二者都是湿邪混乱于中焦，中焦之气挥霍缭乱所使然。但前者"欲饮水"，标志着其病主要的矛盾方面在外邪偏盛，用五苓散宣阳化气、驱除外邪；后者"不用水"，标志着其病主要的矛盾方面在正（阳）气偏虚，用理中丸温阳助正、调理中气。——攻邪即所以匡正，补正即所以驱邪，邪去则正自复，正复则邪自去，攻也，补也，一而二，二而一也。

《伤寒论·辨太阳病篇》第 152 条："太阳中风，下利呕逆，表解者，乃可攻之。其人漐漐汗出，发作有时，头痛、心下痞鞕满，引胁下痛，干呕，短气，汗出不恶寒者，此表解里未和也，十枣汤主之。"这表明了十枣汤方的主治证，是太阳中风、下利呕逆、漐漐汗出、头痛、心下痞鞕满、引胁下痛、干呕、短气等证，但《金匮要略·水气病篇》第 11 条所载"夫水病人目下有卧蚕，面目鲜泽，脉伏，其人消渴，病水腹大，小便不利，其脉沉绝者，有水，可下之"之证，同样适用于用十枣汤方治疗。因为两者总的发病机制都是水邪蓄积体内，三焦受到阻隔，所以都可以用十枣汤方峻攻蓄水为其主治，尽管两者的病证表现不同。

在《金匮要略》一书中，《血痹虚劳病篇》第 15 条说："虚劳腰痛，少腹拘急，小便不利者，八味肾气丸主之"，《消渴小便利淋病篇》第 4 条说："男子消渴，小便反多，以饮一斗，小便一斗，肾气丸主之。"二者虽属两种不同的疾病，且小便证状一是"不利"，一是"反多"，但它们的本质却是一个，在发病原因上都是房劳伤肾，在病理机制上都是肾气虚弱，所以都可以用肾气丸方滋阴补阳以蒸化肾气。应该知道，病人的临床症状，只是疾病的现象，而非疾病的本质，一个临床医学工作者，在医疗活动中，只认识到疾病的外在现象，而不深入探究并抓住疾病的本质，是不能真正认识疾病和战胜疾病的。

我们知道，每一疾病在其发展过程的每一阶段，都有各自的一定特点，而许多疾病在其发展的过程中，时常又具有同一的病理机制。因此，在临床工作中，对于一个疾病发展的全部过程不能限于采用单一方法治疗，而对于许多疾病发展至病理机制上同一的某一过程又都可以采用同一的治疗方法。换言之，一个治疗方法，不适用于一个疾病发展的全部过程，如麻黄汤方只适用于伤寒病太阳表证，不适用于伤寒病的少阴里证；而一个治疗方法，却又可以适用于许多疾病发展同一病理机制时的某一过程，如真武汤方既适用于伤寒病中的肾阳虚弱不能制水，又适用于水气病中的肾阳虚弱不能制水。这就是中医学"同病异治"、"异病同治"的客观基础。

众所周知，疾病的发展和变化，是不以人们的意志为转移，而是按照自己的发展规律而变化。因此，我们绝不应该也绝不可能以一种方法套定一个病、一病固定一方地去解决实际问题。中医学的基本理论，就是对各种疾病的普遍规律的总结。掌握了它，就能很好地在临床上辨证施治，就能在辨证施治中正确地认识疾病，从而战胜疾病。

理论是重要的，因为它能够指导行动。没有一定的医学理论，就不可能很好地进行正确的医疗活动。例如，在临床上，当病人出现腰以下肿、身重、心悸、小便不利而尿色清白、手足不温、六脉沉迟、舌苔薄白而润等证象时，不以中医学理论为指导，对中医工作者来说，就无法认识这个病证的性质，更无法确定正确的治疗方法。因为在病人身上反映出来的各种证象，不可能与书本上的记载完全相似，只照搬条文是不能解决问题的。然而，只要我们对这个病证运用中医学的理论知识，就完全可以了解这个病证是肾阳虚弱，不能约制寒水而水邪泛滥的水气病，并用真武汤方温阳行水来治疗。

依据辩证唯物论观点，实践是理论的泉源，又是检验理论正确与否的唯一标准。中医学的理论，是长期医疗实践经验的积累，又经受过无数次医疗实践的严格检验，并在这个严格检验的过程中得到了巩固和发展。因而它是有着科学的内涵，它在临床实践中具有高度的指导价值。我们有了它，在医疗活动中就能心中有数、方略有术，而且可以左右逢源；我们偏离或对其不甚了了，在临床上就会陷入困惑和茫然不知所措之中。

世界上一切事物都不是静止的，而是"变动不居"的，人体的疾病亦然。任何疾病都是不断变化、不断发展的，而任何疾病在其变化发展过程中的每一阶段又都有自己的本质特征和实际内容，因此，疾病治疗必须是"病万变药亦万变"，才能符合疾病发展的实际，才能适应治疗的需要。守株待兔、刻舟求剑的思维方法是非常错误的。现在一些人主张"辨病施治"要以西医学的疾病套上中医的一个或几个处方，企图以西医的"辨病"来代替中医学的"辨证"，从而否定中医学理论，这是一种错误论调。它只能给中医学发展设置障碍，有在日本出现用小柴胡汤治病，治死了几个病人，就是不辨证施治的结果，这是一个严重的教训。

我们今后还要在挖掘、整理和实践中创造、发展，以丰富中医学理论，更好地指导临床工作外，也要在临床工作中，利用现代科学技术的一切检查手段，来延伸我们的感觉器官，拓展望、闻、问、切"四诊"，以观察人体深层次的病理变化，从而在中医学理论体系指导下，进行创造性的劳动，通过反复的临床实践，认真的研究分析，寻找出新的证治规律，把它纳入辨证施治中去，以充实和发展中医学辨证施治体系。切切不可被别人已有的结论牵着鼻子走，如果丢掉了中医学的特色和优势，丢掉了中医学的灵魂，那将是一场灾难。

关于中西医结合与中医药现代化的思考

江泽民总书记在全国政协九届四次会议教育医药卫生联组会上的讲话指出："中医药学是我国医学科学的特色，也是我国优秀文化的重要组成部分。"在经济全球化的今天，世界各民族的文化都要发生激荡碰撞和交流。在这种情况下，各民族都要坚持各自的文化特色，有选择地吸收其他民族的先进文化，与自己的传统文化融合，以促进本民族传统文化的发展。

一、有关中西医结合

大约在1953年，毛泽东主席提出了："把中医中药的知识和西医西药的知识结合起来，形成我国统一的新医学、新药学。"大约在1958年，报纸上出现了"中西医合流"的提法。不久，报纸上又提出了"中西医结合"取代了"中西医合流"的提法。但当时"中西医结合"的定义医界从来没有讨论过，概念不清楚，认识不统一，故在实践中带有极大盲目性。所谓"中西医结合"在实践中一般有下列几种做法：

1. 临床医疗方面

（1）中医、西医一起治疗同一病人；
（2）中医或西医用输液加中药，或西药加针灸、按摩、道引、行气、太极拳等；
（3）西医治疗中，先用中药后做手术；
（4）中药西药并用；
（5）针刺或中药麻醉西医外科手术；
（6）小夹板固定治骨折"动静结合"；
（7）所谓"辨病辨证相结合"。

2. 书面文字方面

（1）西医学病名、理论，附一个中药处方或附分型几个中药处方；
（2）几句西医理论术语，再加几句中医理论术语拼凑在一起。

3. 教育方面 开办中西医结合专业教育。按《论语·子路》说："必也正名乎；……名不正则言不顺，言不顺则事不成"，现在应该"循名责实"了。其实，上列临床医疗方面的第（1）、（4）、（6）点，是中医西医在医疗工作中的合作共事，第（2）、（3）、（5）、（7）点，是中医或西医在医疗工作中用两法治病。两者在医疗工作需要时都是对的。如只是为了多卖药多得钱，以职权谋私则是不对的。但其都不是学术上的"中西医结合"。至于"中西医结合"的定义，我认为即是毛泽东主席所提的："把中医中药的知识和西医西药的知识结合起来，形成我国统一的新医学新药学"。所谓"结合"是一个哲学概念，新近人们曰"融合"，它不是把两个毫不相干的东西拼凑在一起，上列书面文字方面的（1）、（2）点，所述中医、西医双方的内容都是毫无内在联系而与中西医结合毫无共同之处。这种纸上的中西医结合且又缺乏辨证思想内容，于学术，于医疗，都是毫无意义的，既无助于提高疗效，也不能促使学术向前跨进半步，只是浪费笔墨纸张而已。

"中西医结合"，从长远观点和总体上看，这一提法还是对的。只是要达到这一目的，根据40多年的实践经验证明，其为期尚感十分遥远，是30年，50年，我不知道。然而它必待我国中医、西医的继续发展，两种医学模式的转变，才可能自然进到"瓜熟蒂落"形成我国真正学术上的辨证的中西医结合。因而，现在过多地强调中西医结合，是没有什么好处的。然根据医疗实际的需要，必要的中西医两法治病还是可取的，但不应该把它混称为"中西医结合"。绝对不能是用西医的一套理论体系，加上一个或几个中药方，也不能是中西两个不同理论体系的内容毫无内在联系地拼凑在一起。至于上述教育方面开办中西医结合教育之事，20世纪70年代初，在"文革"期间所谓"中西医结合是我国医学发展的唯一道路"思想影响下，中医学院复课招收工农兵学员，把"中西医结合"作为学员的培养目标。但没有真正"中西医结合的"学术内容可供开课，只能还是中西医教师各讲各的，中医教师讲中医课，西医教师讲西医课。无怪乎学员反映说："老师课堂上各讲各的，专让学生来结合"。现也在大学本科教育中开办"中西医结合专业"，也只是在学制规定年限内，将中医、西医课程比例各占一半地开设课程，又由中西医教师分别讲授，还是各讲各的专业知识课。这种"中西医结合专业"的本科教育，实际上是培养掌握"中专水平"的"中西医两套本领"的人才，或又叫做"两个专业"水平的人才，可供目前缺医少药基层需要（所谓"多面手"）。这种"中西医结合专业"的本科教育，所得到的"两个专业"水平，虽集中在一人之身，但医学实质仍然是"一中一西"而不互补。中西医学"两个专业"的"一加一"并不等于"二"；中西医学"两个专业"的"一加一"，也不等于"一"；实际上中西医学"两个专业"的"一加一"，只是等于"两个零点五"。回想50年代，我国创办的"西医离职学习中医班"，在全国各地抽调具有高等医学院校毕业、临床数年取得主治医师以上资格的西医专业人员，脱产集中系统学习中医药理论知识和实际经验2～2.5年，在课程安排上，没有体育、没有外语和其他一些杂课，政治课也相对较少，以培养专门的高级中西医结合人才。结业后回到医疗单位进行中西医结合工作，有的还集中在一起进行中西医结合的研究。然至今已时逾40余年，仍然未出现在学术上阐述其理论机制的中西医辨证结合的非常清楚的科研成果。因而，西医学习中医的人员颇有感慨地说："西学中，两头空"。他们感到"用西医方法治疗，不如西医专家；用中医方法治病，又不如老中医"。由此可见，我国医学要实现学术上真正的"中西医结合"，还有待中西医两种医学的继续发展，才有可能。

二、有关中医药现代化

1. 中医药理论现代化 利用现代科学的知识和方法，根据中医药学的内部规律及其特点，对中医药学理论进行客观的实事求是的认真细致的研究，揭露其内容的科学实质，用现代语言加以阐述，赋予其时代的特征，把它纳入现代科学的轨道，以促进现代科学的发展。对此，绝对不能以西医学的已有理论为标准。中医现代化，绝对不能是中医西医化。没有真正的保持中医药学特色的现代化，中西药结合是绝对不可能的。

2. 中医诊断现代化 在中医临床医疗工作的实践中，除运用中医传统诊断方法外，还要利用现代科学检查的一切手段和方法，小到体温计、听诊器、化验检查，大到CT、彩超、磁共振等都应加以利用，以延长我们的感觉器官，看到人体疾病深层次的病理变化，但绝对不能被西医学已有的结论牵着鼻子走，应大量积累客观资料，运用中医药学的基本理论作为思想指导，对占有的大量资料进行认真细致的整理总结，以创造性的劳动，找出新的规律，把它纳入辨证论治的轨道，以发展中医药学的辨证论治。

在利用现代科学技术检查手段的时候，切忌西化，切忌被西医学的已有结论牵着鼻子走，而丢掉自己的优势，丢掉自己的思维方式与灵魂。

3. 医院管理现代化

（1）用电脑监控全院：①门诊：医生看病、处方、划价、收费——挂号费、诊治费、检查费及药费，皆输入计算机并送到有关科室的荧屏上显示，病人即直接到科室检查和取药。②病房：科室医生用计算机监控病房病人，医院可用计算机监控全院各科室病房。③药房：用计算机监控药房和制剂室工作。

（2）根据历史资料找出各地高发病和多发病及其与季节关系的规律，找出各个医院治疗某些疾病的优势所在及其用药规律，以便重点发展其医院的专科专病，并有计划地对其疾病治疗的有关所需药物的提前生产和备制，从而做到按时足量提供。

4. 中药种植现代化　种植每一种中药，就要根据其药的要求，规范种植季节，选择良种，种植方法，环境条件（山区、平原、水泽）、土壤、气候、浇水、施肥、田间管理、收获、初加工、保管（包装、贮存、运输）。

5. 中药饮片炮制现代化　中药材加工饮片过程中，除鲜药外，对其或洗或润或浸泡都需用清洁之水，对所浸泡之药有多少需用多大容器加多少水和在春夏秋冬一些不同季节里各浸泡多少时间，都应给以规范，并根据不同药物的特点，规范其各药或横切片、或直切片、或斜切片，及每种饮片的成厚或薄和每片的厚薄匀称，以使其外观整洁和煎煮时饮片出汁均匀，确保药效。

根据各种中药发挥最佳效用和传统炮制方法的要求，规范其中药炮制的各自标准，如需炒黄的中药，炒黄到什么程度为好，这就需要规定什么中药，有多大量，用多大锅、多大火，炒多长时间，炒黄到什么程度，也搞"比色器"进行比较，炒出合格中药炮制饮片来。

又如中药需要加辅料炒者，是酒，是醋，是盐水，是蜜，多少药加多少酒或多少醋，或多少盐水，或多少蜜，用多大锅，多大火，炒多少时间，到什么程度，都把加以规范。

6. 中药药形现代化　中药治病的给药方式，用传统的煎汁服用方法，是有诸多不便，应该在保证药物治病效果的原则下，积极进行剂型改革和增补新的给药方式。近几年投资与办药厂生产的中药"颗粒"，虽服用方便，但疗效不佳——原因当是：①生产颗粒前的中药原料未增认真遵古炮制；②各种中药颗粒，是数个单味颗粒兑冲服用，而未经全方共煎合煮以发生综合变化而见减毒增效之用。且中药颗粒之价，高出原汤剂3倍之多，在当前经济情况下，不少人还是有些承担不起，则且是不节约的。

7. 方剂配伍理论现代化　2001年11月30日第1版《健康报·中药方剂配伍初见端倪》报道："……该研究在对六味地黄汤、清开灵等5个示范方剂配伍的物质基础研究中发现，在饮片不同配伍的情况下，药材中化学成分溶出情况不同，而且有新的峰出现，提示配伍可能引起药效成分变化，产生新的化学成分，这种新化学成分可能成为配伍疗效的基础。药效研究从整体、器官、细胞水平出发，针对药物对不同的系统，靶位的作用及其原理进行探讨，发现通过饮片配伍的变化，可以起到整体增效减毒的作用"。

这项研究证实了中药方剂配伍的科学性，但只是发现了一个苗头，研究工作还要继续深入，还得做大量工作，要研究各个中药方剂不同配伍的各自特殊功效，要研究相同中药方剂内各药用量比例不同的功效变化。还要研究中药方剂配伍中的"君、臣、佐、使"理论。

从实践的观点看我国中西医结合的成败

近年来的考古发现与文献上有关神农炎帝记载，说明早在新石器时代，距今8000年甚至上万年前，不仅在黄河流域，而且在长江流域中下游地区，就有了原始农耕文化的产生和发展，令为信服地证明中国历史上的确存在一个神农时代。谓之神农何？古之人民皆食禽兽肉，至于神农，人民众多，禽兽不足，于是神农因天之时，分地之利，制耒耜，教民农作，神而化之，使民宜之，故谓之神农也。表明在上古时期，由于"人民众多，禽兽不足"，禽兽肉不足以供食用，我国先民经历了一场严峻的生活革命，在"饥不择食"的情况下，抓到什么吃什么。于是吃到稻菽菜蔬而腹饱体舒，劲力增强，而吃到藜芦则出现呕吐，吃到麻黄则出现汗出，吃到大黄则出现泻下，吃到车前则出现尿多，吃到乌头则出现弊闷，甚至导致死亡等，此即《淮南子·修务训》所谓"神农乃始教民播种五谷，相土地宜燥湿肥墝高下，尝百草之滋味，水泉之甘苦，令民之所避就，一日而遇七十毒"也。然而事物总是具有二重性。有人吃了藜芦呕吐而胸膈呕恶之证去，有人吃了麻黄汗出而肌肤寒热之证退，有人吃了大黄泻下而腹胀便秘之证已，有人吃了车前尿多而尿少涩痛之证除，有人吃了乌头弊闷而肢节疼痛之证消等。经过无数次的实践，先民们逐渐地意识到：藜芦有涌吐作用，可以消除胸膈满闷呕恶；麻黄有发汗作用，可以消除肌肤寒热；大黄有泻下作用，可以消除腹胀便秘；车前有利尿作用，可以消除小便淋沥涩痛；乌头有大毒，有麻痹作用，可以消除肢体疼痛。于是有意识地分别将各物用于消除各自适应的人体病证，从而发明了原始医药。2001年浙江萧山跨湖桥新石器时代遗址出土了"盛有煎煮过的草药的小陶釜，"足证我国在上古时期就发明了医药。之后，其单味药治病通过临床医疗实践，又发展到数味药合配伍的复方治病。

古人为了认识自己，认识人类本身，将人放在天地万物的自然环境中，观察人与自然环境的相互关系，观察自然环境对人的影响和人对自然环境变化的适应状况，保持人与自然环境的和谐统一。又将人与自然环境分离，通过长期对人的生活活动和临床医疗活动，观察人体及其各部组织的生理功能活动和病理变化，并通过如所谓"殛鲧于羽山，副之以吴刀"等的尸体解剖，正所谓"其死可解剖而视之"者，而得到了人体内部组织结构的认识。从而使古人在人体内部与体表的组织结构认识上，在人体各部组织功能的正常活动与病理变化上，以及人体疾病的治疗上，都积累了大量的实际经验。

我国社会发展到春秋战国时期，出现了"诸子蜂起，百家争鸣"。各种思想派别多得到了发展和成熟，冲破了长期以来巫教神学的羁绊，各门自然科学如农学、天文、气象、历法、数学等都取得了相当的成就，医药学通过长期医疗实践活动积累了极为丰富的实际经验，并对这些丰富经验有了规律性认识。由于冶铁的出现，改进了人体解剖的工具，更清楚地观察了人类自身内部大体组织结构。从而在人体解剖知识的基础上，采用当时最先进的哲学思想为思想指导，通过秦、楚、燕、齐、韩、赵、魏等七国的相互交流，海纳百川地将各国长期观察医疗实践和生活实践所得的实际经验与理论知识，进行整理、总结、升华、创建了以"阴阳"、"五行"、"藏府"、"经络"、"营卫"、"气血"、"精"、"神"、"津液"、"六淫"、"七情"和药物的"四气五味"以及组方原则的"君、臣、佐、使"等为内容的中医药学理论体系，它还包含有"汤液"、"醪醴"、"百药"、"砭石"、"针刺"、"灸焫"、"按摩"、"导引"、"行气"、"洗浴"、"药熨"、"焠刺"、"束指"、"膏敷"、"手术切除"和"心理疗法"等丰富多彩的治病和健身方法，从而写出了一部划时代的医学巨著《黄帝内经》。

中医药学理论体系，深深植根于中华民族传统文化之中。它把人放在天地万物间，使人和日月往来、四时运行、寒暑变迁、海水潮汐等紧密联系在一起，与自然环境保持着平衡、和谐、协调的统一，形成了中医药学的整体观和发展变动观，体现了东方文化的特色，体现了中国医学特色，具有先进的辩证思维形式和符合发展规律的开放性质。这就规定了在中医药学的医疗实践中，不能"守株待兔"，不能"刻舟求剑"，必须根据疾病不断变化的客观规律，不断修改其治疗疾病的方法，做到"病万变药亦万变"，"随证治之"，做到"辨证施治"。从而确立了中医药学生动活泼的治疗观，体现了中医药学医疗工作的与时俱进思想。

这一中华民族传统文化的中医药学理论体系，几千年来，一直有效地指导了中医药学临床医疗实践的活动，保证了中华民族的繁衍和昌盛，也受到了医疗实践的严格检验，并在这个严格检验过程中，不断地从医疗实践中吸取新的养料充实自己而得到巩固和发展。同时，在对世界的医药文化交流中，我国中医药学对世界文明的进步产生过积极影响，也吸收了世界各国民族进步文化中对自己有益的医药知识和经验以充实和发展了中医药学。如1983年广州象岗发现约葬于西汉武帝元朔末至元狩初年（前122年左右）的南越王赵眜墓。墓中出土了产自红海沿岸的乳香，呈树脂状，重26g。表明了中医药学经常用以配方的乳香一药，就是吸收了他国民族的医药文化才有的。根据我国文献记载，中医药学的不少药物和药方，甚至还有理论叙述，都是来自国外其他民族医药文化，而被中医药学吸收而融为一体的，阿魏、苏合香、安息香、龙脑香、诃黎勒、没药、质汗、西洋参、高丽参、波斯青黛、波斯石密、天竺、干姜、波斯皂荚、波斯盐、安南桂、倭硫黄、茴香草、葫蒜、蒳荾、苜蓿、胡黄连等药和《肘后方》中之支法存诸"治中蛊毒方"、《千金翼方》中之"耆婆汤"、"耆婆治恶病方"、《备急千金要方》中之"耆婆万病丸"等方以及《外台秘要》中之"《天竺经》论眼"等，都已成为中医学这个"伟大宝库"中宝贵内容。可见具有"天人合一"观念的中医药学理论体系，气势宏伟，胸襟宽广，对世界一切民族的医药文化，只要有益于自己发展，都是能够兼容并包纳为已有的，确实是一个开放系统。

1840年鸦片战争，西方国家用船坚炮利轰开了封关锁国的清帝国的大门，世界列强纷纷侵入了中国，使中国沦为半封建半殖民地社会，各国的洋商品充斥了中国市场。西方传教士也先后在我国澳门、广州、上海、北京等地开办医院，带来了西方的医药文化。中国人从此睁开了眼睛，看到了西方世界的文明和进步，有些人就感到愧不如人，产生自卑心理，一心向往西方，不加分析地盲目迷信西方的一切，误以为西方的一切都好，而自己民族传统的一切都不好，必欲铲除而后快，大叫"打倒孔家店"、"废除汉字"、"废止中医"，力主"全盘西化"，使自己陷入"民族虚无主义"的泥坑；另有些人在医学领域里则采用了"中西汇通"或"衷中参西"，企图将"中医"、"西医"两者加以融合而无功，即遭到"全盘西化"派的必欲"废止中医"的主张所否定。南京政府颁发的"废止中医令"，在全国中医药界和有识之士的坚决反对下被迫取消后，成立"国医馆"在"中医科学化"的口号下，一场以西医理论取代中医理论、从而取消中医药学和民族文化特色的学术变革积极进行着。至新中国成立后，大约在1953年，毛泽东主席批评了轻视、歧视、排斥中医心理，同时，提出了"把中医中药的知识和西医西药的知识结合起来，形成我国统一的新医学新药学"，建立机构，培养人才，划拨经费，组织领导，1958年，在"超英赶美"的氛围中，报纸上正式提出了"中西医结合"这一命题。于是，全国数十家医疗和科研机构对中西医结合的途径进行了积极而认真的探索，数十家医药刊物对此项工作经验进行了及时的交流和宣传，至"文革"期间，报纸上发表了《中西医结合是我国医学发展的唯一道路》的文章，在全国医药卫生领域里掀起了一个"中西医结合"的高潮，广大中西医结合工作人员，长期都在仔细寻找中医、西医的结合点，以求得到一个突破。但遗憾的是，至今仍然没有取得较大突破，现在临床上的"中西医结合"，实际上是中西医在医疗工作中的合作共事，或者是中西医的两法治病，无关于学术上的中西医结合也。

在"中医现代化"口号下，以西医理论取代中医理论，以西医动物实验取代中医临床实践，以西医的辨病给药取代中医的辨证施治，以西医的现有科研方法取代中医科研方法的创造，在中医事业领域内推行西化，视弃中医药学如敝屣。这就导致了中医药学理论的严重危机和中医药学疗效的明显下降。

中西医结合，虽然只是1958年才提出来的，但是要把"中医"、"西医"这两种医学融合成一体的思想已经有100多年了。然在前数十年里，它是医家自己的追求，医家们根据自己的认识和理想，自主地终身进取，几代努力，未见成效；后数十年里，它在政治运动频繁的环境里，通过行政力量的推动，全国努力，仍然没有见到中西医结合的突破成果。

中医是我国古代人民在长期与疾病作斗争的医疗实践中积累了大量直接经验而总结、创造出来的，而西医则是在15~16世纪后西方出现实验科学产生的，两者产生的历史条件不同，社会背景不同，发展过程不同，理论体系不同，哲学基础不同，医学模式不同，两者不具有同一性，因而缺乏结合的基础。

中医，西医，是我国存在的两种截然不同理论体系的医学，是东西方两种不同的医药文化，两者各有自己的内部规律，具有质的区别。人们应认识客观规律，顺应客观规律，利用客观规律，促进事物的发展和变化。因此，我们应根据我国存在的中、西医两种医学各自的内部规律的发展需要，为其创造有利条件，促其按着各自的内部规律所规定的发展方向而不断发展、发展、再发展，发展到两种医学模式的转变，即西医学由现在"单一的生物"医学模式转变为"社会、心理、生物"医学模式，而中医学则由"古代社会、心理、生物"医学模式转变为"现代社会、心理、生物"医学模式。两种医学都具有现代性质的相同医学模式，可能形成浑然一体，瓜熟蒂落，成为真正学术上的中西医有机结合，以实现一百多年来中华民族融合中西医学的梦想！实践证明，将人们的主观愿望，强加在两种医学这一客观事物上，违背了客观规律，结果是"非徒无益，而又害之"。人们应当引以为戒！

再论我国中西医结合的成败

我国数千年历史发展中，在医学领域里，一直都展现出中医药学的一枝独秀。迨至1840年的鸦片战争爆发，世界列强用坚船利炮轰开了中国的大门，因而西方文化涌进了中国。随着列强对我国的文化侵略，西方传教士来到中国传播西方宗教，并办起了西式医院，从而中国开始出现了中医、西医两种医疗并存的局面。始而清末中医唐容川欲将中、西两种医学汇通之，然汇而未能通；继而民国西医余云岫在半殖民地社会思潮支持下大叫"废止中医"而强树"西医独尊"，欲使我国医学丢掉民族性，导致中医药学陷入了风雨飘摇之中！新中国成立后，毛泽东先生提倡"把西医西药的知识和中医中药的知识结合起来，创造我国统一的新医学新药学"，接着严厉地批判了当时卫生部主要领导人轻视、歧视和排斥中医的错误思想，并先后创办了中医科研、教学和医疗机构，以发展中医事业。在1958年，我国报纸上正式出现了"中西医结合"这一命题，并在全国范围内开展了"中西医结合"的探索，且先后两次掀起了"中西医结合"的高潮，然而我国在"中西医结合"的道路上，已经实践了40多年，几近半个世纪，耗费了大量人力物力，至今尚未能见到一个真正的学术上有机结合的成果，而且还在一片弘扬传统文化中医药学的声浪中、在一片中医药事业繁荣发展的赞歌声中而丧失了中医药学的灵魂，形成了中医有其人无其术，名存实亡，名中实西，中医躯壳包藏着实实在在的西医内核，中医几乎人为地全然西医化。时至今日，此情此景，我们医药卫生界实有必要像我国文化界、社科界、哲学史界、美学界等一样，作一番认真的反思，反思我们对中、西两种医学文化本质及其发展规律的认识，反思我们对民族传统医学的感情和心态，反思我们以往在中医药研究上的观点和方法！

中医、西医，是我国现实存在理论体系绝不相同的两种医学，其分别属于东西方两种不同的文化范畴，而各有着自己的民族文化特征。

众所周知，西医学是在西方工业化社会里，出现了实验"细胞学"的基础上产生和发展起来的一门还原性医学，以机械唯物论为其哲学基础，是一种单纯的生物医学模式，认为人体就是一个"细胞的总和",人体生病则为某病原体侵入导致了某细胞组织发生病变,治疗则采取"无情斗争"的"对抗疗法",或对病原体杀而灭之,或对病变细胞组织局部切而除之。这种医学注重微观研究,忽视对事物的宏观认识,造成了一种静态观点,故对事物的认识深入、深入、继续深入,从而对客观世界则只见树木,不见森林,见病不见人,见物不见世界,自我迷信,自我陶醉,自认为其是绝对真理,是唯一科学,否认世界科技文化的多样性,否认世界文化的丰富多彩性,拒绝容许其他不同医学的同时存在。然中医药学则是在我国古代农耕社会里,在"地大物博、人口众多"的世界东方的中华国度里,古代先民长期与疾病坚决斗争的过程中,创造和积累了大量的直接经验,不断总结,不断整理,不断把丰富的实际经验提升到理论高度,逐渐形成和发展起来的一门综合性的中国传统医学,以古代辩证法为其哲学基础,是一种古代"生物、心理、社会"医学模式,认为人是"万物之灵",有智慧,会劳动,能创造,可以发挥主观能动作用以"赞天地之化育",并有着复杂的心理活动,因而在医学世界里当以人为本,尊重人,关爱人,充分相信和依靠病人治愈疾病。这种医学注意宏观研究,重视世界万事万物之间的相互联系和事物因果关系,具有动态观念,认为人禀阴阳之气以生。人体各部组织是一个统一的整体,人与周围环境也是一个统一的整体。统一体总是处在一个和谐与平衡协调之中而不断发展和不断变化。人体生病则是某种致病因素导致了阴阳气血失去平衡协调而不相和谐使然。体内病变,必遵循"有诸内必形诸外"的规律,显现出相应的病证,治疗则因时、因地、因人制宜地辨证施治,并随着病情变化"病万变药亦万变",以调整人体机能,使其阴阳气血恢复平衡协调而重归于和谐状态以愈病。

据上所述,中医、西医两种医学具有"质"的差别性,两者产生的条件不同,历史背景不同,理论体系不同,哲学基础不同,医学模式不同。两者没有同一性。在这种条件下,企图将中医、西医这两种医学结合在一起形成为一个统一的新医药学理论体系,是绝对不可能做到的。要使中西医有机结合,必待两种医学各按其内部规律发展到医学模式的转变,西医学由"单纯生物"医学模式转变为"生物、心理、社会"医学模式,中医学由"古代生物、心理、社会"医学模式转变为"现代生物、心理、社会"医学模式,届时中、西两种医学始有可能结合成为一个具有辩证思维形式的新的医药理论体系。因而必须根据中、西两种医学各自发展的内部规定性加强研究,促其按自身规律不受干扰地正常发展,西医药学中国化,加速其医学模式的转变;中医药学现代化,则用现代科学的知识和方法,对中医药学的基本理论,按其内部规律,以客观态度进行认真的细致的坚持不懈的科学研究,揭示其科学本质,用现代的思维和语言表述之,赋予这个时代的特征。恩格斯在《自然辩证法》一书中曾经指出:"不论在自然科学或历史领域中,都必须从既有的事实出发,因而在自然科学中必须从物质的各种实在形式和运动形式出发;因此,在理论自然科学中也不能虚构一些联系放到事实中去,而是要从事实中发现这些联系,并且在发现了之后,要尽可能地用经验去证明"。这是唯一正确的思想方法,也是我们用现代科学研究中医药学的指导思想。中医药学现代化,必须保持中医药学理论体系的特色和优势,以东方文化的面貌走向现代化,而不是抛弃中医药学理论体系的特色和优势而使之异化,因而绝对不能先验论地把脑子里先有的东西塞到中医药学的科学研究中去,以西医原有理论取代中医药学理论,把中医"西医化",是绝对不恰当的。我国中西医学的有机结合,这本是将来可能实现的事,似乎不是近二三十年所能达到的,不能急功近利,有损于学术上真正的中西医有机结合。恩格斯在《自然辩证法》一书中早就告诉过人们:"蔑视辩证法是不能不受惩罚的"。然而有些人却不顾医学发展的客观规律,硬把将来可能实现的事情拿到此前就开始做,到现在已接近半个世纪,反而阻碍了中医药学的正常发展,推迟了中西医结合的进程!然而最近多少年来,人们总是有意无意地把在医疗工作中中西医合作共事,即中西医在工作中的相互配合或中西医两法治病,混称之曰"中西医结合"。尤其在2003年上半年,传染性非典型肺炎(以下简称"非典")在北京肆虐时,中医没有参与对"非典"的治疗,而在西医治疗"非典"效果不好时，在中央领导倡导下，5月8日起，中医药全面介入于北京地区"非典"的防治工作，旋而使北京地区居高不下的"非典死亡率"立即降了下来，凸显了中医药对"非典"的治疗优势。但这并不是中西医结合的治疗效果，这只是把抗击"非典"工作中的中西医紧密配合，学术上的中西医结合。显而易见，这种表述缺乏准确性。然而从具体医疗工作角度看，根据临床治疗实际需要，中西医紧密配合或中西医两法治病，在当前条件下都是对的，而且是必要的。但它并不是学术上的中西医有机结合，因为两者在学术理论上没有内在的联系，故而从学术思想的角度看，它没有辩证法的思维形式，如果在这种情况下，拿两个或更多的不同的定义，把它们完全偶然地拼凑在一起，那么它不可能创造出新的医学理论体系的。在构建新的医学理论体系过程中，只能以辩证唯物论作为指导思想，从事物的本质联系，从事物发展的原因和结果，客观地把握医学发展的方向，推动医学的前进。绝对不能把毫无内在联系的两种医学硬凑在一起，贴上"中西医结合"的标签。现在一些人，在"中医不科学论"的思想指导下，把"中西医结合"叫得响，事实上只是"中药加西药"、"中医理论加西医理论"的"中西凑合论"。如此而已！

三论我国中西医结合工作的成败

毛泽东主席生前在1956年接见音乐工作者的讲话中，对我国医学发展提出了"把中医中药的知识和西医西药的知识结合起来，创造中国统一的新医学新药学"的构想，还没有来得及举行专业论证和充分讨论，当时我国出现了"超英赶美"的政治氛围，于是这一构想就被缩为概念不清的一句"中西医结合"口号在1958年见诸报端，且学术问题政治化。在行政力量的推动下，我国医药卫生领域里的教育、医疗、科研、防疫、舆论等都参与了这一运动，作为积极努力，在"文革"中，卫生部发表了《中西医结合是我国医学发展的唯一道路》从而在全国又掀起了一个"中西医结合"的高潮。

中西医结合工作在我国进行了半个世纪，至今没有出现一个中西医有机结合的成果，没有产生一个中西医统一的新理论。它表明了中西医学的不可通约性，表明了中西医结合只是一种主观愿望，它不符合我国中西医学发展的目前实际。即使我国中西医将来有可能结合，那也是几十年以后的事，欲速则不达！

有些人把毛泽东主席生前构想的"把中医中药的知识和西医西药的知识结合起来，创造中国统一的新医学新药学"具有辩证思维的"中西医有机结合"，篡改成把"中医药学内容"和"西医药学内容"毫无内在联系的拼凑在一起，大搞"中西凑合论"。影响所及，造成了中医药学理论体系的支离破碎，中药理论的日渐异化和广大患者对中医的信任危机，正如楼宇烈先生指出的："近年来很多所谓'中西医结合'实际结果却是在用西医瓦解中医……"（见《光明日报》2007年3月20日第12版），使中医药事业在表面繁荣的景象中失去了自己的灵魂，有其名无其实，全国大多数中医院不姓"中"，大多数中医人员"西医化"，比较普遍地得了"失语症"，没有自己的学术，没有自己的思想，没有自己的语言。中医药"简"、"便"、"廉"、"验"的特色在消退，医患情感的亲密融洽在断裂，而"中药加西药"这种篡改了的"中西医结合"，在市场经济条件下，得到了广大临床医生的认同，从而成为患者看病贵、看病难的原因之一。

众所周知，中医、西医，是截然不同的两个理论体系，分别属于东西方文化范畴，各有自己的文化特征。西医的东西照搬过来，未必都有助于中医，中医的东西照搬过去，也未必完全有用于西医。"中医落后论"认为"如果一个取得执业医师资格的人在临床实际工作中，连最普通的体温表、听诊器、血压计等医学常用设备都不能使用，最常规的血尿便检验数据都看不懂，中医诊疗水平也就很难提高。"以西医为标准，撇开中医整体和辨证施治的需要来评论中医诊疗水平的高低，是不对的！检测诊断是为治疗服务的，这里且举病人"发热"为例，中医传统方法是以触诊测知其体温为微热，为高热，与体温计测量体温为38℃、39℃、40℃都有客观指标者不同。虽然体温计测量体温的精确度高一些，但它无助于中医治疗的用药，中医治病没有哪一味药或哪个药方是退38℃热的？没有哪一味药或哪个药方是退39℃热的？没有哪一味药或哪个药方是退40℃热的。中医治病是整体观，是从全身思考的。简略地说，如体温高"发热"，则要看其"发热"与"恶寒"是同时存在？还是交替出现而为寒热往来？抑是"只发热，不恶寒"？或再兼"头痛"或"无头痛"，治疗是不一样的，此所谓"辨证施治"者也。听诊器检测结果的中医治疗亦然。中药里找不出哪味中药或哪个药方，是专门消除听诊的"干性啰音"或"湿性啰音"抑或是"奔马音"的。事实上，把西医检测手段照搬到中医里来，让中医按西医检测结果施治，绝对不会有好疗效的，这已为无数事实所证明。本来，人们看到我国中医药学术日渐萎缩感到痛心，建议政府在内地也仿效我国香港、台湾地区一样采取分业制，容许"中医临床工作者一心一意研究中医，努力提高了中医水平"，发展中医。这应该受到欢迎！我2003年4月28日写给吴仪副总理的信中也提出了同样建议："在临床医疗过程中，要严格中西医的界限，明确中医不能滥开西药处方，西医也不得滥开中药处方，清理医疗中的药物混用状态，减少药害和杜绝浪费"。说实话，早在30年前的1976年，我为岳美中老先生创办的培养高级中医人才的"中医研究班"讲课时，就提出过"我们必须在祖国医学的基本理论指导下，在临床工作中，利用现代科学的检查方法，如听诊器、血压计、心电图、扫描计、超声波、脑电图、X线以及各种化验检查等，还有今天的CT、磁共振等，积累新的资料，找出新的规律，为祖国医学的辨证施治服务，从而发展祖国医学的辨证施治"（见《中医专题讲座资料汇编》第一集，1977年7月20日全国中医研究班编制）。应该明白，现代科学检测手段，对中医来说，它是一把"双刃剑"，用得好，把它纳入辨证施治中动态利用，有创新，它可以促进中医药学的发展；如用得不好，把西医照搬过来，静态利用，和从前一样让西医已有结论牵着鼻子走，疗效不高，而只会渐归于衰败。这正是"中医落后论"者指引的前几十年走过的一条道路，绝对不能再走！

《论语·子路》说："子曰：必也正名乎，……名不正则言不顺，言不顺则事不成"，《春秋繁露·深察名号》说："名生于真，非其真弗以为名。名者，圣人之所以真物也，名之为言真也"。是"名"乃表明事物的"真实"，故常言要"名实相副"。毛泽东主席生前对我国医学发展提出的"把中医中药的知识和西医西药的知识结合起来，创造我国统一的新医学新药学"的构想，虽然不符合我国中、西医学发展客观规律的实际，努力了半个世纪而未能取得较理想的成果，但是这个构想的本身要求创造出一个统一理论体系的中西医结合新的医药学，则是具有辨证思维的。然而，"中医落后论"者在民族虚无主义思想支配下，别有用心地撇开了"把中医中药的知识和西医西药的知识结合起来，创造中国统一的新医学新药学"等文，只提出一个含义十分不清的"中西医结合"模糊概念，导致了"中西医结合"的名实混乱。《吕氏春秋·先识览·正名》说："凡乱者，刑（形）名不当也"是其义。"中医落后论"一方面把"中西医结合"篡改为"中西凑合论"，另一方面认为"中西医结合"是帮助中医"提高"、推动中医"发展"的，也不容人们对"中西医结合"工作的质疑和讨论。本来，在我国目前中西医学治疗水平的基础上，根据某些病情需要，中西医配合采用中西两法治病，是完全可以的，有益的。如果在临床医疗中，不管病情怎样，概为"中西医结合"而"中西医结合"，创造医院的经济效益，则是错误的。它浪费了我国医疗资源，增加了病人的用药痛苦和经济负担，搅乱了我国"中西医结合"的定义，冲击了中医药学理论体系和辩证思维，危害了我国民族的中医药文化，是绝对应该揭露而给以澄清的。"中西凑合论"可以休矣！

提案倡议

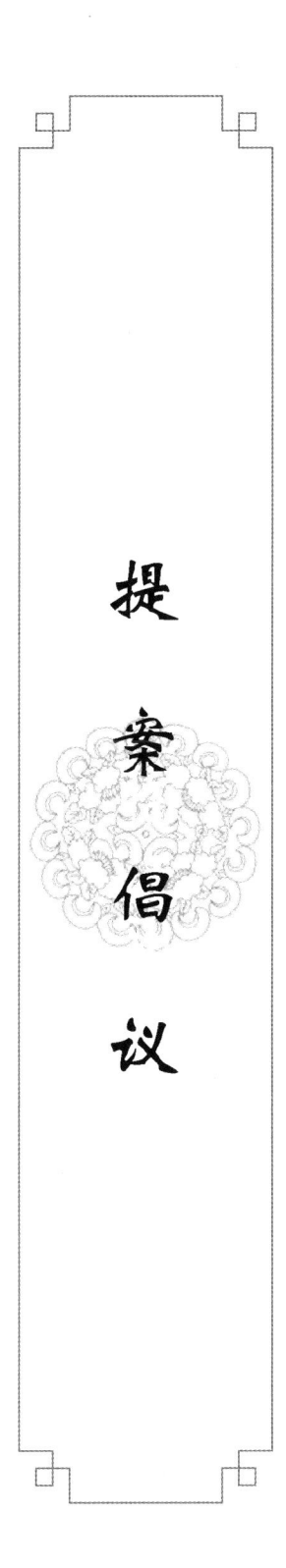

本篇收录国医大师李今庸早年一些文章，可以窥见出李老先生对中医、中药的教育与发展非常关注，其言谈之间，非常关心山区人们疾苦，体察民情，其有些建议是在当时我国中医体制还不太完善下的建言，在特殊年代，有很明显的时代特征，虽与现在不太匹配，但为了保留老一代中医学家成长及思想过程，保持原貌，以备为中医后学了解中医发展历程。

中药应归中医一起，以利于中医药之发展

中药材之种植、收购由基层供销部门主管；中药材之集中、加工以及销售由药材公司主管；生产成药的工厂分属医药局、燃化局主管；用药单位则属卫生部门主管。中医、中药若严重脱节，则会致中药不能适应中医临床工作的需要，中药短缺，质量低劣，会严重影响中医疗效、妨碍中医事业的发展。应将中药机构与中医归在一起以改变中医中药脱节的局面。

[1984年3月，提案编号（88）]

对开发鄂西"天然药库"的几点看法

我随省政协组织的赴鄂西自治州参观调查组一起，在9月8日到达该州，并先后下到该州的恩施市及咸丰、利川两县，20日我又返到州里，至28日回武汉，共20天。在这期间，通过州、市、县领导同志们的介绍，我又参加了鄂西自治州中医学会的成立暨学术交流会，参加了州政协召开的中医座谈会，从而了解到很多情况，学到了不少东西，受到了很大启发，确实感受很深。

鄂西在全国来说，它是一个"老、少、山、穷"的地方，而在湖北来说，它更具有了"老、少、山、边、穷"的特点。现在建立了鄂西自治州，已经提出了开发鄂西的号召，各方面正在对鄂西进行考察，寻找开发路子。这里我从中药学的角度提出几点自己的看法，供有关领导部门参考。

鄂西盛产中药材，这是我们素来就知道的。但据这次介绍，鄂西出产的药材品种，竟达2200多种，比《本草纲目》中收载的1892种还多300多种。其中常用药如黄连、天麻、贝母、厚朴、党参、当归、杜仲等，也有200多种（据20世纪50年代的全国调查结果，全国常用药只有300多种），尤其板桥党参、石灰窑当归更是具有优质优量。由于鄂西的地理环境和气候条件，出产还有所谓"头顶一颗珠"、"江边一碗水"、"白三七"、"小蛇参"等草药。虽然至今尚未被中医所采用，但在草医治病用药中却享有很高声誉。这就表明了鄂西素有"天然药库"之称，绝不是偶然的。这一点，至少对湖北省的各地来说，它具有不可忽视的优势。事实上，就是对其他很多省份来说，它也是具有自己的一定优势的。

然由于当时全国不太重视中医的影响和对中药材管理体制的问题，鄂西的中药材这个优势，没有得到正确对待，从而也就没有能够得到很好的发挥。

从纯商品角度对待中药，只靠药厂生产中成药去出售赚钱，忘记了中药之所以能治病是要在靠中医理论指导下的正确使用才能奏效的这一客观事实，而只想简单的叫人按"仿单说明"去用药治病，药效是不能很好发挥而疗效，是不会理想的。病人吃药无效，就不会再买这药去治病，因而必然要出现中成药销售量下降的情况。这次鄂西举办"中成药中药材展览"的原因，就是一个很好的说明。如果只办这种展览，我认为它固然可以提高药品销售量于一时，但它是不能根本解决问题的。

鄂西目前状况给人的印象是，只重视中药材而忽视中医，结果中药材也未抓好，就是说没有能够很好发挥中药材这个优势的应有作用。中医被忽视是有不少表现的，例如：

（1）巴东县中医医院兴建的医院病房，在"文革"期间被县卫生局没收后归属给县人民医院。

(2) 州中医医院住院病人的用药，西药竟占70%，而中药只占30%。

(3) 州中草药研究所人员不足，无编制，无基地，无设备，无法开展工作，有名无实。

(4) 恩施医专的中医学生的数量比西医学生的数量相差不太远，而教师数量的比例却相差很远，用于中医教学经费就更少。

(5) 州卫生局没有中医专业人员参加领导班子进行行政管理。有些中医医院也没有按中医政策和中央"干部四化"方针的要求，安排中医专业人员当院长，而是西医专业人员。

(6) 中医药人员严重缺术，没有措施帮助其提高业务水平。

(7) 中医医院的投资少，设备简陋，资金不足，房子条件差，不能很好收治病人。

(8) 对普通药材不收购，使许多中药材长期缺货，而有供应的药材价格又昂贵，群众吃不起。

上述几点表明，鄂西本身在医疗中就未能很好发挥中药材这个优势的作用。

要发挥鄂西"天然药库"里中药材这个优势，我认为必须中医药全面考虑，统一计划，因此，特提出如下建议：

(1) 加强对中医医院的领导和投资，发展中医医院的事业，提高现有中医药人员的业务水平，提高医疗质量，以便在本地大力和正确发挥中药作用，减少买西药的资金外流。

(2) 经常开展学术活动，进行经验交流，创办各种中医中药进修班、短期班，邀请州内外中医界专家学者进行讲学。

(3) 积极建设好中草药研究所，下面可设：①临床实验基地：可以创造自己的附属医疗机构，也可以与中医医院挂钩，以便在根据辨证施治普遍治疗病人的基础上，有选择地对某些单方、验方进行临床验证，确定疗效，对确有疗效的加工生产，进行推广，也可以对某些疾病的防治进行研究。②药物种植实验基地：拨给适当土地，配备一定的科技人员和药物栽培技术工人，以便对已经临床验证、确定疗效的某些产于高山地区的中草药，进行栽培种植研究，变野生为家种，扩大药源，以保证该药在推广后的需要。③药理药化实验研究室：以便对有效药物进行药理研究和药物化学分析，在条件不足时，这项建设可缓一步进行。

(4) 加速人才培养：上述提高医疗水平，正确使用中药，充分发挥中药疗效，验证药方疗效，正确推广使用，都需要高级中医专业人员来做，这就必须加速中医高级人才的培养，因而有必要在鄂西大学内创办中医系、中药系，以培养本地高级中医药人才。然鉴于我国28年中医教育的经验，中医教育不能附在西医教育下，必须独立发展，而创办中医系、中药系的师资来源，可从三个方面考虑解决：①恩施医专原有中医教师；②在州内抽调中医学院早期本科毕业的医师加以师资培养；③向州外招聘中医师资或聘请必要的兼职中医教授、讲师。

(5) 卫生行政领导部门应吸收中医参加行政管理工作。中医的医疗、教学、科研等机构，坚决按照中央"干部四化"方针和中医政策的要求，提拔有专业基础和组织能力的中医药人员当领导，以保持和发扬中医特色，从而达到真正发挥鄂西"天然药库"的中药材优势。

(6) 改革不合理的中药材管理体制。目前可首先调整中药材价格，计划中药的生产——采集和种植，改进中药材的收购保管和销售工作，以保证药源的充足、药材的质量和销售的合理，再进一步改革中药材的管理体制，使医药合家，而改变中医、中药长期分家脱节的不合理状况。

(1984年9月)

省政协医药卫生组赴郧阳地区中医药情况的调查报告

为了发展大好形势，为"四化"建设服务，我们医药卫生组同妇女组、工商经济组一起，由省政协副主席周泳曾率领，于10月26日清晨到达郧阳。从当天起至11月1日，我们医药卫生组在郧阳地区、十堰市、第二汽车制造厂进行了讲学、调查和参观活动。通过现场了解、召开座谈会和个别交谈等方式，对郧阳地区的中医药情况进行了初步调查，调查中，省政协副主席周泳曾同志亲自参加了部分座谈会，并作了指导，现将调查情况报告如下：

新中国成立以来，郧阳地区的中医药事业有了较大发展，特别是十一届三中全会以来发展更快。但是由于长期以来一些错误导向影响，尤其是10年动乱对中医药事业的摧残，使得该地区中医药事业的发展受到了极大的影响，致使当前的中医药机构和工作不能适应医学科学的发展和广大人民群众的需要，还存在着不少亟待解决的问题，这些问题主要是：

1. 中医药队伍素质差，"乏术"而又缺少学习提高的机会　目前各县的老中医越来越少，不少的县还没有，郧县"文革"前有老中医30名，现在1名也没有，房县"文革"前有老中医10余名，现在只剩1人。中医主治医师则更少，不少的县还是空白，如竹溪、郧县均没有主治医师。现有的中医人员中，除少数外，大多数没有学习提高的机会，因此业务水平的提高受到了限制。座谈中大家一致要求中医能有一个进修提高的机会，房县中医师何良由说："西医有到各处进修的，中医没有，我建议今后多办各种类型的提高班，让我们能有机会学习。"均县县医院的代表反映，他们医院西医经常外出进修，甚至出现了名额无人愿去的情况，而中医从无学习机会，这一次上面分来两个进修名额，通过争取才同意去一个进修。中药队伍的状况更为严重，老药师逐年减少，新药工又多是外行，部分人不安心本职工作，更没有学习提高的可能。

2. 中药材的管理制度不合理，医药分家使药材的质量得不到保证　首先，药材公司对中药材实行统购统销，各医院没有自主权，一有缺药不能自行外购，使得本地区出产的某些常用药，如桑叶、金银花、茅根、野菊花、黄连等也经常缺货；其次，中药材自行加工饮片，其中有些药物的加工不符合《中国药典》的规定，质量低劣，影响了医疗质量的提高，还有的中药材售药时硬性搭配一些消费性商品，如均县便曾经搭配过保温瓶、痱子水、珍珠霜等，致使药价昂贵，加重了病人和国家的负担。

3. 中医药者的工作条件较差　综合医院中医科的病床少，郧阳地区人民医院全院有床位近300张，而中医只有7张，中药的条件更差，多数在简易房间里工作，如市人民医院的中药制剂室便设在临时搭的棚子里。

4. 自学成才的中老年中医药人员的职称、待遇没有得到合理解决　第一，在晋升中因强调学历，而使得部分医龄较长又有真才实学的中医药工作者失去了晋升机会，如郧县张大华从1951年学医到现在，仍没有参加晋升主治医师的资格。第二，地区在改善知识分子待遇的文件中，以学历划杠，这样使得取得了相应职称的中医药人员不能获得同样的待遇，影响了他们积极性的发挥。第三，对已出师的学徒（指经上级批准，履行正式手续者），没有及时转正和授予相应的职称，如郧县的14名学徒均未转正和授予相应的职称；竹溪县还有签订了正式师徒合同，经上级主管部门批准的五年制出师的学徒，至今也没有转正和授予职称。

5. 对部分中医院校毕业生的使用不合理　有的"文革"前的毕业生还在最基层，如湖北中医学院的姜义忠至今仍在公社卫生院，影响了积极性的发挥。

通过这次调查，我们认为中医事业当前的确存在着一个振兴和发展的问题，需要引起各级领导的高度重视。为此，特提出如下建议：

1. 加强中药材的管理 由于中药直接关系着人民的身体健康，因此建议各级有关部门加强中药材的管理，保证中药饮片的质量，允许医疗单位自行采购缺药，杜绝硬性搭配商品等现象。

2. 重视中医药人员的学习提高工作，解决中医药的"乏术"问题 各级卫生行政部门应当把现在中医药人员的进修提高工作纳入议事日程，列出计划，分别不同程度，采取多种形式进行培训提高。其方法主要可以考虑：①各级大力开展中医药方面的学术活动，促进学术交流；②各级卫生部门分别举办不同程度的专科培训班；③各级医院开展并改进临床进修工作，要对进修生切实做到有计划、有指导，保证进修质量。

3. 集中优势 建议将"文革"前中医院校毕业生和部分名老中医集中到地、县一级中医院或综合医院中医科工作，以便更好地发挥他们的作用。

4. 改革晋升制度 建议在晋升职称的工作恢复以后，根据中医药界的实际情况，制定实施细则，不要过分地强调学历，应根据其实际专业水平，对他们授予相当的职称，并给予同等待遇。对已出师的中医药学徒进行考试，根据考试成绩授予相应的职称。

5. 提高中药剂人员的待遇 除了对他们授予相应的职称外，还应该提高他们的政治、生活、特别是工资待遇，可以考虑跟护士一样，由上面制定细则，下达文件执行。

6. 加强中医院的建设和投资 中医医院的建设应当有一个长远规划，对其建设、设备的经费要给予必要的保证，并列入预算计划。

（1984 年 11 月）

关于发挥我省中药材优势，帮助贫困地区脱贫致富的建议

我省地处中原，气候适宜，地理环境优异，颇利于中药材的生长，据了解，全省共产中药达2000多种，其中茯苓、黄连、当归、党参、贝母、天麻、独活、麝香等行销国内外，久享盛名。而闻名世界的《本草纲目》一书，就是在这一环境条件下写出的。中药材的品种之多，产量之大，实是我省的一大优势，尤其是鄂西山区更有"天然药库"之称。发挥这一优势，不仅将对我国人民的健康事业作出贡献，而且对于帮助贫困地区脱贫致富和为国家创取外汇也不失为一个门路。

然而中药材的生产、贮藏和加工都有着比较严格的要求，如不按其要求办理，其药用效果就会降低，甚至发霉生虫而变质，以致完全失去其治病作用。这就要求具有一定专业知识的人员来做这项工作，才能把它做好。但由于多年来对中药材和中药人员存在的一些偏见，加之中药工作的劳动强度大，以致中药工作无人愿做，中药人员不安心，从而在全国范围内，中药工作出现了严重的后继乏人，后继乏术的局面，这就不可避免地使中药材出现品种短缺，数量不足，质量下降和以劣充优，以假乱真的现象，影响了疾病治疗，在我省也阻碍了我省中药材优势的正常发挥。为了发挥我省中药材资源优势，让贫困地区早日脱贫致富，除普及中医药知识和针灸、按摩、骨伤等医疗技术保护劳动生产力外，必须大力培养各类中药工作人员。为此，特提出如下建议：

（1）举办中药生产培训班。把在乡初中毕业生集中一部分加以短期培训，在群众中普及中药生产知识和技能，通过理论联系实际的学习，以培养其对中药材的识别、种植、养殖、采集、初加工和贮藏等知识，为大力开展中药材生产创造必要的条件。

（2）举办中药炮制培训班。招收各医院中药房的青年药工进行继续教育，以提高现有中药

人员的素质，培养其对初加工后中药识别、炮制和熬制膏、丹、丸、散等技术以及中药性味和作用的知识，适应中药工作的需要，保证中医治病的疗效。同时，也可有选择地吸收在乡初中生参加学习，以便在乡镇开办中药加工企业。

（3）创办中药学院，或改革中医学院中药专业的教育制度（实行半工半读）、培养方向、课程设置、教学方法、分配制度等，以培养真正的名副其实的高级中药人才（教学计划另拟）。

（1986 年 3 月）

建议筹备召开纪念李时珍逝世四百周年国际学术研讨会

李时珍是我国古代伟大的科学家和医药学家。他殚 30 年精力写成的《本草纲目》一书，被译成英、法、德、日、俄、朝鲜、拉丁等七国文字在世界广为流传，对中草药学、生物学、矿产学、植物分类学等多学科作出了卓越的贡献，赢得了世界人民的尊敬。李时珍画像早已嵌镶在苏联莫斯科大学廊壁上，中国科学技术协会计划在我国为李时珍塑像。日本关西大学教授、科技史学家宫下三郎先生和药学博士大盐春治先生在 1986 年专程来我省蕲州拜谒李时珍墓；之后，英国研究中国科学技术史专家李约瑟先生和他的秘书鲁桂珍女士也专程来我省蕲春访问了李时珍故乡。据说李约瑟先生撰写《中国科学技术史》第十五卷为植物，其内容将主要采自《本草纲目》一书。

1983 年我省曾召开过纪念李时珍逝世 390 周年的全国性学术会议，在全国影响较好。1993 年李时珍逝世 400 周年，理应根据我国改革开放形势的发展，召开一次国际性的隆重纪念大会。它的意义在于：第一，继承发扬李时珍学术及其学术思想，为我国四化建设服务；第二，激励我国科技人员学习李时珍热爱科学、勇于实践、求实创新精神以及其坚韧不拔的毅力，从而振奋精神，投入"科技兴国"中去；第三，通过会议交流，与港澳台同胞和海外侨胞增进了解，广交朋友，有利于祖国统一事业；第四，扩大我省影响，提高我省在世界各国的知名度，以促进我省旅游事业和改革开放的发展；第五，有利于提高人民群众特别是青年人的民族自信心，是一次爱国主义教育。为此，我特建议：

（1）在 1993 年适当时候，召开一次国际性纪念李时珍逝世 400 周年的学术会议。

（2）会议规模为 200 人左右，会议地点应在蕲春。武汉设中转站。

（3）成立纪念李时珍逝世 400 周年筹备委员会。由省政府挂帅，省科学技术协会、省中医学会、湖北中医学院、湖北省中医药研究院、省卫生厅、文化厅、医药局、旅游局、省农工民主党以及蕲春县政府等单位组成。筹备会设主任委员一人，由正副省长一人兼任，副主任委员 2～3 人，委员若干人。

（4）筹委会下设办公室，为办事机构，负责筹备工作的具体事宜。设主任一人，副主任 1～2 人。办公室设在省科学技术协会或卫生厅学会办公室内。

（5）根据筹备工作和大会需要，办公室下设若干小组：①秘书组，负责文件起草和大会的组织安排。②材料组，负责征集论文、组织审稿、论文装册和安排会议发言（指论文宣读）。③联络组，负责各方面的联系工作和会后外国朋友及港澳台同胞、海外侨胞的旅游组织安排。

（1991 年 7 月）

中国医药学对人类的伟大贡献

中国医药学，是研究人类生命现象和病理现象的一个知识体系，是我国各族人民几千年来同疾病作斗争的经验总结。中国医药学具有独特的、系统的理论，这种理论是经过历代医药学家防病治病的实践，总结了群众的智慧，不断丰富、发展起来的。它不仅是我国宝贵文化遗产的重要组成部分，对我国各民族的生存和发展作出了巨大贡献，深得群众的依赖；而且是我国现阶段医药卫生事业的一支重要力量。因此，怎样对待中医药学，如何继承和发展中医药学，使之更好地在人民保健事业中发挥其重要作用，为人民健康事业作出更大的贡献，是当前卫生工作中必须重视的一个重大问题。

根据历史唯物主义和辩证唯物主义的认识，自从有了人类，就有了医疗活动。人类在长期的生产和生活实践中创造了医学，但人类生活在不同的地理环境中，其医学也就有着各自的特点。如被称为四大文明古国的中国、印度、埃及、巴比伦，都有各自民族的传统医学。随着历史的演变，科学的进步，有的已经全部消亡，有的已经大部分淘汰，唯独中国的传统医学，却屹立于世界医林，始终立于不败之地。尤其是近些年来，中医药学越来越引起世界各国的重视，以致在不少国家出现了"中医热"，信服中医药，派专家、学者、留学生来我国考察学习，成立各种专门机构从事中医药的研究。这不仅说明中国医药学已经为人类健康事业作出了卓越贡献，赢得了世界人民的信服，而且显示了中医药学的科学性及其现实意义。

中医药已经有几千年的历史。100多年前，西方医学传入我国，中医药曾经遭到非议和歧视。1929年，国民党政府下令取消中医。中医药的发展虽然受到了阻碍，但它始终没有被窒息、被消灭，其根本原因就在于它并非封建迷信的邪说，而是一门防病治病的科学。鉴于中国医药学是一门防病治病的科学，对中华民族的繁衍昌盛有着巨大的贡献，党中央因此很重视中医药学的继承和发展。早在1949年，毛泽东主席就说过："必须很好地团结中医，提高技术，搞好中医工作，发挥中医力量。"其后，毛泽东主席又指出："中国医药学是一个伟大的宝库，应当努力发掘，加以提高。"并号召"西医学习中医"。党中央还制定了一系列发展中医药学的政策。在党的中医政策指引下，新中国成立30多年来，中医药学得到了大力扶持和发展，中医事业出现了崭新的局面，中医院校和中医医疗、科研机构相继建立，中医药人员进入国家医疗卫生单位，培养和造就了大批中医药人才，中医事业有了较大发展，取得了很大成绩。但一些历史原因，对中医工作的很多重要指示没有得到贯彻。党的十一届三中全会以后，中医事业得到了恢复和发展，重申了党的中医政策，并强调要为中医的发展与提高创造良好的物质条件，特别是新宪法写进了发展我国传统医药的内容。赵紫阳总理还强调指出："要大力加强医疗卫生事业，在发展现代医药的同时，要注意发展我国传统医药，克服忽视祖国医药宝库的现象。"胡耀邦总书记在给杭州胡庆余堂制药厂题词说："中医中药是门科学，门门科学都无止境。"这一切都说明党中央对中医药学在保障人民健康中所起的重要作用是多么的重视。

中国医药学历史悠久，源远流长，早在3000多年前，商代的甲骨文就有关于疾病的记载。在殷墟出土的甲骨文中，载有疾病内容的就有323片，415辞，包括20余种疾病的名称，如疾首（头病）、疾目（目病）、疾耳（耳病）、疾自（鼻病）、疾齿（齿病）、疾腹（腹病）、疾止（足病）、病子（小儿病）、疾育（产科病）等，大部分是按人体部位来区分的；有些疾病还能根据其主要特征，给以专门的命名，如疟、疥、蛊、龋等。其中关于"龋齿"的记录，比埃及、印度、希腊等国的类似记载早700～1000年，这是我国古代人民对世界医学所作的重大贡献。

在西周时期，我国医师就开始了分科，出现了食医（饮食营养）、疾医（相当于内科）和疡医（相当于外科）等分科医生。《周礼》一书中还载有"春时有痟首疾，夏时有痒疥疾，秋时有疟寒疾，冬时有嗽上气疾"等内容，说明当时已初步认识到季节、气候的变化及某些地区特殊的自然条件与人体健康、疾病有着密切关系。《周礼》中还说："以五味、五谷、五药养其病"，"凡疗疡，以五毒攻之，以五谷养之，以五药疗之，以五味节之"。所谓"五药"，就是当时对于多种药物的初步分类归纳，说明当时已积累了一定的药物知识。

春秋战国时期，随着农业、手工业的巨大发展，医学也发展到了一个相当高的水平，秦国名医医和创立了"六气致病说"，用"阴、阳、风、雨、晦、明"六气来解释各种疾病的原因，排斥了"鬼神致病"的迷信。尤其是《黄帝内经》一书的问世，标志着我国医学发展到了一个新的阶段。这部巨著包括摄生防病、人与自然、藏象、经络、病因、病机、诊法、治则、中药、方剂和针灸、按摩等多方面的论述，多达162篇，奠定了中医药学的理论基础。

迄至汉代，张仲景《伤寒杂病论》的成书，标志着临床治疗学的成熟、辨证论治原则的确立和中医药理论体系的进一步完善。著名医学家华佗使用麻沸散进行全身麻醉，进行剖腹外科手术，则是世界医学史上一个了不起的创造。华佗还发明了模仿虎、鹿、熊、猿、鸟等动作的健身操——"五禽之戏"，提出了把体育与卫生结合起来的科学防病思想，这在世界上也是首创。

三国时期，我国最早的药物学专著——《神农本草经》的问世，显示了药物学的巨大发展。该书总结了三国以前的药物知识，记述了365种药物的生长环境和治疗作用，其中关于黄连治痢、常山截疟、麻黄治喘、海藻疗瘿瘤等记述，不仅在临床上确有实效，而且是世界药物学上的最早记载。

医学发展至两晋南北朝时期，对疾病的认识、新药的发现、脉学的完善等方面更有进步，魏晋著名医学家王叔和，搜集了有关脉学的资料，采撷各家之说，并结合自己的临床经验，著成《脉经》十卷，确立了寸口诊脉法，分寸、关、尺三部分，分主五脏六腑，解决了寸口切脉的关键问题，推进了独取寸口诊脉法的临床普遍应用。晋代葛洪著成《肘后方》，书中突出之点，是对某些传染病的认识达到很高水平，如所述"虏疮"，是世界上对天花的最早记录；所采用狂犬脑髓趁热敷治被狂犬咬伤者的伤口的方法，这在当时取得了一定的效果，后来法国的巴斯德在19世纪研究了狂犬的脑髓，才知道狂犬病毒几乎都聚集在脑神经组织里，用这种带有病源微生物的动物组织来治疗，可以说是现代免疫法的先驱。南北朝时期，陶弘景编撰成《本草经集注》，收集药物730种，这是继《神农本草经》之后，对药物学的又一次整理提高。

到了隋唐时期，对疾病的病因病理的探讨取得了相当大的成就，方药学也有很大发展。隋朝巢元方所著的《诸病源候论》一书，系我国第一部病因病理学专著，该书最大的贡献是对疾病的记载广泛而详确，对病源的认识也进行了新的理论探索，如"瘟病候"中，认为某些传染病，是由外界有害物质因素"乖戾之气"所引起的，这些物质还能"多相染易"，并且可以服药预防。这对后世温病学说的形成和发展有着重要影响。唐朝政府令长孙无忌、李勣等主持编修的《新修本草》，载录药物844种，具有较高的学术水平和科学价值，是最早由国家颁行的药典，比欧洲著名的纽伦堡药典早八百多年。唐朝的太医署，则是世界上最早的医学院。此外，还有孙思邈的《千金要方》、《千金翼方》及王焘的《外台秘要》等方书问世，使伤寒学及方药学的发展达到了一个新的水平。尤其是孙思邈在防治营养缺乏性疾病方面有突出成就，如认为瘿病（主要指甲状腺肿一类疾病）与人们久居山区，长期饮用一种不好的水有密切关系，劝告人们不要久居这些地方；再如雀目（夜盲），他总结群众的经验，用动物肝脏作为药物进行治疗。近代科学证实，动物肝脏含维生素A，对防治夜盲症，确有裨益。

宋元时期，医药学有了继续发展，尤其是宋王朝对医学事业和医疗设施较前代更为重视，国家成立了世界上最早成立的国家卫生出版局——校正医书局，校正《黄帝内经》以下直至唐代的许多医学著作，并由国家出版发行，经过这次大规模的校正，中医古籍都有了较正确的标准本，这一工作对后世医学的发展产生了十分积极的作用。宋政府还诏令太医裴宗元、提举措置药局陈师文等将官药局所收医方加以校订，编成《和剂局方》，后经多次增补，于1151年经许洪校订，定名为《太平惠民和剂局方》颁行全国，成为世界最早的国家药局方之一。其他如《圣济总录》、《妇人大全良方》、《小儿药证直诀》、《针灸资生经》等书的问世，丰富和发展了内科、妇科、儿科、针灸等学科的内容。尤其是宋慈的《洗冤集录》一书，是世界最早的法医学名著，比欧洲最早的法医学著作早了350多年。此外，大约在公元11世纪，我国就开始应用"人痘接种术"来预防天花，成为天花预防接种的最先发明者。及至金元，我国医学界的学术争鸣，有力地推动了医学的发展。以刘完素为代表的寒凉派，认为伤寒病出现的各种证候，多与火热有关，强调"六气皆从火化"，主张寒凉以治火热；以张从正为代表的攻下派，认为病因邪生，正因邪伤，"邪去而元气自复"，主张攻邪以存其正；以李东垣为代表的补土派，认为"内伤脾胃，百病由生"，主张补土以安四脏；以朱丹溪为代表的滋阴派，认为"阳常有余，阴常不足"，主张滋阴以制亢阳。他们的理论主张与临床实践，从各个不同角度发展了中医学理论，开创了医学发展的新局面，为明清时期医学的发展开辟了新径。

明清时期，温病学说的形成发展，使中医热病理论日趋完善。吴又可著《温疫论》，创立"戾气"学说，认为疫病是由"戾气"引起，突破了古代医家对疫病病因所持的时气说、伏气说、瘴气说及百病皆生于六气的论点，在传染病发展史上，写下了极为重要的篇章。其后，叶天士、吴鞠通、王孟英、薛生白等医学家的著作及其学说，都为温病学发展作出了重要贡献，从而使中医药学对外感热病的理论、诊断与防治等，向着更为完善的方向继续发展。在药物学方面，李时珍编写了药物学巨著《本草纲目》，不仅丰富了我国中医药的内容，而且对植物学、动物学等学科的发展作出了杰出的贡献。

中华人民共和国成立后，党和政府高度重视发展中医学，制定了正确的方针政策，中医药事业得到逐步发展。党的十一届三中全会以后，制定了中医、西医、中西医结合三支力量都要发展、长期并存的方针，采取了一系列落实中医政策的有效措施，为中医的发展与提高创造了良好条件。中医药事业经过恢复、整顿，已走上健康发展的轨道，中医药学在人民保健事业中起的作用也越来越显著，例如，应用中药治疗常见的急腹症，一部分病人不经过手术就可以把病治好，使病人免除了手术的痛苦。我国传统的针灸疗法和独创的针刺麻醉已传播到100多个国家和地区。中医药治疗肛肠疾患，疗效安全可靠，深受患者欢迎。应用小夹板局部外固定治疗骨折，有愈合时间快、功能恢复好、并发症少等优点。中医药对治疗许多慢性病有奇效，也为大量实践所证明。所有这些，都是有目共睹的事实，就不多讲了。

湖北是我国中南文化较发达的地区，从有史可稽的记载来看，自北宋以来，名医辈出，加之鄂西山区土地肥沃，林木茂密，药材丰富，因而，湖北对中医药学的发展有着较大的作用。

例如，北宋著名医家庞安常，就是蕲水（今浠水县）人，他生平著有《伤寒总病论》、《难经辨》、《主对集》、《本草补遗》。其《伤寒总病论》六卷，为我国古代研究《伤寒论》的早期重要著作之一，是抒发仲景未尽之意，补仲景未备之方，对伤寒学的发展做出了重要贡献。而且他医技精湛，医德高尚，为人治病，十愈八九，对远道来诊者，还留其住宿，亲视饮食药物，必待病愈之后，方让其归。病家以钱物相谢，他却分文不取，是我省古代德才兼备的名医之一。

举世闻名的明代著名医药学家李时珍，蕲州人，他生平著有《本草纲目》、《濒湖脉学》及《奇经八脉考》等书。尤其是《本草纲目》一书，历时30多年，阅书900多家，穷搜博采，三易其稿而成。书中收录药物1892种，附方11096首。它不仅丰富了中医药的内容，而且综合了大量的科学资料，在植物学、动物学、矿物学、物候学以及天文、气象等许多方面有着广泛的论述，对上述各方面都作出了重要贡献，丰富了世界科学宝库。因此，该书自1593年第一版刊行后，屡经再版，影响深远，并且很早就流传到朝鲜、日本等国，还先后被全译或节译成日本、朝鲜、拉丁、英、法、德等多种文字，在世界上广泛流传。李时珍医术高超，常挽危症，如楚王朱英噁的儿子患暴病不省人事，时珍用药很快就救活了，因此，时珍被楚王荐于朝，入太医院为医。任职一年便辞归故里，以治病人为己任。他品行端正，医德高尚，无论贵贱贫富，都是平等相待，从不炫耀自己，訾毁诸医。而对于那些贪誉功名的庸医，则深恶痛绝，严予抨击。因此，被后人赞之曰："李公份份，乐道遗荣"，"既智且仁"。

明代著名医学家万全，罗田人，他总结了父辈及自己的医疗经验，编撰成《万密斋医学全书》，全书计有 20 多种，现已收集到 33 册，120 余卷，计 100 多万字。万氏祖传三世名医，至密斋医术更精，当时被誉名"医圣"，是我国 16 世纪中叶的著名临床医学家之一，在我国医学史上以儿科、妇科、痘诊等享有盛名。他不慕名利，辗转深入民间为民治病，治病活人甚众，噪名于隆万年间，其书流传于荆、襄、闽、洛、吴、越等地，为我国的医学宝库增添了光彩。其书日本亦曾翻刻。

明末清初的知名医学家刘若金，潜江人，明代天启年间进士，官至大司寇。明朝末年，辞去官职，告老还乡。若金平生无书不读，而尤好轩歧之学。还乡隐居之后，更为博览医书，探赜返约，著成《本草述》一书，32 卷，载药 691 种，融会贯通了金元以来新发展的医药理论与旧本草之说，成为临床家所乐于参考的本草书之一。刘氏不仅精心研求医理，而且还注重临床实践。他治疗悉心，不计得失，贵贱愚智，皆同一等，医术精湛，因而医名大噪，求治者与日俱增，活人者不计其数。

清代知名医学家杨平阶，广济梅川人。杨氏少时习儒，后因科场屡不得志，便弃儒从医。杨氏之父少山公，业医五十余年，为当地方圆百十里之名医。杨氏深得家父亲授，使得家学续传；又因其勤奋研读，博学多才，医学造诣颇深。他结合前贤见解，汇集家传经验，参以自身 30 余年之临证心得，撰成《医学述要》一书，凡 33 册，36 卷，数十万言，其间涉及"医家四诊"，"医门八法"，藏象理论，临床各科及药物方剂等内容，所论颇有见地，说理甚为熨帖，既有前代医家经验，又有自己独特见解，乃是一部较有实用价值的医学全书。由于杨氏医术造诣较深，故其医名不胫而走，求治者络绎不绝。加之医德高尚，无论"道途之间，遇有疾病，见请便往，尽心力而治之"，且不计较得失故深受百姓称颂。

新中国成立后，我省名医亦不乏其人。如蒋玉伯早年在武汉创办国医专科学校，新中国成立后，执教于湖北中医学院，并任副院长，著有《中国药物学集成》等多种著作，他医术精湛，曾为中南局领导及国际友人治病，医德高尚，获得患者的好评。蒋树人亦执教于湖北中医学院，任副院长，知识渊博，医技高超，著有《伤寒论讲义》、《金匮要略讲义》、《方剂学讲义》等书，为中医事业的发展做出了很大贡献。孙惠卿发明梅花针疗法，名闻遐迩，后调北京工作，国家为其成立"孙惠卿梅花针疗法门诊部"，为中医学的发展，亦作出了较大贡献。杨济生擅长针灸，针术颇精，后调北京中医研究院工作，曾任该院"西学中班"班主任。冉雪峰在抗日战争时期，组织"湖北省中医战地后方服务团"，捐出多年的积蓄，为抗日战士和难民免费治病，在此期间，著有《国防中药学》、《大同药物学》、《大同方剂学》、《中风临证效方选注》及《大同生理学》等，还独资创办"湖北中医专门学校"，并任该校校长。1955 年调北京中医研究院工作，任中医研究院学术委员会主任，于建国十年大庆之时，又以《八法效方举隅》一书向党献礼，并于 80 高龄之际，撰写《冉注伤寒论》，这部书总结了他自己 60 年的临床经验，与仲景学说一脉相承，在理论和实践方面均有所发展，是一部珍贵的中医学文献。冉老医技精深，行医 70 年，从未挟技乘危，对待贫苦患者，不仅免费，而且赠药，品德之高，令人景仰不已。其他的知名医药学家还有杨树干、杨文川、单厚生、骆秦辉、尹性初、李南生、陶鹤峰、陆慕班、陆继韩、陆素余、何晓峰、黄寿人、张梦侬等，惜都先后去世，但都为中国医药学的继承和发展做出了一定的贡献。

历年来，我省的中医工作在省委的正确领导和支持下，贯彻执行党的中医政策取得了很大的成绩；特别是党的十一届三中全会以来，在中央（1978）56号文件精神的指引下，中医工作又有了新的发展。为了"四化"建设服务的需要，为了迅速推动中医工作，发挥传统医药的优势，省委提出振兴中医工作，并立即采取相应措施。这次大会的召开，就是振兴中医工作的一个标志。我们完全相信在省委和省人民政府的关怀支持下，我省中医工作必将进入一个崭新的阶段。

（1984年12月，在湖北省振兴中医大会上的发言）

中医药学的特色和优势亟待发扬

各位主席、各位委员：

毛泽东主席在《新民主主义论》一文中指出："中国的长期封建社会中，创造了灿烂的古代文化。清理古代文化的发展过程，剔除其封建性的糟粕，吸收其民主性的精华，是发展民族新文化提高民族自信心的必要条件。"江泽民总书记在庆祝中华人民共和国成立40周年大会上的讲话中又提出："要积极吸收我国历史文化和外国文化中的一切优秀成果，坚决摒弃一切封建的、资本主义的文化糟粕和精神垃圾。当前在这个问题上，要特别注意反对那种全盘否定中国传统文化的民族虚无主义和崇洋媚外思想"。因而，大力提倡和发展我国民族传统医药学"中医药学"，现在是时候了。

中医药学，是我们祖先在这块"历史悠久，地大物博，人口众多"的国土上通过长期实践创造出来的。它在保障我们民族繁衍昌盛的过程中，受到医疗实践的严格检验，并在这个严格检验过程中，得到了丰富和发展。它符合我国人民的医疗实践，是我们民族的一份宝贵财富。然而在旧中国，它却曾受到买办阶级的严重摧残，而处于十分艰难的境地。中华人民共和国建立后，党中央和中央人民政府非常重视我们民族的这份宝贵文化"中医药学"，制订了中医政策，颁发了许多有关文件，创建了中医学院、中医医院和中医研究机构，中医开始有了自己的教学、医疗、科研等活动阵地和培养后继人才的场所，中医药事业得到了发展。由于中医没有自己的行政管理机构，长期处于从属地位，发展十分缓慢。为此，1986年国务院成立了"国家中医管理局"，1988年又改为"国家中医药管理局"，加强对中医药工作的管理，中医药事业得到了新的发展。我省在党的中医政策照耀下，在省委、省政府的直接领导下，和全国一样，中医药工作也取得了可喜的成绩。但是，中医药事业所存在问题仍然相当严重：学、验、俱、丰的老中医及老药工逐年减少，现已寥若晨星，亟待抢救，而中医药后继人员的学术和经验上不去；中医药事业机构虽然建立了，而都是条件差，设备简陋，人员素质低；中医院校虽是年年招生，而报考中医院校的考生却一年一年地大幅度减少，在中医院校教学上又中西混杂，喧宾夺主，"一齐人辅之，众楚人咻之"，学生专业思想极不巩固；已出院校从事中医工作的中青年中医改行西医或用西医观点使用中药的很多，而在中医药事业获得真正成就的却很少；中医、中药的发展不同步，不配套，而表现出了互相脱节和难以协调等等。

近些年来，世界药源性疾病猛烈增加，数百种药物被禁止使用，这就显示了中医药学的无比优越性。中医药学正以自己的治疗效果和科学内容走向世界。现在世界上一些发达国家如法国、西德、意大利、英国、美国和苏联等都已开始对中医药学进行研究，尤其日本更是搞得热火朝天，他们狂言：20世纪是日本向中国学习中医药学，21世纪则是中国向日本学习中医药学。这不能不引起我们严重注意！我省是伟大医药学家李时珍的故乡，中医基础较好，药源十分丰富，理应为我国在世界保持中医药学领先地位作出贡献。这不只是有利于人民的保健事业，也是从一个侧面提高我们民族自信心和培养我们民族自豪感的必要条件。为此，特提出以下几点建议：

（1）迅速成立湖北省中医药管理局。我省自1984年召开了"振兴全省中医大会"以后，中医事业发展较快，各县都已建立了中医医院，急需加强管理与领导。这绝不是省卫生厅中医处所能胜任的，应该成立我省副厅级中医药管理局。经济、计划单列户头，直属省政府领导，以与国家中医药管理局相对应，跟上全国步伐，理顺中医药管理体制，确保我省中医药事业的独立发展，以适应"四化建设"和"改革开放"的需要。只有一块"牌子"而无实际内容的"中医药管理局"是无济于事的。

（2）增拨中医专项经费。我省中医各种事业机构创立的时间都很短，中医学院1959年创建，中医研究院和各县中医医院是在党的十一届三中全会以后才迅速建立起来。因而我省的中医教学、医疗、科研单位都是起步晚，规模小，底子薄，设备简陋，经费不足，人员素质差，管理不完善，步履很艰难，困难重重，发展十分缓慢。这就远远不能适应日益发展的人民保健事业和走向世界的需要，严重影响了中医药事业和中医药学术的发展。因此，应增拨必要的中医专项经费，确保中医药各项工作的顺利进行，发展中医药事业，并培养新型的即具有雄厚扎实的中医药学基础、掌握现代科学知识和技能、有科学研究能力的中医药高级人才，购置必要的先进设备，开展中医药系统研究，促进中医药学现代化。

（3）加强中医机构领导班子的建设。"政治路线确定之后，干部就是决定的因素。"中医机构创建的时间短，管理经验还很不足，应加强领导班子的建设，改变怀有严重学术偏见的人占据中医机构的领导岗位，严格按照中央"干部四化"的要求，选拔专业思想巩固、事业心强、踏实肯干、有开拓精神、政策观念强和有组织管理能力以及年富力强的真正的中医药人员加以任命，严防鱼目混珠，以确保中央有关中医药工作的方针政策能够贯彻落实。

（4）加强中医药业务管理，充分发挥中医药优势。我省中医药教学、医疗、科研等机构，是培养中医药后继人才、进行中医药科学研究、开展中医药临床医疗活动而发展中医药事业的主要场所，应充分体现中医药学特色，发挥中医药学优势，纠正中医药人员思想中的中西医药学术的混乱状态，正确发展中医药事业。因此，应采取强有力的行政措施和经济手段，明确规定其发展方向，提高其中医药人员的中医药学术水平和业务能力，并培养一些新型的高级中医药人才，实行以发展中医药事业、提高社会效益目标的人员优化组合，切实改变中医机构内中医药附属、人才平庸、质量一般、中医西医化的现象，以开创我省中医药事业的新局面。

（5）实行中医中药统一管理，发挥中医药学更大效用。中医中药是一对孪生兄弟，两者血肉相连，不可分割。只有中医，才能正确使用中药，也只有中药，才能使中医更广阔的发挥治病作用。在中医药学的发展史上，中医的不断发展，促进了中药内容的不断丰富和药效的充分发挥；而中药的不断发展，又促进了中医治病范围的不断扩大和疗效的不断提高。两者在长期为人民保健事业服务发展过程中，总是互相促进，同步发展。直到前些年，中医中药才人为的分开了，脱节了。现在中药材市场严重混乱，品种短缺，以假乱真，以劣充优，价格昂贵，降低了医疗效果和使许多病人"望药兴叹"，严重影响了中医药学在人民保健事业上作用的充分发挥和中医药事业的应有发展。因此，应坚决贯彻国务院1988年关于中医中药统一管理这一符合实际的正确决定，使中医中药密切结合，充分发挥中医药学作用，顺利开展中医药学的系统研究，让中医中药密切结合，充分发挥中医药学作用，顺利开展中医药学的系统研究，让中医中药得到同步振兴，共同发展。

（1990年4月，在湖北省政协六届三次会议上的发言）

发扬中医药学特色和优势，提高民族自信心和自豪感

毛泽东主席在《新民主主义论》一文中指出："中国的长期封建社会中，创造了灿烂的古代文化。清理古代文化的发展过程，剔除其封建性的糟粕，吸收其民主性的精华，是发展民族新文化提高民族自信心的必要条件。"江泽民总书记在庆祝中华人民共和国成立40周年大会上的讲话中提出："要积极吸收我国历史文化和外国文化中的一切优秀成果，坚决摒弃一切封建的、资本主义的文化糟粕和精神垃圾。当前在这个问题上，要特别注意反对那种全盘否定中国传统文化的民族虚无主义和崇洋媚外思想。"因而我们今天有必要提高对我国民族传统医药学"中医药学"的认识，以便消除人们对它的偏见，从而采取积极态度和正确、得力的实际有效措施，对它加以认真的继承，并进而发扬光大之。

辩证唯物主义的认识论告诉我们："实践的观点是辩证唯物论的认识论之第一的和基本的观点"，"一切真知都是从直接经验发源的。"我国历史悠久，地大物博，人口众多，为我国人们的社会实践创造经验和积累经验，准备了优越无比的条件。我们伟大民族的一份宝贵财富"中医药学"，就是在这个条件下产生和发展起来的。

早在原始社会里，先民们在生活生产活动中，为了保持健康，战胜疾病，在长期实践的基础上创造了"砭石疗法"、"灸焫疗法"、"药物疗法"以及"按摩"、"导引"和"气功"。在商代甲骨文里，开始用文字记载了"首疾"、"目疾"、"齿龋"和"蛊疾"等疾病，并记述了"治疗疾病"的情况。"殷"字的甲骨文，就是表明"医生手持针具为一大腹病人进行针刺治疗"的情状；《诗经》记载了"芣苢"（车前）、"莔"（贝母）、"堇"（乌头）、"蓷"（益母草）、"女萝"（菟丝）、"苓"（甘草）、"卷耳"（苍耳）、"茹藘"（茜草）、"果臝"（栝楼）、"苊"（葵）、"茨"（蒺藜）、"苕"（凌霄花）、"茑"（寄生）、"蕢"（泽泻）、"杞"（枸杞）、"伊威"（鼠妇）、"勺药"、"青蒿"、"桑槁"和"艾"等数十种药物名称和"虐"（疟疾）、"喑"、"痛"、"狂"、"瘁"、"疕"等疾病；《周易》记述了"眇"、"跛"、"夭"（伤额）、"（劓）"（伤鼻）、"折肱"、"疑疾"、"夷于左股"（伤左腿）以及"女性不孕"和"妇孕不育"等疾病，并指出了某些病"勿药有喜"，不治而自愈；《尚书·说命上篇》提出了治疗上"药弗瞑眩，厥疾不瘳"的论点。《春秋左氏传》记载了人体发病的"六气病因说"等。表明了我们古代医疗实践经验的逐渐积累和认识的逐渐提高。

《实践论》一文曾经强调指出："人类的生产活动是最基本的实践活动，是决定其他一切活动的东西。"我国历史发展到春秋时代，由于铸铁的出现，使我国古代农业、手工业和冶炼技术得到了巨大的发展，从而促进了我国古代各门自然科学的进步，医学也以前所未有的速度发展到一个新的阶段，因而战国后期就有了《黄帝内经》这一划时代的伟大医学巨著的问世。

《黄帝内经》一书，是我国古代医学家，在当时粗疏解剖的基础上，将其以前长期积累的医疗经验和生活经验以及零星的理论知识，采用当时先进哲学思想为指导加以总结、提高、升华，创造了中医药学系统理论，并记录了"九针"、"艾灸"、"药物"、"汤液"、"药酒"、"按摩"、"导引"、"行气"、"必齐"、"砭石"、"燔针"、"药熨"、"火焠"、"膏涂"、"洗浴"、"腹部放水"、"束扎肢端"、"手术摘除"以及"截肢"等治病方法，为中医药学以后的发展奠定了牢靠的基础。

上述情况表明，中医药学是我国古代劳动人民在长期与疾病作斗争中创造出来的，是我国古代劳动人民在长期与疾病作斗争的经验总结。它包含着我国人民与疾病作斗争的丰富经验和理论知识，具备比较完备系统而独立的理论体系，内容丰富多彩，是一个"伟大的宝库"。

中医药学理论体系，是由"阴阳学说"、"五行学说"、"藏象学说"、"经络学说"、"营卫气血学说"、"津液学说"、"神志学说"、"七情学说"、"六淫学说"和药物的"四气五味"、"升降浮沉"以及组方的"君臣佐使"、"大小缓急奇偶复"等所构成，并以具有古代朴素辩证法思想的"阴阳学说"和"五行学说"为其哲学基础，这就使这个中医药学理论体系在认识和解说医学世界客观事物上具有了统一观和变动观，阐明医学世界各个事物都是在相互联系，相互依赖和不断发展，不断变化，从而规定了在中医药学临床医疗活动中，必须随着疾病的不断发展变化而改变自己的认识和治疗意见，必须对于具体的问题进行具体的分析，"病万变药亦万变"，这就是中医药学的"特色"，这就是中医药学的"辨证施治"。

所谓"辨证施治"，它并不是中医药学的理论，而是中医药学理论体系指导临床医疗活动的思想方法，"是中医药学在临床医疗工作中的活的灵魂"，是唯物辩证法"具体问题具体分析"原则在临床医疗实践中的体现。中医药学由于这一"特色"的存在，使它和其他医学具有不同质的区别。辨证施治这一思想方法，使中医学的临床医疗工作生机勃勃，在临床医疗活动中，贯彻了"实践第一"的观点，客观世界的不断变化促进着人们主观认识的不断发展，避免了"胶柱鼓瑟"、"刻舟求剑"、"守株待兔"和"病变而药不变"的机械观念和死板方式，发挥了中药治疗疾病的较大作用。在本世纪的50~60年代，武汉某一研究机构，对一百多味常用中药进行了实践研究，研究的结果表明这一百多味中药中除"黄连"一药外，其余中药概无抑制细菌作用，而这些中药在中医药学理论体系指导下，用辨证施治观点加以配方使用，却治愈了包括细菌性疾病在内的许多疾病，已是不可辩驳的事实，如肺炎球菌引起的肺炎病人，在其出现某一特定证候的某一发展过程，则为麻杏石甘汤所治愈。20世纪50年代下半期，四川某一医学院，曾对黄连一药从栽培到临床运用，作了全面的综合性研究，结果发现黄连也有"抗药性"出现，然据辨证施治和配方使用，数千年来以至现在医疗活动，则从未见其有"抗药性"出现。我们还曾用不含钙类药物的"温胆汤加僵蚕、石菖蒲"和"涤痰汤加僵蚕、远志"，治愈了不同证候的缺钙抽搐患儿。

在临床医疗工作中，有人病头痛、项强、身体疼痛、发热、微恶寒、喘气、咳嗽、口渴、苔薄黄、脉浮数，为温病在表，治宜辛凉发散，主以麻杏石甘汤；其迁延未治，病邪传里，如其太阳阳明依次相传，邪入阳明之里者，症见壮热、心烦、口渴引饮、苔黄、脉洪大而数，为邪热内传阳明之经，治宜甘寒撤热，则主以白虎汤；如其太阳少阴表里相传，邪入少阴之里者，症见微热、心烦、精神委靡、欲寐而不能睡、呼吸气弱、口舌干燥、苔黑、脉微细数，为热盛阴伤，水火不交，治宜养阴清热、交通心肾，则主以黄连阿胶汤。此温病发展的不同过程，而治以不同方药，表明了中医药学辨证施治的高度灵活性；同时，此温病发展过程中的不同三方证，又决不能互易其方药，从而又表明了中医药学辨证施治的高度原则性。辨证施治对疾病的认识与处理，灵活性与原则性，都是建立在中医药学理论体系的基础之上的。没有中医药学理论体系的存在，就没有辨证施治这一特色的出现。

众所周知，医学世界有着无比的复杂性，许多疾病在其他医学用现代检查手段查不出或一时查不出其病原因而束手莫治时，中医药却在理论体系指导下，给以辨证施治则做到了对疾病的早期治疗，明显地减少了疾病治疗上"迁延时日，贻误病机"的可能性。

中医药学正是由于具有自己独特的比较完整而系统的理论体系，长期保持和丰富了辨证施治这一特色，而具有无限生命力，在世界一些古医学都已消亡的今天，它仍然屹立在世界东方。

中医药学几千年来，保证了我国民族的繁衍和昌盛。它在我国社会发展的漫长过程中，受到了医疗实践严格检验，并在这个严格检验过程中，得到了巩固、丰富和完善。它总是随着时代的前进，吸取时代的养料一步一步地把自己推向一个新的高度。它是在我国民族的临床医疗实践中创造和发展起来的，因而完全符合我国民族医疗的实际。同时，它在1000多年以前也开始走出国门外，为世界一些国家的人民健康服务，并不断对世界一些国家民族中符合中医药学需要的有关医药学内容加以吸收消化而充实了自己。这表明中医药学从来就具有不断发展和开放的性质。

今年2月，前卫生部长崔月犁同志，在日本东京举行的"中国中医研究与日本津村株式会社中医药合作研究10周年学术会议"上所作的题为《促进中医药学的国际交流与合作》演讲中说："中医药学作为一门科学，具有独特而完整的理论体系和丰富的实践经验，在防治疾病过程中具有许多独具特色的优点和长处。中医药疗效可靠，适应证广泛，对于某些西医药目前还缺乏有效疗法的疑难疾病及高龄化社会带来的老年病等，在防治上有很大的优势。中药大多是天然动植物产品，没有或很少有毒副作用，并且能减轻或消除某些化学药物所产生的毒副作用，不少中药还具有提高机体免疫功能和保健强身、延缓衰老的作用。中医药学防治疾病的方法丰富多彩，除药物疗法外，还有针灸、推拿按摩、气功等非药物疗法，其特点是通过调动人体固有的自我修复能力治愈疾病，在医疗、康复、保健、预防等方面具有许多优越性。""……中国医药学不仅丰富了人类保健事业的手段，而且在更高的层次上提出了关于人类健康的新思维，开拓了人类生命科学的新领域。"这就阐明了中医药学科学的内涵。

近些年来，世界药源性疾病猛烈增多，数百种化学药品被禁止使用。这就显示了我国民族中药学的无比优越性。现在它正以自己的治病效果和科学内容大踏步地走向世界，受到了各国人民的欢迎，引起了一些国家医学家的浓厚兴趣，开展了积极学习和认真研究。然而中医药虽是在医学世界变动不居的医疗实践基础上产生而具有十分丰富的辨证思想内容，但是它产生于数千年前的我国古代，由于历史条件的限制，未能也不可能和现代科学结合，使其没有能够得到现代科学的解释，缺乏现代科学的语言和特征，保持了我国传统医学的面貌，而且它的辨证思想也带着朴素的自发的性质，规定了它的基本理论解释医学世界的笼统性，因而不能完全适应医疗工作中"具体问题具体分析"的"辨证施治"的要求。这样，对于没有中国民族文化素养的人们，就不易理解，不易掌握，从而妨碍了中医药学对人类保健事业作用的充分发挥。作为中医药学发源地的中国，应该切实扶植中医药事业，在保证和发扬中医药学疗效的原则下，以唯物主义辩证法为思想指导，运用现代科学的知识和方法，根据中医药学的自身规律，对中医药学进行客观地认真地研究，积极发扬中医药学的特色和优势，使之尽快走上现代化，推动中医药事业的发展，以便中医药学在为我国人民和世界人民的保健事业上发挥更大的作用，在丰富和发展世界科学上作出积极的贡献。这就有益于我国人民的思想建设，有利于从一个侧面提高我国人民的民族自信心和民族自豪感。

（1990年4月，在湖北省中医基础理论研究整理委员会成立暨学术交流会上的讲话）

转变观念、提高认识、正确对待民族传统医药学

我国民族传统医药学——中医药学，是一门具有数千年历史的古老的医学科学。它经验丰富，疗效确切，理论系统，文献充实，蕴藏着不可估量的科学内容，具有东方医学的特色。在世界一些古医学早已消亡的今天，它仍然屹立在世界东方，并以它自己的独特疗效和科学价值正在走向世界，从而显示出了它的强大生命力！

然而，由于近100多年来半封建半殖民地奴化思想的影响，使一些人思想深处潜伏着一种民族自卑的心理，看不起自己的民族文化，鄙视我国民族传统的中医药学，虽然新中国成立后得到

了中央重视，制订了中医政策，创建了中医医疗、教学和科研机构，中医有了活动的舞台；1980年提出了"中医、西医、中西医结合这三支力量都要大力发展，长期并存"，中医药学有了独立发展的可能；1982年提出了"保持和发扬中医特色"，明确了中医药学发展的学术方向；1986年建立了国家中医管理局，使中医药学独立发展有了管理体制的保证；1988年组成国家中医药管理局，实行中医中药统一管理，为中医中药紧密结合、同步发展创造了有利条件，加之新中国成立后40多年来中医药学的社会实践，使人清楚地看到了中医药学的卓越疗效和强身保健的优胜作用，而改变过去认为"中医治病，是鸡叫天亮，鸡不叫天也亮"的错误看法。但是，由于封建思想的影响在一些人头脑中没有彻底肃清，在承认中医药学确有疗效的同时，仍然认为中医药学"不科学"。甚至某些科学家声言中医药学是一种"经验医学，不是科学"。这些言论，对待我国民族传统中医药学的态度本身，却是非常不科学的。中医药学来源于长期社会实践，除有丰富实际经验外，还有完整的理论体系，有正确的思维方法，这何以谓之"不是科学"？何以只是一种"经验医学"？诚然，中医药学产生于我国古代，由于我国古代社会历史条件的限制，它未能也不可能和现代科学结合，因而其理论术语仍保持了固有的面貌，而缺乏我们这个时代的时代特征，其学术也有不足之处，但是，绝不应该因此就得出结论说中医药学只是一种"经验医学，不是科学"。因为这种结论，是不符合唯物史观的。我们认为，应该说中医药学是一门古代科学，而不属于现代科学概念的科学，这才是对的。如果硬说古代科学都不算是科学，只有现代科学算科学，那么，众所周知，现代科学是在15世纪以后西方出现了实验科学才有的。如此，则对世界科学史的研究，就只能从15世纪以后的史事开始，而研究中国科学史，又只能从1840年鸦片战争以后帝国主义侵入中国时的史事开始。若然，则英国科技史学家李约瑟所写数十册《中国科学技术史》就是毫无科技史内容可言的一堆废纸。然又何以耗精费神地把它翻译成中国文字出版供我国读者学习阅读呢？显然，这种说中医药学"不是科学"的观点，是不正确的。然而令人遗憾的是，正是这种错误的观点，却在一部分人中有着较大的市场。他们对中医药学始终抱着严重偏见，总认为中医药学"落后"、"不科学"。我们从不隐讳，中医药学产生于数千年前的我国古代，没有能够得到现代科学的阐释，缺乏现代科学的语言和特征，不易为人们所理解，所掌握，所利用，妨碍了中医药学对人类保健作用的充分发挥，且难以赶上时代的步伐，因而有必要在保证和提高中医药学疗效的原则下，运用现代科学的知识和手段，根据中医药学内部规律，对中医药学的理论知识和实际经验进行客观地认真的研究，使其进入现代科学的营垒，促进中医药学的迅速发展。这是中医药学发展的正确方向，也是我们应该长期努力的目标。我们知道，发展中医药学的过程，既是保障我国人民健康，为四化建设服务的过程，也是提高我国人民民族自信心、培养我国人民民族自豪感的思想建设过程。因此，加快发展中医药事业的步伐，充分发挥中医药学的作用和优势，是体现民族感情和爱国主义的一个方面。由于思想僵化，眼睛偏视，有些人无法认识到这一点，也看不到中西医学各有所长，也各有所短，总认为外国月亮也比中国月亮圆，长期鄙薄民族传统医药学，40多年来一直不把中医放到西医同等重要的地位上，对中医药学百般挑剔，多所限制，指责中医药学"落后"、"不科学"，作为伟大中华民族的一分子，对历史造成民族文化中的不足之处，应该积极地去帮助克服和提高。有些人在患病时会请中医治疗，但对中医药事业却不屑一顾或不愿支持，并仍怀着鄙视中医药的心理。数年前我和省里一位科技管理干部在车上相遇，得知彼患糖尿病，就医于某中医老教授。交谈中，彼用指责和怨尤中医的语调说："你们中医治病不相信人家（西医）的，你自己要说一个道理来……"，我即申述说："中医治病是有道理可讲的。"话音刚落，毕竟拿出只掌握一个风湿病秘方为人治病而根本不是中医生作为例子来说明中医"保守"和"落后"。也正表明了这些人对中医药学的极不正常态度。中医的发展，必须用科学态度来对待。它没有先进的科学手段和相应人才，只在一片指责声中是达不到现代化的。要实现中医药学真正现代化，人们必须转变观念，提高对继承发扬民族传统医药学在我国人民思想建设和医学科学发展方面的重要意义的认识，克服对中医药学的偏见，认真贯彻党的中医政策，根据中医药学自身规律和我国中医药事业发展的当前实际，分别情况，制订切实措施，增加投入，加强领导，端正方向，讲求实效，脚踏实地、一步一个脚印的前进，以保证中医药学和中医药事业得到真正发展，并逐渐走上现代化，从而促进世界科学的进步。这是我们这几代炎黄子孙一项光荣而艰巨的伟大任务！

（1990 年 10 月）

正确认识中药，理顺中医药管理体制

《说文·草部》说："药，治病草"。藥字今简化作"药"。天下之物，凡能用于治疗人体疾病者皆谓之"药"。然药之治病，则实有赖于医者对疾病的明确认识和对药的正确选择与应用，才能发挥其有益作用。否则就不成其为"药"，而只是一些败草、一些木皮、一些枯骨、一些顽石而已，不能称为"药"。确切地说，只有为医者使用之物，才能成其为"药"。然"药"只有在具有医学理论知识和医疗技能的医者使用下，才具备治病意义，而所谓"中药"，则只有在中医药学理论知识指导下，根据中医药学内部规律和特色要求加以使用，它才能在临床疗效上发挥其所具有的治疗疾病的作用，收到较好的疗效。从而有力地表明了：中药是中医临床医疗工作上治疗疾病的工具，中医则是中药正确发挥治病效能的保证。两者相得益彰，相辅相成，相互为用，血肉相连，不可分离。在中医药学领域里除针灸、按摩等疗法外，作为药物疗法的中医工作者来说，即使是仲景再世，能洞见疾病症结，如无中药可用，在临床医疗上也必然无能为力，只有"望病兴叹"了；而中药离开了中医，它的治病效能同样无法得到发挥而只能变作异物。事情十分明白，中医药是一个不可分割的统一的整体。两者有着共同的理论基础。中药，以受中医药学理论体系支配而存在。只要在中医药学理论指导而发挥效用者，无论它来自什么地方，也无论它是什么样的形态，都是中药。但它一旦离开了中医药学理论指导而使用，它就不应该再称为中药。

我国中药，在其数千年的发展过程中，保证了我国民族的繁衍昌盛，不断地创造了新经验，发现新的中药，并在世界人民健康事业做出了自己贡献的同时，吸取了不少与自己有益的世界一些国家民族的医药知识作为营养充实了自己，例如苏合香、安息香、波斯青黛、倭硫黄、安南桂以及耆婆方等，都是异国他乡的产物，记载在我国医药文献中，而为中医所常用，这就表明中医药学从来就具有开放的性质。其"中医封闭论"者可以休矣！

稍微懂得一点我国医药史常识的人都应该知道，在我国古代，本无"中药"之称，而只单称为"药"。至鸦片战争以后，我国沦为半封建半殖民地时，为了区别于随外国传教士而输入我国的西医药，才于"药"上加一"中"字成为"中药"之称的。中药、西药虽都为医者治疗疾病的工具，但各自有自己的理论体系，两者有着质的差别，莫可混淆。然根据唯物辩证法的观点，我国医药实践也证实，中药、西药两者在一定的条件下都可以向自己对立方面发生转化，但在没有转化条件之前，中药仍然是中药，西药仍然是西药。中药、西药都以特有的理论体系与自己医学紧密联系着，维护着"医"的存在。这是我国医药的实际，是我国医药的客观存在。这是好事。一个拥有 11 亿多人口的大国，有两种医药学，总比只有一种医药学要好得多！然而，不幸的是，近些年来某些人抹杀中药、西药的界限，认为"中药、西药没有区别"，把一个好端端的统一整体的中医药学劈成两半，使中药脱离中医，中药出现了"伪、劣、缺、贵"等现象，严重影响了中医药学的治疗效果，危害了广大患者的健康与切身利益，抑制了我伟大中华民族的宝贵文化遗产中医药学的发展。这种状况，必须加以改变。

毛泽东主席（1954年）指出："中药应当很好保护与发展，我国的中药有几千年的历史，是祖国极宝贵的财产，如果任其衰落下去，那是我们的罪过。"这对发展我国中医药学具有十分深远的意义，是我民族利益之所在。况且当今世界人们的医疗保健都要求回归自然和我国开放政策的发展，我国中医药学已经并将继续大踏步地走向世界，且势必向五大洲伸延。因此，应当在深化改革过程中，抓住机遇，重视和积极发展中医、中药事业，并理顺中医药管理体制，纠正中药经营上的不正之风，改变中医药的严重脱节现象，使中医中药紧密结合，做到相互为用，相互促进，同步发展，以使中医药学更好地为我国人民的保健事业服务，并为我国中医药学进一步走向世界作好充分准备，奠定坚实基础，从而发扬光大我中华民族这份宝贵的文化遗产。

(1994年3月，湖北省政协七届三次会议大会发言)

开发我省中草药资源必将有助于社会发展

湖北省位于我国中部地区，属亚热带，气候温和，土地肥沃，雨量充足，且具有高山、丘陵、平原和湖泊，适宜于各种动、植物的生长、生活、繁殖和发展，还有多种矿藏。这就为勤劳勇敢的我省远古先民发明治疗之药准备了优胜条件。以随州远古出生的烈山氏为代表的神农氏族，就是在这块土地上"尝百草而药兴"的。《淮南子·修务训》说："古比民茹草饮水，采树木之实，食蠃蚌之肉，时多疾病毒伤之害，于是神农乃始教民播种五谷，相土地宜燥湿肥垆高下，尝百草之滋味，水果之甘苦，令民知所避就。当此之时，一日而遇七十毒。"从而发明了民食谷物和治病之药，此即所谓"药，食同源"此也。这些原始出现的治病之药，在相当一段时间内，掌握在巫觋手中，给蒙上一层迷信外衣为人治病。随着社会的发展和人类的进步，医药逐渐脱离了巫教神学的羁绊而独立出来，到春秋战国时期，形成了具有我国南方特点的楚医学。这个楚医学与中原医学进行交流、融合，从而汇聚成为我国统一的内容丰富的汉民族医学，即"中医药学"。在中医药学的实践和发展过程中，我省历代涌现出了不少杰出的古代医药学家，如江陵陆法和、荆州殷仲堪、老河口范汪、浠水庞安常、随州僧智缘、罗田万密斋、天门梁学孟等是其例，尤其蕲春李时珍及其《本草纲目》、潜江刘若金及其《本草述》等伟大本草学家和本草巨著，有力地表明我省古代中草药在全国就具有一定的优势。现已查明，我省有药用植物3354种，药用动物524种，药用矿物61种，共为3939种。由于植物有根、茎、叶、花、实，功用不同，分别入药，而动物的不同亦然，以药物的种数计算，我省中药则为4531味。鄂西早有"天然药库"之称，许多名贵药物，如麝香、黄连等，我省都有一定数量的出产。我省中药品种之多、产量之大，与广东省在全国并列第二位。然我省对这一优势数年来却发扬不够，没有很好对它开发利用，使它存在的潜力至今没有发挥。我认为充分发挥这一优势：

第一，可以缓解农村特别是偏僻乡村缺医少药状况，有利于做到"人人享有初级卫生保健"。我省广大农村的经济还不太富裕，尤其是大山区里还有一些人尚未解决温饱问题，缺医少药比较突出，如果能开发利用中草药，在广大农村中普及中草药治病知识，农民有了小疮小病，或简单疾病，可以就地取材，自我采药，自我治疗，这必将改变"有病无人治"、"有病无钱治"，因而"有病不医治"的状况。

第二，有利于帮助农民脱贫致富。开发中草药，教给农民学会采集、种植中草药、养殖动物药以及药物初加工的知识和本领，培养专业户，发展中草药，可以得到一定的经济效益，以改变贫穷面貌。

第三，有利于充分发挥中医药学对人民群众的治病保健作用。中药是中医治病的重要工具之一，具有充足和优质的中药，就能保证中医在治病保健领域里发挥其真正作用，提高医疗效果，或保持健康延长寿命。

第四，有利于寻找和研制我们自己的新药。据了解，我国过去研制的新药，多为仿制国外的。在恢复我国世界关贸总协定地位后，就不能再仿制国外，必须依靠自己研制。然我国现时的经济条件尚不容许我们像国外那样去研制新药，幸有丰富药源和经验基础的中草药为我国自己研制新药提供了方便。开发中草药，为寻找和研制我国新药准备好充足的资源。

第五，有利于争创外汇。现在由于某种原因，在世界范围内的医疗保健，都要求回归自然，并随着我国改革开放的发展，中医药已经和正在走向世界，目前已有120个国家和地区都有中医药的存在，这无疑需要大量的中药供给。发展和开发我省中药材，可以提供给世界各地中医工作者充分的中药资源，以满足其治病用药的需要，从而为我省争创更多的外汇。

(1996年2月，湖北省政协七届四次会议发言)

关于加强党的领导，进一步贯彻党的中医政策的建议

我们都是来参加中华全国中医学会常务理事扩大会议的代表，其中有常务理事、理事和各省、市、自治分会的秘书长，大家讨论了钱信忠部长、崔月犁副部长的讲话，列举了不少事实。肯定了中医工作的成绩，同时也看到了一些阻碍卫生战线发展因素，分析了存在问题的严重性与迫切性（存在问题另见附件）。从这些问题中总结新中国成立后32年来的一条基本经验，即为了更好地，更有效地贯彻党中央关于中医、西医、中西医结合三支力量都要发展、长期并存的方针，有必要对现行卫生领导体制进行合理的改革。因此，我们愿以与会代表名义向国务院、人大常委、党中央反映情况，并提出解决问题的积极建议如下：

（1）成立中医中药管理总局，直属国务院领导，以便加强党对中医药工作的有效领导，促进中医工作的发展；

（2）制定并颁布是以保障中医药事业正常发展的有关法规。以上建议是否符合当前精简机构的精神呢？我们认为是符合的，理由如下：

成立中医中药管理总局不需要增设新机构，只要把卫生部的重叠机构即国家医药管理总局加以调整改革就可以了。办法是把有关西医西药的管理职能及其有关人员按不同性质，分别划归卫生部或生产、经营等有关部门；把中药部分有关人员和卫生部的中医局合并起来成立中医中药管理总局，并物色一部分中医药专家学者和领导中医工作忠诚于党的中医政策的干部，充实到中医中药管理总局，或当顾问，或当领导（鉴于中医药事业存在后继乏人，后继乏术的特殊情况，目前过渡时期，精通中医理论并有丰富经验，主要是年过60的专家，故领导年龄的限制可适当放宽）。这样调整的结果，表面上仅仅调整合并了机构，实际上精简了人员，提高了效率，完全符合精简的原则。

成立中医中药管理总局，并不增加国家支出，反而为增收节支开辟广阔的天地。这是因为：①中医事业的经费可在不增加原订的卫生事业费预算的前提下，按三支力量都要发展的方针，由国家考虑一个合理比例，拨给中医中药管理总局掌握就行了，至于中药的事业费也是如此。②中医药统一管理，中医有了自己的领导机构，按中医药的特殊规律办事，就能协调医与药之间

的关系，充分调动中医药人员的积极性，中医院可以增收，中药材可以增产。如此几年，不但在经济上能自给自足，而且还会有节余，上缴国库，为国家增添财富。这种增收节支的经济效益，将会与日俱增，有不可估量的良好前景。

如果党中央、人大常委和国务院采纳上述建议并采取坚决的措施，中国医药科学这块瑰宝，必能从此走上真正中医现代化的康庄大道。这不但符合几十万中医药人员的心愿，而且也符合把中医药看成是自己生活需要的十亿人民的心愿！由此可见，关于改革中医药领导体制的措施，它的现实意义和历史意义都是伟大而深远的。我们坚决相信，中国医药学在伟大的中国共产党领导下，必能"挽狂澜于既倒，放异彩于未来"。我们不必担心中医之花开在中国而果结到外国去的问题。相反，我们将充满民族自豪感，高举双手欢迎国际上争先恐后要来我国学习研究中国医药学的外国留学生们！

中医中药事业正处在萎缩、削弱以至被取代的危险过程中

1. 中医的医、教、研已大量地从内部削弱、变质

（1）中医院不突出中医特点，被办成三支力量的联合医院——全国中医院除极少数具有中医特色以外，绝大多数成了中西医结合医院，或办成了西医院，中医在其中只看门诊而已。例如，作为河南中医学院主要实习基地的附属医院，从书记到院长四个人都是西医，那里的医疗工作全是"中西医结合"，实际是以西医为主导的观点用中药。另一实习基地郑州市中医院，其中西医病床有220张，中医病床才有80张，而且还是中西医结合的。在这些地方培养中医，将会引向何方，是够清楚的了。

还有，中西医在医院中的待遇是不平等的。例如，西医的诊断书有效，中医的无效。西医抢救病人无效时，决不怕因为没有请中医协助抢救而被当作医疗事故处理；中医抢救病人同样无效时，则可因为未用西医办法而被认为医疗事故。这种缺乏法律保障的不平等地位，大大限制了中医的技术发展，甚至影响所及，中医院办成了不中不西的大杂院。

（2）中医学院不为中医力量培养真正的中医人才——根据三支力量的方针，中医学院属于中医力量，不属于中西医结合力量，当然要为中医培养人才。但是，全国24所中医学院，几乎都变成了中西医结合学院。

（3）中医的科研单位多数被办成了中医西医化的科研所。

2. 中医经费短缺，难以开展工作　全国中西医共115万余人，中医占22.6%；全年卫生经费，用于中医经费的约占总经费的5%。这个比例是不可能使中医事业得到真正发展的。例如江苏省中医研究所成立26年了，至今没钱搞基建，还是上无片瓦，下无立锥之地。江苏省24所中医院的财产加在一起，抵不过该省一所西医院从外国进口的一台仪器的价值。

3. 对中医技术职称与中医学位的消极限制

（1）对中医技术职称的限制。①卫生部颁布的关于卫生技术人员职称的评定标准，把中医列入第16个科目；西医各科齐备，可以分科评职称；中医却不能这样，各科中医都只能用中医一个名称；②对西医不要求掌握中医学，却要求中医掌握西医学，这限制了许多有真才实学的中医，评不上相应的技术职称。如北京市对中医主任医师的评定工作，就因为要按标准考试，被迫中途搁置下来了。全国各地也都有类似情况。

（2）对中医博士学位的限制。教育部同意中医导师任应秋的意见，对中医博士除了专业知识，在语言工具方面，只要求在现代汉语之外，再掌握两门语言工具，一门古汉语，一门外语。

但卫生主管部门不顾中医的特点，坚持要求中医博士再加一门外语，共要掌握两门外语。试想：作中医博士研究生的，都已具有相当好的中医基础，年龄差不多都到了 40 上下，在博士研究期四年之内，要他们学习掌握两门外语，就没有时间去研究中医了，哪里还能写出够水平的博士论文？这就被迫得没一个中医导师敢带博士研究生了。

（3）中医技术职称评定工作中的限制。评定中医技术职称，本该贯彻同行评议的原则，但有些地方中医职称的学术鉴定委员会中，西医和西学中医师反而占多数，决定权不在中医手里，所以常会发生中医技术职称被压低的偏向。

4. 从 32 年来中西医力量对比的变化中反映出来的严重问题 粉碎"四人帮"后，中医事业在人、财、物各方面得到加强，这个成绩，主要应该归功于党中央拨乱反正的果断措施。至于贯彻执行党的中医政策的全部工作，则要从新中国成立 32 年来中西医力量对比的下列变化中来分析情况，才能看到问题的实质：

中医人数：解放初期 50 万人，1980 年下降到 26 万人（缩减 1/2）。

西医人数：解放初期 9 万多人，1980 年上升到 89 万人（增加为 10 倍）。

上面的数量对比，是够触目惊心的。新中国成立初期，中医是西医的 5.5 倍，现在已被削弱到不及西医的 1/3。何况这不及西医 1/3 的人数，业务技术水平又下降得多了。能精通中医学的医生，由于自然减员，越来越少了；补充进去的，好多是 1966～1976 年十年之中的中医学院毕业生，他们当中的多数是不够大专水平的；有些则是非中医专业人员转业过来的，如老药司、老护士、老化验员等，他们中间也有一些学得好，干得也不错，但一部分只经过西学中班短期学习，未经严格考查，就分配到中医科或针灸科当起中医来，加大了中医的水分，降低了中医队伍的平均水平。

所以，对比粉碎"四人帮"前后中医事业有所发展、中医队伍业务水平有所提高的成绩，不应该使我们骄傲起来，从而忘了当前的中医药人员以及业务水平和解放初期相对比之中的萎缩与降低的严重问题。

5. 中医与中药在互相分离的情况下，两者都受到了限制与削弱 自古以来，中药的种植、采收、加工炮制与临床应用，都要在中医理论的指导下进行，所以中药与中医的不可分割性，是显而易见的。但是，现在的中药却和西药强合在一起，造成中医与中药被机械分割的不正常局面，结果是中药与中医都受到限制与削弱了，例如：

（1）管中药的药政与经营部门，搞的是"以中养西"的政策，从中药方面取走巨额利润（中药经济收入每年 4 亿多元，高达中、西药、医疗器械总收入的 23.5%），主要不用在中药事业上而用在别的方面，只以极微小经费（32 年来只给 1.7 亿元）用在中药事业上，使中药生产设备陈旧，工艺落后，长期得不到改进。中医问题成堆，药材品种混杂，质量低劣，炮炙草率，药价节节提高，品种常常短缺，供与求脱节，医与药分家，中药界的后继乏人、后继乏术的情况，日趋严重，如不加改革，是有逐渐萎缩的危险。

（2）自从中药脱离中医理论指导以后，以中药为主要武器的中医，经常碰钉子，或有方无药，或有法不依，弄得你束手束脚，无论临床、教学、科研都受到很大限制，遇到急危重病，开了有效的急救中药的处方，如回阳强心、开窍醒脑、止血、镇痛之类，常找不到药，被顶回来，这叫中医怎么能及时抢救急诊病人呢？强迫解除中医对付急症的武装，又宣称中医不会治急症，此理从何说起！

6. 中医学会成立几年了，始终是空架子，有翅难展

（1）物质条件的限制。①经费：除少数省市（如天津、山东、四川等）外，好多地方中医分会没有专款，学术年会都难举办；②会址：全国中医学会成立 3 年了，没有自建的会址，只得借北京中医学院的两间办公室用，冬天无取暖设备，冻得人没法办公。

（2）人员编制的限制，好些地方没有中医学会的专门编制。

（3）学术科研活动的限制。纯中医的科研项目，得不到承认，列不进科研规划，申报中医科研成果，常被人用西医的标准来吹毛求疵，叫你评不上。在这种情况下，中医学会尤其是地方中医分会，要想动员会员们树起雄心壮志，热火朝天地投入学术研究活动，简直比登天还难！学会推动不了学术科研活动，就都成了空架子了。

7. 根本在体制，关键在领导 以上问题说明，新中国成立32年来，党的中医政策未能得到有力的贯彻。为什么？原因固然是多方面的，但从领导体制来考虑，关键在于把中医置于西医或与西医密切相连的部门的支配下，中医必然要受到利用、限制、改造的对待，这里面的道理有两个：一则西医与中医的思想体系、理论体系，格不相入，先入为主，思想有矛盾是很自然的；二则在人们的思想感情还没有共产主义化之前，中西医不同职业相同服务对象的这种利害关系，会使某些执政的西医及其同情者，自觉或不自觉地要倾向于限制与削弱中医，以利于西医的发展。由此看来，产生上述问题的关键在于领导，根本还在于体制。经验证明：把中药同中医强行分割而归并于西药部门，把中医归并于西医领导部门的领导之下，这种体制，是前述问题得以产生并越来越严重，长期得不到解决的根本原因。

新中国成立32年的卫生实践经验，已经用无可辩驳的事实告诉我们：中西医由一个部门统一领导的体制，是不利于党的中医事业的发展的。要贯彻党的中医政策与"中医、西医、中西医结合三支力量都要发展，长期并存"的方针，非实行体制改革不可！

（1982年3月）

给国务院赵总理的建议信

赵总理：

我们是参加卫生部门中医古籍整理会议的一些老中医，多数已年过花甲。大家在回顾中医事业的历程时深有感触，为中医的前途十分担心。近百年来，从袁世凯到汪精卫，一直在企图消灭中医。1947年中医队伍80万，解放时50万。新中国成立以后，是党支持了中医，使我国这份珍贵的科学文化遗产，得以继承和发展。但十年动乱，中医又惨遭一场浩劫，队伍只剩23万人，几至濒临灭亡的绝境。三中全会以来，党中央拨乱反正，中医才再次获得了新生。

这些年来，党中央、国务院落实了各项政策，对于中医事业的发展也是十分关怀和支持的。但中医政策的贯彻阻力很大，始终没有按照党中央、国务院的指示很好地落实。之所以阻力很大，主要由于中医事业的发展没有组织保证，没有中医药的管理系统，各级卫生行政管理机构极少中医内行担任领导。中医政策的贯彻执行没有保障，虽然《宪法》有了规定，但没有具体实施法，致使中医事业财力、物力极度困难。中医后继乏人、乏术，中医的医、教、研单位名不符实，大多数中医单位中，中医在科技人员中所占的比例极少。由于医药分家的管理体制不合理，中药品种短缺，质量低劣，配方困难，影响疗效。如此下去，中医事业的前景是不堪设想的。正如彭真委员长所说的，中医问题始终没有根本解决。

为此，我们恳切的希望：

（1）加强党对中医药事业的领导；

（2）建立独立的中医药管理系统，成立国家中医药管理总局，各省、市、县成立相应的管理机构；

（3）各级中医药管理机构和事业单位必须由中医药内行担任领导；

(4) 制定中医药事业实施法；

(5) 给予中医药事业财力、物力的支持，以保证按比例的发展。

顺致

崇高的敬礼

呈书人如后

浙江中医学院教授　何　任
成都中医学院副教授　李克光
南京中医学院副教授　丁光迪
山东中医学院副教授　张灿玾
湖南省中医研究所副研究员　欧阳锜
山东中医学院副教授　徐国仟
湖北中医学院教授　李今庸
广州中医学院副教授　沈炎南
上海中医学院副教授　凌耀星
中医研究院广安门医院副主任医师　路志正
辽宁省中医研究院主任医师　史常永

敬上

（1984 年 4 月）

附　李今庸教授年谱大事记

1925 年　农历九月初五，出生于湖北省枣阳县（今枣阳市）唐家店一个医生家里。
1931 年　入私塾读书，开始接受启蒙教育。
1932~1938 年　继续读私塾。
1939 年　随父学习中医药学知识和技能，并同时兼习文化历史知识。
1940~1941 年　在当地参加抗日救亡运动，任儿童团团长；组织创办妇女识字班。
1942~1947 年　继续学习中医药学知识和技能，并侍父临诊。
1947~1949 年　家乡解放，参加医疗卫生战线工作。
1950 年　开始正式独立行医，时遇小儿麻疹流行，日夜出诊救治患儿。
1951 年　在卫生工作者协会组织下，积极开展防疫工作，参加牛痘接种和霍乱、伤寒、副伤寒的防疫注射。
1953 年　在卫生系统内，组建"联合诊所"。
1954 年　到武昌湖北省中医进修学校学习西医课程。
参加抗洪抢险防病治病工作队，任队长，开展防汛救灾治疗工作，结束时被人民政府授予"甲等劳动模范"，获奖章一枚。
1955~1957 年　湖北省卫生厅工作。
1957 年　调至湖北省中医进修学校任教师；尔后，进修学校改为湖北中医学院后继续任校。
1958 年　筹建《金匮》教研组（后改称为《金匮》教研室）任组长；编著《金匮讲义》，作为湖北中医学院中医本科专业用。
1959 年　担任湖北中医学院中医学术指导小组秘书。
为第二届高级西医离职学习中医班讲授《金匮要略》。
1960 年　从《金匮》教研组调至《内经》教研组任组长，讲授《内经》课程。
为1958级学生讲授《金匮》课程。
为第二届高级西医离职学习中医班辅导写作"从脏腑学说看祖国医学的理论体系"一文。
发表文章"《金匮要略·消渴小便利淋病脉证并治第十三》的我见"在《江西中医药》1960年第10期上。
1961 年　与1958级学生一起修建湖北省汉丹铁路，结束时被评为"营部功臣"。
为1959级学生讲授《难经》课程。为1961级学生讲授《内经》课程。
在现代湖北著名学者蒋笠庵先生的启发和指导下，开始注重掌握和运用训诂学、校勘学等知识来研究中医古籍。
1962 年　为1960级学生讲授《运气学说》。
与1958级学生一起，到湖北荆门县农村"灭四病"。
湖北中医学院采取师带徒形式教学，被选为带徒指导老师，举行了拜师会。
参加了中央卫生部在庐山召开的"全国中医学院第二版教材会议"。
辅导写作的"从脏腑学说看祖国医学的理论体系"一文，分别于5月29日至30日在《光明日报》上全文刊登，尔后《人民日报》摘要登载，《中医杂志》第6期全文登载。
1963 年　在全国开创了《金匮要略》教学课程。

代理主编全国中医学院第二版试用教材《金匮要略讲义》，1963年9月出版。

发表文章"谈谈《黄帝内经》中的'五味所入'"在《辅导资料》第6期上。

1964年 撰写文章"怎样学习《黄帝内经》"（《中医带学徒参考资料》）。

1965年 上附属医院门诊、病房进行临床活动与教学活动。

发表文章"心是怎样主导人体全身的"在《辅导资料》第2期上。

1966年 信函天津中医学院，关于"《灵枢经校释》一稿的几点看法"。

提出"对中医学院试用教材重订本《内经讲义》的几点意见"。

1970年 到湖北省竹山、竹溪、房县等鄂西北大山区调查中草药。

1971年 为"解放军连队"讲授《中医学基础》课程。

提出"对'杜仲'等药初稿阅读后的几点意见。"

1973年 担任湖北中医学院中医基础教研室副主任。

主编《金匮要略释义》。

发表文章"祖国医学中补法、泻法的辩证关系——兼评'唯补论'的思想根源"在《新中医》第3期上。

信函上海科学技术出版社，关于"《辞海》中医学科部分征求意见稿阅后的一些看法"。

1974年 协编全国中医学院教材《中医学基础》。

1975年 发表文章"从《内经》看秦国的法家路线对古代医学发展的促进作用"在《新医药通讯》第1期上，和"《内经》对我国古代医学的贡献"在《湖北卫生》第1期上。

提出"对江陵汉墓出土的朱砂和黑豆的初步看法"。

1976年 到北京为中国中医研究院研究班讲学，讲授"藏象说三篇"。

协编全国中医学院教材《中医学基础》。

发表文章"论祖国医学的辨证施治"在《函授通讯》第1期上、"论祖国医学的'七情学说'——辩证法则在七情学说中的体现"在《新医药通讯》第1期上、"略论宋以后祖国医学的发展及对所谓'儒医'一词的剖析"在《河南中医学院学报》第3期上、"关于'辨证'与'辨病'"在《新中医》第5期上、"《内经》析疑三则"在《河南中医学院学报》第4期上。

信函，关于"云梦竹简"中的几个问题。

1977年 当选为中国人民政治协商会议湖北省第四届委员会委员。

参加中央卫生部在北京召开的"全国医学基础学科规划座谈会议"。

发表文章"论五行学说的形成和演变及其在祖国医学中的价值"在《新医药通讯》第2期上、"谈谈祖国医学的辨证施治"在《新医药资料》上、"《内经》析疑三则"在《新中医》第1期上。

1978年 "文革"结束，恢复和发展了《内经》教研室，任主任。

担任《内经》专业硕士研究生的指导教师，招收有五名硕士研究生。

中医界开始评定技术职称时，被评定为副教授。

担任湖北中医学院学术委员会委员。

参加了中央政府在北京人民大会堂召开的"全国科学大会"，集体受到党中央首长的接见，并合影留念。

参加了在山东济南举行的中央卫生部重点科研项目《针灸甲乙经校释》、《难经校释》的审稿定稿会议。

参加了中国人民政治协商会议湖北省第四届委员会第一次会议。

发表文章"《金匮要略》析疑三则"在《山东中医学院学报》第1期上、"《内经》析疑五则"在《山东中医学院学报》第4期上、"论祖国医学的升降学说"在《山东中医学院学报》

第 3 期上、"谈帛画《导引图》中的'肔积'"在北京《文物》第 2 期上。

1979 年 担任湖北中医学院第一届学术委员会副主任委员。担任中华全国中医学会第一届理事。

整理《金匮》专题讲座稿，并赴北京为中国中医研究院研究生班讲授课程。

参加了中央卫生部在北京召开的"《医学百科全书》祖国医学分卷编委会议、医学史分卷编委会议"。

作为特邀代表，到南京参加了中央卫生部的科研项目《灵枢经校释》、《诸病源候论校释》的审稿定稿会议。

主编湖北中医学院本科中医专业用《内经选读》（内部印刷）。

发表文章"论'胆腑'"在《湖北卫生》第 1 期上、"祖国医学理论体系形成的探讨"在《湖北中医杂志》第 1 期上、"论中国医学中古代运气学说"在《新医药通讯》第 2 期上、"《伤寒论》断句一则"在《湖北中医杂志》第 2 期上、"论祖国医学六淫学说的形成"在《新医药通讯》第 1 期上。

1980 年 晋升为《内经》专业教授。

任中华全国中医学会中医理论整理研究委员会委员。

参加了国务院副总理陈慕华同志在湖北武昌召开的关于中西医工作座谈会（此特为中央卫生部将于 6 月召开全国中西医结合工作会议作准备，为此到湖北、湖南两省调查情况），会上针对陈慕华同志主张的"医生要掌握中、西医两套本领"而提出不同意见：一个人精力有限，学两套本领不容易，应该把有限的精力投入到学好并牢牢掌握一套中医技术本领上来。

参加了中央卫生部委托北京中医研究院在山东泰安召开的"中医古籍整理出版会议"。并在山东参加了中央卫生部重点科研项目《素问校释》的审稿定稿会议；同时还参加了由中医古籍整理出版委员会统一组织的《中医历代名著集成》编辑出版规划会议。

在福州参加了中央卫生部重点科研项目《针灸大成校释》、《脉经校释》的审稿定稿会议；并在福州市中医学会作学术演讲。

到北京中国中医研究院研究生班和北京中医学院研究生班讲授《金匮》和《内经》课程。

审稿定稿《针灸甲乙经校释》和《诸病源候论》。审阅《黄帝内经注释》，中国中医研究院研究生班编。

发表文章"咳喘的病因病机及其辨证施治"在《武汉医学》第 4 卷第 1 期上、"左归饮除瘀治眩晕"在《湖北中医杂志》第 1 期上、"《难经》析疑一则"在《上海中医药杂志》第 3 期上、"《灵枢经》析疑四则"在《湖北中医杂志》第 5 期上。

1981 年 担任湖北中医学院学位评定委员会副主席兼中医专业学位评定分委员会主席。

应湖北省卫生系统技术职称晋升学术委员会之聘请，主持了中医药学科学术小组，对湖北省中医晋升正、副主任医师进行了评审工作。

其《内经》专业，被国务院学位委员会批准为首批具有硕士学位授予权。

在《内经》教研室里，提出了"知识非博不能反约，非深不能至精"的观点。

到北京中国中医研究院研究生班和北京中医学院研究生班讲学《金匮》、《内经》；并参加中国中医研究院研究生论文答辩。

参加了中央卫生部在北京召开的"卫生部学位授予单位审核会议"。

发表文章"胆腑理论对临床实践的指导作用"在《中国农村医学》第 2 期上、"从我国古代对妊娠正常胎位的认识谈祖国医学的护养胎孕"在《湖北中医杂志》第 5 期上、"《素问》析疑四则"在《浙江中医学院学报》第 1 期上、"《灵枢经》析疑三则"在《湖北中医杂志》第 3 期上、"《黄帝内经》的成书年代和成书地点考"在《河南中医》第 3 期上、"《金匮要略》中的

'白汗'及其断句解"在《湖北中医杂志》第 6 期上、"读史小识——'脉'字之义当训为'诊'字"在《河南中医》第 1 期上。

1982 年 担任湖北省中医药学会第一届副理事长。担任湖北省科学技术协会第二届委员会委员。

在湖北中医学院《内经》教研室里，提出了培养两个习惯，即"读书习惯"和"写作习惯"。并在科室里创建了"图书资料室"，收藏各类图书 800 余册。

参加了中华全国中医学会在北京召开的常务理事扩大会议，并在会上与全国中医专家一道共同签名，向党中央、国务院提出建议："加强党的领导，成立国家中医药管理局，进一步贯彻党的中医政策"。

参加了中央卫生部中医司在北京召开的"中医常务理事扩大会议"；并同时参加了中央卫生部中医司在北京召开的"中医古籍整理出版规划工作座谈会"。

参加了全国中医理论整理研究委员会在长春召开的"第二次委员会议"。

参加了中央卫生部在南京召开的"高等中医院校中医药教材编委会议"，并担任高等医药院校中医专业教材编审委员会委员。

参加了中华全国中医学会在南阳召开的"仲景学说学术研讨会"，并担任南阳张仲景研究会名誉主席。

到湖南中医学院进行研究生论文答辩。

撰著《读医心得》。审稿定稿《黄帝内经素问校释》和《灵枢经校释》。审阅《黄帝内经类编》，内蒙古卫生厅中医研究班编。主编湖北中医学院中医专业本科、研究生两用教材《内经选读》，学院内部印刷。审定《中国古代人体特异功能集锦》一书，内部刊印。

发表文章"试论《黄帝素问直解》"在《湖北中医杂志》第 5 期上、"《素问》'女子七七'、'男子八八'解"在《湖北中医杂志》第 1 期上、"《素问》析疑三则"在《湖北中医杂志》第 4 期上。

1983 年 分别到安徽中医学院、湖南中医学院、湖南省中医药研究院参加了《内经》、《金匮》研究生论文答辩。

到浙江杭州市参加了中华全国中医学会中医理论整理研究委员会召开的"全国首届中医校勘学术会议"。

参加了四川省中医学辩证法研究会在成都召开的"中医工作问题学术讨论会"。

参加了在湖北蕲春召开的"纪念李时珍逝世 390 周年学术讨论会"。

参加了中国人民政治协商会议湖北省第五届委员会第一次全体会议，当选为第五届委员会常务委员。

主编著作《中医学辩证法简论》。

发表文章"《伤寒论》析疑二则"在《安徽中医学院学报》第 4 期上、"《素问》解疑三则"在《安徽中医学院学报》第 1 期上、"医学随笔三则"在《天津中医学院学报》第 1 期上、"《内经》揭疑三则"在《吉林中医药》第 3 期上、"《金匮要略》一书的形成"在《湖北中医杂志》第 1 期上。

在中国人民政治协商会议湖北省第五届委员会第一次全体会议上，提出了"建议筹建中西医结合基地，把中西医结合作为一项医学科学来研究"、"建议省政府加强中药高等教育的领导，改革中药教育，培养符合当前中医药实际的中药人才，切实解决中药后继乏人的问题"等提案。

信函湖北省委："建议省委配备省卫生厅新的领导班子时，希望能配一名符合四化要求的懂中医的干部参加领导班子里去"。

1984 年 参加了在武汉举行的湖北省科协"二大"会议，并当选为湖北省科学技术协会第二届委员会常务理事。

分别到北京中国中医研究院、北京中医学院、河北中医学院为研究生讲授《金匮》课程。

参加了中央卫生部中医司中医古籍整理出版办公室在北京召开的"卫生部中医重点古籍审定稿会议"。会后，同全国11位中医专家一起签名，给国务院赵紫阳总理写了建议信："创建成立国家中医药管理局，加强党对中医药事业的领导"。

到河南省安阳、巩县参加了河南省中医学会召开的"发扬中医特色学术讨论会"，并作了"五行学说"学术专题演讲。

在湖北省振兴中医大会上作"中国医药学对人类的伟大贡献"的讲演。

撰著《读古医书随笔》。审稿定稿《针灸大成校释》和《脉经校释》二书。审正《黄帝内经素问运气七篇讲解》。

发表文章"中国古代病证名词考"在《湖北中医杂志》第2期上、"《素问》揭疑一则"在《北京中医学院学报》第5期上。

在中国人民政治协商会议湖北省第五届委员会第二次全体会议上，提出了"中药应归中医一起，以利于中医药之发展"、"资助中医院，发展我省中医药事业"、"加强领导，振兴我省中医事业"等提案。

写考察建议文："对开发鄂西'天然药库'的几点看法"。

撰写"湖北省医药卫生组赴郧阳地区中医药情况的调查报告"。

1985年 担任湖北中医学院院务委员会副主任。担任李时珍研究会会长。担任《中国历史名医学术经验荟萃丛书》顾问。担任北京光明中医函授大学顾问、《光明中医杂志》编委会副主任委员。担任《中药文摘》杂志顾问。

分别到北京中国中医研究院、河南中医学院讲学。

到上海中医学院为"各家学说高级师资班"讲授"营卫学说"。

到南京参加并主持了中央卫生部重点古医籍整理的审稿定稿会议，以及技术评审工作（任组长）。

参加了中华全国中医学会在北京召开的第二次全国会员代表大会，并当选为中华全国中医学会第二届理事会理事。会上受到了党中央首长的接见，并合影留念。

参加了在河南省南阳举行的"张仲景国医大学成立大会"，并担任了仲景国医大学顾问、名誉教授。

接待了美国华侨中医师黄维三先生，对《难经》问题进行了学术交流。

主编本院中医专业教学参考书《黄帝内经索引》，学院内部印刷。审定《李时珍和他的科学贡献》一书，湖北科学技术出版社出版。

发表文章"校勘法中的理校作用"在《湖北中医杂志》第3期上、"五行学说与中医学小议"在《光明中医》第2期上。

1986年 担任中华人民共和国国家中医管理局重大中医药科学技术成果评审委员会委员。担任中华全国中医学会振兴中医基金会理事。担任中华全国中医学会常务理事。担任湖北省中医药学会第二届理事会理事长。

在北京参加了中央卫生部重点科研项目"七本古书校释工作总结会议"。

在天津参加了国家中医药管理局召开的"1986年度重大中医药科学技术成果评审委员会会议"，全体委员分科学组，被分为"理论文献第一组"任组长，主持理论、编著、医史、训校、医话方面的评审工作。

参加了在北京召开的"中国科学技术协会第三届全国代表大会"，会上受到了党中央首长的接见。

接待了日本关西大学药学博士、科学史本草学教授宫下三郎先生和日本武田药品工业株式会社中央生药研究所大盐春治博士，并陪同其参观访问了湖北蕲春李时珍故乡。

发表文章"《五十二病方》析疑两则"在《医古文知识》第2期上、"从血液的生成和运行谈到瘀血的成因及其辨证施治"在《湖北中医杂志》第4期上。

在中国人民政治协商会议湖北省第五届委员会第四次会议上，提出了"解决好医药院校原'赤脚医生'职工的工龄问题"、"应给高校教师合理待遇，调动教师的积极性"、"合理解决我院基础课部卫技12级教师工资，充分调动其积极性"等提案。

写考察建议文："关于发挥我省中药材优势，帮助贫困地区脱贫致富的建议"。

信函湖北省卫生厅：关于"请求我省及早成立'湖北省中医管理局'，以形成从中央到我省的中医药管理系统，加强对中医药工作的领导，从组织上确保我省振兴中医药事业，开创我省中医工作新局面"。

1987年 担任《中国医学百科全书》中医学综合本特邀编委。担任湖北省科技成果评议委员会委员。

被北京中国中医研究院研究生部聘请为客座教授。

到辽宁中医学院讲学。

到哈尔滨市参加"全国中医科研战略研讨咨询会"。

到福州参加"全国第三届中医心理学学术讨论会"。

编著全国光明中医函授大学教材《金匮要略讲解》，《光明日报》出版社出版。

编著高等中医药院校教学参考丛书《内经》。

在中国人民政治协商会议湖北省第五届委员会第五次会议上，提出了"请求省委、省政府批准和积极筹建'湖北省中医管理局'，以振兴我省中医药事业"、"恳请建议国家将中医、中药合家，统一管理，速将中药业务划归国家中医管理局管理，以利于我国中医药事业的发展"等提案。

1988年 担任中央卫生部重点项目《中华本草》编委会委员。担任《光明中医》杂志第二届编委、副主编。

参加了在北京召开的"中医古典医籍语译委员会成立大会暨第一次审稿会议"，任《中医古典医籍白话文本丛书》顾问。

到湖北蕲春参加"纪念李时珍诞生470周年暨学术交流大会"，并在会议开幕式上讲话。

主编《新编黄帝内经纲目》。

发表文章"仲景著作中病证名词析疑二则"在《光明中医》第1期上、"读仲景书札记二则"在《光明中医》第5期上。

在中国人民政治协商会议湖北省第六届委员会第一次全体会议上，担任湖北省政协第六届委员会常务委员，并担任提案委员会委员、主席团成员和医卫体委员会副主任。提出了"建议修改1988年《政府工作报告》中关于贯彻中西医结合方针部分"和"建议成立我省中医管理局，加快中医事业的发展"的提案。

信函中国人民政治协商会议湖北省第六届委员会主席：关于中医药事业发展的现状问题。

1989年 日文版《中医杂志》（1、2合并号）专篇介绍"老中医李今庸教授"。

入载《湖北当代名中医传》。

到江苏省扬州市参加了国家中医药管理局举办的"《中华本草》编委会第一次会议"。

发表文章"消除'崇洋媚外'思想的几点建议"在《湖北政协通讯》第9期上。

在中国人民政治协商会议湖北省第六届委员会第二次会议上，提出了"建议副厅级干部的任命，应根据'同行评议'原则，征求省级专业性学术群众团体的意见，做到'兼听则明'，任人唯贤"和"请增拨中医事业专项经费，以扶植中医医院事业正常发展和优势充分发挥，更好地为全省人民健康服务"等提案。

与湖北省12位老中医药专家、教授一道，共同建议成立"湖北省中医药管理局"。

1990年 担任湖北中医学院院党委咨询小组成员。担任湖北中医学院第三届学位评定委员会副主席。担任湖北省第三届自然科学优秀学术论文评审委员会委员。

发表文章"读仲景书札记一则"在《光明中医》第2期上。

在中国人民政治政协会议湖北省第六届委员会第三次全体会议中提出了"建议迅速建立我省名副其实的副厅级中医药管理局，以适应中医药事业的发展"和"发扬中医药学特色和优势，提高民族自信心和自豪感"的提案。

写考察建议文："关于湖北省中医药事业发展中亟待解决的几个问题"。

信函湖北省省长郭树言同志：关于"在湖北省第七届人民代表大会所作的《政府工作报告》中，应提及发展中医药工作"。

信函湖北省领导："在物色省卫生厅中医副厅长入选过程中，做到'兼听则明'，克服'偏听则暗'，为中医药事业物色到一个真正理想的人选"。

1991年 担任中国民间中医医药研究开发协会第二届理事会理事。担任湖北省有突出贡献中青年专家高校系统评审组成员。担任《时珍国药研究》杂志社顾问。担任《中国医书百科全书——中医学》特邀编委。

由人事部、卫生部、国家中医药管理局确定，为全国首批500名老中医药专家学术经验继承指导老师。

被国务院确认为享有特殊津贴有突出贡献的名老中医。

参加了在北京召开的"中国科学技术协会第四次全国代表大会"，受到了党中央首长的接见。

撰著《舌耕馀话》，武汉农业科学研究院印刷厂印刷。

发表文章"论《金匮要略》'水气病'的继承和发展"在《光明中医》第2期上、"失眠与半夏"在《新中医》第3期上、"论《黄帝内经》的营卫理论"在《中医药研究》第5期上、"读《金匮要略》札记三则"在《光明中医》第6期上。

写考察建议文："建议湖北省高等医药院校仍应归省教委领导"。

在中国人民政治协商会议湖北省第六届委员会第四次全体会议上提出了"建议科技成果的鉴定工作，规定由省级同专业群众学术团体承担，以保证成果鉴定的质量"、"建议消除环境污染，确保湖北中医学院师生员工和家属及其附近居民群众的身体健康"、"要求制止武汉市第二制厂等对环境的严重污染"等提案。

信函国家中医管理局人事教育局：关于两部一局联合发出通知名老中医带学徒，建议"审批时，严格把住质量关，'宁缺毋滥'，以防带来消极影响"。

1992年 担任《大众中医药》第二届编委会顾问。担任湖北省科学技术协会第四届常务委员会委员。

发表文章"论'穴位'在人身中的重要意义"在《中国医药学报》第3期上。文章"考据学在中医古籍研究中的地位"编载在《中医经典著作思路与方法研究》中。

参加中国人民政治协商会议湖北省第六届委员会第五次全体会议；并受到了表彰："为'两个文明'建设和祖国统一事业做出了显著成绩"。

受到湖北省科学技术协会的感谢：感谢在担任湖北省科学技术协会第四届委员会常务委员期间，为促进省科技进步和协会的建设与发展做出的重要贡献。

1993年 担任中国人民政治协商会议湖北省第七届委员会常务委员、省政协教科文卫体副主任。

参加在湖北蕲春召开的"纪念李时珍逝世400周年暨'93'国际医药学术研讨会",担任大会主席,并在大会开幕式上作了"介绍李时珍生平及学术成就"的发言。

到北京参加了"光明中医函授大学八周年校庆暨吕炳奎从医六十周年纪念大会",并在会上讲了话。

在北京参加了中国中医药出版社举办的"《毒药本草》学术座谈会暨《动物本草》审稿会"。

主编著作《奇治外用方》及《湖北医学史稿》。

发表文章"我国文字文化随谈"。在《湖北中医学院学报》第62期上、"正确认识和对待中药"在《湖北中医学院学报》第66期上。

在中国人民政治协商会议湖北省第七届委员会第一次全体会议上发言:"开发我省中草药资源,必将有助于社会发展"。

1994年 担任湖北省第二届老年科技工作者协会副理事长。担任《中国中西医结合脾胃杂志》第一届编委会高级顾问。

受到人事部、卫生部、国家中医管理局(两部一局)的表彰:"李今庸同志1991年5月被确认为继承老中医药专家学术经验指导老师,为培养中医药人才做出了贡献"。

邀请瑞典医生来华参加"中国传统医学暨按导医学国际学术研讨会"。

到瑞典与瑞典学人、医生作了文化交流和医疗访问。

发表文章"论中医药学理论体系的构成和意义"在《中国中医药报》上。

文章"论'穴位'在人身中的重要意义"获湖北省第五届优秀论文评奖一等奖。

在中国人民政治协商会议湖北省第七届委员会第二次全体会议上提出"建议湖北省中医药科技成果的评定与奖励,应与西医分别开来,单独进行"提案。

1995年 受河北省卫生厅之聘请,担任河北省21世纪名中医培训班客座教授。

到河北省石家庄为河北省中医药管理局举办的"石家庄跨世纪青年中医班"讲学《内经》专题。

参加在武汉召开的"中国传统医学暨按导医学国际学术研讨会",并在大会开幕式上讲话。

发表文章"整理中医药学知识必须掌握我国文字文化基本规律"在《湖北中医杂志》第4期上、"咳喘论治"在《光明中医》第3期上。

文章"楚医学对祖国医学的伟大贡献",收载在《国际传统医学荟萃》中。

在中国人民政治协商会议湖北省第七届委员会第三次会议上书面发言:"正确认识中药,理顺中医药管理体制"。

1996年 由湖北省政协医卫体委员会组织,带队一行九人到湖北省襄樊市、老河口市、宜城进行中医工作调查。

发表文章"楚医学对祖国医学的伟大贡献"在《现代中医杂志》第9期上。

在中国人民政治协商会议湖北省第七届委员会第三次会议上,

提出了"建议发文在公费医疗制度中贯彻中央'中西医并重'的方针"的提案。

1997年 担任李时珍学术研究会名誉主任委员。担任《湖北中医杂志》特约编审。

参加了在北京中国中医药出版社召开的"《明清名医全书大成》的整理出版工作座谈会",并担任《明清名医全书大成》顾问。

参加湖北省"'97'鄂港澳台中医药学术研讨会",作为大会名誉主席在会上发言。

应日人邀请为"日中友好之旅"培训班讲授中医经典文献。

到韩国大田大学作学术演讲活动,讲演"咳喘证的辨证施治"。

在中国人民政治协商会议湖北省第七届委员会第四次会议上，提出了"关于我省贫困地区发展中药药材种植、养殖和采集事业，加速脱贫工程步伐"的提案。

信函湖北省省长蒋祝平同志："关于《政府报告》里的中共中央关于卫生改革与发展的决定中无'发展中医药'的文字，应提出'发展中医药'文，并建议省政府能重视中医药疗法，以减少医疗费用的开支"。

1998年 担任湖北省中医药学会第三届理事长。担任湖北省第三届老年科技工作者协会副理事长。

参加了"98′国际李时珍学术研讨会"，并在开幕式上讲话。

撰著《李今庸临床经验辑要》。

发表文章"瘀血的成因及其治疗原则"在台湾《明师中医杂志》第82期上。

参加了湖北省中医药专家座谈会，在会上发言："湖北省各县中医院都是78·56号文件以后恢复和筹建的，起步晚，底子薄，条件差，管理经验不足，希望政府增加经费投入"。

1999年 担任中华全国中医药学会第三届顾问。担任全国类风湿关节炎医疗中心网络及协作委员会高级顾问。

参加了"第三届国际传统医学与按导技术学术研讨会"，并在闭幕式上作总结性的讲话（任大会名誉主席）。

举办"湖北省中医药学会第三届会员代表大会"。作《工作报告》"东风拂绿荆楚树，春雨绽红杏林花"，主持制定《湖北省中医药学会章程》。

《全国著名老中医临床经验丛书》（《辑要》），获1999年"全国优秀科技图书奖"暨"科技进步奖（科技著作）"三等奖，由中华人民共和国新闻出版署主办。

到吉林省长春市，为由国家中医药管理局举办的第一期"全国名老中医临床经验高级讲习班"授课。

被邀请到长春中医学院讲演"《神农本草经》成书年代考"；受聘担任长春中医学院客座教授。

到山西运城地区讲学。

到北京参加"中华全国中医药学会建会二十周年暨学术年会"，并在会上作专题报告："怎样成为一个真正的中医"。

被中华全国中医药学会授予"国医楷模"荣誉称号，获奖牌一枚。

入载《世纪华人英才》、《中外名人辞典》。

审定《中华医书集成》大型系列丛书。文"水肿病治疗提要"、"咳喘论治"录入《砭石集》第一辑。

发表文章"略论《黄帝内经》中血气流行及放血治病"在《美国综合医学杂志》第4期上、"《神农本草经》成书年代考"在中国台湾《明师中医杂志》第92期上、"纪念国医节，发展中医学"在《明师中医杂志》第94期上、"正确利用现代科学技术促进中医药学辨证施治的发展"在《光明中医》第4期上、"我国古代对'脑'的认识"在《明师中医杂志》第99期上。

2000年 担任《新中医》杂志第三届编辑委员会顾问。

入载《中国世纪专家》、《华夏英杰》、《当代名老中医风采》。

参加"亚太地区技术和产业发展博览会"，并在会上讲演："使中医药发扬光大，造福人类全球"。

参加法国·巴黎召开的"第二届法中中医药学术研讨会议"，并在会议开幕式上作"中法医药交流，促进学术发展，提高医疗水平"的讲话。

发表文章"《神农本草经》'彼子'考"在台湾《明师中医杂志》第105期上、"保持中医药学特色在实践中发展"在《世界名医论坛杂志》第 2 期上、"略论'巫'的起源和《黄帝内经》的巫祝治病"在台湾《明师中医杂志》第 7 期上、"怎样成为一个真正的中医"在《中国中医药信息杂志》第 7 期上。

文章"我国古代对'脑'的认识"入录于《当代中国卫生医教理论汇编》中。

信函湖北省副省长王少阶同志:"关于加强我省中医工作的领导,端正方向,发展中医工作的问题"、"关于中医学院培养人才的问题"。信函湖北省教育厅领导:"中医药学教育应以中医药理论体系为指导,重视高水平人才培养,提高治疗水平"。

2001 年　入编《光辉岁月》"中华儿女荣誉档案工程"。

主持召开湖北省中医药学会第三届常务理事会,并在会上作了学会两年来的工作总结,题为"团结奋进,开拓创新,不断开创学会新局面"。

到天津参加了由天津市人民政府和国家中医药管理局举办的"中国首届中医药文化节",其间作了专家义诊。

参加在北京召开的"中医药教材专家论证会",会上被聘为"全国高等中医药教材建设顾问委员会"委员。

参加中华中医药学会、广东中医药大学在北京联合举办的"邓铁涛诞辰85周年暨从医65周年庆祝会"。

参加在北京召开的由教育部高等教育司、卫生部科技教育司、全国高等医药教材建设研究会主持的 21 世纪课程教材《内经学》第一次编委会会议。

参加了由国家中医药管理局在北京举办的第二期"全国名老中医临床经验高级讲习班"授课。

主编《中华自然疗法图解》四册。

文章"略论《黄帝内经》中血气流行及放血治病"、"切实把握真正中医药学及其正确发展"录入《砭石集》第二辑,中国中医药出版社出版。

发表文章"神农本草经成书年代考"在《上海中医药大学学报》第 2 期上。

2002 年　参加了国家中医药管理局在北京召开的"中医药人才培养座谈会"。

在广州参加了全国高校 21 世纪课程教材《内经讲义》审稿定稿会议。

参加了由国家中医药管理局在上海举办的第三期"全国名老 中医临床经验高级讲习班"授课。

撰著《中国百年百名中医临床家——李今庸》;《中医药学发展方向研究》,内部刊印。

文章"紫斑证诊治经验"、"二陈汤临床运用"录入《砭石集》第三辑。

发表文章"灵魂不能丢,优势要发扬——论中医学辨证论治体系"在《国际医学专家学术论文集》(东方医学分册)上、"论我国古代的优生优育"在《中医药通报》第 3 期上。转载文章"中医药发展必须解决的几个问题"在《中医药通讯》第 5 期上、"中医药学是中华民族的瑰宝"在《中医药学刊》第 5 期上。

2003 年　担任中国管理科学研究院学术委员会"特约研究员"。

参加国家中医药管理局在北京召开的"优秀中医临床人才研修项目"考试委员会工作会议。

在北京参加了"中华中医药学会第四次会员代表大会",会上被授予"中医药学术最高成就奖"、获奖牌一枚,并定为"终身理事"、获证书一份。

在北京参加了"全国高等医药教材建设研究会年会"以及"全国高等医药教材建设指导委员会专家咨询会成立大会",会上被任命为"指导委员会理事"。

在湖北省中医药学会中组织并主持有关专家学习"国务院中医药条例暨吴仪副总理讲话"座谈会。

参加在广西南宁高等中医药院校教材《内经讲义》定稿会议；并到广西中医学院为学生讲课"营卫理论"。

撰著《古医书研究》。主审21世纪全国高等中医药院校教材《伤寒论讲义》。编辑《中医药治疗传染性非典型性肺炎专集》、《中医药文化有关资料选编》两书，内部刊印。

发表文章"中医药学应以东方文化的面貌走向现代化"在《中国中医药报》1月6日第7版、"从实践的观点看我国中西医结合的成败"在《中医月刊》试刊号第1期上、"论中医药学理论体系的构成和意义"在《中医药学刊》试刊号第1期上、"振聋发聩，医门棒喝——评《中医复兴论》一书"在《湖北中医杂志》第2期上、"按摩'古史考'"在《医古文知识》2003年第4期上。

信函国务院副总理兼卫生部部长吴仪同志："关于发展中医药事业而提出的四点建议"。信函王洪图同志："关于七年制教材《内经学》中的几个问题"。信函郝光明同志："关于中医教育、中西医结合问题"。

2004年　在河南郑州参加了中华中医药学会主办、河南省中医药管理局承办的"全国著名中医药学家高级论坛会"；会议期间进行了植树活动。

参加了在北京人民大会堂举行的"康莱特杯中华中医药学会科学技术奖（学术著作奖）颁奖大会"暨"中华中医药学会学术著作获奖项目学术论坛"。

撰著并出版《舌耕馀话》增订本。

撰著《李今庸临床经验辑要》获得"康莱特杯中华中医药学会科学技术奖（学术著作奖）"三等奖。

发表文章"试从文化的角度探讨中医药学的发展方向"在《中医药学刊》第2期上、"略论'天人合一'思想的产生及中医药文化的思想特征"在《湖北中医杂志》第三期上、"中医药学应以东方文化的面貌走向现代化"在香港《中华临床医药杂志》第2期上。

编辑《中医药文化有关资料选编》（续），内部刊印。

湖北中医学院、湖北省中医药学会联合举办"全国著名中医学家李今庸教授80华诞暨从医67周年、执教48周年庆典大会及学术思想研讨会"。

2005年　发表文章：对中医药学"气"理论研究的伟大意义．湖北中医学院学报，2005，7（1）：3~4。

发表文章：保持中医特色，弘扬中医优势——给国家中医药管理局的一封信．中医药通报，2005，4（3）：1~6。

发表文章："天人合一"思想产生的实践基础．中国中医药报，2005年5月26日。

发表文章："痊"非"瘥"的俗体字．中医药通报，2005，4（5）：22~23。

发表文章："整体论"是中医药学的哲学基础．中国中医药报，2005年6月17日。

发表文章：略论中医学史和发展前景．中医药通报，2005，4（6）：1~6。

10月，被上海《中医文献杂志》聘为《中医文献杂志》第四届编委会顾问。

2006年　发表文章：确保民族中医药文化的安全．浙江中医药大学学报，2006，30（2）：134。

发表文章：再论我国中西医结合的成败．中医药通报，2006，5（2）：1~3。

发表文章：民族中医药文化不容诬蔑．中医药通报，2006，5（6）：1~5。

6月，被中国中医科学院聘请为中国中医科学院首届学术委员会委员。

12月，获"中华中医药学会首届中医药传承特别贡献奖"。

2007年　发表文章：《黄帝内经》中"小心"及其临床意义．中医药通报，2007，6（1）：6~8。

何祚庥叫嚷"取消中医"的用心何在. 中医药通报, 2007, 6 (2): 1~4。

发表文章: 动态利用现代检测手段促进中医发展. 中医药通报, 2007, 6 (3): 1~2。

发表文章: 经典与临床——从《黄帝内经》到临床. 中医药通报, 2007, 6 (4): 3~5。

发表文章: 经典发挥——从《伤寒杂病论》到临床. 中医药通报, 2007, 6 (5): 21~23。

验案二则启示. 中医药通报, 2007, 6 (5): 54。

用唯物史观正确认识医学科学发展史. 中医药通报, 2007, 6 (6): 1~2。

2008 年　发表文章:《黄帝内经》在东方医学科学中的重要地位. 天津中医药大学学报, 2008, 27 (3). 143~146。

发表文章:《神农本草经》药名新诂二则. 中医文献杂志, 2008, (4): 1~2。

发表文章: 就"脑主神明"与王新陆先生商榷. 天津中医药, 2008, 25 (5): 353~357。

发表文章:《甲乙经》析疑五则. 天津中医约, 2009, 26 (3): 177~179。

发表文章: 读《黄帝内经》札记 (一). 中医药通报, 2009, 8 (5): 8~100。

发表文章: 读《黄帝内经》札记 (二). 中医药通报, 2009, 8 (6): 6~7。

发表文章: 读《伤寒论》札记二则. 中医文献杂志, 2009, (6): 1~2。

11 月, 获"中国中医科学院荣誉首席研究员"称号。

2010 年　发表文章:《黄帝内经》札记 (三). 中医药通报, 2010, 9 (1): 4~5。

发表文章: 读《黄帝内经》札记 (四). 中医药通报, 2010, 9 (2): 5~6。

发表文章: 读《黄帝内经》札记 (五). 中医药通报, 2010, 9 (3): 3~4。

发表文章: 读《黄帝内经》札记 (六). 中医药通报, 2010, 9 (4): 3~5。

发表文章: 读《黄帝内经》札记 (七). 中医药通报, 2010, 9 (6): 4~6。

发表文章: 读《黄帝内经》札记 (八). 中医药通报, 2010, 9 (6): 4~6。

2011 年　发表文章:《黄帝内经》札记 (九). 中医药通报, 2011, 10 (1): 4~6。

发表文章: 读《黄帝内经》札记 (十). 中医药通报, 2011, 10 (2): 4~6。

发表文章: 考"冤". 天津中医药大学学报, 2011, 30 (3): 129~130。

发表文章: 读《黄帝内经》札记 (十一). 中医药通报, 2011, 10 (3): 4~6。

发表文章: 读《黄帝内经》札记 (十二). 中医药通报, 2011, 10 (4): 3~5。

发表文章: 读《黄帝内经》札记 (十三). 中医药通报, 2011, 10 (5): 4~5。

发表文章: 撰写"冤"、"寃"有别,"蛊"、"瘕"相通——与赵鸿君、郑洪新先生商榷一文, 发表于《中华医史杂志》, 2011 年第五期。

发表文章:《黄帝内经太素》析疑四则. 天津中医药, 2011, 28 (6): 441~442。

发表文章: 读《黄帝内经》札记 (十四). 中医药通报, 2011, 10 (6): 5~7。

1 月, 担任《中医非物质文化遗产临床经典读本》(70 种)、《中医非物质文化遗产临床经典名著》(30 种) 编委会学术顾问。

8 月, 被国家中医药管理局确定为"全国名老中医传承工作建设项目专家"。

8 月, 被国家中医药管理局确定为"全国名老中医药专家传承工作室指导老师"。

10 月, 中华中医药学刊杂志社聘请为《中华中医药学刊》编委会顾问。

10 月, 学苑出版社聘请担任《医道传承丛书》学术顾问。

2012 年　发表文章: 对《伤寒论讲义》教材中的几点看法. 中医药通报, 2012, 11 (1): 14~19。

发表文章: 经典理论指导下的临床治验. 中医药通报, 2012, 11 (2): 14~15。

发表文章:《史记》仓公火齐汤考. 中医文献杂志, 2012, (2): 33。

发表文章: 读《金匮要略校注》后. 中医药通报, 2012, 11 (3): 16~19。

发表文章：从医学领域看"百家争鸣"方针的重要性，中医药报，2012，11（4）：4~5。
发表文章：读《黄帝内经》札记（十五）．中医药通报，2012，11（5）：12~13。
8月，被文化部、国家中医药管理局聘请为《中华医藏》专家委员会委员。

2013年 1月，国家中医药管理局确定为首批中医药传承博士后合作导师。
发表文章：从经典到临床辨治紫斑证经验．中医药通报，2013，12（1）：10~13。
发表文章：经典理论指导下的临床治验（二）．中医药通报，2013，12（2）：8~9。